呼吸内科
常见病诊疗精粹

主编　尹钰涵　徐意芹　韩梅丽　郭拥军
　　　李晓彤　柴海娟　杜慧丽

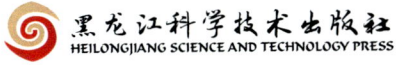
黑龙江科学技术出版社
HEILONGJIANG SCIENCE AND TECHNOLOGY PRESS

图书在版编目（CIP）数据

呼吸内科常见病诊疗精粹 / 尹钰涵等主编. -- 哈尔滨：黑龙江科学技术出版社，2024.2
ISBN 978-7-5719-2271-9

Ⅰ. ①呼… Ⅱ. ①尹… Ⅲ. ①呼吸系统疾病－常见病－诊疗 Ⅳ. ①R56

中国国家版本馆CIP数据核字（2024）第045847号

呼吸内科常见病诊疗精粹
HUXI NEIKE CHANGJIANBING ZHENLIAO JINGCUI

主　　编　尹钰涵　徐意芹　韩梅丽　郭拥军　李晓彤　柴海娟　杜慧丽
责任编辑　包金丹
封面设计　宗　宁
出　　版　黑龙江科学技术出版社
　　　　　地址：哈尔滨市南岗区公安街70-2号　邮编：150007
　　　　　电话：（0451）53642106　传真：（0451）53642143
　　　　　网址：www.lkcbs.cn
发　　行　全国新华书店
印　　刷　山东麦德森文化传媒有限公司
开　　本　787 mm×1092 mm　1/16
印　　张　23.5
字　　数　592千字
版　　次　2024年2月第1版
印　　次　2024年2月第1次印刷
书　　号　ISBN 978-7-5719-2271-9
定　　价　198.00元

前言

近年来,由于大气污染、吸烟及人口老龄化等因素,使得呼吸内科常见病的发病率明显增加。随着现代医学科技的不断发展,人们对呼吸内科常见病的认识不断深化,临床治疗方案也在不断更新。为了适应当前医学科技的快速发展,进一步提高临床医师对呼吸内科疾病的正确认识,更好地开展呼吸内科疾病的临床诊断、治疗和预防等方面的工作,我们特组织一批临床经验丰富的呼吸内科医师编写了《呼吸内科常见病诊疗精粹》一书。

本书首先介绍了呼吸内科疾病相关的基础理论知识;然后系统地阐述了胸膜疾病、纵隔疾病、膈肌疾病、气道阻塞性疾病、弥漫性疾病等临床常见呼吸内科疾病的病因、发病机制、临床表现、诊断、鉴别诊断及治疗措施等内容;最后叙述了呼吸内科常见病的护理。本书不但融入了现代医学的新理论和新技术,而且结合了该领域的宝贵经验。本书反映了呼吸内科领域的研究进展和规范化诊疗策略,内容新颖、语言流畅、涵盖全面,注重先进性、系统性与实用性,有利于呼吸内科医师了解呼吸内科常见病的研究进展及最新诊疗方案。本书适合各级医院的呼吸内科医师参考使用,也可作为广大医学生的辅助参考资料。

本书在编写过程中借鉴了呼吸内科疾病相关的书籍与文献资料,在此对相关编者表示衷心的感谢。由于呼吸内科疾病的研究仍处于发展阶段,知识理论也处于不断更新中,加上编者编写时间仓促,书中难免存在错误及不足之处,恳请广大读者见谅,并给予批评指正,以使本书日臻完善。

《呼吸内科常见病诊疗精粹》编委会

2023 年 12 月

目录

第一章

呼吸内科疾病常见症状

第一节 发 热

正常人的体温受体温中枢调控,并通过神经、体液因素使产热和散热过程呈动态平衡,保持体温在相对恒定的范围内。当机体在致热源作用下或各种原因引起体温调节中枢的功能障碍时,体温升高超出正常范围,称为发热。

一、发生机制

在正常情况下,人体的产热和散热保持动态平衡。由于各种原因导致产热增加或散热减少,则出现发热。多数患者的发热是由于致热源所致,致热源包括外源性和内源性两大类。

(一)外源性致热源

微生物病原体及其产物、炎症渗出物,无菌性坏死组织、抗原抗体复合物等,不能直接作用于体温调节中枢,而是通过激活血液中的中性粒细胞,嗜酸性粒细胞和单核、吞噬细胞系统,使其产生并释放内源性致热源,引起发热。

(二)内源性致热源

其又称白细胞致热源,如 IL-1、肿瘤坏死因子(TNF)和干扰素等。

(三)非热源性发热

非热源性发热见于体温调节中枢直接受损、引起产热过多的疾病、引起散热减少疾病等。

二、病因与分类

(一)感染性发热

各种病原体如病毒、细菌、支原体、立克次体、螺旋体、真菌、寄生虫等引起的感染,无论是急性、亚急性或慢性、局部或全身性,均可出现发热。

(二)非感染性发热

主要有以下几类原因。

1.细菌性坏死物质的吸收

(1)机械、物理或化学性损害,如大手术后组织损伤、内出血、大出血、大面积烧伤等。

(2)因血管栓塞或血栓形成而引起心肌、肺等内脏梗死或肢体坏死。

(3)坏死组织与细胞破坏,如癌、白血病、淋巴瘤、溶血反应等。

(4)抗原-抗体反应,如风湿热、血清病、药物热、结缔组织病等。

2.分泌代谢障碍

如甲状腺功能亢进、重度脱水等。

3.皮肤散热减少

如广泛性皮炎、鱼鳞病等,一般为低热。

4.体温调节中枢功能紊乱

(1)物理性:中暑等。

(2)化学性:重度安眠药中毒等。

(3)机械性:脑出血等。高热无汗是这类发热的特点。

5.自主神经功能紊乱

由于自主神经功能紊乱,影响正常的体温调节过程,使产热大于散热过程,体温升高,多为低热。

三、临床表现

(一)发热的分度

按发热的高低可分为 4 种,低热:37.3～38 ℃;中等度热:38.1～39 ℃;高热:39.1～41 ℃;超高热:41 ℃以上。

(二)发热的临床过程及特点

1.体温上升期

常伴有疲乏无力,肌肉酸、皮肤苍白、畏寒或寒战等现象。体温上升有两种方式。

(1)骤升型:体温在几小时内达 39～40 ℃,常伴有寒战。见于疟疾、大叶性肺炎、败血病、流行性感冒、急性肾盂肾炎、输液或某些药物反应。

(2)缓升型:体温逐渐上升,在数天内达高峰,多不伴寒战。如伤寒、结核病等。

2.高热期

此期是指体温上升达高峰之后保持一定时间,持续时间长短可因不同而有差异。如疟疾可持续数小时,大叶性肺炎、流行性感冒可持续数天,伤寒则可为数周。

3.体温下降期

由于病因的消除,致热源的作用逐渐减弱或消失,体温中枢的体温调定点逐渐降至正常水平,产热相对减少,散热大于产热,使体温降至正常水平。此期表现为出汗多,皮肤潮湿。体温下降有两种方式。

(1)骤降:是指体温于数小时内迅速降至正常,有时略低于正常,常伴有大汗淋漓,常见疟疾、急性肾盂肾炎、大叶性肺炎及输液反应。

(2)渐降:指明体温在数天内逐渐降至正常,如伤寒、风湿热等。

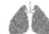

四、热型及临床意义

(一)稽留热

体温恒定地维持在 39～40 ℃,达数天或数周。24 小时内体温波动范围不超过 1 ℃。常见于大叶性肺炎、斑疹伤寒及伤寒高热期。

(二)弛张热

弛张热又称败血症热型,体温常在 39 ℃ 以上,波动幅度大,24 小时内波动范围超过 2 ℃,但都在正常水平以上。常见于败血症、风湿热、重度肺结核及化脓性炎症等。

(三)间歇热

体温骤升达高峰后持续数小时,又迅速降至正常水平,无热期(间歇热)可持续 1 天至数天,如此高热期与无热期反复交替出现。见于疟疾、急性肾盂肾炎等。

(四)波状热

体温逐渐上升达 39 ℃ 或以上,数天后又逐渐下降至正常水平,持续数天后又逐渐升高,如此反复多次。常见于布鲁菌病。

(五)回归热

体温急骤上升至 39 ℃ 以上,持续数天后又骤然下降至正常水平。高热期与无热期各持续若干天后规律交替一次。可见于回归热、霍奇金淋巴瘤等。

(六)不规则热

发热的体温曲线无一定规律,可见于结核病、风湿热、支气管肺炎、渗出性胸膜炎等。

五、伴随症状

发热伴随的症状因病因不同而有所差别,其中寒战、结膜充血、淋巴结肿大、单纯疱疹、肝大、脾大、出血、关节肿痛、皮疹等较为常见,老年患者即使因普通感冒发热也可导致昏迷。因此,对发热的高龄患者要严密观察伴随症状。

六、治疗

(一)物理降温

体温 39 ℃ 以上时应给予物理降温。物理降温 30 分钟后测体温。持续冷敷物理降温者,应保留一侧腋下勿置冰袋,或选择测量肛温,以保证测量体温的准确性。具体方法如下。

1.头部冷敷

用冷毛巾及冰帽放于头部,同时也可将冰袋放于腋窝、腹股沟等血管丰富处。冷敷时需注意防止冻伤,尤其应用冰袋时,要经常更换冷敷部位,冰袋须用干毛巾或干敷料包裹,以防局部冻伤。

2.乙醇或温水擦浴

用 30%～50% 乙醇擦浴或用 32～34 ℃ 温水擦浴以助蒸发散热。擦浴时,注意保暖,可分部位擦拭,其余部位盖好衣被,防止着凉,加重感冒。如周围循环不良者,应在擦浴过程中,以热水袋置于足底部。

3.冷盐水或温水灌肠

可根据病情遵医嘱给予冷盐水灌肠或温水灌肠。

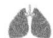

(二)加强营养和体液的补充

高热患者应给予高热、高蛋白、高维生素、低脂肪易消化的流质或半流质饮食,保证每天总热量不低于 12 552 kJ(3 000 kcal)。鼓励患者多饮水,必要时静脉输液,24 小时进入液体量约 3 000 mL,以防患者脱水,促进毒素和代谢产物的排除。

(尹钰涵)

第二节 咳 嗽

咳嗽是呼吸系统疾病症状中最常见的主诉之一,但咳嗽不一定表示疾病,许多情况可以引起咳嗽,从生理角度讲它是人体排除呼吸道异物和分泌物的一种重要保护机制。广义而论,咳嗽并不局限于有关呼吸系统本身的疾病,也可能由于呼吸系统疾病以外心、食道、胃及腹膜等处其他器官和组织的刺激所引起。咳嗽的危害性并不经常引起人们重视,长期吸烟的人虽有咳嗽,往往习以为常,通常在咳嗽剧烈、或伴有胸痛、发热或咯血时,促使患者就医。咳嗽对疾病诊断的特征性不强,咳嗽可能是一般上呼吸道感染的一部分,但也可能是肺炎、结核、肺癌等严重疾病的临床表现之一,不可疏忽、漏诊。

一、病因和发生机制

咳嗽是一种神经反射过程,来自呼吸道黏膜或其他器官和组织的刺激,通过迷走神经传递至延脑咳嗽中枢,然后刺激通过迷走神经传出纤维下传,引起快速吸气后禁闭声门的动作,并有膈肌、其他呼吸肌和腹肌收缩,造成肺内压及胸膜腔内压升高,继而声门突然开放引起咳嗽。咳嗽通常由下列情况引起。

(一)感染因素

1.上呼吸道、气管、支气管和肺部的感染

常见于急性和慢性咽喉炎、喉结核、急性和慢性支气管炎,支气管扩张、支气管内膜结核、各种肺炎、肺脓肿、肺结核等疾病。

2.传染病和寄生虫病

百日咳、肺血吸虫病、肺吸虫、肺棘球蚴病、卡氏肺孢子虫病等。

(二)理化刺激因素

1.气雾刺激因素

吸入寒冷、高温气体、吸烟、吸入煤烟以及刺激性化学气体等。

2.呼吸道阻塞、受压因素

呼吸道分泌物、血液、误吸或异物吸入、支气管肿瘤、肺不张等引起的呼吸道阻塞;纵隔肿瘤、淋巴结肿大,及其他纵隔或肺部占位性病变引起的气道受压。

(三)变态反应因素

支气管哮喘(咳嗽变应性哮喘)、外源性变应性肺泡炎、Loffler 综合征等。

(四)其他

慢性鼻窦炎等引起的鼻后滴流综合征、胃食管反流致胃酸进入下端食道,二尖瓣狭窄引起的

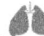

肺淤血或肺水肿,以及气胸、胸腔积液引起的胸腔压力增高,均可引起咳嗽,咳嗽也可能是服用血管紧张素转换酶抑制剂(ACEI)如培哚普利类药物的一种不良反应。

二、诊断方法

(一)病史询问

咳嗽对疾病的诊断缺乏特征性,仔细询问病史,详加分析对探明咳嗽的病因很有帮助。

1.咳嗽的性质

呼吸道分泌潴留引起咳嗽排痰,是一种有效咳嗽不宜阻抑;干咳无痰或刺激性咳嗽属于无效咳嗽,提示气道受炎症或其他因素刺激所引起,干性或刺激性咳嗽多见于急性咽喉炎、急性支气管炎、支气管异物、百日咳、支气管肿瘤等情况。

2.咳嗽伴随症状

(1)咳嗽伴有发热多见于上呼吸道及肺部感染,如肺炎、肺脓肿、肺结核等。

(2)咳嗽伴大量脓痰提示支气管或肺部的化脓性感染,多见于支气管扩张及肺脓肿。

(3)咳嗽伴胸痛、气促要注意有无肺炎、胸膜炎、气胸、胸腔积液、肺梗死等情况。

(4)咳嗽伴咯血往往见于肺结核、支气管扩张,肺脓肿等支气管或肺部的疾病。此外还应考虑到肺外因素如二尖瓣狭窄或其他原因引起的左心衰竭肺淤血,对咳嗽伴痰血持续数周的中老年患者更应警惕肺癌的可能。

3.年龄因素

小儿呛咳要考虑异物吸入、百日咳、淋巴结肿大压迫呼吸道等可能;青壮年长期咳嗽,要考虑肺结核或支气扩张等多发疾病,中老年长期吸烟者不明原因的咳嗽或咳嗽节律变化,应警惕肺癌的可能。

4.职业、环境及流行区因素

长期接触粉尘应考虑尘肺;厨工及长期接触油烟的家庭妇女常患有慢性支气管炎;来自内蒙古、新疆等牧区的患者应想到肺棘球蚴病的可能,肺血吸虫病常有疫区水接触史、肺吸虫则流行于四川和东南沿海地区,有食生蟹史。

(二)体检重点

颈部检查要注意气管是否移位,及有无淋巴结肿大,青少年两侧颈淋巴结肿大结核性多见,但中老年单侧锁骨上淋巴结肿大应首先考虑肺癌的转移,并应进一步深入检查。双侧背下部干、湿啰音可能是肺炎、支气管炎、支气管扩张或肺淤血所致。肺上部局限性细湿啰音要除外肺结核、局限性干鸣音也可能是肿瘤或异物引起支气管狭窄所致,咳嗽伴有心脏器质性杂音,及胸腔积液等体征也是诊断的重要依据。

(三)实验室检查

咳嗽如伴有痰液,可做痰的检查,以明确诊断。痰的细菌学检查,涂片、培养找结核菌,及脱落细胞检查,是发现病原菌、诊断肺部感染、肺结核和肺癌的重要手段。

(四)特殊检查

胸部 X 线检查是明确咳嗽病因的必要手段,发现肺部异常阴影结合病史、体征,往往能做出初步诊断,但起源于支气管内的病变,X 线检查往往不能显影,因此,X 线检查阴性结果不能排除支气管腔内病变如肺癌、支气管扩张、支气管内膜结核或异物的可能。胸部 CT 检查较普通胸片有较大优越性,可发现心后区病灶、仔细观察肺门、纵隔、胸膜情况,对诊断支气管扩张和肺癌等

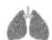

疾病很有帮助。对一些痰液及 X 线检查原因尚不明确的咳嗽,必要时可做纤维支气管镜检查,以直接窥见管腔内的病变,及通过刷检或活组织病理检查,进一步明确诊断。

三、鉴别诊断

(一)上呼吸道疾病

1.急、慢性咽喉炎

急性咽喉炎起病急,有咽喉疼痛、灼热、刺激性干咳,或声音嘶哑等不适,检查咽喉部有明显充血水肿;慢性咽喉炎长期咽喉燥痒感及干咳,或有声音沙哑,检查咽喉部黏膜有慢性充血增厚,咽后壁淋巴滤泡增生等改变。

2.喉结核

喉结核可有干咳、声音嘶哑,随病情发展而加重,后期伴失声、吞咽疼痛,常继发于开放性肺结核患者。通过喉镜或病理活检可以确诊。

3.喉癌

喉癌可有刺激性咳嗽、声音嘶哑、咳嗽时喉痛等症状,多见于中老年。诊断依靠喉镜和病理活检。

(二)支气管、肺部疾病

1.急性支气管炎

起病有刺激性干咳,或伴少量白色黏痰,体检和胸部 X 线检查多无特殊发现,一般经 1～3 周可自愈。

2.慢性支气管炎

慢性支气管炎以长期咳嗽、咳痰或伴喘息为特征,病因可能与长期吸烟有关。咳嗽于清晨及夜间为重,并在冬春气候突变时转剧,气温转暖时减缓,痰多为白色黏液,偶呈少量脓性。早期体检无异常发现,或于急性发作期肺部可闻及干、湿啰音。胸部 X 检查可无异常,或有肺纹理增深等改变,病情进展易并发阻塞性肺气肿和肺源性心脏病。

3.支气管扩张

支气管扩张以反复咳嗽、咯血、咳脓性痰为特征。晨起咳嗽剧烈,咳出较多积痰而缓解。体检可闻及胸背部湿性啰音,及杵状指。X 线胸片可见卷发状阴影,支气管碘油造影或胸部 CT 检查可确定诊断。

4.支气管内膜结核

支气管内膜结核可有阵发性刺激性咳嗽。胸部 X 线胸片可能有张力性空洞或肺不张,单纯支气管内膜结核也可不伴有肺部结核病灶,痰中常易找到结核菌;可通过痰结核菌及纤维支气管镜检查证实。

5.肺癌

咳嗽是肺癌最常见的症状,或伴有持续小量痰血及胸痛等不适,多见于中老年。胸部 X 线检查及痰脱落细胞检查是诊断肺癌的主要手段,由于肺癌的预后极差,早期诊断非常重要,对疑诊的中老年患者经上述检查不能证实时,应进一步做胸部 CT 及纤维支气管镜检查。

6.支气管哮喘

反复发作的胸闷、呼气性呼吸困难,并伴有哮鸣音是哮喘的特征,病程中可伴有咳嗽,有时喘息不明显而咳嗽成为唯一症状,使用支气管解痉剂咳嗽可以缓解,称为咳嗽变异型哮喘。

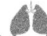

7.肺炎

咳嗽是各型肺炎的一种常见症状,尚可伴有发热、胸痛、咳痰、气促等不适。各型肺炎的临床及胸部X线表现有很大差异,痰液检查对肺炎病因诊断有重要意义。

8.肺脓肿

肺脓肿多以畏寒高热起病,常伴有咳嗽,随着病情发展,脓肿形成并液化,可咳出大量脓性痰液,随之体温有明显下降,少数患者有不同程度的咯血。胸部X线可见空腔、液平面等典型表现,病因多为细菌性感染,部分起病缓慢,发热不明显的中老年患者也可能是由癌肿阻塞管腔,引起的继发感染或肿瘤坏死形成的脓肿样X线表现,需进一步做痰脱落细胞检查及纤维支气管镜检查。

9.肺结核

咳嗽是肺结核主要症状之一,多为单声咳嗽,或伴少量黏液痰,其他尚有低热、乏力、盗汗、咯血等症状。根据咳嗽等临床表现尚难以作出诊断。应根据痰液结核菌检查及胸部X线检查来确诊。

10.肺真菌病

肺真菌病表现多样,常有顽固性咳嗽、黏痰或血痰、乏力、低热、胸痛等症状。肺真菌病可由多种真菌引起,以白色念珠菌及曲菌感染较为常见。白色念珠菌病多发生在长期应用抗生素、激素或抗癌化疗免疫力低下的患者。胸部X线检查多在两肺中下部,有肺纹理增多或小片状、结节状阴影等非特征性改变,由于正常人有时痰中也可发现白色念珠菌,连续培养3次阳性才有诊断意义。肺曲菌病常继发于肺结核等重症免疫力低下的患者,胸部X线检查有时发现空洞内有能随体位滚动的团块状曲菌球阴影,诊断依靠痰曲菌培养。

11.尘肺

长期吸入职业性粉尘可引起硅肺、石棉肺、水泥肺、煤肺等尘肺。临床有咳嗽、气短及胸痛等症状。应根据职业史,X线弥漫性改变,及肺功能损害进行诊断及鉴定。

(三)传染病和寄生虫病

1.百日咳

百日咳是一种小儿急性传染病,易在儿童集体中流行;以阵发痉挛性咳嗽为特征,连续阵咳之后,在吸气时常伴高音调吼鸣。

2.肺血吸虫病

急性血吸虫感染,幼虫移行肺内,患者有咳嗽、气促、发热、肝脾大及血中嗜酸性粒细胞增多。诊断依据疫区水接触史,及痰或粪便中找到血吸虫卵。

3.肺吸虫病

有慢性咳嗽、咳痰,或伴反复咯血,诊断依据流行病学史,有食生蟹或蝲蛄史,痰中查到肺吸虫卵,或肺吸虫抗原皮内试验阳性。

4.肺棘球蚴病

可有咳嗽、咳痰、咯血和胸痛,X线典型征象为单个或多发性圆形或椭圆形囊肿阴影,破裂后其顶部呈半月形透光带。棘球蚴皮内试验、棘球蚴补体结合试验及间接血凝试验等均有诊断价值。

5.卡氏肺孢子虫病

起病多缓慢,有干咳、气促、低热、发绀等症状,胸部X线检查为双侧广泛性弥漫性炎性浸润,进而发展成实变阴影,可融合形成肺水肿样 X 线表现。临床多见于免疫功能损害的患者,如早产、营养不良的婴儿和长期使用免疫抑制剂和抗代谢药物的肿瘤和器官移植患者,特别是艾滋病患者。平时咳出的痰中肺孢子虫检出率不高,支气管肺泡灌洗、经皮或经支气管镜穿刺肺活检可增高检出率。

(四)胸膜疾病

胸膜疾病一般并不引起咳嗽,但在自发性气胸及胸膜炎患者,由于胸膜受到炎症和胸腔压力变化的刺激也可咳嗽或刺激性干咳。

(五)心源性疾病

1.充血性心力衰竭

咳嗽是左心衰竭的早期症状,有气短及夜间端坐、浆液或泡沫状痰。根据原有心脏病史及体征、发绀、呼吸困难、两肺底湿性啰音及胸部 X 线征象作出诊断。

2.肺水肿

急起咳嗽,咳出大量粉红色或血性泡沫状痰、呼吸困难、两肺广泛湿啰音、胸部 X 线检查有两肺蝶状自肺门向外的斑片影。可由于左心衰竭、输液过速过量、高山缺氧等情况引起。

3.心包炎

心包炎或伴心包积液均可引起咳嗽,并有胸闷、气短、胸前区疼痛。诊断依据心脏体征、胸部 X 线检查、超声心动图检查及心包积液穿刺检查。

(凌夏君)

第三节　咳　　痰

咳痰是指呼吸道分泌物由口腔咳出。正常情况下支气管黏液腺体和杯状细胞有少量黏液分泌,保持气道湿润,分泌增加形成痰液,痰液可将吸入的灰尘、细菌以及组织破坏产物等,借助纤毛运动及咳嗽气流而排出体外。因此,咳痰在一定程度上对机体起到保护作用。但是,痰液过多、分泌潴留不仅造成气道阻塞,加重呼吸困难,在衰弱患者甚至造成窒息。此外,痰液潴留也容易滋生感染使病情进一步恶化。

一、病因

(一)肺和呼吸道疾病引起的咳痰

(1)病毒、支原体及细菌性肺炎,肺结核、肺脓肿、肺癌、弥漫性肺间质纤维化及肺真菌病等。

(2)急性、慢性支气管炎、支气管扩张、支气管哮喘、支气管异物等。

(二)传染病及寄生虫病引起的咳痰

(1)Loeffler 综合征、热带嗜酸性粒细胞增多症等。

(2)肺阿米巴病、肺吸虫病、肺棘球蚴病等。

(三)心血管、循环障碍引起的咳痰

多见于急性肺水肿及心力衰竭等情况。

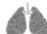

二、诊断方法

(一)病史询问

咳痰和咳嗽密切相关,应参考咳嗽章节注意病史询问。

1.痰的性状和痰量

观察痰的性状和量可以在一定程度上获得原发疾病的诊断线索。痰液根据组成成分不同,大致可分为黏液性、浆液性、黏液脓性、脓性、血性等。健康人很少有痰,初生痰液多为黏液、浆液性状,在潴留、伴发感染时可呈脓性。黏液、浆液性痰液特征性不强,常见于各种支气管和肺疾病,如支气管炎和肺结核等。大量脓性痰多见于支气管扩张和肺脓肿,痰液静置后可出现分层现象,上层为泡沫,下层为脓性成分,中层为浑浊浆液成分;若有恶臭提示有厌氧菌感染。大量浆液粉红色泡沫性痰液多见于急性左心衰竭、肺水肿。在许多疾病中痰液可带血性,如大叶性肺炎可有铁锈色痰,肺癌患者可以持续小量痰血,其他如肺结核、钩端螺旋体病等多种疾病均可有咯血或痰血。少数情况下由于吸入灰尘或各种粉尘使痰呈灰色或黑色。

2.痰的伴随物

偶然痰中可有伴随物如支气管管型和结石,前者多见于急性纤维素性支气管炎或大咯血后,支气管内纤维素和黏液及白、红细胞相混,形成树状分支样物,后者可由淋巴结或病灶中钙化结石脱出。痰中偶有细小黄色颗粒(硫黄颗粒),为放线菌所形成的小体,见于肺放线菌病,应做显微镜检查。

(二)体检重点

痰液潴留气道可能在胸部听到干性或湿性啰音,随着痰液咳出可变化或消失。

(三)痰液检查

仔细观察痰液性状外,并应进一步做显微镜检查,包括细菌、真菌、寄生虫卵及脱落细胞检查,标本要新鲜,并清洁口腔,深咳取痰以防止污染。发现结核菌、癌细胞、肺吸虫卵、阿米巴滋养体等对诊断有重要意义。痰的细菌学涂片和培养,由于易被口咽部非病原菌所污染,有时结果不太可靠,应采取多次漱口后深咳的标本送验,并结合临床判定。如能采用经纤维支气管镜带塞双导管保护下的刷检获取标本最为理想。

(四)胸部 X 线检查

胸部 X 线检查对明确咳痰的原因非常必要。

三、鉴别诊断

(一)胸部 X 线检查无肯定疾病的咳痰患者

1.急性支气管炎

有咳嗽,低热及全身不适,偶有肺部湿啰音体征,病程较短,多在 1~3 周痊愈。

2.慢性支气管炎

长期吸烟的中老年患者多见,有咳嗽、咳痰、气喘症状,每年持续 3 个月,并连续两年或以上。咳痰秋冬有季节性加剧,以黏液痰为主。

3.支气管哮喘

有反复发作的哮喘史,在哮喘发作时或哮喘缓解后,咳出黏液、泡沫痰。

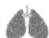

4.支气管扩张

长期反复咳嗽、痰量多,常呈脓性,或伴有反复咯血。胸部检查可发现背下部有湿啰音。抗生素治疗有效,间歇期症状不明显,但常反复发作。

(二)胸部 X 线检查有异常阴影的咳痰患者

1.肺结核

一般为少量黏液痰,可伴有咯血,低热、盗汗等全身不适,胸部 X 线可见浸润、空洞或播散病灶,查痰可找到结核杆菌,抗结核治疗有效。

2.肺炎

起病较急,伴有发热、胸痛等不适,肺部 X 线呈炎性阴影,血常规检查有白细胞总数增高及中性粒细胞增多,痰液呈"铁锈色"多见于肺炎球菌性肺炎,若呈脓血痰应考虑为葡萄球菌肺炎,痰液做细菌涂片及培养检查对病因有重要意义。

3.肺脓肿

起病较急,有发热、咳嗽、胸痛,肺部 X 线检查发现脓肿阴影,或伴空腔、液平,起病两周左右可咳出大量脓性痰,体温随之稍退。抗生素治疗一般有效。

4.肺癌

咳嗽、咳痰两周以上,尤其持续带有痰血,肺部 X 线检查发现结节,团块状、肺不张等异常阴影的中老年患者,应做痰液脱落细胞检查,及胸部 CT 检查,或必要时进行纤维支气管镜检查,是诊断肺癌的主要诊断方法。

(三)伴左心衰竭症状的咳痰患者

多见于急性肺水肿时,起病急剧,伴持续咳嗽、呼吸困难、烦躁不安,并咳出大量粉红色泡沫样痰,两肺底有湿啰音。

(柴海娟)

第四节　发　绀

健康人血红蛋白(Hb)氧合充分(动脉血氧饱和度 95% 以上),皮肤黏膜色泽红润,当还原(未氧和)Hb 过多,皮肤黏膜呈现青紫色,称为发绀。血中存在异常血红蛋白(高铁血红蛋白、硫化血红蛋白)也可出现发绀,也属发绀范畴。发绀既是缺氧的症状,也是缺氧的体征。常见病因是呼吸系统疾病、心血管疾病,其次是血液疾病、环境缺氧。

一、发生机制

绝大多数发绀是由于血液中还原血红蛋白异常增加所致。还原 Hb 可用血氧未饱和度来表示。健康人的动脉血氧饱和度(SaO_2)为 95% 以上,未饱和度 5%,静脉血未饱和度为 30%(血氧饱和度 70%),毛细血管血氧未饱和度为前二者的平均数。1 g Hb 可与 1.34 mL 氧结合。传统观点认为,当还原 Hb>5 g/100 mL(50 g/L)时,皮肤黏膜即可出现发绀。但诸多研究证明这种定量标准与临床实际情况并不完全符合。例如 Hb 为 150 g/L 的情况下,如果还原 Hb 达 50 g/L,提示有 1/3(33%)Hb 未氧合,SaO_2 只有 66%,相应动脉血氧分压(PaO_2)已降至 4.5 kPa

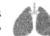

(34 mmHg)的危险水平。但在 Hb 数量正常的患者 $SaO_2 < 85\%$ 即可出现发绀,约有 60% 发绀患者 $SaO_2 > 85\%$;重度贫血(Hb < 60 g/L)即使 SaO_2 明显降低,发绀也难以查见。综上所述,发绀是缺氧的一个重要体征,一般与缺氧程度呈平行关系,发绀越深,提示缺氧越严重,但发绀并不能精确反映动脉血氧饱和度降低的程度。

发绀发生机制有以下 5 个方面。

(1)动脉血中还原 Hb 增多:产生中心性发绀,主要由于心肺疾病引起。

(2)静脉血中还原 Hb 增多:产生周围性发绀,主要由于周围循环障碍引起。

(3)血红蛋白总量异常增多:血液黏稠,流速缓慢,组织摄取氧过多,加重发绀形成。

(4)异常血红蛋白:药物、化学毒物中毒使 Hb 性质改变,携带氧能力丧失,使 SaO_2 降低。

(5)环境缺氧。

二、病因

按病因和发生机制不同,发绀可分为两大类。

(一)血液中还原 Hb 异常增多

1.中心性发绀

许多重症呼吸系统疾病、心脏疾病均可引起发绀,如各种肺炎、气道阻塞、支气管哮喘、阻塞性肺气肿、肺水肿、肺栓塞、弥漫性肺间质纤维化、尘肺、肺结核、气胸、胸腔积液、肺不张等,某些全身性疾病肺受累;各种后天性心脏病如风湿性心脏病、冠心病、高血压心脏病;先天性心血管疾病如法洛四联症、法洛三联症、三尖瓣闭锁、肺动脉瓣闭锁等。这些疾病导致缺氧,还原 Hb 增多,SaO_2 降低,引起发绀。环境缺氧也可引起发绀。

2.周围性发绀

引起周围血液循环障碍的某些全身性疾病如休克、充血性心力衰竭、局部动脉栓塞性疾病(血栓闭塞性脉管炎、动脉栓塞、弥漫性血管内凝血等),周围循环淤血或缺血,组织血流灌注不足,还原 Hb 增多,SaO_2 降低,引起发绀。

3.混合性发绀

中心性发绀与周围性发绀两种表现并存。某些疾病如左心衰竭、右心衰竭、全心衰竭可引起中心性与周围性两种类型发绀。

(二)血液中异常血红蛋白存在

多为药物、化学物品中毒引起,又称化学性发绀。可引起高铁血红蛋白的药物、化学物质有伯氨喹、亚硝酸盐、氯酸钾、碱式硝酸铋、磺胺类、硝基苯、苯丙砜、苯胺、含硫氨基酸、硫化物(硫化氢)等,这些物质中毒,使血红蛋白变性,丧失携氧能力,SaO_2 降低,引起发绀。

三、诊断

(一)病史要点

(1)发病年龄、起病时间、发绀出现缓急。

(2)发绀分布范围,是全身性还是局部性,皮肤是温暖还是发凉。

(3)如为中心性发绀,注意询问有无心悸、气急、咳嗽、咳痰、咯血、喘气等心肺疾病的症状。

(4)如为周围性发绀,应注意询问发绀出现的部位,某个肢体或肢端局部有无肿胀、疼痛、肢体受寒、发凉。

（5）如发绀既不属于中心性，又不属于周围性，无相应的基础疾病存在，应考虑可能为异常血红蛋白血症，注意询问有无药物、毒物、变质蔬菜、含氰化物的食物（如苦杏仁、发芽马铃薯）摄入史。有无长期便秘史及过多蛋类、含硫食物摄入史。

（6）伴随症状伴有呼吸困难提示严重心肺疾病；伴杵状指提示先天性心脏病、某些慢性肺部疾病如支气管扩张等；突发发绀伴意识障碍要考虑药物、化学物质中毒；发绀发生如与月经周期有关，提示特发性阵发性高铁血红蛋白血症。

（二）体检重点

除全身系统检查了解引起发绀的基础疾病的体征外，重点检查发绀的分布、部位、程度、色泽、皮肤温度，加温可否使发绀消退，吸氧后发绀变化，有无减轻，或消失。

（三）实验室检查和特殊检查

主要是动脉血气分析，PaO_2 和 SaO_2，以了解发绀的严重程度，与 SaO_2 的联系，预后估计，氧气疗法指征及疗效考核，均需做血气分析。X线胸片、心电图、超声心动图、心导管检查、选择性心血管造影、超声声学造影等特殊检查，视病情和诊断需要选做。

（四）发绀类型的判断

1.中心发绀

特点是全身性分布，全身皮肤黏膜均可查见发绀，而以皮肤较薄、血液循环丰富的面颊、唇、舌、甲床等处发绀更为明显，一般皮肤温暖。按摩加温后发绀不减轻、消失。

2.周围性发绀

特点是发绀呈局部分布，如肢体末端、耳垂、鼻尖等处，皮肤温度低，发凉，如加温或按摩让其变温暖，发绀可减轻、消失。

（五）发绀性质的判定

1.氧疗效果

吸低浓度氧或纯氧后发绀减轻甚至消失提示肺源性发绀；吸氧后发绀稍有减轻，属周围性发绀；如吸氧后发绀无改变，可能是心脏分流或异常血红蛋白血症。

2.化验检查

抽出的静脉血如是棕红色，暴露于空气中或振荡后血液变为红色，提示还原 Hb；不变成鲜红色，但加入维生素 C 或氰化钾后转变为鲜红色者，提示为高铁血红蛋白；如抽出的静脉血呈蓝褐色，在空气中振荡后不能转变为红色，加入氰化钾也不变成红色，则大多为硫化血红蛋白。

（六）发绀的病因诊断

1.呼吸系统疾病

（1）气管-支气管疾病：喉、气管、大支气管炎症、肿瘤、异物、痉挛，气道狭窄、阻塞，通气不足，氧摄入减少，导致 SaO_2 下降，出现发绀，伴有吸气性呼吸困难，依据各病的病史、特殊临床表现、喉镜、纤支镜检查容易诊断。

（2）肺炎：如前所述，各种重症肺炎，由于呼吸面积减少，通气/血流比例失调，导致缺氧，出现发绀。依据病史、临床表现及 X 线胸片征象、病原体检查，肺炎诊断不难做出。

（3）急性呼吸窘迫综合征（ARDS）：严重创伤、感染、中毒、休克、广泛肺栓塞等多种原因均可引发 ARDS，肺部主要病理变化是肺水肿、肺泡陷闭，导致严重低氧血症，呼吸窘迫，进行性加重的呼吸困难及发绀，常规氧疗不能缓解，只有呼吸末正压机械通气给氧才能纠正缺氧和发绀。

（4）慢性阻塞性肺气肿：慢支炎、支气管哮喘、肺结核、支气管扩张、硅肺等，并发阻塞性肺气

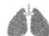

肿时,均可出现劳力性呼吸困难和发绀,休息后可缓解;当发展至肺心病、心力衰竭和呼吸衰竭时,发绀程度加重,难以自行消失,氧疗或心力衰竭控制后才能缓解。

(5)弥漫性肺间质纤维化:肺通气和换气功能障碍,导致缺氧,临床表现为进行性呼吸困难、发绀。此病依据肺的影像检查(X线胸片、CT)作出诊断,有条件单位可做肺活检。

(6)特发性含铁血黄素增多症:病因未明先天性疾病,含铁血黄素沉积肺部,引起呼吸困难、发绀等临床表现,X线胸片表现无特征性。痰检发现吞噬有含铁血黄素颗粒的吞噬细胞可确诊。

(7)闭锁肺综合征:见于长期吸入异丙肾上腺素气雾剂,或长期超声雾化吸入,或长期使用呼吸机的患者,支气管痉挛,导致阻塞性通气障碍,缺氧,临床表现为严重的哮喘持续状态,呼气性呼吸困难,发绀明显,异丙肾上腺素气雾剂吸入后,哮喘反而加重,氨茶碱、正压机械通气也不能使其缓解,停用异丙肾上腺素吸入后却可缓解。

2.心血管疾病

(1)法洛四联症:肺动脉瓣狭窄,室间隔缺损,右心室肥大,主动脉骑跨四大畸形,为最常见的先天性心脏病,右心室大部分血液直接进入左心室和主动脉,肺血流量减少,血红蛋白氧合少,因而发绀较重。发绀多在1岁以后开始出现,逐渐加深,终身存在;活动、用力后发绀加重,严重者发生昏厥,癫痫样抽搐,称为缺氧性昏厥,其发生机制可能是右心室流出道肌肉阵发性痉挛。此症体检时胸骨左缘二、三肋间扪及收缩期震颤,闻及喷射状杂音,肺动脉瓣第二音减弱,X线胸片上见心尖上翘、心影呈靴形,或心腰平直,稍膨隆。确诊依靠心脏超声检查,或心血管造影。

(2)法洛三联症:肺动脉瓣狭窄,卵圆孔未闭或房间隔缺损,右心室肥大三大畸形,心间隔完好。右心房血向左心房分流,肺血流减少,氧合减少,SaO_2 低,终身性发绀,出现时间在出生数年之后,晚于法洛四联症。确诊方法同法洛四联症。

(3)Eisenmenger病或综合征:室间隔缺损伴有肺动脉高压,肺动脉瓣无狭窄,右心血向左心分流,自幼出现发绀,称为 Eisenmenger 病。有间隔缺损(室间隔缺损或房间隔缺损或动脉导管未闭)后期并发肺动脉高压,产生右心向左心分流,发绀出现较晚,称 Eisenmenger 综合征。这两种先天性心脏病肺血流量稍多,故发绀程度较法洛四联症、法洛三联症轻。

(4)其他先天性心血管病:永存动脉干(主动脉与肺动脉发育不全未分开),肺动脉与主动脉错位(位置互换)、单心室、左心发育不全等罕见先天性心血管疾病,均出现发绀,确诊依靠超声检查、心血管造影。

(5)充血性心力衰竭:各种心脏病导致充血性心力衰竭,体循环淤血、血流缓慢,引起周围性发绀。

(6)缺血性发绀:休克时心排血量减少,周围循环衰竭,产生缺血性发绀。

(7)周围血管疾病:雷诺病是由于血管神经调节功能紊乱,周围血管痉挛,多在寒冷季节发病,手指皮肤先变苍白,继而青紫,局部冰冷、麻木、刺痛,持续数分钟后皮肤转红,晚期严重者可发生指尖溃疡、坏死;血栓闭塞性脉管炎是一种慢性进行性动静脉同时受累的全身性血管疾病,临床表现患肢疼痛、麻木、发冷、肢端发绀、动脉搏动减弱,严重者可引起足趾溃疡、坏疽;冷球蛋白血症患者因血中含有大量冷球蛋白,在低温时可自行凝集引起局部或广泛的发绀或雷诺现象,冷球蛋白测定可确诊;肢端发绀症也是血管神经自主调节紊乱引起手、足皮肤血管痉挛,在整个手、腕部,甚至足部均匀出现发绀,发凉,手心多汗,与雷诺病不同的是发绀皮肤颜色不改变。

3.血液疾病

(1)先天性高铁血红蛋白血症:罕见的遗传性疾病,有家族史,出生时即有发绀,但生长发育不受限制,活动正常,无心肺疾病。静脉血呈暗红色或红葡萄酒色,在空气中摇荡后不变色。静脉注射亚甲蓝或大剂量维生素 C 后发绀可暂时消失。分光镜检查在高铁血红蛋白在 630 nm 处产生吸收光带,加入 2～3 滴 5%氰化钾后立即消失。

(2)继发性高铁血红蛋白血症:某些食物、药物或化学物质中毒使血红蛋白变成高铁血红蛋白,丧失携氧能力,引起发绀。过量进食含有亚硝酸盐的蔬菜(腌菜、泡菜、隔夜热青菜)后,突然发生缺氧症状如头晕、乏力、发绀,少数有恶心、呕吐、腹痛、腹泻,严重者昏迷休克而死亡,称为肠源性青紫症。静脉血呈棕红色,放置空气中摇荡血液不变为红色,加入氰化钾或维生素 C 后转变为红色。静脉注射大剂量维生素 C 可使发绀消失。

(3)硫化血红蛋白血症:远较高铁血红蛋白血症少见。凡能产生高铁血红蛋白的药物或化学物品都能产生硫化血红蛋白,但必须同时有便秘或服用硫化物,在肠道产生大量硫化氢,然后与药物、化学物品的共同作用下形成硫化血红蛋白血症而引起发绀,发绀可持续数年。患者血液呈蓝褐色,在空气中振荡不能变为红色,也不被氰化钾还原变为红色。分光镜检查时硫化血红蛋白的吸收光带在 618 nm 处。

(4)真性红细胞增多症:病因尚未明了,慢性进行性红细胞增多,绝对计数$>6.5×10^{12}$/L,血红蛋白>170 g/L,常有肝脾大。由于红细胞异常增多,血黏稠度过高,血流缓慢,引起发绀,多表现为口唇、肢端发绀。本病红细胞绝对计数增多,应与失水引起的相对性红细胞增多相区别。

4.环境缺氧

在高原、高山、深海、太空,密闭空间,由于环境缺氧,氧摄入不足,SaO_2 低,还原 Hb 增多,引起发绀,携带制氧装置补充氧,可预防发绀发生,或脱离缺氧环境发绀可减轻消失。

(罗　琴)

第二章

胸 膜 疾 病

第一节 气 胸

胸膜腔是由壁层和脏层两层胸膜构成的一个密闭的不含空气的潜在性腔隙,任何原因致胸膜破损,空气进入胸膜腔即形成气胸。气胸分为自发性气胸和创伤性气胸。自发性气胸又可分为原发性和继发性两种;原发性气胸主要发生在既往无基础肺疾病的健康人,继发于原有基础肺或胸膜疾病的则称继发性气胸。创伤性气胸是指胸部直接或间接创伤所引起,也包括诊断和治疗操作过程中引起的医源性气胸。本节主要叙述自发性气胸。

一、病因和发病机制

原发性气胸又称特发性气胸,多发生在30～40岁,男多于女,发病比例为4:1～6:1;有侧发病多于左侧,约10%为双侧;肺部常规X射线检查常无异常发现,其发病主要是由于胸膜下肺表面的气肿泡或肺尖部肺内大疱破裂所致,发病机制尚不清楚。有人解释:由于肺本身的重力作用,整个肺内机械张力的分布不均匀,肺尖部肺泡壁的张力比肺底部的大,此处的肺泡壁易于扩张破裂。原发性气胸患者多为瘦长体型身材较高者,这一人群从肺底到肺尖的压力梯度比正常人大,肺尖部肺泡壁所承受的张力相对较高,因而更易引起肺尖部胸膜下局限性气肿泡而发生气胸。吸烟人群中原发性气胸发病率较高,停止吸烟可以减少气胸复发。上述病变也可能是吸烟、支气管或肺部炎症所致的纤维组织牵拉或通气不畅引起,或肺纤维组织先天发育不全(如马方综合征)所致。有报道认为,原发性自发性气胸可能有遗传因素,11.5%患者有家族史,人类白细胞抗原(HLA)单连体A2B40可能与原发性自发性气胸的发生有关,女性患者的家族史更明显,发病平均年龄较男性早2～5岁。

继发性自发性气胸,是在肺脏和胸膜各种疾病的基础上形成的气胸,因此临床症状较原发性气胸重,发病年龄也较高。最常见的病因是慢性阻塞性肺疾病(COPD)和肺结核并发肺大疱时,引流的小气道炎症狭窄、扭曲,肺泡内压急骤升高,导致大疱破裂,引起气胸。金黄色葡萄球菌、厌氧菌、革兰阴性杆菌等引起的肺化脓性病灶溃破入胸膜腔则引起脓气胸。近年获得性免疫缺

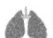

陷综合征(AIDS)伴随的卡氏肺孢子菌感染引起的自发性气胸已受到重视。肺包虫囊肿破裂,肺吸虫等感染均可引起气胸。严重的支气管哮喘、肺癌、肺转移性肿瘤等疾病均可并发气胸。有时胸膜上具有异位子宫内膜,在月经期可以破裂而发生气胸(月经性气胸)。

气胸的发生大多数无明显诱因,凡能增加胸内压,尤其存在上述病因时病变区肺泡内压力增高因素均可诱发自发性气胸,剧烈运动、咳嗽、费力大便,甚至打哈欠、举物欢呼时,均可成为自发性气胸的诱因。乘坐飞机或潜水,因飞机迅速升高或潜水快速浮出水面,外界气压突然降低.肺内大泡胀大易于破裂。机械通气时,气道压力超过肺泡(尤其是病变组织)所能承受的压力时,也可诱发气胸。

二、病理生理

气胸时,胸膜腔内的负压消失使肺发生萎陷,可引起下述病理生理变化:①对通气功能的影响,主要表现为肺活量和最大通气量减少,属限制性通气功能障碍。一般肺压缩20%以上,就可影响通气功能。②对气体交换功能的影响,气胸初始时,通气/血流(VA/Q)比值下降,解剖分流增加,产生低氧血症,表现为动脉血氧饱和度(SaO₂)和动脉血氧分压(PaO₂)降低,但对动脉血二氧化碳分压($PaCO_2$)影响不太大,$PaCO_2$甚至低于正常。气胸发生数小时后,由于重新调整了VA/Q比例,使之恢复或接近正常比值,因此,PaO_2和$PaCO_2$可恢复正常,患者缺氧现象可能缓解。③对循环功能的影响,一般气胸对循环功能的影响不大或无影响,但张力性气胸可使回心血量减少,影响心脏搏出量,可引起血压下降,甚至发生休克。

三、临床类型

根据脏层胸膜破裂情况及胸腔内压力的变化将气胸分为3种类型。

(一)闭合性气胸

由于脏层胸膜裂口随着肺脏萎陷而关闭,空气停止继续进入胸膜腔,胸内压接近或稍超过大气压。抽气后,胸内压下降,留针1~2分钟压力不再上升。

(二)开放性气胸

破裂口开放,空气从破裂口随呼吸自由进出胸膜腔,实际是支气管胸膜瘘,胸膜腔内压力接近大气压力,测压表上显示在"0"上下,抽气后压力不变。

(三)张力性气胸

破裂口形成单向活瓣,吸气时,胸膜腔内压力降低,活瓣开放,空气进入胸膜腔,呼气时胸膜腔内压力升高,关闭活瓣,空气不能逸出,胸膜腔内压急骤上升,常在0.78~0.98 kPa(8~10 cmH₂O),有时可高达1.96 kPa(20 cmH₂O)以上,致呼吸困难严重,纵隔被推向健侧,循环受到影响。抽气后胸内压下降,后又迅速上升为正压。

四、临床表现

气胸的临床表现与气胸发生的快慢、肺萎陷程度和胸膜腔内压力大小、原有肺功能基础三个因素有关。

(一)症状

发病前可有咳嗽、提重物、剧烈运动等诱因,但许多是在正常活动或安静休息时发病。剧烈运动时发病不足10%。典型表现为患侧突发胸痛,呈尖锐持续性刺痛或刀割痛,吸气加剧,多在

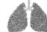

前胸、腋下部,可放射到肩、背、上腹部。持续性胸骨后痛提示纵隔气肿的存在。因气体刺激胸膜,可产生短暂的刺激性干咳。这些症状多在24小时内缓解。继之出现呼吸困难,老年患者特别是既往肺功能严重减退者,在气胸量不大时,即可出现明显的呼吸困难;而既往无基础肺疾病的年轻人即使肺压缩80%以上,呼吸困难也可不明显。张力性气胸患者由于胸内压骤升,纵隔移位,呼吸困难显著并进行性加重,常伴有心动过速、恐惧、烦躁以及大汗、皮肤湿冷等休克表现。发绀多见于张力性气胸和原有肺功能不全者。

(二)体征

气胸患者的体征视积气量和有无积液而定,少量气胸时体征不明显,肺压缩在30%以上,可见患侧胸廓膨隆,呼吸运动减弱,叩诊呈鼓音,心、肝浊音区消失,语颤和呼吸音均减弱或消失。左侧少量气胸或纵隔气肿时,可在左心缘或左胸骨缘处听到与心跳同步的瓣拍声,称为黑曼征,于左侧卧位呼气时最清楚;其产生机制可能为心跳挤压纵隔和左胸膜腔内的空气,或心跳使分开的脏壁层胸膜突然接触而产生。大量气胸可使心脏、气管向健侧移位。若颈、胸部触及握雪感,为皮下气肿的表现,也提示可能有纵隔气肿。

五、X射线检查

气胸的典型X射线表现为肺向肺门萎陷呈圆球形阴影,气体常聚集于胸腔外侧或肺尖,局部透亮度增加,无肺纹理;压缩的肺外缘可见发线状的阴影。少量气胸往往局限于肺尖,常被骨骼掩盖,嘱患者深呼气,使萎缩的肺更为缩小,密度增高,与外带积气透光区呈更鲜明对比,从而显示气胸带。局限性气胸在后前位X射线检查时易遗漏,需X射线透视转动体位方能见到气胸。CT扫描可以确诊局限性气胸,并有助于肺大疱和气胸的鉴别,前者在透光增强区域可见肺大疱间隔的存在。在肺复张后,CT检查可以进一步明确基础肺部疾病。

六、诊断和鉴别诊断

根据患者突然发生胸痛、呼吸困难并有气胸体征,即可做出初步诊断。X射线显示胸膜腔积气带是确诊的依据。在无条件或病情危重不允许作X射线检查时,可在患侧胸膜腔积气体征最明显处行诊断性穿刺,抽气测压,若为正压且抽出气体,说明有气胸存在,即应抽出气体以缓解症状,并观察抽气后胸膜腔内压力的变化以判断气胸的类型。自发性气胸有时酷似其他心、肺疾病,应予鉴别。

(一)严重阻塞性肺气肿

有气急和呼吸困难,体检两肺叩诊反响增强,呼吸音减弱。呼吸道感染加重时,气急、发绀可加重,应仔细比较两侧叩诊和呼吸音是否对称,及时行X射线检查可以鉴别。

(二)肺大疱

位于肺周边部位的肺大疱有时在X射线检查时可误诊为气胸。肺大疱可因先天发育形成,也可因支气管内活瓣阻塞而形成张力性囊腔或巨型空腔,起病缓慢,气急不剧烈。从不同角度作胸部透视或CT检查,可见肺大疱为圆形或卵圆形透光区,疱内有细小的条纹,为肺小叶或肺血管的残遗物,肺大疱向周围膨胀,将肺压向周围;而气胸则见胸外侧的含气带,其中无肺纹理所见。肺大疱内压力与大气压相仿,抽气后,大泡容积无显著改变。

(三)急性心肌梗死

急性心肌梗死可突然发生胸痛、胸闷,甚至呼吸困难犹似气胸,但患者常有高血压及冠状动

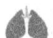

脉硬化性心脏病史,体征、心电图和 X 射线检查有助于诊断。

(四)肺栓塞

肺栓塞有胸痛、呼吸困难和发绀等酷似气胸的表现,但患者常有咯血,并常有下肢或盆腔血栓性静脉炎、骨折、严重心脏病和房颤等病史,或发生在长期卧床的老年患者或肿瘤患者,体检或 X 射线检查有助于鉴别。

七、治疗

自发性气胸的治疗旨在消除症状,明确并发症,促进肺复张,防止复发和慢性气胸的发生。治疗方法的选择取决于症状的严重程度和持续时间,是否有基础肺部疾病,既往发作史以及患者的职业。应选择能让患者尽早恢复正常生活和工作,并且复发率最低、痛苦最小的治疗方法。

(一)一般治疗

闭合性小量气胸(≤20%)患者若无症状,可不予特殊处理。但在发病后的 24～48 小时内应密切观察,以保证气胸不再发展;嘱患者卧床休息,少讲话,减少肺活动。以利破口愈合和气体吸收。每天约有 1.25% 的胸膜腔内气体容积被吸收,如吸入高浓度氧(面罩呼吸或持续吸入),氧流量为每分钟 3 L,可使每天气胸气体吸收的速度提高达 4.2%,肺复张时间明显缩短。若复张延迟,气体进行性增多,症状加重,则需引流排气。

(二)排气疗法

1.穿刺抽气法

穿刺抽气法适用于闭合性气胸。患者取坐位或仰卧位,于第 2 肋间锁骨中线外或第 4 肋间腋前线处(如为局限性气胸,则根据气胸部位)消毒、局部麻醉,气胸针穿刺进入胸膜腔,测定初压,抽气至呼吸困难缓解或使胸膜内压在 $-0.20～-0.40\ \text{kPa}(-2～-4\ \text{cmH}_2\text{O})$ 停止;留针 3 分钟观察压力变化,判定气胸类型。一般抽气 1～2 次即可。抽气不能太快,以防复张性肺水肿。

2.胸腔闭式引流术

在上述部位局部麻醉后应用带针芯的粗套管针或用手术方法将引流导管插入胸膜腔,另一端接在水封瓶玻璃管上。①正压连续排气:将胸腔引流管连接于床旁的单瓶水封正压排气装置(图 2-1),引流的玻璃管端置于水面下 2 cm。闭合性气胸穿刺后观察数天肺未复张或交通性气胸和张力性气胸,用此方法可获良好效果。②持续负压排气:对于闭式引流 1～2 周肺仍未复张,复发性或慢性气胸,可采用此法。胸腔引流管连接于负压连续排气装置(图 2-2),使胸膜腔内压力保持负压水平 $[-0.78～-1.37\ \text{kPa}(-8～-14\ \text{cmH}_2\text{O})]$ 为宜。本法可迅速排气并能引流胸腔积液,促使肺脏迅速复张。

(三)外科治疗

原发性气胸第 1 次发作后复发率为 30%,以后的复发率持续增加。气胸的反复发作往往给患者的正常工作和生活造成较大影响。10%～20% 的自发性气胸需外科治疗。自发性气胸的手术指征:①长期气胸;②复发性气胸;③双侧同时气胸;④自发性血气胸;⑤特殊职业等。一些特殊职业首次气胸亦应手术治疗,如飞行员、潜水员、远洋船员以及地质队员等需要长期野外或边远地区工作者。手术治疗成功率高,复发率低。

1.开胸手术

开胸手术包括完整肺大疱切除、部分肺大疱切除加胸膜粘连固定术。若肺内原有明显病变,可考虑将肺叶或肺段切除。

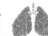

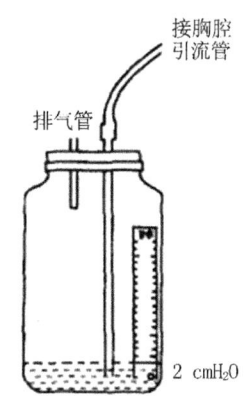

图 2-1　单瓶水封正压排气装置

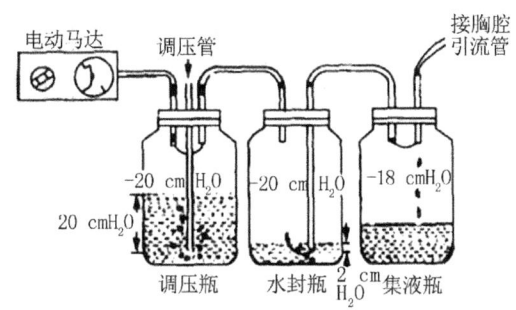

图 2-2　负压连续排气装置

2.电视胸腔镜(video assisted thoracic surgery,VATS)

电视胸腔镜已被广泛地应用于自发性气胸的治疗。其优点为手术效果确实,复发率低,切口小,创伤少,术后恢复快。

(四)其他治疗

由于气胸的存在,出现限制通气功能障碍,肺活量及其他肺容量减少,严重者可出现呼吸衰竭。要根据患者情况适当给氧,并治疗原发病。防治胸腔感染,镇咳、祛痰、镇痛、休息、支持疗法也应予以重视。

八、并发症及其处理

(一)复发性气胸

约 1/3 气胸 2~3 年内可同侧复发。对于多次复发的气胸,能耐受手术者作胸膜修补术;对不能耐手术者,可考虑胸膜粘连疗法。可供选用的粘连剂有四环素粉针剂、凝血酶等。其作用机制是通过生物、理化刺激产生无菌性胸膜炎症,使两层胸膜粘连,胸膜腔闭锁,达到防治气胸的目的。胸膜腔注入粘连剂前,应用闭式引流负压吸引,务必使肺完全复张。为避免药物所致的剧烈胸痛,先注入适量利多卡因,让患者转动体位,充分麻醉胸膜,15~20 分钟后注入粘连剂。嘱患者反复转动体位,让药液均匀涂布胸膜(尤其是肺尖)。夹管观察数小时(如有气胸症状随时开管排气),吸出胸腔内多余药物。若一次无效,可重复注药。观察 2~3 天,经透视或摄片证实气胸治愈,可拔除引流管。

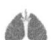

(二)血气胸

自发性气胸伴有胸膜腔内出血称血气胸,是由于胸膜粘连带内的血管断裂。肺完全复张后,出血多能自行停止。若继续出血不止,除抽气排液和适当输血外,应考虑手术结扎出血的血管。

(三)纵隔气肿和皮下气肿

高压气胸或抽气或进行闭式引流后,可沿针孔切口出现胸壁皮下气肿。逸出的气体还可蔓延至腹壁和上肢皮下。高压的气体进入肺间质,循血管鞘经肺门进入纵隔。纵隔气体又可沿着筋膜进入颈部皮下组织以及胸腹部皮下。X射线片上可见到皮下和纵隔边缘含气带。纵隔内大血管受压,患者感到胸骨后疼痛,气短和发绀,甚至血压下降。

皮下气肿和纵隔气肿随胸膜腔内气体排出减压而能自行吸收,吸入浓度较高的氧气可以加大纵隔内氧的浓度,有利于气体的消散。纵隔气肿张力过高而影响呼吸和循环者,可作胸骨上穿刺或切开排气。

(四)张力性气胸并发循环障碍

病情危重危及生命,必须尽快排气。紧急时将消毒针头从患侧肋间隙插入胸膜腔,使大量积气得以由此自行排出,缓解症状。紧急时,还可用大注射器接连三路开关抽气,或者经胸壁插针,尾端用胶管连接水封瓶引流,使大量气体得以单向排出。亦可用一粗注射针,在其尾部扎上橡皮指套,指套末端剪一小裂缝,插入气胸腔作临时简易排气,气体从小裂缝排出,待胸腔内压减至负压时,套囊即塌陷,小裂缝关闭,外界空气不能进入胸膜腔。对张力性气胸应尽早行胸腔闭式引流术。

(五)复张性肺水肿

由于气胸或胸腔积液引流过速,包括负压吸引,致单侧萎陷的肺组织复张过快时可出现肺水肿,有时也可累及对侧。患者可有不同程度的低氧血症和低血压,常有顽固性咳嗽和胸闷,治疗主要给予吸氧和利尿剂,必要时行持续正压通气,可加快临床症状的缓解。复张性肺水肿严重时可危及生命,预防是重要环节。

(李晓彤)

第二节 脓 胸

脓胸是指脓性渗出液积聚于胸膜腔内的化脓性感染。按胸膜受累的范围,可分为局限性脓胸和全脓胸,单侧性脓胸或双侧性脓胸,局限性脓胸又称为包裹性脓胸。按病理发展过程可分为急性脓胸和慢性脓胸两大类。按病原菌不同可分为化脓性脓胸、结核性脓胸以及其他特殊病原性脓胸。

一、急性脓胸

(一)病因

致病菌以肺炎球菌、链球菌多见。但由于抗生素的应用,这些细菌所致肺炎和脓胸已较前少见,而葡萄球菌特别是耐药性金黄色葡萄球菌却大大增多。尤以小儿更为多见,且感染不易控制。此外,还有大肠埃希菌、铜绿假单胞杆菌、真菌、厌氧菌、阿米巴原虫等。

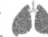

致病菌进入胸膜腔的途径：①肺部化脓性病灶侵及胸膜或病灶破裂直接扩散到胸膜腔。②膈下脓肿、肝脓肿、纵隔脓肿、纵隔淋巴结炎和化脓性心包炎等邻近器官的化脓性感染直接穿破或经淋巴途径侵犯胸膜腔。③在全身败血症或脓毒血症时，致病菌可经血液循环进入胸膜腔。④胸部穿透伤带入细菌和/或异物引起胸腔内感染或化脓。⑤血胸的继发感染。⑥胸腔内手术后胸膜腔感染。⑦支气管瘘或食管吻合口瘘多种细菌引起的胸膜腔混合感染。⑧其他：自发性气胸引流后并发感染等均可形成脓胸。

（二）病理

感染侵犯胸膜后，引起胸腔积液大量渗出。初期为浆液性渗液，胸膜充血水肿，胸液含有白细胞和纤维蛋白，脓液稀薄。在此期若能排出渗液，肺易复张。随着病情的进展，脓液中纤维蛋白和脓细胞增多，沉积于壁层和脏层胸膜形成纤维素膜和多房性脓腔。纤维素韧性增强，纤维层逐渐增厚并覆盖胸膜，使肺膨胀受到限制。

（三）临床表现

急性炎症和呼吸困难是急性脓胸的两个主要症状。患者常有高热、胸痛、气急、食欲缺乏、深呼吸或咳嗽时胸痛加剧、白细胞总数和中性粒细胞增高等症状，积脓较多者尚有胸闷、咳嗽、咳痰症状。

查体可见急性病容及胸腔积液体征，即患侧呼吸运动减弱，全胸或下胸部肋间饱满，语颤减弱，叩诊呈浊音，听诊呼吸音减弱或消失。严重者可伴有发绀和休克。局限性脓胸，在病变部位可有些体征，叶间裂或纵隔的局限性脓胸，体征多不明显。

（四）X 射线检查

X 射线检查可见胸腔积液或包裹积液。少量积液仅表现为肋膈角变钝或模糊；大量积液，患侧呈现大片浓密阴影，纵隔向健侧移位；中等量以上积液时，显示外高内低的弧形浓密阴影。伴有气胸时则出现液面。若未经胸腔穿刺而出现液面者，应高度怀疑气管、食管瘘。

（五）实验室检查

胸腔积液为脓性，随病原不同，脓性质也不同，肺炎链球菌感染为黄色或黄绿色黏稠的脓性胸腔积液，链球菌感染为淡黄稀薄的脓性胸腔积液，金黄色葡萄球菌感染为黄色稠厚的胸腔积液，铜绿假单胞杆菌感染为淡绿色脓性胸腔积液，大肠埃希菌、粪产碱杆菌感染则胸腔积液有粪臭味，厌氧菌感染则有腐败臭味，阿米巴感染引起者为巧克力状脓性胸腔积液。胸腔积液中白细胞数超过 $10 \times 10^9/L$，胸腔积液 pH 小于 7.2，葡萄糖浓度低于 2.24 mol/L（40 mg/dL），乳酸脱氢酶活力高于 1 000 U/L，胸腔积液涂片见大量细菌。胸腔积液的 pH 与胸膜的炎症程度相关性最好。胸腔积液中的蛋白质含量和比重缺乏特异性。

（六）诊断与鉴别诊断

发热、胸痛、气短，查体和 X 射线检查为胸腔积液的征象，胸腔积液化验为脓性可确定诊断，抽得的脓液应分别送细菌涂片、细菌培养和抗菌药物敏感试验。根据脓液的性状和涂片染色显微镜检查结果可初步检出病原菌，以便及早选用敏感的抗生素。

类风湿性关节炎、急性胰腺炎和癌症患者的胸腔积液，有时酷似脓性胸腔积液。但恶性胸腔积液的 pH 极少低于 7.0，风湿病和胰腺炎胸腔积液的 pH 也很少低于 7.2，且风湿病的免疫试验阳性，胰腺炎的胸腔积液的淀粉酶升高。

（七）治疗

急性脓胸的治疗原则：①根据致病菌对药物的敏感性，选用有效抗生素。②彻底排净脓液，

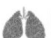

使肺早日复张。③控制原发感染,全身支持治疗,如补充营养和维生素、注意水和电解质的平衡、纠正贫血等。排除脓液的方法有以下两种。

1.胸腔穿刺抽液

胸腔穿刺抽液适用于脓液相当稀薄且液量较少的患者。反复胸腔穿刺,尽量抽净脓液,每次抽吸后向胸膜腔内注入抗生素。

2.胸腔闭式引流

对于脓液较稠厚、穿刺不易抽净,或经过治疗脓量不见减少,患者症状无明显改善,应及早施行肋间闭式引流术;对于有多个脓腔、脓液稠厚,肋间闭式引流不能控制中毒症状的多房性脓腔,应用肋床闭式引流,即切开一段肋骨,切入脓腔,分开多房腔成为一个脓腔,放置大口径引流管做闭式引流。对于脓气胸、食管瘘或腐败性脓胸者,也应及早施行胸腔闭式引流。

脓液排出后,肺逐渐膨胀,两层胸膜靠拢,空腔逐渐闭合。若空腔闭合缓慢或不够满意,可尽早行胸腔扩清及纤维膜剥除术。如脓腔长期不能愈合,则成为慢性脓胸。

二、慢性脓胸

(一)定义

急性脓胸病程超过6周,逐渐转入慢性期,脓腔壁硬结,脓腔容量固定,称为慢性脓胸。

(二)病因

形成慢性脓胸的主要原因有以下情况。

(1)急性脓胸就诊过迟,未及时治疗,逐渐进入慢性期。

(2)急性脓胸处理不当,如引流太迟,引流管拔除过早,引流管太细,引流管位置不当,造成排脓不畅。

(3)合并有支气管胸膜瘘或食管胸膜瘘而未及时处理,细菌及污染物质不断进入胸膜腔。

(4)脓腔内有异物存留,如弹片、死骨、棉球、引流管残端等,使胸膜腔感染难以控制。

(5)胸腔毗邻的慢性感染病灶,如膈下脓肿、肝脓肿等溃破入胸膜腔引起脓胸。

(6)某些特殊感染,如结核菌、放线菌等慢性炎症所致的纤维层增厚,肺膨胀不全,使脓腔长期不愈。

(三)病理

附着在脓腔的纤维素,在初期尚易与胸膜分离,随着成纤维细胞和血管内皮细胞的侵入,纤维素层日益增厚,逐渐机化形成瘢痕,厚达数厘米,病程久者常有钙化。故慢性脓胸的主要特征是脏、壁层胸膜纤维性增厚,肺脏不能膨胀,脓腔不能缩小,感染也不能控制。壁层胸膜增厚的纤维板使肋骨聚拢,肋间隙变窄,胸廓塌陷。胸壁收缩内陷,脊柱侧凸,膈肌也因增厚的纤维板而固定,限制肺的呼吸运动,纵隔受瘢痕收缩牵引而向患侧移位,长期肺萎缩可引起支气管变形,排痰不畅而并发感染,也可并发支气管扩张和肺纤维化。这些都严重影响呼吸功能。长期慢性缺氧,可出现杵状指(趾)。慢性脓胸患者长期感染中毒,肝、肾、脾等脏器可有淀粉样变,功能减退。

(四)临床表现

慢性脓胸患者常有全身中毒症状,如长期低热、食欲减退、消瘦、乏力、贫血、低蛋白血症等,有时可有气促、咳嗽、咳脓痰等症状。

查体:胸廓内陷,呼吸运动减弱或无呼吸运动。肋间隙变窄,叩诊实音,呼吸音减弱或消失。严重者脊椎凸向健侧,纵隔和气管移向患侧,杵状指(趾)。从脓腔引流管注入美蓝,若患者咳出

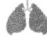

的痰中有美蓝的颜色,可证明有支气管胸膜瘘存在。让患者服美蓝后,如发现自引流管排出,即可诊断食管胸膜瘘。

(五)X 射线检查

X 射线检查可见胸膜增厚,胸廓内陷,肋间隙变窄,膈肌抬高,纵隔向患侧移位,胸膜可有钙化。

(六)治疗

慢性脓胸治疗原则:改善全身情况,缓解中毒症状和营养不良,消除致病原因和脓腔,去除坏死组织,尽力使受压的肺复张,保存和恢复肺功能。

1.全身治疗

增强患者对疾病作斗争的信心,尽快改善患者的营养状态。可输入氨基酸、多种维生素、多次少量输血,应用适量、有效的抗生素控制感染。

2.改进脓胸的引流

改进管腔较大的引流管,调整引流管的位置,不宜过深或太浅,有些患者经过改进引流后获得痊愈。

3.手术治疗

慢性脓胸经保守疗法久治不愈,肺部已有器质性改变或明显的胸膜肥厚引起的严重肺功能障碍者应考虑手术。术前应改善患者的一般情况,根据具体病情决定手术方法和选择手术时机。

(1)胸膜纤维板剥脱术:最大限度地恢复肺功能,是治疗慢性脓胸的主要原则之一。剥脱脓腔壁层胸膜和脏层胸膜上增厚的纤维板,使肺得以复张,消灭脓腔,改善胸廓呼吸运动,从而改善肺功能,又可免除胸廓畸形,是最理想的手术。

(2)胸廓成形术:目的是去除胸廓局部的坚硬组织,使胸壁内陷,以消灭两层胸膜间的无效腔。将脓腔顶部相应的肋骨和壁层胸膜内的纤维层切除,保留肋骨骨膜和肋间组织。适用于病程长、肺部不易复原的慢性脓胸患者。

(3)胸膜肺切除术:适用于慢性脓胸合并广泛而严重的肺内病变,如空洞、支气管高度狭窄或扩张、广泛纤维化、肺不张,或伴有不易修补成功的支气管胸膜瘘,可将纤维板剥除术加病肺切除术一次完成。但这一手术技术要求高、难度大、出血多、创伤重,必须严格掌握适应证。

(李晓彤)

第三节　乳　糜　胸

乳糜胸临床上虽不常见,但随着胸腔手术的增加,这一疾病更为常见。但随着现代诊断和治疗水平的不断提高,乳糜胸患者的病死率已下降到10%以下。

一、定义

由于胸导管或其分支的损伤及病变造成乳糜在胸膜腔内积聚,称为乳糜胸。胸导管经膈肌主动脉裂孔进入后纵隔右侧上行于主动脉和奇静脉之间,于第5胸椎水平走向脊柱左侧。该管沿食管的左缘上行至第1胸椎水平汇入左颈内静脉和锁骨下静脉的交界部。因此第5胸椎水平

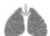

以下的胸导管损伤可出现右侧乳糜胸,病损若在第5胸椎以上可引起左侧乳糜胸。乳糜胸约占所有胸腔积液的2%。

二、病因

(一)创伤性

创伤性占病因的25%,其中医源性损伤占创伤病因的30%。最常见于胸腔手术。据统计,其发病率占胸腔内手术的0.24%～0.5%。包括食管、主动脉、纵隔、心脏、肺和交感神经系统的手术可能引起胸导管或其分支的损伤。偶见于颈部手术、腹部交感神经切除术和根治性淋巴结清除术、腰部主动脉造影术、锁骨下静脉和左颈内静脉插管术后。

颈、胸部的刀、枪伤等穿透性损伤累及胸导管,致乳糜胸。肺脏外伤和脊柱骨折亦较易引起乳糜胸。外伤性乳糜胸以右侧多见,损伤的位置常为第9、第10胸椎。有时脊柱突然过度伸展、举重、咳嗽、呕吐等剧烈动作,均可发生乳糜胸。

(二)肿瘤性

肿瘤性为最常见的病因,占50%,其中以淋巴瘤最多见,约占恶性肿瘤患者的75%。癌肿纵隔转移侵及胸导管或其分支也可引起乳糜胸。文献报告艾滋病并发Kaposi肉瘤,胸导管受累时可出现乳糜胸。

(三)特发性

特发性较少见,在病因中占15%,先天性乳糜胸是新生儿早期胸腔积液的最常见原因。发生于产后1～7天内,可伴有先天愚型综合征、Noonan综合征、母体羊水过多、淋巴管瘤、先天性淋巴管扩张、H型气管食管瘘及胸导管发育不良和闭锁等。

(四)其他

其他原因约占10%,包括丝虫病、淋巴结肿大、结核病、结节病、淀粉样变性、狼疮、静脉血栓形成、二尖瓣狭窄、肝硬化、心力衰竭、各种良性肿瘤、肺淋巴管肌瘤病、淋巴管瘤、肠淋巴管扩张、蛋白丢失性肠病等,其中大多数很少引起乳糜胸。肺淋巴管肌瘤病极少见,但发生乳糜胸的概率较高,约75%患者伴有乳糜胸。

三、发病机制

肠道形成的淋巴液进入胸导管,会同其中的其他成分就称为乳糜。其富含甘油三酯和乳糜微粒,呈乳白色。每天有1 500～2 500 mL的乳糜液进入血液循环。进食脂肪后,胸导管内淋巴流动较进食前增加。产生乳糜胸的机制:①对胸导管或其分支的直接损伤。②肿瘤或炎症直接侵蚀。③外压性或放疗后使管腔闭塞,或先天性发育不良及闭锁,使淋巴管压力升高,产生淋巴、乳糜反流。④静脉压力升高使淋巴管压力升高,导致淋巴管破裂。

先天性乳糜胸一般与分娩时胎儿先天薄弱的胸导管过度伸展、撕拉或淋巴管发育异常有关;或分娩时胎儿静脉压突然增高引起先天性薄弱的胸导管破裂。

四、临床表现

乳糜胸患者临床上除原发病所见的症状外,主要表现为乏力、体重减轻、尿少和脂溶性维生素缺乏、严重脱水、消瘦等营养不良的症状。胸膜腔内大量乳糜液的积贮,使肺组织受压,纵隔向对侧移位,胸闷、呼吸困难、心悸等,重者可出现休克。由于乳糜液有制菌作用,对胸膜腔的刺激

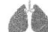

性小,故患者多无发热、胸痛。

先天性淋巴管发育不良或扩张表现为"黄甲综合征",即黄色甲、淋巴水肿、乳糜性胸腔积液三联症。查体有胸腔积液的体征。

五、X 射线检查

X 射线检查呈胸腔积液征,常可见纵隔淋巴结肿大。

六、实验室检查

乳糜静置后可以分成 3 层:上层呈乳膏样,为乳糜微粒;中层呈乳状,为蛋白质及少量脂质成分;下层主要为细胞成分,多为小淋巴细胞。乳糜外观呈乳白色,为无臭的渗出液,比重为 1.012～1.025,pH>7.40,总蛋白在 30 g/L 以上,白细胞计数平均为 $5×10^9/L$,以淋巴细胞为主,脂肪含量超过 4 g/L,主要为甘油三酯。

乳糜中加入苏丹Ⅲ酒精液呈红色,显微镜下见多数淋巴球和苏丹Ⅲ阳性的脂肪球。加乙醚于乳糜液中,震荡后静置,乳糜溶于乙醚层中,胸腔积液便见澄清。

胸液甘油三酯测定:高于 1.2 mmol/L,胆固醇/甘油三酯小于 1。

七、淋巴管造影

淋巴管造影用 30%油碘剂碘苯酯从下肢淋巴管注入,可发现淋巴管、胸导管阻塞和破裂部位,观察淋巴管有无畸形、扩张、迂曲及造影剂外漏情况,24 小时后了解淋巴管病变部位。

八、胸、腹部 CT 检查

胸部 CT 能在乳糜胸出现前显示后纵隔影增宽(乳糜胸存在);能发现纵隔及腹主动脉旁淋巴结病变。

九、开胸探查

开胸探查对乳糜胸持续存在,上述检查不能明确病因诊断,CT 显示异常,此时需考虑开胸探查。

十、诊断

详细询问病史对诊断十分重要,询问近日有无胸外科手术史,有无胸部钝伤或隐性外伤。加上患者有大量胸腔积液、进行性呼吸困难,抽出胸液呈牛奶状,则具有高度诊断价值。但呈此典型外观者仅约 50%,有 12%病例胸液呈浆液性或血性,尤其在刚手术后禁食或刚出生后新生儿未喂养时。若混浊液离心后上层液呈云雾状,提示有乳糜胸的可能。若混浊液离心后变清晰,则非乳糜液。诊断时还需明确胸导管破裂或堵塞的部位,并寻找原发病。

十一、鉴别诊断

乳糜胸需与假性乳糜胸、脓胸等相鉴别。

(一)假性乳糜胸

假性乳糜胸常见病因为结核、类风湿性关节炎、充血性心力衰竭、梅毒等。这是由于胸腔积

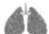

液在胸腔内停留时间较长(多大于1年),胸腔积液内的细胞成分分解、坏死,或产生胆固醇的细胞释放胆固醇,使胸液中的胆固醇含量相对较高,而甘油三酯的含量相对较低,增厚的胸膜又难以将此大量的胆固醇移去。与乳糜胸的鉴别,见表2-1。

表2-1 乳糜液与假性乳糜液的鉴别

项目	乳糜液	假性乳糜液
外观	乳状	乳状
静置后的奶油层	有	没有
臭味	无臭味	无味或有臭味
pH	碱性	变化较大
脂肪球(苏丹Ⅲ染色)	有	没有
加乙醚	变清亮,容积变小	无变化
比重	>1.012	<1.012
微生物检查	无菌	一般无菌
甘油三酯	高(>1.2 mmol/L)	低
胆固醇	低	高(10.4~26 mmol/L)
胆固醇/甘油三酯	<1	>1
脂蛋白电泳	有乳糜微粒带	无
口服嗜碱性染料	胸液中有染料	无
显微镜检	淋巴细胞,油滴	各类细胞,胆固醇结晶
病因	外伤、肿瘤或结核等损害或压迫胸导管、先天性	长期胸腔积液、胸膜肥厚,如结核性胸膜炎、类风湿性关节炎
起病	较急	慢性、长期胸腔积液史

(二)脓胸

急性脓胸时可伴有全身中毒症状,患侧胸壁水肿、红热、压痛等体征。慢性脓胸患者常有胸痛、发热,白细胞增多。由于胸液中有大量的脓细胞,或脓细胞分解,发生脂肪变性、坏死,呈乳糜样外观。离心沉淀后上层变为清亮液,下层细胞沉渣或有形成分沉渣。胸液涂片和培养常可查到致病菌。

十二、治疗

(一)病因治疗

按引起乳糜胸的原因治疗。

(二)内科治疗

内科治疗的原则是既要维持足够的营养,又要减少乳糜的生成。经过治疗促进破裂口早期愈合,或经2~3周后淋巴管侧支扩张,侧支循环建立,最终达到乳糜胸的治愈。

1.饮食治疗

食物中的脂肪在小肠分解吸收,长链脂肪酸(碳原子12个以上)脂化后是经淋巴管、胸导管进入左锁骨下静脉,而短链脂肪酸(碳原子10个以下)不脂化则经门静脉吸收。故采用低脂肪饮食,推荐使用中链甘油三酯(MCT),不仅能维持营养,而且降低胸导管的乳糜流量和胸腔乳糜液

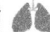

的贮积,从而促进破口愈合。如需进一步减少淋巴流量,可禁食,而行静脉高营养。

2.静脉高营养

静脉输入多种氨基酸、多种维生素、各种电解质及足量水分,以维持患者的营养。

3.胸腔引流

大量乳糜胸液致呼吸困难时应行胸腔引流,引流和大气压相等时中止,不再加负压吸引,以免胸腔内压差增大反而促进乳糜漏出、营养状态恶化和胸腔漏修复困难。

(三)手术治疗

1.手术指征

(1)成人每天平均丢失乳糜液超过1 500 mL或儿童超过1 000 mL,并持续5天。

(2)经过2周保守治疗,乳糜量未见减少。

(3)保守治疗期间,营养状况急剧恶化。

2.手术方法

常用的手术方法有:直接结扎胸导管、大块结扎胸导管、胸腹膜腔分流术、胸膜切除术、肺包膜剥脱术等,而最多见的是直接结扎胸导管法。

(李晓彤)

第四节 胸 腔 积 液

胸膜腔是位于肺和胸壁之间的一个潜在的腔隙。在正常情况下脏层胸膜和壁层胸膜表面上有一层很薄的液体,在呼吸运动时起润滑作用。胸膜腔和其中的液体并非处于静止状态,在每一次呼吸周期中胸膜腔的形状和压力均有很大变化,使胸膜腔液体持续滤出和吸收并处于动态平衡,任何因素使胸膜腔内液体形成过快或吸收过缓,即产生胸腔积液。

一、病因与发病机制

胸腔积液是常见的内科问题,肺、胸膜和肺外疾病均可引起。临床上常见的病因和发病机制如下所述。

(一)胸膜毛细血管内静水压增高

胸膜毛细血管内静水压增高如充血性心力衰竭、缩窄性心包炎、血容量增加、上腔静脉或奇静脉受阻,产生胸腔漏出液。

(二)胸膜通透性增加

胸膜通透性增加如胸膜炎症(肺结核、肺炎)、结缔组织病(系统性红斑狼疮、类风湿关节炎)、胸膜肿瘤(恶性肿瘤转移、间皮瘤)、肺梗死、膈下炎症(膈下脓肿、肝脓肿、急性胰腺炎)等,产生胸腔渗出液。

(三)胸膜毛细血管内胶体渗透压降低

胸膜毛细血管内胶体渗透压降低如低蛋白血症、肝硬化、肾病综合征、急性肾小球肾炎、黏液性水肿等,产生胸腔漏出液。

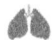

(四)壁层胸膜淋巴引流障碍

癌性淋巴管阻塞、发育性淋巴管引流异常等,产生胸腔渗出液。

(五)损伤

主动脉瘤破裂、食管破裂、胸导管破裂等,产生血胸、脓胸和乳糜胸。

二、临床表现

(一)症状

呼吸困难是最常见的症状,可伴有胸痛和咳嗽。呼吸困难与胸廓顺应性下降、患侧膈肌受压、纵隔移位、肺容量下降刺激神经反射有关。病因不同,其症状有所差别。结核性胸膜炎多见于青年人,常有发热、干咳、胸痛,随着胸腔积液量的增加胸痛可缓解,但可出现胸闷、气促;恶性胸腔积液多见于中年以上患者,一般无发热,胸部隐痛,伴有消瘦和呼吸道或原发部位肿瘤的症状,炎症积液多为渗出性,常伴有咳嗽、咳痰、胸痛及发热;心力衰竭所致胸腔积液多为漏出液,有心功能不全的其他表现;肝脓肿所伴右侧胸腔积液可为反应性胸膜炎,亦可为脓胸,多有发热和肝区疼痛。症状也与积液量有关,积液量少于 0.5 L 时,症状多不明显;大量积液时,心悸呼吸困难更加明显。

(二)体征

体征与积液量有关。少量积液可无明显体征,或可触及胸膜摩擦感及听到胸膜摩擦音。中至大量积液时,患侧胸廓饱满,触觉语颤减弱,局部叩诊呈浊音,呼吸音减低或消失。可伴有气管、纵隔向健侧移位。肺外疾病如胰腺炎和类风湿关节炎等,引起胸腔积液多有原发病的体征。

三、实验室与特殊检查

(一)诊断性胸腔穿刺和胸腔积液检查

诊断性胸腔穿刺和胸腔积液检查对明确积液性质及病因诊断均至关重要。疑为渗出液必须做胸腔穿刺,如有漏出液病因则避免胸腔穿刺。不能确定时应做胸腔穿刺抽液检查。

1.外观

漏出液透明清亮,静置不凝固,相对比重<1.016。渗出液可呈多种颜色,以草黄色多见,易有凝块,相对比重>1.018。血性胸腔积液呈洗肉水样或静脉血样,多见于肿瘤、结核和肺栓塞。乳状胸腔积液多为乳糜胸。巧克力色胸腔积液考虑阿米巴肝脓肿破溃入胸腔的可能。黑色胸腔积液可能为曲霉感染。黄绿色胸腔积液见于类风湿关节炎。

2.细胞

胸膜炎症时,胸腔积液中可见各种炎症细胞及增生与退化的间皮细胞。漏出液的细胞数少于$100×10^6/L$,以淋巴细胞与间皮细胞为主。渗出液的白细胞数常超过 $500×10^6/h$。脓胸时白细胞多达$10×10^9/L$以上。中性粒细胞增多时提示急性炎症;淋巴细胞为主则多为结核性或肿瘤性;寄生虫感染或结缔组织病时嗜酸粒细胞常多。胸腔积液中红细胞超过 $5×10^9/L$ 时可呈淡红色,多由恶性肿瘤或结核所致。胸腔穿刺损伤血管亦可引起血性胸腔积液,应谨慎鉴别。红细胞超过$100×10^9/L$时,应考虑创伤、肿瘤或肺梗死。胸腔积液血细胞比容>外周血的 50% 以上时为血胸。

恶性胸腔积液中有 40%~90% 可查到恶性肿瘤细胞,反复多次检查可提高检出率。胸腔积液标本有凝块时,应固定及切片行组织学检查。胸腔积液中恶性肿瘤细胞常有核增大且大小不一、核畸变、核深染、核浆比例失常及异常有丝分裂等特点,胸腔积液中间皮细胞常有变形,易误

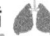

认为肿瘤细胞。结核性胸腔积液中间皮细胞常低于5%。系统性红斑狼疮并发胸腔积液时,可找到狼疮细胞。

3.pH

正常胸腔积液pH接近7.6。pH降低见于多种原因的胸腔积液,如脓胸、食管破裂、类风湿性关节炎时积液;pH<7.0仅见于脓胸及食管破裂所致的胸腔积液。结核性和恶性积液的pH也可降低。pH对感染的鉴别诊断价值优于葡萄糖。

4.病原体

胸腔积液涂片查找细菌及培养,有助于病原诊断。结核性胸膜炎胸腔积液沉淀后做结核菌培养,阳性率仅20%。巧克力色胸腔积液应镜检阿米巴滋养体。

5.蛋白质

渗出液的蛋白含量较高(>30 g/L),胸腔积液/血清比值大于0.5。漏出液的蛋白含量较低(<30 g/L),以清蛋白为主,黏蛋白试验(Rivelta试验)阴性。

6.类脂

乳糜胸的胸腔积液呈乳状,离心后不沉淀,苏丹Ⅲ染成红色;甘油三酯含量>1.24 mmol/L,胆固醇不高,脂蛋白电泳可显示乳糜微粒,多见于胸导管破裂,假性乳糜胸的胸腔积液呈淡黄或暗褐色,含有胆固醇结晶及大量退变细胞(淋巴细胞,红细胞),胆固醇多大于5.18 mmol/L,甘油三酯含量正常。与陈旧性积液的胆固醇积聚有关,见于陈旧性结核性胸膜炎、恶性胸腔积液、肝硬化和类风湿关节炎胸腔积液等。

7.葡萄糖

正常胸腔积液葡萄糖含量与血中含量相近,随血葡萄糖的升降而改变。测定胸腔积液葡萄糖含量,有助于鉴别胸腔积液的病因。漏出液与大多数渗出液的葡萄糖含量正常;而脓胸、类风湿关节炎、系统性红斑狼疮、结核和恶性胸积液中含量可<3.3 mmol/L。若胸膜病变范围较广,使葡萄糖及酸性代谢产物难以透过胸膜,葡萄糖和pH均较低。若由肿瘤引起,提示肿瘤广泛浸润,其胸腔积液肿瘤细胞发现率高,胸膜活检阳性率高,胸膜固定术效果差,患者存活时间亦短。

8.酶

渗出液乳酸脱氢酶(LDH)含量增高,大于200 U/L,且胸腔积液/血清LDH比值率大于0.6。LDH是反映胸膜炎症程度的指标,其值越高,表明炎症越明显。LDH>500 U/L常提示为恶性肿瘤或胸腔积液已并发细菌感染。

胸腔积液淀粉酶升高可见于急性胰腺炎、恶性肿瘤等。急性胰腺炎伴胸腔积液时,淀粉酶溢漏致使该酶在胸腔积液中的含量高于血清中含量。部分患者胸痛剧烈、呼吸困难,可能掩盖腹部症状,此时胸腔积液淀粉酶已升高,临床诊断应予注意。淀粉酶同工酶测定有助于肿瘤的诊断,如唾液型淀粉酶升高而非食管破裂,则恶性肿瘤的可能性极大。

腺苷脱氨酶(ADA)在淋巴细胞内含量较高。结核性胸膜炎时,因细胞免疫受刺激,T细胞活性增强,故胸腔积液中ADA多高于45 U/L,其诊断结核性胸膜炎的敏感度较高。但HIV合并结核性胸膜炎患者,胸腔积液ADA不升高。

9.免疫学检查

结核性与恶性胸腔积液中T细胞增高,尤以结核性胸膜炎为显著,可高达90%,且以CD4+为主。结核性胸膜炎胸腔积液γ-干扰素多大于200 pg/mL。恶性胸腔积液中的T细胞功能受抑制,其对自体肿瘤细胞的杀伤活性明显较外周血淋巴细胞低,提示恶性胸腔积液患者胸腔局部免疫功能呈抑制状态。系统性红斑狼疮及类风湿关节炎引起的胸腔积液中补体 C_3、C_4 成分降低,免疫复合物含量增高。系统性红斑狼疮胸腔积液中抗核抗体滴度可达 1∶160 以上。

10.肿瘤标志物

癌胚抗原(CEA)在恶性胸腔积液中早期即可升高,且比血清更显著。若胸腔积液 CEA >20 μg/L或胸腔积液/血清 CEA>1,常提示为恶性胸腔积液,其敏感性为 40%～60%,特异性为 70%～88%。胸腔积液端粒酶测定诊断恶性胸腔积液的敏感性和特异性均大于 90%。近年还开展了许多肿瘤标志物检测,如肿瘤糖链相关抗原、细胞角蛋白 19 片段、神经元特异性烯醇酶等,可作为鉴别诊断的参考。联合检测多种肿瘤标志物,可提高阳性检出率。

(二)X 射线检查

其改变与积液量和是否有包裹或粘连有关。极小量的游离性胸腔积液,胸部 X 射线仅见肋膈角变钝;积液量增多时显示向外、向上的弧形上缘的积液影。平卧时积液散开,使整个肺野透亮度降低。大量积液时患侧胸部有致密影,气管和纵隔推向健侧(图 2-3)。液气胸时有气液平面,积液时常遮盖肺内原发病灶,故复查胸片应在抽液后,可发现肺部肿瘤或其他病变。包裹性积液不随体位改变而变动,边缘光滑饱满,多局限于叶间或肺与膈之间。肺底积液可仅有假性膈肌升高和/或形状的改变。CT 检查可显示少量胸腔积液、肺内病变、胸膜间皮瘤、胸内转移性肿瘤、纵隔和气管淋巴结等病变,有助于病因诊断。

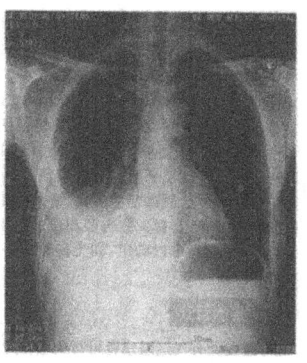

图 2-3　右胸腔积液 X 射线胸片

(三)超声检查

超声探测胸腔积液的灵敏度高,定位准确。临床用于估计胸腔积液的深度和积液量,协助胸腔穿刺定位。B 超引导下胸腔穿刺用于包裹性和少量胸腔积液(图 2-4)。

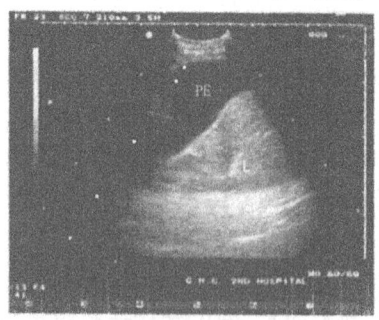

图 2-4　胸腔积液超声声像图

PE.胸腔积液;L.肝脏

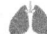

(四)胸膜活检

经皮闭式胸膜活检对胸腔积液的病因诊断有重要意义,可发现肿瘤、结核和其他胸膜病变。拟诊结核病时,活检标本除做病理检查外,还应作结核分枝杆菌培养。胸膜针刺活检具有简单、易行、损伤性较小的优点,阳性诊断率为40%～75%。CT或B超引导下活检可提高成功率。脓胸或有出血倾向者不宜做胸膜活检。如活检证实为恶性胸膜间皮瘤,在1个月内应对活检部分行放射治疗(简称放疗),以防止针道种植。

(五)胸腔镜或开胸活检

对上述检查不能确诊者,必要时可经胸腔镜或剖胸直视下活检。由于胸膜转移性肿瘤87%在脏层,47%在壁层,故此项检查有积极的意义。胸腔镜检查对恶性胸腔积液的病因诊断率最高,可达70%～100%,为拟定治疗方案提供了依据。通过胸腔镜能全面检查胸膜腔,观察病变的形态特征、分布范围及邻近器官受累情况,且可在直视下多处活检,故诊断率较高,肿瘤的临床分期较准确。临床上有少数胸腔积液的病因虽经上述诸种检查仍难以确定,如无特殊禁忌,可考虑剖胸探查。

(六)支气管镜

对咯血或疑有气道阻塞者可行此项检查。

四、诊断

根据病史,临床表现及体征,结合胸部X射线表现,一般可以做出胸腔积液诊断,但需进一步明确积液原因,进行胸腔积液的多项实验室检查,进行对因治疗。

五、治疗

胸腔积液为胸部或全身疾病的一部分,病因治疗尤为重要。

(一)结核性胸膜炎

1.一般治疗

一般治疗包括休息、营养支持和对症治疗。

2.抽液治疗

由于结核性胸膜炎的胸腔积液蛋白含量高,容易引起胸膜粘连,原则上应尽快抽尽胸腔内积液。抽液还可以解除肺、心脏、血管受压,改善呼吸,使肺功能免受损伤。抽液后减轻毒性症状,体温下降,有助于使被压迫的肺迅速复张。大量胸腔积液者每周抽液2～3次,直至胸腔积液完全消失。首次抽液不超过700 mL,以后每次抽液量不应超过1 000 mL,过快、过多抽液可使胸腔压力骤降,发生复张后肺水肿或循环衰竭。表现为剧咳、气促,咳大量泡沫状痰,双肺满布湿啰音,PaO_2下降,X射线显示肺水肿征,应立即吸氧,酌情应用糖皮质激素及利尿药,控制液体入量,严密检测病情与酸碱平衡,有时需气管插管机械通气。若抽液时发生头晕、冷汗、心悸、面色苍白、脉细等表现应考虑"胸膜反应",应立即停止抽液,使患者平卧,必要时皮下注射0.1%肾上腺素0.5 mL,密切观察病情,注意血压变化,防止休克。一般情况下,抽胸腔积液后没必要胸腔内注射抗结核药物,但可注入链霉素等防止胸膜粘连。

3.糖皮质激素

疗效不肯定。有全身毒性症状严重、大量胸腔积液者,在抗结核药物治疗的同时,可尝试加用泼尼松30 mg/d,分3次口服。待体温正常、全身毒性症状减轻、胸腔积液量明显减少时,即应

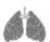

逐渐减量以至停用。停药速度不宜过快,否则易出现反跳现象,一般疗程 4～6 周。注意不良反应或结核播散,应慎重掌握适应证。

（二）类肺炎性胸腔积液和脓胸

前者一般积液量少,经有效的抗生素治疗后可吸收,积液多者应胸腔穿刺抽液,胸腔积液 pH<7.2 时应肋间插管闭式引流。脓胸的治疗原则是控制感染、引流胸腔积液及促进肺复张,恢复肺功能。抗菌药物要足量,体温恢复正常后再持续用药 2 周以上,防止脓胸复发,急性期联合抗厌氧菌的药物,全身及胸腔内给药。引流是脓胸最基本的治疗方法,应反复抽脓或闭式引流。可用 2％碳酸氢钠或生理盐水反复冲洗脓腔,然后注入适量抗生素及链激酶,使脓液稀释,便于引流。少数脓胸可采用肋间插管闭式引流。对有支气管胸膜瘘者不宜冲洗胸腔,以免细菌播散。慢性脓胸应改进原有的脓腔引流,也可考虑外科胸膜剥脱术等治疗。此外,一般支持治疗亦相当重要,应给予高能量、高蛋白及富含维生素的食物,纠正水电解质紊乱及维持酸碱平衡,必要时可予少量多次输血。

（三）恶性胸腔积液

恶性胸腔积液包括原发病和胸腔积液的治疗。例如,部分小细胞肺癌所致胸腔积液全身化疗有一定疗效,纵隔淋巴结有转移者可行局部放射治疗。胸腔积液多为晚期恶性肿瘤的常见并发症,其胸腔积液生长迅速,常因大量积液压迫引起严重呼吸困难,甚至导致死亡。常需反复胸腔穿刺抽液,但反复抽液可使蛋白丢失太多,效果不理想。可选择化学性胸膜固定术,在抽吸胸腔积液或胸腔插管引流后,胸腔内注入博来霉素、顺铂、丝裂霉素等抗肿瘤药物,也可注入胸膜粘连剂,如滑石粉等,可缓解胸腔积液的产生。也可胸腔内注入生物免疫调节剂,如短小棒状杆菌疫苗、白介素-2、干扰素、淋巴因子激活的杀伤细胞、肿瘤浸润性淋巴细胞等,可抑制恶性肿瘤细胞,增强淋巴细胞局部浸润及活性,并使胸膜粘连。此外,可胸腔内插管持续引流,目前多选用细管引流,具有创伤小、易固定、疗效好、可随时胸腔内注入药物等优点。对插管引流后肺仍不复张者,可行胸-腹腔分流术或胸膜切除术。虽经上述多种治疗,恶性胸腔积液的预后不良。

（李晓彤）

第五节　胸膜间皮瘤

胸膜间皮瘤是主要的胸膜原发肿瘤,发病率较低,仅占所有胸膜肿瘤的 5％,包括良性和恶性胸膜间皮瘤,其中后者更常见。恶性胸膜间皮瘤预后较差,自诊断起患者的中位生存期仅 12 个月,5 年生存率不到 5％,随着综合治疗措施的进展以及新药的应用,恶性胸膜间皮瘤的预后有望改善。

一、病因

世界范围内间皮瘤的发病率为 19/100 万,其中男性发病率是女性的 3 倍,间皮瘤发病率没有种族差异,多数患者发病前有石棉接触史。石棉是胸膜间皮瘤最主要的致病因素,石棉中纤维较大的闪石是主要的致癌物,由于纤维体积大,吸入后不能被肺泡巨噬细胞吞噬,经过多年后移行到胸膜、心包膜和腹膜,导致肿瘤。石棉接触后发生间皮瘤的临床潜伏期是 35～40 年,这时出

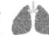

现发病高峰,患病年龄多在50～70岁。除了间皮瘤外,石棉还可以引起多种疾病,如良性胸膜斑块、弥散性胸膜增厚、良性渗出性胸膜炎和石棉沉着病等。并不是所有的石棉接触者均易患间皮瘤,在长期大量石棉接触者中,仅有2%～10%的个体发生恶性胸膜间皮瘤,但80%的恶性胸膜间皮瘤患者有石棉接触史。

由于一些恶性间皮瘤患者没有石棉接触史,并且不是所有的石棉接触者会发生间皮瘤,研究者试图寻找间皮瘤的其他致病因素或共患因素。曾有研究发现超过50%的上皮型恶性胸膜间皮瘤中可以检测到SV40病毒基因序列,并且实验室及动物实验证明SV40病毒有导致细胞恶性转化的作用,但流行病学资料显示SV40病毒在人类间皮瘤的发病过程中并不起主要作用。此外,偶有接触放射线后引起胸膜间皮瘤的报道,潜伏期7～36年,平均16年。

二、病理

组织学上,胸膜间皮瘤可分为良性间皮瘤与恶性间皮瘤,良性间皮瘤表现为胸膜孤立乳头状、多囊性间皮细胞增生和孤立纤维瘤。恶性间皮瘤更常见,组织学上分为3种类型:上皮型、肉瘤型和混合型,三者分别占55%～65%、10%～15%、20%～35%。上皮型间皮瘤的预后好于其他两种类型的间皮瘤,其中位生存期为12.5个月,肉瘤型9.4个月,混合型11个月。

弥散性恶性间皮瘤肉眼可见在脏层或壁层胸膜上有大量白色或灰色颗粒和结节或薄板块,随着肿瘤的发展,胸膜表面结节增大,连接成片,胸膜增厚,受累胸廓塌陷,肺脏扩张受限、体积缩小。间皮瘤晚期,肿瘤可累及膈肌、肋间肌、纵隔结构、心包及对侧胸膜。

起源于肺、乳腺、卵巢、胃、肾脏或前列腺的腺癌常转移到胸腔,通过细胞学或组织学的方法很难与上皮型胸膜间皮瘤鉴别,肉瘤型间皮瘤也需和纤维肉瘤鉴别,免疫组织化学是间皮瘤鉴别诊断的重要方法。

三、临床表现

胸膜间皮瘤起病隐匿,症状没有特异性,容易漏诊,多数患者有石棉暴露史,仔细询问患者的职业对本病的诊断有提示意义。常见症状见表2-2。持续性胸痛是最常见的症状,甚至可是本病早期的唯一症状。与结核性胸膜炎等胸膜性疼痛不同,胸痛呈持续性,与呼吸无关,并且不随胸腔积液增加而缓解,相反随着病程进展,胸痛逐渐加重。晚期胸痛剧烈,影响睡眠和饮食,一般镇痛剂难以缓解。若病变侵犯纵隔胸膜,则有胸骨后闷痛;若病变位于膈胸膜,则有同侧肩胛区或上腹部疼痛。呼吸困难是胸膜间皮瘤的另一种常见症状,随疾病进展逐渐加重,有时伴有干咳,偶有咯血。上皮型和混合型胸膜间皮瘤常有大量胸腔积液,其中血性胸腔积液占3/4。全身症状包括消瘦、乏力、低热、盗汗。有些患者出现周期性低血糖和肥大性肺性骨关节病,但这些症状多见于良性间皮瘤。局限性间皮瘤症状出现较晚,多在体检时被发现。

弥散性间皮瘤侵犯胸壁,可形成所谓的"冰冻胸",胸廓活动受限,胸膜明显增厚,却不伴有肋间或胸壁凹陷,反有局部胸壁膨隆。体检时患侧胸部表现为胸膜增厚或胸腔积液的体征,侵犯心包时有心脏压塞的表现。

四、实验室检查

间皮瘤合并的胸腔积液属渗出液,超过半数的胸腔积液为血性,由于含有大量透明质酸(＞0.8 mg/mL),胸腔积液较黏稠,甚至可拉成细丝或堵塞针头。胸腔积液比重高,可达1.020～

1.028,如果肿瘤体积巨大,胸腔积液中的血糖含量和 pH 可能降低。胸腔积液中含有多种细胞成分,包括正常的间皮细胞,分化好或未分化的恶性间皮细胞以及不同量的淋巴细胞和多形核白细胞。胸腔积液细胞学检查对诊断恶性病有肯定价值,但对间皮瘤确诊率低,结合盲式胸膜活检和免疫组化检查可以提高诊断率。

表 2-2　胸膜间皮瘤常见症状

常见症状	发生率
胸痛和/或呼吸困难	90%
体重下降	29%
咳嗽、乏力、发热、食欲缺乏	3%
咯血、声嘶、吞咽困难、Horner 综合征	<1%
胸腔积液	84%
无症状	3%

间皮素是一种细胞表面糖蛋白,它在胸膜间皮瘤、卵巢癌和胰腺癌中高表达,而在正常间皮组织中表达十分有限。血清间皮素相关蛋白(serum mesothelin-related protein,SMRP)是可溶性的间皮素,84%的恶性间皮瘤患者有 SMRP 升高,而只有不到 2%其他肺部或胸膜疾病患者 SMRP 升高,SMRP 的水平随着间皮瘤的发展而升高,随着间皮瘤的衰退或切除而减少,是恶性间皮瘤的筛查以及治疗效果监测的较好的指标,联合检测血清 CA125、CA15-3 和透明质酸骨桥蛋白可以提高恶性间皮瘤检测的特异性。

其他的实验室检查可能发现一些非特异性表现如血小板增多症,个别报道血小板高达 10×10^{11}/L,肝功能异常在恶性胸膜间皮瘤比较常见,晚期清蛋白降低导致全身水肿。此外可以出现 ESR 增快,贫血,血清 γ 球蛋白升高,具体原因不明。

五、影像学检查

常规胸部 X 射线检查胸膜病变常被胸腔积液掩盖,抽去胸腔积液后可以更好地发现胸膜病变。典型的表现是胸膜广泛增厚,表面高低不平,局限性间皮瘤表现为孤立结节影;此外,还可以见到接触石棉的其他表现,如胸膜斑、胸膜钙化等。病变多局限在一侧胸腔,虽有大量胸腔积液,纵隔移位不明显。晚期肿瘤侵犯心包导致心包积液,心影增大,侵犯肋骨导致肋骨破坏。

胸部 CT 检查可发现胸膜不规则增厚或突入胸腔的块状增厚,典型的弥散性间皮瘤在肺的周围形成软组织壳,并延伸到叶间胸膜,增强 CT 能够更好地显示肿瘤侵犯胸壁的情况。此外 CT 检查可以发现肿瘤对邻近脏器的侵犯情况以及有无肺门、纵隔淋巴结转移。

胸部磁共振检查对于确定恶性间皮瘤的范围较 CT 检查更敏感,尤其容易发现肿瘤对局部结构如肋骨、膈肌的侵犯情况,对于确定手术范围很有帮助。PET 除了可以鉴别胸部结节的良恶性以外,还可以发现 CT 或 MRI 正常的淋巴结转移或其他转移灶,对肿瘤分期很有帮助。

六、病理学检查

胸腔积液细胞学检查具有创伤小,可以反复进行检查的优点,但对间皮瘤诊断的敏感性不高,只有20%～33%患者可以通过胸腔积液细胞学检查确诊。CT 引导下的胸部结节穿刺活检

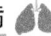

的阳性率可以达到 87%,电视胸腔镜直视下的胸壁结节活检的阳性率在 95% 以上。胸腔镜活检可以获得足够的肿瘤组织用于肿瘤的免疫组化检查,有助于与其他胸壁肿瘤的鉴别以及肿瘤的分型,其主要缺陷是容易导致肿瘤沿手术切口和胸腔引流管播散,发生率约 20%。

七、诊断与鉴别诊断

对于长时间胸痛、胸腔积液伴胸膜不规则增厚的中老年患者均应怀疑胸膜间皮瘤,石棉接触史更有利于本病的诊断。排除结核性胸腔积液后,对于反复胸腔积液检查未见肿瘤细胞的患者,有条件的医院应尽早进行胸腔镜检查,胸壁结节明显的患者也可以在 B 超或 CT 引导下进行穿刺活检以明确诊断。

胸膜间皮瘤与感染性胸腔积液如结核性胸膜炎、脓胸的鉴别不难,难以区分的是胸膜腔转移性恶性肿瘤。上皮型间皮瘤需要与转移性腺癌鉴别。最常用的鉴别方法是免疫组化检查,目前没有对间皮瘤或腺癌完全特异性的抗体,因此常联合应用几种抗体提高诊断的特异性。腺癌阳性标志物为 CEA、B72.3、Leu-M1、BER-EP4,间皮相关抗原为 hBME-1,血栓调节蛋白(thrombomodulin)和肌钙网蛋白(calretinin),敏感性和特异性均较腺癌相关抗体低,但联合应用两种肿瘤的抗体几乎可将所有的间皮瘤与腺癌正确区分开来。肉瘤型间皮瘤表达低分子量角蛋白,肉瘤、局限性纤维瘤和反应性浆膜纤维化则不表达任何形式角蛋白。用广谱角蛋白标志物 aE1/aE3 和低分子量角蛋白 cAM5.2 可以将肉瘤样间皮瘤与局限性纤维瘤、硬纤维瘤样间皮瘤及反应性浆膜纤维化区分开来。肉瘤型间皮瘤不表达 hBME-1、thrombomodulin、calretinin 等间皮相关抗原,在肉瘤样间皮瘤的鉴别诊断中没有价值。

电镜检查也是间皮瘤鉴别诊断的方法。间皮瘤细胞表面有细长的蓬发样微绒毛,绒毛细长,胞质内张力丝及糖原颗粒较丰富,有双层或断续的基膜,瘤细胞间有较多的桥粒。转移性腺癌具有内在的组织变形,腺癌细胞微绒毛粗而短,胞质内有分泌颗粒,细胞外有腺腔形成。

八、分型

和其他肿瘤一样,准确的分期是确定胸膜间皮瘤治疗方案的关键。有多种分期的方法,目前常用的分期有两种:Butchart 分期(表 2-3)和国际间皮瘤学会(IMIG)TNM 分期(表 2-4)。

表 2-3 Butchart 分期

Ⅰ期	肿瘤局限于壁层胸膜,只累及同侧胸膜、肺、心包和纵隔
Ⅱ期	肿瘤侵犯胸壁或累及纵隔结构,即食管、心脏和对侧胸膜。仅胸部淋巴结受累
Ⅲ期	肿瘤穿过膈肌累及腹膜,侵犯对侧胸膜和双侧胸部,累及胸部外淋巴结
Ⅳ期	远处血源性转移

表 2-4 国际间皮瘤学会(IMIG)分期

原发肿瘤(T)	
T$_{1a}$	肿瘤局限于同侧壁层胸膜,包括纵隔和膈胸膜,脏层胸膜未受累
T$_{1b}$	肿瘤局限于同侧壁层胸膜,包括纵隔和膈胸膜,脏层胸膜有散在病灶
T$_2$	肿瘤侵犯同侧各胸膜表面,并至少有下列一种情况:
	膈肌受累;

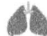

	脏层胸膜有肿瘤融合(包括叶间裂);
	脏层胸膜肿瘤扩展至其下的肺实质
T_3	局限的进展期肿瘤,但仍有可能切除。肿瘤侵犯同侧各胸膜表面,并至少有下列一种情况:
	胸内筋膜受累;
	扩展至纵隔脂肪;
	扩展至胸壁软组织;
	心包非跨壁受累
T_4	局限的进展期肿瘤,不能手术切除。肿瘤侵犯同侧各胸膜表面,并至少有下列一种情况:
	弥漫的或多发的胸壁肿瘤,有或无肋骨受累;
	肿瘤直接跨膈侵犯;
	直接扩展到对侧胸膜;
	直接扩展到一个或多个纵隔器官;
	直接扩展到脊柱;
	肿瘤侵犯心包内面,伴或不伴心包积液;
	侵犯心肌
淋巴结(N)	
N_X	局部淋巴结无法评价
N_0	无局部淋巴结转移
N_1	同侧支气管肺或肺门淋巴结转移
N_2	转移至隆突下或同侧纵隔淋巴结,包括同侧乳房内结节
N_3	转移至对侧纵隔、对侧乳房,同侧或对侧锁骨上淋巴结转移(M)
M_X	有不能评价的远处转移
M_0	没有远处转移
M_1	有远处转移
分期	
Ⅰa 期	$T_{1a}N_0M_0$
Ⅰb 期	$T_{1b}N_0M_0$
Ⅱ 期	$T_2N_0M_0$
Ⅲ 期	任何 T_3M_0、任何 N_1M_0 和任何 N_2M_0
Ⅳ 期	任何 T_4、任何 N_3 和任何 M_1

九、治疗

由于发病率低,针对胸膜间皮瘤的治疗方案缺乏大规模的随机对照研究,至今尚没有公认的治疗方案,但可以确定的是,任何单一的治疗均不能显著延长患者的生存期,故目前主张采用多种治疗方法联合治疗。

早期病例应以手术为治疗首选,即使是进展期的恶性胸膜间皮瘤也可以通过手术使生活质

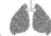

量改善,结合术后化疗和局部放疗延长患者的生存期、改善生活质量。手术方式有3种:胸膜切除术、胸膜外肺切除术(extrapleural pneumonectomy,EPP)和胸膜固定术。EPP是损伤最大的术式,手术切除范围包括脏层和壁层胸膜、肺、心包、同侧的膈肌以及纵隔淋巴结。近年来随着医学的发展以及严格的病例选择,EPP的手术死亡率已经由31%下降至5%以下。EPP由于是全肺切除,所以术后患者可以耐受较为大剂量的放射治疗,从而提高了局部的治疗效果。胸膜切除术也可以有效缓解肿瘤症状,抑制胸腔积液的复发,但由于弥散性胸膜间皮瘤广泛浸润,胸膜切除术实际上很难完全切除肿瘤组织,并且由于保留肺脏,限制了术后放疗的剂量,和EPP相比,其术后肿瘤局部复发率达80%～90%。胸膜固定术通过药物注入引起胸膜表面的炎性、粘连反应来闭塞胸膜腔,可以有效地缓解患者的症状,提高患者的生活质量,是一种有效的姑息性治疗方法。恶性间皮瘤弥散性生长,要达到足够的放射剂量(>60 Gy),并且避免对周围脏器造成放射性损伤(肺20 Gy,肝脏30 Gy,脊髓45 Gy,心脏45 Gy,食管45～50 Gy)非常困难。因此,目前放疗仅用于进行活检、吸引术、引流术后,种植转移的肿瘤、浸润生长引起的疼痛以及EPP后的辅助治疗。

　　化疗包括全身化疗和局部化疗,单药治疗有效的药物有多柔比星、顺铂、丝裂霉素、吉西他滨、长春瑞滨、培美曲塞等,有效率不超过20%。为提高疗效,临床上多采用2～3种药物联合化疗,有效率不超过50%,中位生存期8～15个月。常用化疗方案见表2-5。胸腔内化疗可以提高局部药物浓度,同时能减轻全身毒副作用。但MPN患者胸膜腔可能有不同程度闭塞,并且药物在肿瘤组织中的渗透性有限,因而腔内化疗的长期疗效有限。临床上常用药物有顺铂、多柔比星、丝裂霉素和甲氨蝶呤。腔内注入剂量与静脉一次用量相似或略高,经过治疗60%～90%患者胸腔积液减少,症状可有不同程度改善。

表 2-5　恶性胸膜间皮瘤常用化疗方案

化疗方案	剂量(mg/m²)	用药时间	时间及周期
CAP方案			
多柔比星	40～60	第1天	
环磷酰胺	600	第1天	
顺铂	70	第1天(水化3天)	每周期21天×4～6周期
化疗方案	剂量(mg/m²)	用药时间	时间及周期
PaC方案			
紫杉醇	135	第1天	
顺铂	75	第1天(水化3天)	每周期21天×4周期
GC方案			
吉西他滨	1 000	第1,8,15天	
顺铂	100	第1天(水化3天)	每周期28天×4周期
PeC方案			
培美曲塞	500(配合应用叶酸和维生素B₁₂)	第1天	每周期21天×4周期
顺铂	75	第1天	每周期21天×4周期

(李晓彤)

第三章

纵 隔 疾 病

第一节 纵 隔 炎

纵隔炎可分为急性和慢性两种。前者为急性感染性病变,易迅速发展为纵隔脓肿,临床表现急重凶险,病死率较高;后者起病多潜隐,病理改变可表现为以肉芽肿病变为主者(亦称为肉芽肿样纵隔炎)或以纤维化病变为主者(亦称为成纤维化纵隔炎、纵隔纤维化或硬化性纵隔炎),临床主要表现食管、腔静脉及纵隔内其他脏器狭窄或梗阻所致的症状和体征。

一、急性纵隔炎

(一)病因

1.继发于纵隔及其邻近脏器损伤或感染者

食管疾病是导致本病的常见原因,如食管癌手术后发生吻合口瘘、食管异物致食管穿孔、食管镜检查误伤食管致穿孔、食管扩张治疗等过程中损伤食管致穿孔、严重呕吐致食管损伤(Mallory-Weiss综合征)、剧烈咳嗽致食管破裂、食管癌坏死形成溃疡、放射治疗后食管壁坏死、气管切开后放置的气管内管压迫致气管食管瘘等,均可使含大量细菌的消化道或呼吸道液体进入纵隔,导致纵隔急性化脓性感染。气管插管或支气管镜检查损伤气管壁形成瘘管或气管术后吻合口瘘亦可引起本病。近年随着心脏外科手术的普遍开展,胸骨正中切口术后感染导致急性纵隔炎的病例日渐增多。其他如纵隔淋巴结、心包等部位的化脓性感染亦可蔓延至纵隔的疏松结缔中。纵隔邻近脏器如肺和胸膜化脓性感染可扩散到纵隔,腹膜后的化脓性感染及膈下脓肿等亦有累及纵隔者。战争期间钝性或贯通性胸部外伤是急性纵隔炎的常见原因。

2.下行性感染

颈深部筋膜间隙与纵隔是相通的,因此,口腔和颈部的化脓性感染可向下蔓延至纵隔导致本病,牙龈脓肿等口腔疾病所致的急性纵隔炎常为需氧菌与厌氧菌的混合性感染。

3.血行感染

血行感染可见于脓毒败血症患者,细菌(多为金黄色葡萄球菌)由身体其他部位经血行达到

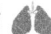

纵隔而致病。

由于纵隔内除各种脏器外为疏松的结缔组织,感染一旦发生常迅速蔓延,易于累及邻近脏器,如因食管穿孔所致的急性纵隔炎常并发脓胸。纵隔脓肿形成后亦可破入胸膜腔、食管、支气管等邻近组织。

(二)临床表现

本病起病急骤。全身毒血症状十分明显,高热、寒战、烦躁不安,严重者发生感染中毒性休克。继发于食管疾病者常有下咽不适或疼痛,其部位往往提示食管穿孔处;下行性急性纵隔炎常伴有原发感染灶的症状,如咽痛不适等。纵隔脓肿形成可压迫大气道,患者出现咳嗽、呼吸困难、发绀、心动过速等症状。胸骨后疼痛明显,并向颈部放射。感染向下蔓延时,可有上腹痛。体检患者多呈急性面容,胸骨触痛或叩痛,纵隔浊音界扩大,纵隔有积气者于颈部可扪及皮下气肿,发生脓胸或脓气胸者可查出胸腔积液或积气体征。周围血中见白细胞总数和中性粒细胞比例均明显增高。

X 射线胸片见两侧纵隔阴影增宽,一般以两上纵隔较明显,侧位胸片见胸骨后密度增高,气管和主动脉弓轮廓模糊。形成纵隔脓肿者见软组织影向纵隔的一侧凸出,可压迫气管或食管而使其移位,其内可见液平。纵隔气肿、颈部皮下气肿亦较常见。尚可见胸腔积液和积气的征象,左侧较多。对怀疑原发病为食管疾病者行食管碘油或有机碘液造影可证实食管穿孔、食管气管瘘、食管胸膜瘘等病变。CT 扫描和磁共振成像对于明确纵隔脓肿的部位及确定引流治疗方案很有帮助。

(三)诊断

结合食管病变、内镜检查、口腔或咽部脓肿等相关病史,临床症状和体征以及相应的 X 射线胸片改变一般即可作出临床诊断。

(四)治疗

1.内科治疗

早期依经验性用药原则选用大剂量广谱抗生素,对于继发于口腔和颈部脓肿的下行性感染者应注意抗生素既能覆盖需氧菌、又能覆盖厌氧菌,对于血行感染者应重点选用抗金黄色葡萄球菌的药物,病原菌明确后可参考体外药敏试验结果选药。加强支持疗法,对于因食管穿孔或食管瘘而需禁食者可经完全胃肠外营养疗法补足所需的各种营养成分。积极纠正休克,纠正缺氧。

2.外科治疗

针对原发病进行相应处理,如对食管穿孔进行修补。尽可能彻底引流。可用含稀释的抗生素的生理盐水行局部灌注冲洗。对于经胸骨正中切口行心脏手术后发生急性纵隔炎者,可再次开胸彻底清创、引流、灌洗,用肌瓣填充修复。

二、慢性纵隔炎

(一)病因

本病病因尚不十分清楚,已知多种感染与其有关,包括结核杆菌、非结核分枝杆菌、真菌(如组织胞质菌)、土壤丝菌和放线菌等微生物感染。此外,结节病、外伤性纵隔出血、药物中毒等可能与部分病例有关。有认为自身免疫可能参与了本病的发生。胸外放射治疗亦有引起本病的报道。尚有部分患者病因完全不明,称为特发性纵隔纤维化。

本病病理变化主要为肉芽肿样改变和纤维化样改变,有认为纤维化是由长期慢性肉芽肿演

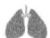

变而来。病变在纵隔内形成片状或团块状结构,压迫纵隔内重要结构而产生症状和体征。

(二)临床表现

早期患者可无明显症状。随病变缓慢加重,逐渐出现纵隔内器官粘连或压迫的相应表现。由于静脉壁薄易受压迫,故常出现上腔静脉阻塞综合征:患者头面部、颈部及上肢水肿;颈静脉充盈;胸壁静脉扩张,血液由上向下流动形成侧支循环;尚有食管静脉因侧支循环而曲张并破裂出血的报道。患者可有头痛、头昏、呼吸困难、发绀等症状。有时突然发生脑水肿症状。随着侧支循环的逐步建立,症状可代偿性缓解,有随诊数十年而仍生存者。病变压迫食管可产生吞咽不适甚至吞咽困难。气管和支气管受压可产生咳嗽,严重时可出现呼吸困难。压迫肺血管可致肺血管淤血、咯血、肺动脉高压、肺小动脉血栓形成等。喉返神经受压可出现声音嘶哑,膈神经受压可引起膈肌麻痹。

X射线胸片可无异常发现,也可见纵隔阴影增宽,纵隔内肿块状阴影凸出于肺野内,或仅见纵隔胸膜增厚,或见纵隔轮廓因纤维化性病变而显得僵硬平直,病变区内可见钙化阴影。静脉血管造影可显示上腔静脉阻塞等改变,尚可显示侧支循环血管。食管吞钡检查可见食管受压移位或狭窄。胸部CT有较大诊断价值,可见前上纵隔增宽,纵隔胸膜平直或向一侧凸出,边界不清,纵隔胸膜肥厚,尚可见纵隔内肿块影。气管、支气管、肺血管、腔静脉等的受压表现亦可在CT上显示。

(三)诊断

本病的诊断除依赖临床表现及影像学改变外,纵隔组织活检(开胸活检或经纵隔镜活检)有重要价值。鉴别诊断需考虑其他可以引起上腔静脉阻塞的疾病。

(四)治疗

慢性纵隔炎(包括肉芽肿样改变和纤维化样改变者)的治疗比较困难,现有疗法效果不肯定。对于慢性纵隔炎发病与真菌(如组织胞质菌)或结核杆菌感染有关者,抗真菌治疗或抗结核治疗是否有效尚无明确结论。治疗的目的在于减轻和控制症状。大多数慢性纵隔炎进展缓慢,且在病程中随着受压迫血管侧支循环的建立症状有自然缓解的倾向。对于纵隔内病变较局限者,可手术切除肉芽肿组织以缓解血管、食管的压迫症状。上腔静脉阻塞严重者,可手术建立人工侧支循环,也有试行血管内导管扩张或放置支架者。有试用糖皮质激素治疗者,但争议较大。

(李晓彤)

第二节　纵　隔　疝

纵隔疝是指一侧肺脏的部分组织通过纵隔突入到另一侧胸腔,它与纵隔移位不同,后者为整个纵隔连同其内容物向对侧移位,但二者在临床上较难鉴别,且常可并存。

纵隔在解剖学上有三个较薄弱的区域:①前上纵隔,位于第1~4肋软骨水平,前方为胸骨,后方为大血管,下方以心脏为界。②后上纵隔,位于主动脉和奇静脉之上第3~5胸椎水平,前方为食管、气管和大血管,后方为脊椎。③后下纵隔,位于主动脉弓、奇静脉和第5胸椎之下,前方为大血管和心脏,后方为降主动脉和脊椎。纵隔疝常发生于前上纵隔结构薄弱区,而发生于后上纵隔或后下纵隔者较少见。

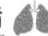

一、病因

纵隔疝产生的原因为两侧胸腔的内压不均等,导致压力较高一侧胸腔内部分肺脏经纵隔结构薄弱区突入压力较低的一侧胸腔内,以恢复两侧胸膜腔内压的平衡。常见者如一侧肺大疱、张力性气胸、局限性阻塞性肺气肿、胸腔积液、肺囊肿和肿瘤等;或一侧肺不张、一侧全肺切除术后。也有因一侧胸腔病变产生瘢痕收缩而将健侧胸腔部分肺脏经纵隔结构薄弱区域牵拉进入患侧胸腔的,如见于肺结核纤维化、慢性胸膜炎瘢痕收缩等。

二、临床表现

纵隔疝的临床表现主要为原发疾病的症状和体征,如发生于张力性气胸者表现为严重的呼吸困难和循环紊乱,因纵隔疝常与纵隔移位并存,故体检时可见气管移位,心界移位,心尖冲动点移位等体征。

三、诊断

纵隔疝的诊断主要依赖胸部 X 射线检查。后前位胸片可见局部透亮区域超过气管轴线,是肺组织疝入对侧胸腔的征象,疝入对侧的肺组织内很少见肺纹理。胸部 CT 可以清晰地显示纵隔疝的部位和范围,对于确诊价值很大。此外,胸部 X 射线检查多有助于明确导致纵隔疝的原发疾病的诊断。

四、治疗

纵隔疝严重时可影响回心血流量和循环呼吸功能,致心力衰竭、呼吸衰竭发生,在治疗上主要是处理原发疾病。注意解决双侧胸腔压力不平衡问题,对脓(气)胸病例均行胸腔闭式引流术,疝入对侧的肺组织可很快恢复原位。选用强有力抗生素、超声雾化吸入起化痰及改善呼吸道通畅作用。对喘憋性肺炎,常规应用干扰素 3 天(100 万 U 肌内注射,每天一次)。干扰素可以抑制细胞内毒素的复制,中断炎症的蔓延,在足够的抗体产生前即可使疾病早期康复。

(李晓彤)

第三节　纵隔气肿

纵隔气肿指气体在纵隔的结缔组织间隙内聚积。该症多见于新生儿和婴幼儿,文献报道发病率为 0.04%～1%;成人亦不少见。成人男性发病多于女性。

一、病因和发病机制

根据纵隔内气体的来源部位可将纵隔气肿的病因和发病机制归纳为以下几类。

(一)肺泡壁破裂所致的纵隔气肿

肺泡壁因肺泡内压急剧上升或因其他疾病而发生损伤破裂即可导致气体由肺泡内进入肺间质,形成间质性肺气肿;气体再沿肺血管周围鞘膜进入纵隔。常因同时有脏层胸膜损伤而合并自

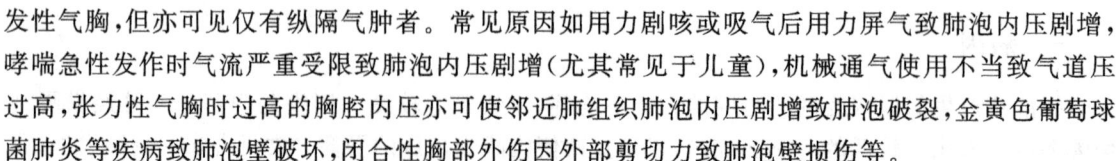

发性气胸,但亦可见仅有纵隔气肿者。常见原因如用力剧咳或吸气后用力屏气致肺泡内压剧增,哮喘急性发作时气流严重受限致肺泡内压剧增(尤其常见于儿童),机械通气使用不当致气道压过高,张力性气胸时过高的胸腔内压亦可使邻近肺组织肺泡内压剧增致肺泡破裂,金黄色葡萄球菌肺炎等疾病致肺泡壁破坏,闭合性胸部外伤因外部剪切力致肺泡壁损伤等。

(二)纵隔内气道破裂所致的纵隔气肿

纵隔内气道破裂所致的纵隔气肿最常见于胸外伤患者,亦有少数气管肿瘤并发纵隔气肿的报道;纤维支气管镜检查可因操作过程中患者剧咳或用于憋气导致肺泡壁破裂而发生纵隔气肿,亦可因活检时损伤气道壁而使气体由气道破口进入纵隔。

(三)食管破裂所致的纵隔气肿

食管破裂所致的纵隔气肿包括剧烈呕吐致食管破裂、食管外伤、内镜检查损伤食管、食管痉挛阻塞而致近端破裂、异物损伤食管、食管癌肿瘤组织坏死、食管手术后瘘等。

(四)颈部气体进入纵隔

颈部气体进入纵隔如气管切开术后、甲状腺手术后、扁桃体切除术后等,空气自颈部创口进入皮下组织聚积,沿颈深筋膜间隙即可进入纵隔内。

(五)腹腔气体进入纵隔

胃肠穿孔、人工气腹术等,腹腔内气体可沿膈肌主动脉裂孔和食管裂孔周围的疏松结缔组织进入纵隔。

尚有部分纵隔气肿患者临床不能确定其气体来源部位及病因。

二、临床表现

纵隔气肿的症状轻重不一,主要与纵隔气肿发生的速度、纵隔积气量的多少、是否合并张力性气胸等因素有关。少量积气患者可完全无症状,仅于胸部 X 射线片上见纵隔气肿的征象。积气较多、压力较高时,患者可感胸闷不适,咽部梗阻感,胸骨后疼痛并向两侧肩部和上肢放射。纵隔内大量积气或合并有张力性气胸者,临床表现危重,严重呼吸困难,烦躁不安,意识模糊甚至昏迷,发绀明显,若不及时抢救可很快危及生命。

体格检查可发现颈部皮下气肿,严重者皮下气肿可蔓延至面部、胸部、上肢,甚至蔓延至腹部和下肢。皮肤黏膜发绀,呼吸困难。病情严重者血压下降,脉搏频数。颈静脉怒张。心尖冲动不能触及,心浊音界缩小或消失,心音遥远,约半数患者可于心前区闻及与心搏一致的咔嗒声(Hamman 征),以左侧卧位时较为清晰。并有张力性气胸者尚可见相应体征。

胸部 X 射线检查对明确纵隔气肿的诊断具有决定性的意义。于后前位胸片上可见纵隔胸膜向两侧移位,形成与纵隔轮廓平行的高密度线状阴影,其内侧与纵隔轮廓间为含气体的透亮影,通常在上纵隔和纵隔左缘较明显,上述征象应与正常存在的纵隔旁狭窄的透亮带(即由视觉误差所产生的 Mach 带)相区别,其鉴别要点在于 Mach 带的外侧并无高密度的纵隔胸膜影。此外,部分患者尚可在胸主动脉旁或肺动脉旁发现含气透亮带。婴儿当纵隔内气体量较多时可显示胸腺轮廓。纵隔气肿在侧位胸片上表现为胸骨后有一增宽的透亮度增高区域,将纵隔胸膜推移向后呈线条状阴影,心脏及升主动脉前缘与胸骨间距离增大。胸部 CT 因不受器官重叠的影响,对纵隔气肿显示较清楚,尤其是当纵隔内积气量较小时较后前位胸片易于识别。X 射线检查尚可清晰地显示同时存在的气胸以及下颈部和胸部皮下气肿。

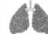

三、诊断

根据有诱发纵隔气肿的有关疾病史,有呼吸困难和胸骨后疼痛等症状,应考虑纵隔气肿的可能性;若尚有颈部和胸部皮下气肿、颈静脉充盈等体征,则应高度怀疑本症,并行胸部 X 射线检查以明确诊断。应注意与其他可以引起胸痛、呼吸困难、发绀等症状的疾病相鉴别。

四、治疗

纵隔气肿治疗的关键在于采取积极措施控制原发疾病,如控制哮喘发作以缓解气流受限,对外伤所致气道损伤应及早进行手术治疗。对气管切开术后并发的纵隔气肿应立即拆除皮肤和皮下组织缝线,使气体可外逸。对合并气胸的纵隔气肿患者应尽早施行胸腔闭式引流术,许多患者随着胸腔内压力下降,纵隔气肿的程度亦可明显减轻。

对纵隔气肿本身应根据积气量多少和临床症状轻重决定治疗方案。对积气量少,症状不明显者不需特殊治疗,气体在 1～2 周内常可自行吸收。对积气量大,压力高,致使纵隔内器官受压出现呼吸循环障碍者,可经胸骨上切口行排气减压术。伴有大量皮下气肿者可行多部位针刺排气或小切口排气。酌情使用抗生素以预防或控制感染。

（李晓彤）

第四节 纵隔支气管囊肿

一、概述

纵隔支气管囊肿是一种少见的纵隔病变,发生率不高,占全部纵隔肿瘤和囊肿的 5.7％～6.3％,纵隔支气管囊肿可发生在各个年龄组,最常见于 30～40 岁的成年人,男性略多于女性。纵隔支气管囊肿常见于气管旁、隆突下、肺门和食管旁,左右侧分布无明显区别。当位于气管或食管附近时,囊肿常以纤维条索与气管或食管相连。囊肿偶与气管或支气管相通。有报告支气管囊肿出现于颈下部、腹部甚至更远的部位。支气管囊肿的临床表现可轻可重,可缓可急,取决于囊肿的大小,也反映其病理变化。较大的囊肿可压迫气管、支气管或食管,出现胸闷、胸痛、咳嗽、喘息、呼吸困难、反复发作呼吸感染或吞咽不适。囊肿压迫可引致上腔静脉梗阻、肺动脉狭窄、二尖瓣狭窄的症状也偶有报告。囊肿与气管支气管相通时可引起继发感染,如囊内积存大量感染性液体占据一侧胸腔,可造成急性呼吸窘迫,需急诊处理。有学者提出一例因纵隔支气管囊肿急性增大压迫气管致严重呼吸困难,急诊手术后痊愈。文献有报告因囊肿致支气管阻塞反复发生肺不张,突然出现严重呼吸困难未能及时手术而死亡。因此当有不明原因急性呼吸困难,应当仔细检查纵隔有无肿物,诊断明确时需行急诊处理。当然小的纵隔支气管囊肿,尤其在成年人可无症状,仅在体查时为 X 射线胸片发现。

二、诊断和鉴别诊断

纵隔支气管囊肿的诊断关键在于胸部影像学检查。较小的囊肿为纵隔结构所掩盖不易被发现,较大的支气管囊肿在后前位胸片表现为突自纵隔的半圆形或椭圆形阴影,密度均匀一致,边缘清晰光滑,当与支气管相通时可见气液面。侧位胸片可见肿物阴影全貌,断层相能清楚地显示囊肿存在,并可以与附近肺门结构相鉴别,在诊断上有重要意义。透视下有时可见囊肿随呼吸运动有形状改变。当附于食管时可随吞咽上下移动。总之,对于上纵隔紧邻气管或支气管、密度均匀和边界清楚的肿物,应当想到纵隔支气管囊肿的可能。超声波检查有助于鉴别肿物系囊性或实性。胸部CT检查对纵隔病变具有较高的诊断意义。临床上,一般不需要纤维支气管镜检查和上消化道造影检查。纵隔支气管囊肿有时诊断颇不容易,尤其囊壁有钙化,囊内液体较稠厚,分隔多房时,酷似纵隔淋巴结核。在鉴别诊断上根据有无结核病史和结核中毒症状,有无其他处肿大淋巴结,抗结核治疗是否有效等,可与纵隔淋巴结核相鉴别。有学者提出,1例女性患者,10年前发现纵隔内圆形肿物影,诊断为纵隔淋巴结核,予抗结核治疗数年,家人和周围同事为避免传染一直进行饮食隔离,但长期抗结核治疗病变无任何改变,最后经手术证实为纵隔支气管囊肿。通过纵隔内多数球形影、全身淋巴结肿大和贫血乏力等消耗症状,纵隔支气管囊肿与纵隔淋巴源性肿瘤也不难区分。但是,临床上支气管囊肿和食管囊肿的鉴别并不容易,从起源上两者均起自胚胎前肠,部分支气管囊肿可附于食管壁上或嵌于食管肌层,区别在于病理组织学上。支气管囊肿壁内多衬假复层柱状纤毛上皮,壁内可有软骨及腺体,而食管囊肿壁内衬鳞状上皮,囊壁有固有的环形及纵形肌层,食管囊肿的病变部位多位于中后纵隔。由于两者的治疗原则均为手术摘除,鉴别诊断往往是病理学上关注的。

三、治疗

纵隔支气管囊肿诊断明确后,手术摘除即为主要治疗,但是手术方法视病变情况而异。孤立无粘连的支气管囊肿,完整摘除无困难。当支气管囊肿嵌入食管肌层时,可行囊肿剜除术;如囊肿因反复继发感染与周围脏器严重粘连时,则难以完整切除囊壁,为避免术中损伤大血管引起出血及切除不彻底,可先放出囊内液体,减轻对邻近脏器的压迫,再行囊肿切除。若囊肿不能完整地摘除时,可以切除部分囊壁,清除囊内感染,残余囊壁用碘酊涂抹,以破坏上皮的分泌功能。有学者依上述处理的几例术后均恢复良好,随诊未发现复发。有人报道,应用纵隔镜对隆突下支气管囊肿进行抽吸治疗获得成功,但此种方法有一定适应证,难以保证术后长期不复发,仅适用于选择性患者。纵隔支气管囊肿手术后无复发,文献上也无支气管囊肿恶性变的报告。

(李晓彤)

第四章

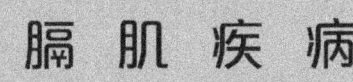

膈 肌 疾 病

第一节 膈 疝

腹腔内或腹膜后内脏器官通过膈肌裂孔或膈肌缺损部位疝入胸腔称膈疝。膈疝分为 4 种：①先天性胸腹膜疝；②先天性胸骨旁疝；③创伤性膈疝；④食管裂孔疝。

一、先天性胸腹膜疝

膈肌由胸骨部、肋骨部和腰部 3 部分肌肉和筋膜组成，如膈肌发育不良，形成薄弱点或缺损，腹内脏器可从膈裂孔或缺损部位疝入胸腔。腹腔脏器由膈后外侧部的胸腹膜孔疝入胸内者称胸腹膜疝，由 Bochdalek 首先报道，故又称 Bochdalek 疝，约占先天性膈疝的 90%。胸腹膜裂孔位于膈的后外侧部，左右均呈三角形，尖端朝膈的中央部，底边在肾脏上方。疝内容有小肠、结肠、肾、脾、胃和肝等。

(一)诊断

1.病史

此病多见于婴幼儿，左侧多于右侧，可伴有其他先天畸形，如消化道异常。

2.临床表现

临床表现呈多样性，与膈肌裂孔的大小有关，裂孔小时可无症状，裂孔大时形成较大疝孔，使大量腹腔脏器，如胃、肠、大网膜、肝、脾和肾等疝入胸腔内，致心肺受压、移位，甚至导致肺发育不全，出现气促、发绀、心动过速、恶心、呕吐和腹痛等相应症状，重者发生呼吸循环衰竭。上述症状以进食时显著。

3.体格检查

患者胸部叩诊浊音或鼓音，可闻及肠鸣音。

4.胸部 X 射线检查

表现为膈面界限不清，单侧胸腔内可见肠曲充气或胃泡所致的不规则透明区，常伴多个液平面。

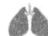

（二）鉴别诊断

本病应与肺囊肿、气胸和包裹性积液等相鉴别。可通过胃肠造影及人工气腹作出诊断。

（三）治疗

（1）首选手术治疗。延误手术时间增加死亡率，特别是对于婴幼儿，一旦明确诊断应及时手术。

（2）内科保守治疗无效。

二、先天性胸骨旁疝

腹腔脏器经 Morgani 孔疝入胸腔称先天性胸骨旁疝。胸骨旁裂孔位于胸骨后膈的前部，故也称胸骨后疝或前膈疝。本病较少见。由于膈肌先天性发育障碍，胚胎期横中膈的胸骨后部分因发育不全或合并胸骨和肋骨发育不全而形成 Morgani 裂孔，左膈因有心包膈面相贴而增强，故此疝大多见于右侧。外伤腹内压突然增高也可引起此疝。

（一）诊断

1.病史

幼年发病或有外伤史。

2.临床表现

因疝内容多有腹膜疝囊，腹腔脏器很少疝入，故多表现为胸骨后疼痛或上腹部不适等轻微症状。出现狭窄或阻塞时则症状明显。

3.辅助检查

胸部 X 射线可见右前胸心膈角区有一向上隆起、边缘清晰的致密影，内含气体。

（二）鉴别诊断

注意与心包脂肪垫、心包囊肿、局部膈肌膨出和包裹性积液相鉴别。

（三）治疗

手术治疗。

三、创伤性膈疝

胸腹部直接的穿通伤、间接外力的挤压伤、挫伤和跌伤等均可引起膈肌破裂，腹内脏器由破裂处进入胸腔而形成创伤性膈疝。大多于创伤后立即发生，极少数在创伤后数月甚至数年后才被发现。手术或膈肌上、下感染也可引起膈肌破裂形成此疝。在上述情况下出现胸腹痛向肩部放射时，需警惕发生膈疝。

（一）诊断

1.病史

有创伤、手术史，偶有膈肌感染史。

2.临床表现

因创伤的轻重不同而异。有些患者可能因创伤较轻，膈肌虽有破裂但裂口较小，腹腔脏器在受伤当时不易进入胸腔，也无重要并发症而漏诊，伤后因查体或因胃肠道梗阻在手术时才发现。严重的胸腹伤致膈肌破裂，因膈肌血供丰富而致失血性休克。创伤性膈疝的症状除创伤症状外，主要是呼吸循环功能障碍，病情轻重与疝入胸腔的脏器多少及种类有关，严重者可出现低氧血症、呼吸困难、发绀和低血压，甚至死亡。

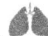

3.体格检查

体格检查可发现患侧叩诊浊音或鼓音,呼吸音减低,有时可闻及肠鸣音。纵隔向健侧移位。

4.辅助检查

胸腹部 X 射线检查是诊断所必需的。放置胃管后若在胸内出现胃管影则可明确诊断。慎行胸膜腔穿刺以免损伤疝入的内脏。

(二)治疗

一旦明确诊断,应立即予以手术治疗。

四、食管裂孔疝

胃贲门、胃底及胃前壁或全胃经膈肌的食管裂孔疝入膈上的后纵隔,即为食管裂孔疝,为各种膈疝中最常见者。本病又分为 3 型:①滑动型。为胃贲门和胃体上部经扩大了的食管裂孔连同膈肌的食管韧带疝入后纵隔。当腹腔内的压力减低时,疝入的胃可自动回纳。这种可上可下来回滑动型膈疝,称滑动型食管裂孔疝。本型多见,常发生于中老年人。②食管旁型。胃、食管连接部仍在膈下,但胃底部疝入胸腔内。③短食管型。多为后天性,为食管炎纤维收缩所致,也可因先天性短食管所致。

(一)诊断

1.临床表现

食管裂孔疝多见于成年男性,其主要症状与胃液反流及其并发症有关,如饱胀感、嗳气和呕吐,尤以进食后及卧位时明显,大多数患者有胸骨后不适及疼痛感,呈刺痛和牵拉痛,严重时类似消化性胃十二指肠溃疡,胆绞痛、心绞痛等,应予以鉴别。胃液反流还可引起咽痛、口腔烧灼痛,刺激声带可引起声音嘶哑。睡眠时反流可造成吸入性肺炎。胃液反流也可导致食管下段黏膜糜烂、溃疡和瘢痕狭窄而出现吞咽困难等食管炎表现。食管裂孔疝也可引起疝入内脏的绞窄、出血、坏死、穿孔。

2.体格检查

体格检查可有上腹压痛。

3.辅助检查

X 射线钡剂检查可以确诊。纤维食管镜检查、食管测压及 pH 测定对诊断也有一定帮助。

(二)鉴别诊断

有消化道症状时应与消化性溃疡、胆囊炎、心绞痛等鉴别。

(三)治疗

内科治疗仅限于对症处理,治疗有赖于手术。

(李晓彤)

第二节　膈肌麻痹

膈肌麻痹是由于一侧或两侧的膈神经受损,神经冲动传导被阻断而产生的膈肌麻痹,导致膈肌异常上升和运动障碍。

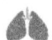

一、病因

病因多样,以恶性肿瘤直接侵犯、颈椎疾病导致的压迫和外科手术或外伤等创伤性因素为最常见的病因。

二、病理改变

膈肌麻痹使膈肌处于松弛状态。由于胸膜腔的负压牵拉使膈肌被动延长和向上膨隆。长期膈肌麻痹可产生膈肌萎缩形成一层薄膜。最后形成后天性膈膨出。表现为薄膜状的膈肌与腹腔脏器明显向胸腔内膨升。

三、病理生理

从吸气肌肉的组成的角度来看,左右膈肌之间属于"并联"的连接,单侧的膈肌麻痹将会降低50％的膈肌力量,但仍然可以与肋间吸气肌肉等吸气肌肉共同维持相对有效的吸气肌肉功能;膈肌与肋间吸气肌肉之间属于"串联"的连接,双侧完全的膈肌麻痹将会导致整个吸气肌肉功能几乎丧失。肋间吸气肌肉的收缩,只能通过牵拉麻痹的膈肌产生的被动的张力,形成微弱的吸气力量,这是膈肌折叠术治疗双侧膈肌麻痹的理论基础。

四、临床表现

膈肌麻痹可以是单侧、双侧、完全性或不完全性。单侧完全性膈肌麻痹使膈肌升高和矛盾运动(吸气时患侧膈上升而健侧下降),但由于健侧膈肌的代偿,肺活量仅减少约30％。由于人体的肺通气功能有较大的储备能力,对平静状态或轻中度运动时的通气量无影响。因此,单侧膈肌麻痹者多数无症状,而在胸部 X 射线检查时发现膈肌升高和矛盾运动。部分患者主诉剧烈运动时有呼吸困难。左侧膈麻痹因胃底升高可能有嗳气、腹胀和腹痛等消化道症状。双侧完全性膈肌麻痹时,肺活量的降低通常超过80％,静息状态下的通气也受到明显的影响,导致明显呼吸困难、腹部反常呼吸(吸气时腹部凹陷)、呼吸费力和动用辅助呼吸肌肉。通常有发绀等呼吸衰竭的表现,甚至造成呼吸机依赖。由于肺膨胀受限和排痰无力,容易有反复肺炎和肺不张。

五、诊断

双侧完全性膈肌麻痹时的临床表现有一定的特征性,可以根据临床上严重的呼吸困难和腹部反常呼吸,结合有可能引起膈肌麻痹的基础疾病作出临床诊断。单侧膈肌麻痹者,尤其是不完全性麻痹者,临床上通常无症状,需要通过辅助检查来明确诊断。对膈肌麻痹有确诊意义的检查包括 X 射线胸部透视和摄片和膈神经电或磁波刺激诱发动作电位与跨膈肌压测定。

六、鉴别诊断

只要提高认识和警惕性,本症诊断不难。主要需要与膈肌膨出相鉴别,后者是膈肌局部或单侧薄弱,导致膈肌位置上升,但膈神经的功能存在,表现为吸气时仍然有一定程度的下降,诱发的膈神经复合动作电位存在;在成人应与肺底积液相鉴别。

七、治疗

本症病因广泛,治疗上应该首先争取明确病因,作针对性治疗。牵拉性和炎症性的膈神经麻

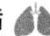

痪,大部分患者可在4～7个月内自然恢复。切断性或侵犯性(如恶性肿瘤)膈神经麻痹是永久性损害。单侧膈肌麻痹通常无明显的症状,无须特殊治疗。两侧膈肌麻痹引起严重呼吸困难和呼吸衰竭时,多数需用机械通气辅助呼吸。应该首选无创性鼻(面)罩正压机械通气或胸外负压通气。当无创机械通气不能达到理想的通气效果或有明显肺部感染时,应考虑作气管插管或切开。对于双侧膈神经永久性麻痹的患者,当基础疾病稳定时,可考虑作膈肌折叠术,可减轻呼吸困难。

(李晓彤)

第三节　膈膨出症

膈膨出症是由于膈肌部分或全部变薄并异常地上升至高位。先天性膈膨出症为膈肌部分或全部发育不全、膈肌纤维不同程度的麻痹、萎缩或缺如所致,变薄的部分由胸膜、筋膜和腹膜构成。后天性膈膨出症由肌纤维退化或萎缩所致,变薄的部分由弹性纤维组成。

一、诊断

(一)病史

1.先天性

因膈肌的胚胎发育异常,膈肌发育不全,造成全部或部分膈膨出,后者又可分为前部、后外侧部或正中部三部分。常合并其他畸形,如同侧肺发育不全、胃逆转、肠旋转不良和异位高肾等。

2.后天性

后天性为膈神经受损,一侧或双侧膈肌萎缩所致。常见的原因有肺癌转移到淋巴结、纵隔肿瘤、心包或心脏肿瘤、胸膜肿瘤等肿瘤侵犯或压迫膈神经;巨大的主动脉弓部瘤压迫左膈神经;肺炎、肺脓肿、纵隔炎、膈下感染和纵隔巨大的淋巴结结核等炎性病变损伤膈神经;颈胸部手术误伤、外伤等致膈神经受损及感染性多发性脊神经根炎、脊髓灰质炎、单纯疱疹、带状疱疹、白喉、酒精或铅中毒、变态反应等。

(二)临床表现

多数患者无症状,仅在X射线检查时才发现。膈膨出的主要症状包括呼吸及胃肠道两组非特异性症状。前者可表现为呼吸困难、咳嗽、喘鸣及反复发生的肺部感染;后者可表现为上腹饱胀、畏食、吞咽困难、反酸、恶心、呕吐、嗳气和间歇性肠梗阻等。双侧完全性膈膨出者临床表现重,呼吸困难、发绀和双侧呼吸动度减弱,甚至消失;特别是,婴幼儿的完全性膈膨出常有呼吸急促、不规则,啼哭或吃奶时呼吸困难加重甚至发绀,尤应引起注意。单侧膈膨出症状多较轻,查体时可发现呼吸动度受限,听诊无肺泡呼吸音,可听到肠鸣音,气管和心脏向对侧移位,平卧时可见健侧腹部在吸气时先鼓起,继而患侧鼓起,双侧活动明显不对称。

(三)X射线检查

膈膨出症主要靠X射线检查作出诊断。胸透时可见患侧膈肌升高,轮廓清晰似一条光滑完整的曲线,活动受限或消失甚至矛盾运动,吸气时心脏向健侧移位。

二、鉴别诊断

根据上述表现和X射线检查可以明确诊断,但需与膈疝、肺脓肿、肺囊肿、心包囊肿和肺底

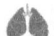

积液,尤其是肿瘤所致膈肌麻痹,特别是单侧者相鉴别。

三、治疗

(1)膈膨出症内科保守治疗无效。

(2)无明显临床症状且肺功能良好者无须处理。

(3)有严重呼吸困难者需手术治疗。

(4)对不能接受手术的高位截瘫者可试用膈肌起搏器。

(李晓彤)

第四节　膈肌感染性疾病

膈肌感染性疾病多继发于膈肌周围感染性疾病,也可为全身性感染性疾病在膈肌的表现及创伤、术后合并感染,膈肌本身原发性感染少见。膈上感染常继发于肺炎、肺脓肿、脓胸等。膈下感染多见于腹腔感染,如肝脓肿及腹部手术后。由于腹腔上部压力较下部为低,故感染性腹腔液体沿结肠旁沟向上延伸至膈下间隙形成脓肿,并可通过膈肌附近的淋巴引流或直接侵袭膈肌致化脓、坏死并发脓胸体格检查肺脓肿。

一、诊断

(一)病史
有膈肌周围感染、创伤、手术或全身性感染性疾病的病史。

(二)临床表现
在原发病的基础上可有发热、胸腹痛等表现,后者以呼吸时显著。

(三)实验室及其他辅助检查
胸部 X 射线片表现为膈肌升高,活动受限,肺下部出现盘状不张、局部胸膜反应,甚至可见气液平面。也可出现肺部炎症浸润影及脓肿。值得注意的是,部分膈上的肺底积液 X 射线片可表现为肺下界明显升高,似膈肌向上移位,称为假性横膈升高。可采用不同立位或卧位动态透视、摄片鉴别。也可通过 B 超、CT 检查进行鉴别。血常规检查呈感染血常规,血培养有助于明确病原菌,但原发性者常为阴性,血行播散者常为阳性。药敏试验有助选择有效的抗生素。在影像学检查指导下进行穿刺涂片检查、细菌培养＋药敏试验有助于明确病原菌及选用适当的抗生素。应同时进行需氧菌、厌氧菌培养及药敏试验。

二、治疗

(1)针对原发病进行治疗。

(2)全身应用有效抗生素。

(3)对于化脓性感染,可在影像学指导下进行引流、局部用药。

(4)全身支持治疗。

(李晓彤)

第五章

气道阻塞性疾病

第一节　支气管扩张症

支气管扩张症是支气管慢性异常扩张性疾病,直径>2 mm 中等大小近端支气管及其周围组织慢性炎症及支气管阻塞,引起支气管组织结构较严重的病理性破坏所致。儿童及青少年多见,常继发于麻疹、百日咳后的支气管炎,迁延不愈的支气管肺炎等。主要症状为慢性咳嗽、咳大量脓痰和/或反复咯血。

一、病因和发病机制

(一)支气管-肺组织感染

婴幼儿时期支气管肺组织感染是支气管扩张最常见的病因。由于婴幼儿支气管较细,且支气管壁发育尚未完善,管壁薄弱,易于阻塞和遭受破坏。反复感染破坏支气管壁各层组织,尤其是肌层组织及弹性组织的破坏,减弱了对管壁的支撑作用。支气管炎使支气管黏膜充血、水肿、分泌物堵塞引流不畅,从而加重感染。左下叶支气管细长且位置低,受心脏影响,感染后引流不畅,故发病率高。左舌叶支气管开口与左下叶背段支气管开口相邻,易被左下叶背段感染累及,因此两叶支气管同时扩张也常见。

支气管内膜结核引起管腔狭窄、阻塞、引流不畅,导致支气管扩张。肺结核纤维组织增生、牵拉收缩,也导致支气管变形扩张,因肺结核多发于上叶,引流好,痰量不多或无痰,所以称之为"干性"支气管扩张。其他如吸入腐蚀性气体、支气管曲霉菌感染、胸膜粘连等可损伤或牵拉支气管壁,反复继发感染,引起支气管扩张。

(二)支气管阻塞

肿瘤、支气管异物和感染均引起支气管腔内阻塞,支气管周围肿大淋巴结或肿瘤的外压可致支气管阻塞。支气管阻塞导致肺不张,失去肺泡弹性组织缓冲,胸腔负压直接牵拉支气管壁引起支气管扩张。右肺中叶支气管细长,有三组淋巴结围绕,因非特异性或结核性淋巴结炎而肿大,从而压迫支气管,引起右肺中叶肺不张和反复感染,又称"中叶综合征"。

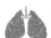

(三)支气管先天性发育障碍和遗传因素

支气管先天发育障碍,如巨大气管-支气管症,可能是先天性结缔组织异常、管壁薄弱所致的扩张。因软骨发育不全或弹性纤维不足,导致局部管壁薄弱或弹性较差所致支气管扩张,常伴有鼻旁窦炎及内脏转位(右位心),称为 Kartagener 综合征。与遗传因素有关的肺囊性纤维化,由于支气管黏液腺分泌大量黏稠黏液,分泌物潴留在支气管内引起阻塞、肺不张和反复继发感染,可发生支气管扩张。遗传性 α_1-抗胰蛋白酶缺乏症也伴有支气管扩张。

(四)全身性疾病

近年来发现类风湿关节炎、克罗恩病、溃疡性结肠炎、系统性红斑狼疮、支气管哮喘和泛细支气管炎等疾病可同时伴有支气管扩张。一些不明原因的支气管扩张,其体液和细胞免疫功能有不同程度的异常,提示支气管扩张可能与机体免疫功能失调有关。

二、病理

发生支气管扩张的主要原因是炎症。支气管壁弹力组织、肌层及软骨均遭到破坏,由纤维组织取代,使管腔逐渐扩张。支气管扩张的形状可为柱状或囊状,也常混合存在呈囊柱状。典型的病理改变为支气管壁全层均有破坏,黏膜表面常有溃疡及急、慢性炎症,纤毛柱状上皮细胞鳞状化生、萎缩,杯状细胞和黏液腺增生,管腔变形、扭曲、扩张,腔内含有多量分泌物。常伴毛细血管扩张,或支气管动脉和肺动脉的终末支扩张与吻合,进而形成血管瘤,破裂可出现反复大量咯血。支气管扩张发生反复感染,病变范围扩大蔓延,逐渐发展影响肺通气功能及肺弥散功能,导致肺动脉高压,引起肺心病、右心衰。

三、临床表现

本病多起病于小儿或青年,呈慢性经过,多数患者在童年期有麻疹、百日咳或支气管肺炎迁延不愈的病史。早期常无症状,随病情发展可出现典型临床症状。

(一)症状

(1)慢性咳嗽、大量脓痰:与体位改变有关,每天痰量可达 100～400 mL,支气管扩张分泌物积潴,体位变动时分泌物刺激支气管黏膜,引起咳嗽和排痰。痰液静置后分 3 层:上层为泡沫,中层为黏液或脓性黏液,底层为坏死组织沉淀物。合并厌氧菌混合感染时,则痰有臭味,常见病原体为铜绿假单胞菌、金黄色葡萄球菌、流感嗜血杆菌、肺炎链球菌和卡他莫拉菌。

(2)反复咯血:50%～70%的患者有不同程度的咯血史,从痰中带血至大量咯血,咯血量与病情严重程度、病变范围不一定成比例。部分患者以反复咯血为唯一症状,平时无咳嗽、咳脓痰等症状,称为干性支气管扩张,病变多位于引流良好的上叶支气管。

(3)反复肺部感染:特点为同一肺段反复发生肺炎并迁延不愈,此由于扩张的支气管清除分泌物的功能丧失,引流差,易于反复发生感染。

(4)慢性感染中毒症状:反复感染可引起发热、乏力、头痛、食欲减退等,病程较长者可有消瘦、贫血,儿童可影响生长发育。

(二)体征

早期或干性支气管扩张可无异常肺部体征。典型者在下胸部、背部可闻及固定、持久的局限性粗湿啰音,有时可闻及哮鸣音。部分慢性患者伴有杵状指(趾),病程长者可有贫血和营养不良,出现肺炎、肺脓肿、肺气肿、肺心病等并发症时可有相应体征。

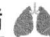

四、实验室检查及辅助检查

(一)实验室检查

白细胞总数与分类一般正常,急性感染时白细胞总数及中性粒细胞比例可增高,贫血患者血红蛋白下降,血沉可增快。

(二)X线检查

早期轻症患者胸部平片可无特殊发现,典型X线表现为一侧或双侧下肺纹理增粗紊乱,其中有多个不规则的透亮阴影,或沿支气管分布的蜂窝状、卷发状阴影,急性感染时阴影内可出现小液平面。柱状支气管扩张的X线表现是"轨道征",是增厚的支气管壁影。胸部CT显示支气管管壁增厚的柱状扩张,并延伸至肺周边,或成串、成簇的囊状改变,可含气液平面。支气管造影可确诊此病,并明确支气管扩张的部位、形态、范围和病变严重程度,为手术治疗提供资料。高分辨CT较常规CT具有更高的空间和密度分辨力,能够显示以次级肺小叶为基本单位的肺内细微结构,已基本取代支气管造影(图5-1)。

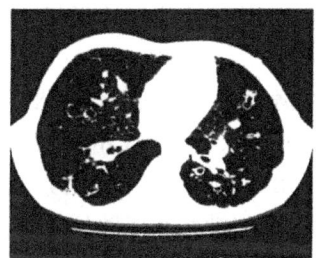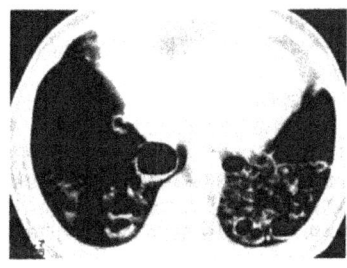

图 5-1 胸部 CT

(三)支气管镜检

可发现出血、扩张或阻塞部位及原因,可进行局部灌洗、清除阻塞,局部止血,取灌洗液行细菌学、细胞学检查,有助于诊断、鉴别诊断与治疗。

五、诊断

根据慢性咳嗽、咳大量脓痰、反复咯血和肺同一肺段反复感染等病史,查体于下胸部及背部可闻及固定而持久的粗湿啰音、结合童年期有诱发支气管扩张的呼吸道感染病史,X线显示局部肺纹理增粗、紊乱或呈蜂窝状、卷发状阴影,可作出初步临床诊断,支气管造影或高分辨CT可明确诊断。

六、鉴别诊断

(一)慢性支气管炎

多发生于中老年吸烟者,于气候多变的冬春季节咳嗽、咳痰明显,多为白色黏液痰,感染急性发作时出现脓性痰,反复咯血症状不多见,两肺底散在的干湿啰音,咳嗽后可消失。胸片肺纹理紊乱,或有肺气肿改变。

(二)肺脓肿

起病急,全身中毒症状重,有高热、咳嗽、大量脓臭痰,X线检查可见局部浓密炎症阴影,其中有空洞伴气液平面,有效抗生素治疗炎症可完全吸收。慢性肺脓肿则以往有急性肺脓肿的病史。

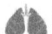

支气管扩张和肺脓肿可以并存。

(三)肺结核

常有低热、盗汗、乏力等结核中毒症状，干、湿性啰音多位于上肺部，X线胸片和痰结核菌检查可作出诊断。结核可合并支气管扩张，部位多见于双肺上叶及下叶背段支气管。

(四)先天性肺囊肿

是一种先天性疾病，无感染时可无症状，X线检查可见多个薄壁的圆形或椭圆形阴影，边界纤细，周围肺组织无炎症浸润，胸部CT检查和支气管造影有助于诊断。

(五)弥漫性泛细支气管炎

慢性咳嗽、咳痰，活动时呼吸困难，合并慢性鼻旁窦炎，胸片与胸CT有弥漫分布的边界不太清楚的小结节影。类风湿因子、抗核抗体、冷凝集试验可呈阳性，需病理学确诊。大环内酯类的抗生素治疗2个月以上有效。

七、治疗

支气管扩张的治疗原则是防治呼吸道反复感染，保持呼吸道引流通畅，必要时手术治疗。

(一)控制感染

控制感染是急性感染期的主要治疗措施。应根据病情参考细菌培养及药物敏感试验结果选用抗菌药物。轻者可选用氨苄西林或阿莫西林0.5 g，一天4次，或用第一、二代头孢菌素；也可用氟喹诺酮类或磺胺类药物。重症患者需静脉联合用药；如三代头孢菌素加氨基糖苷类药物有协同作用。假单胞菌属细菌感染者可选用头孢他啶、头孢吡肟和亚胺培南等。若痰有臭味，多伴有厌氧菌感染，则可加用甲硝唑0.5 g静脉滴注，一天2～3次；或替硝唑0.4～0.8 g静脉滴注，一天2次。其他抗菌药物如大环内酯类、四环素类可酌情应用。经治疗后如体温正常，脓痰明显减少，则1周左右考虑停药。缓解期不必常规使用抗菌药物，应适当锻炼，增强体质。

(二)清除痰液

清除痰液是控制感染和减轻全身中毒症状的关键。

1.祛痰剂

口服氯化铵0.3～0.6 g，或溴己新8～16 mg，每天3次。

2.支气管舒张剂

由于支气管痉挛，部分患者痰液排出困难，在无咯血的情况下，可口服氨茶碱0.1～0.2 g，一天3～4次或其他缓解气道痉挛的药物，也可加用 β_2-受体激动剂或异丙托溴铵吸入。

3.体位引流

体位引流是根据病变部位采取不同的体位，原则上使患处处于高位，引流支气管的开口朝下，以利于痰液排入大气道咳出，对于痰量多、不易咳出者更重要。每天2～4次，每次15～30分钟。引流前可行雾化吸入，体位引流时轻拍病变部位以提高引流效果。

4.纤维支气管镜吸痰

若体位引流痰液难以排出，可行纤维支气管镜吸痰，清除阻塞。可用生理盐水冲洗稀释痰液，并局部应用抗生素治疗，效果明显。

(三)咯血的处理

处理大咯血最重要的环节是防止窒息。若经内科治疗未能控制，可行支气管动脉造影，对出血的小动脉定位后注入明胶海绵或聚乙烯醇栓，或导入钢圈进行栓塞止血。

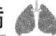

(四)手术治疗

适用于心肺功能良好,反复呼吸道感染或大咯血内科治疗无效,病变范围局限于一叶或一侧肺组织者。危及生命的大咯血,明确出血部位时部分病患需急诊手术。

八、预防及预后

积极防治婴幼儿麻疹、百日咳、支气管肺炎及肺结核等慢性呼吸道疾病,增强机体免疫及抗病能力,防止异物及尘埃误吸,预防呼吸道感染。

病变较轻者及病灶局限内科治疗无效手术切除者预后好;病灶广泛,后期并发肺心病者预后差。

(尹钰涵)

第二节　支气管哮喘

一、病因和发病机制

(一)病因

支气管哮喘(也称哮喘)的病因还不十分清楚,大多认为是与多基因遗传有关的疾病,同时受遗传因素和环境因素的双重影响。

许多调查资料表明,哮喘的亲属患病率高于群体患病率,并且亲缘关系越近,患病率越高。哮喘患儿双亲大多存在不同程度气道反应性增高。目前,哮喘的相关基因尚未完全明确,但有研究表明存在与气道高反应性、IgE调节和特应性反应相关的基因,这些基因在哮喘的发病中起着重要的作用。

环境因素中主要包括某些激发因素,包括吸入物,如尘螨、花粉、真菌、动物毛屑、二氧化硫、氨气等各种特异和非特异性吸入物;感染,如细菌、病毒、原虫、寄生虫等;食物,如鱼、虾、蟹、蛋类、牛奶等;药物,如普萘洛尔(心得安)、阿司匹林等;气候变化、运动、妊娠等都可能是哮喘的激发因素。

(二)发病机制

哮喘的发病机制尚不完全清楚。多数人认为哮喘与变态反应、气道炎症、气道反应性增高及神经机制等因素相互作用有关。

1.变态反应

当变应原进入具有特应性体质的机体后,可刺激机体通过 T 细胞的传递,由 B 细胞合成特异性 IgE,并结合于肥大细胞和嗜碱性粒细胞表面的高亲和性的 IgE 受体($Fc\epsilon R_1$);IgE 也能结合于某些 B 细胞、巨噬细胞、单核细胞、嗜酸性粒细胞、NK 细胞及血小板表面的低亲和性 $Fc\alpha$ 受体($Fc\epsilon R_2$),但是 $Fc\epsilon R_2$ 与 IgE 的亲和力比 $Fc\epsilon R_1$ 低 $10\sim100$ 倍。若变应原再次进入体内,可与结合在 $Fc\epsilon R$ 上的 IgE 交联,使该细胞合成并释放多种活性介质导致平滑肌收缩、黏液分泌增加、血管通透性增高和炎症细胞浸润等。炎症细胞在介质的作用下又可分泌多种介质,使气道病变加重,炎症反应增加,产生哮喘的临床症状。根据变应原吸入后哮喘发生的时间,可分为速发

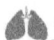

型哮喘反应(IAR)、迟发型哮喘反应(LAR)和双相型哮喘反应(OAR)。IAR 几乎在吸入变应原的同时立即发生反应,15～30 分钟达高峰,2 小时后逐渐恢复正常。LAR 6 小时左右发病,持续时间长,可达数天。而且临床症状重,常呈持续性哮喘表现,肺功能损害严重而持久。LAR 的发病机制较复杂,不仅与 IgE 介导的肥大细胞脱颗粒有关,而且主要是气道炎症所致。现在认为哮喘是涉及多种炎症细胞和结构细胞相互作用,许多介质和细胞因子参与的一种慢性炎症疾病。LAR 是慢性炎症反应的结果。

2.气道炎症

气道慢性炎症被认为是哮喘的本质。表现为多种炎症细胞特别是肥大细胞、嗜酸性粒细胞和 T 细胞等多种炎症细胞在气道的浸润和聚集。这些细胞相互作用可以分泌出多种炎症介质和细胞因子,这些介质、细胞因子与炎症细胞和结构细胞相互作用构成复杂的网络,使气道反应性增高,气道收缩,黏液分泌增加,血管渗出增多。已知肥大细胞、嗜酸性粒细胞、中性粒细胞、上皮细胞、巨噬细胞和内皮细胞都可产生炎症介质。

3.气道高反应性(AHR)

表现为气道对各种刺激因子出现过强或过早的收缩反应,是哮喘患者发生和发展的另外一个重要因素。目前普遍认为气道炎症是导致气道高反应性的重要机制之一,当气道受到变应原或其他刺激后,由于多种炎症细胞、炎症介质和细胞因子的参与,气道上皮和上皮内神经的损害等而导致气道高反应性。AHR 常有家族倾向,受遗传因素的影响,AHR 为支气管哮喘患者的共同病理生理特征,然而出现 AHR 者并非都是支气管哮喘,如长期吸烟、接触臭氧、病毒性上呼吸道感染、慢性阻塞性肺疾病(COPD)等也可出现 AHR。

4.神经机制

神经因素也被认为是哮喘发病的重要环节。支气管受复杂的自主神经支配。除胆碱能神经、肾上腺素能神经外,还有非肾上腺素能非胆碱能(NANC)神经系统。支气管哮喘与 β 肾上腺素受体功能低下和迷走神经张力亢进有关,并可能存在 α 肾上腺素神经的反应性增加。NANC 能释放舒张支气管平滑肌的神经介质如血管活性肠肽(VIP)、一氧化氮(NO),以及收缩支气管平滑肌的介质如 P 物质、神经激肽,两者平衡失调,则可引起支气管平滑肌收缩。

二、病理

显微镜下可见纤毛上皮剥离、气道上皮下有肥大细胞、嗜酸性粒细胞、淋巴细胞与中性粒细胞浸润。气道黏膜下组织水肿,微血管通透性增加,杯状细胞增殖及支气管分泌物增加,支气管平滑肌痉挛等病理改变。若哮喘长期反复发作,表现为支气管平滑肌肌层肥厚,气道上皮细胞下纤维化、黏液腺增生和新生血管形成等,导致气道重构。

三、临床表现

几乎所有的支气管哮喘患者都有长期性和反复发作性的特点,哮喘的发作与季节、周围环境、饮食、职业、精神心理因素、运动和服用某种药物有密切关系。

(一)主要临床表现

1.前驱症状

在变应原引起的急性哮喘发作前,往往有打喷嚏、流鼻涕、眼痒、流泪、干咳或胸闷等前驱症状。

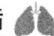

2.喘息和呼吸困难

哮喘的典型症状,喘息的发作往往较突然。呼吸困难呈呼气性,表现为吸气时间短,呼气时间长,患者感到呼气费力,但有些患者感到呼气和吸气都费力。当呼吸肌收缩克服气道狭窄产生的过高支气管阻力负荷时,患者即可感到呼吸困难。一般来说,呼吸困难的严重程度和气道阻力增高的程度成正比。但有 15% 的患者当 FEV_1 下降到正常值的 50% 时仍然察觉不到气流受限,表明这部分患者产生了颈动脉窦的适应,即对持续的刺激反应性降低。这说明单纯依靠症状的严重程度来评估病情有低估的危险,需要结合其他的客观检查手段来正确评价哮喘病情的严重程度。

3.咳嗽、咳痰

咳嗽是哮喘的常见症状,由于气道的炎症和支气管痉挛引起。干咳常是哮喘的前兆,哮喘发作时,咳嗽、咳痰症状反而减轻,以喘息为主。哮喘发作接近尾声时,支气管痉挛和气道狭窄减轻,大量气道分泌物需要排出时,咳嗽、咳痰可能加重,咳出大量的白色泡沫痰。有一部分哮喘患者以刺激性干咳为主要表现,无明显的喘息症状,这部分哮喘称为咳嗽变异性哮喘(CVA)。

4.胸闷和胸痛

哮喘发作时,患者可有胸闷和胸部发紧的感觉。如果哮喘发作较重,可能与呼吸肌过度疲劳和拉伤有关。突发的胸痛要考虑自发性气胸的可能。

5.体征

哮喘的体征与哮喘的发作有密切的关系,在哮喘缓解期可无任何阳性体征。在哮喘发作期,根据病情严重程度的不同可有不同的体征。哮喘发作时支气管和细支气管进行性的气流受限可引起肺部动力学、气体交换和心血管系统一系列的变化。为了维持气道的正常功能,肺出现膨胀,伴有残气容积和肺总量的明显增加。由于肺的过度膨胀使肺内压力增加,产生胸腔内负压所需要的呼吸肌收缩力也明显增加。呼吸肌负荷增加的体征是呼吸困难、呼吸加快和辅助呼吸肌运动。在呼气时,肺弹性回缩压降低和气道炎症可引起显著的气道狭窄,在临床上可观察到喘息、呼气延长和呼气流速减慢。这些临床表现一般和第 1 秒用力呼气容积(FEV_1)和呼气高峰流量(PEF)的降低相关。由于哮喘患者气流受限并不均匀,通气的分布也不均匀,可引起肺通气/血流比值的失调,发生低氧血症,出现发绀等缺氧表现。在吸气期间肺过度膨胀和胸腔负压的增加对心血管系统有很大的影响。右心室受胸腔负压的牵拉使静脉回流增加,可引起肺动脉高压和室间隔的偏移。在这种情况下,受压的左心室需要将血液从负压明显增高的胸腔射到体循环,产生吸气期间的收缩压下降,称为奇脉。

(1)一般体征:哮喘患者在发作时,精神一般比较紧张,呼吸加快、端坐呼吸,严重时可出现口唇和指/趾发绀。

(2)呼气延长和双肺哮鸣音:在胸部听诊时可听到呼气时间延长而吸气时间缩短,伴有双肺如笛声的高音调,称为哮鸣音。这是小气道梗阻的特征。两肺满布的哮鸣音在呼气时较明显,称呼气性哮鸣音。很多哮喘患者在吸气和呼气都可闻及哮鸣音。单侧哮鸣音突然消失要考虑发生自发性气胸的可能。在哮喘严重发作,支气管发生极度狭窄,出现呼吸肌疲劳时,喘鸣音反而消失,称为寂静肺,是病情危重的表现。

(3)肺过度膨胀体征:即肺气肿体征。表现为胸腔的前后径扩大,肋间隙增宽,叩诊呈过清音,肺肝浊音界下降,心浊音界缩小。长期哮喘的患者可有桶状胸,儿童可有鸡胸。

(4)奇脉:重症哮喘患者发生奇脉是吸气期间收缩压下降幅度(一般不超过 1.3 kPa,即

10 mmHg)增大的结果。这种吸气期收缩压下降的程度和气流受限的程度相关,它反映呼吸肌对胸腔压波动的影响程度明显增加。呼吸肌疲劳的患者不再产生较大的胸腔压波动,奇脉消失。严重的奇脉(不低于3.3 kPa,即25 mmHg)是重症哮喘的可靠指征。

(5)呼吸肌疲劳的表现:表现为呼吸肌的动用,肋间肌和胸锁乳突肌的收缩,还表现为反常呼吸,即吸气时下胸壁和腹壁向内收。

(6)重症哮喘的体征:随着气流受限的加重,患者变得更窘迫,说话不连贯,皮肤潮湿,呼吸和心率增加。并出现奇脉和呼吸肌疲劳表现。呼吸频率不低于 25 次/分,心率不低于 110 次/分,奇脉不低于 3.3 kPa 是重症哮喘的指征。患者垂危状态时可出现寂静肺或呼吸乏力、发绀、心动过缓、意识恍惚或昏迷等表现。

(二)重症哮喘的表现

1.哮喘持续状态

哮喘持续状态指哮喘严重发作并持续 24 小时以上,通常被称为"哮喘持续状态"。这是指发作的情况而言,并不代表该患者的基本病情,但这种情况往往发生于重症的哮喘患者,而且与预后有关,是哮喘本身的一种最常见的急症。许多危重哮喘病例的病情常常在一段时间内逐渐加剧,所有重症哮喘患者在某种因素的激发下都有随时发生严重致命性急性发作的可能,而无特定的时间因素。其中一部分患者可能在哮喘急性发作过程中,虽经一段时间的治疗,但病情仍然逐渐加重。

2.哮喘猝死

有一部分哮喘患者在经过一段相对缓解的时期后,突然出现严重急性发作,如果救治不及时,可在数分钟到数小时内死亡,称为哮喘猝死。哮喘猝死的定义为哮喘突然急性严重发作、患者在 2 小时内死亡。哮喘猝死的原因可能与哮喘突然发作或加重,引起严重气流受限或其他心肺并发症导致心跳和呼吸骤停有关。

3.潜在性致死性哮喘

包括以下几种情况:①长期口服糖皮质激素类药物治疗;②以往曾因严重哮喘发作住院抢救治疗;③曾因哮喘严重发作而行气管切开、机械通气治疗;④既往曾有气胸或纵隔气肿病史;⑤本次发病过程中需不断超常规剂量使用支气管扩张药,但效果不明显。在哮喘发作过程中,还有一些征象值得高度警惕,如喘息症状频发,持续甚至迅速加重,气促(呼吸频率超过 30 次/分),心率超过140 次/分,体力活动和言语受限,夜间呼吸困难显著,取前倾位,极度焦虑、烦躁、大汗淋漓,甚至出现嗜睡和意识障碍,口唇、指甲发绀等。患者的肺部一般可以听到广泛哮鸣音,但若哮鸣音减弱,甚至消失,而全身情况不见好转,呼吸浅快,甚至神志淡漠和嗜睡,则意味着病情危重,随时可能发生心跳和呼吸骤停。此时的血气分析对病情和预后判断有重要参考价值。若动脉血氧分压(PaO_2)低于 8.0 kPa(60 mmHg)和/或动脉二氧化碳分压($PaCO_2$)高于 6.0 kPa(45 mmHg),动脉血氧饱和度(SaO_2)低于 90%,pH<7.35,则意味患者处于危险状态,应加强监护和治疗。

4.脆性哮喘(BA)

正常人的支气管舒缩状态呈现轻度生理性波动,第 1 秒用力呼气容积(FEV_1)和高峰呼气流量(PEF)在晨间降至最低(波谷),午后达最大值(波峰)。哮喘患者这种变化尤其明显。有一类哮喘患者 FEV_1 和 PEF 在治疗前后或一段时间内大幅度地波动,称为"脆性哮喘"。Ayres 在综合各种观点的基础上提出 BA 的定义和分型如下。

(1)Ⅰ型 BA:尽管采取了正规、有力的治疗措施,包括吸入糖皮质激素(如吸入二丙酸倍氯

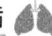

米松1 500 μg/d以上），或口服相当剂量糖皮质激素,同时联合吸入支气管舒张药,连续观察至少150 天,半数以上观察日的 PEF 变异率超过 40%。

（2）Ⅱ型 BA:在基础肺功能正常或良好控制的背景下,无明显诱因突然急性发作的支气管痉挛,3 小时内哮喘严重发作伴高碳酸血症,可危及生命,常需机械通气治疗。月经期前发作的哮喘往往属于此类。

（三）特殊类型的哮喘

1.运动诱发性哮喘（EIA)

EIA 也称为运动性哮喘,是指达到一定的运动量后,出现支气管痉挛而产生的哮喘。其发作大多是急性的、短暂的,而且大多能自行缓解。运动性哮喘并非说明运动即可引起哮喘,实际上短暂的运动可兴奋呼吸,使支气管有短暂的舒张,其后随着运动时间的延长,强度增加,支气管发生收缩。运动性哮喘特点为:①发病均发生在运动后;②有明显的自限性,发作后经一定时间的休息后即可逐渐恢复正常;③一般无过敏性因素参与,特异性变应原皮试阴性,血清 IgE 水平不高。

但有些学者认为,运动性哮喘常与过敏性哮喘共存,说明两者之间存在一些联系。临床上可进行运动诱发性试验来判断是否存在运动性哮喘。如果运动后 FEV_1 下降 20%～40%,即可诊断为轻度运动性哮喘;FEV_1 下降 40%～65%,即可诊断为中度运动性哮喘;FEV_1 下降 65% 以上可诊断为重度运动性哮喘。有严重心肺或其他影响运动疾病的患者不宜进行运动诱发性试验。

2.药物性哮喘

由于使用某种药物导致的哮喘发作。常见的可能引起哮喘发作的药物有阿司匹林、β 受体阻滞药、血管紧张素转换酶抑制药（ACEI)、局部麻醉药、添加剂(如酒石黄)、医用气雾剂中的杀菌复合物等。个别患者吸入支气管舒张药时,偶尔也可引起支气管收缩,可能与其中的氟利昂或表面活性剂有关。免疫血清、含碘造影剂也可引起哮喘发作。这些药物通常是以抗原、半抗原或佐剂的形式参与机体的变态反应过程,但并非所有的药物性哮喘都是机体直接对药物产生变态反应引起。例如,β 受体阻滞药是通过阻断β 受体,使 $β_2$ 受体激动药不能在支气管平滑肌的效应器上起作用,从而导致支气管痉挛。

阿司匹林是诱发药物性哮喘最常见的药物,某些患者可在服用阿司匹林或其他非甾体抗炎药数分钟或数小时内发生剧烈支气管痉挛。此类哮喘多发生于中年人,在临床上可分为药物作用相和非药物作用相。药物作用相指服用阿司匹林等解热镇痛药后引起哮喘持续发作的一段时间,潜伏期可为 5 分钟至 2 小时,患者的症状一般很重,常见明显的呼吸困难和发绀,甚至意识丧失、血压下降、休克等。药物作用相的持续时间不等,从 2～3 小时到 1～2 天。非药物作用相阿司匹林性哮喘指药物作用时间之外的时间,患者可因各种不同的原因发作哮喘。阿司匹林性哮喘的发病可能与其抑制呼吸道花生四烯酸的环氧酶途径,使花生四烯酸的脂氧酶代谢途径增强,产生过多的白三烯有关。白三烯具有很强的支气管平滑肌收缩能力。近年来研制的白三烯受体拮抗药,如扎鲁斯特和孟鲁斯特可以很好地抑制口服阿司匹林导致的哮喘发作。

3.职业性哮喘

从广义上讲,凡是由职业性致喘物引起的哮喘统称为“职业性哮喘”。但从职业病学的角度,职业性哮喘应该有严格的定义和范围。

我国制定的职业性哮喘诊断标准中致喘物规定为:异氰酸酯类、苯酐类、多胺类固化剂、铂复

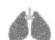

合盐、剑麻和青霉素。职业性哮喘的发生率往往与工业的发展水平有关,发达的工业国家,职业性哮喘的发病率较高,美国的职业性哮喘的发病率估计为 15％左右。

职业性哮喘的病史有如下特点:①有明确的职业史,本病只限于与致喘物直接接触的劳动者;②既往(从事该职业前)无哮喘史;③自开始从事该职业至哮喘首次发作的"潜伏期"最少半年以上;④哮喘发作与致喘物的接触关系非常密切,接触则发病,脱离则缓解。

还有一些患者在吸入氯气、二氧化硫等刺激性气体时,出现急性刺激性干咳、咳黏痰、气急等症状,称为反应性气道功能不全综合征,可持续 3 个月以上。

四、实验室和其他检查

(一)血液学检查

发作时可有嗜酸性粒细胞增高,但多不明显,如并发感染可有白细胞计数增高,分类中性粒细胞比例增高。

(二)痰液检查

涂片在显微镜下可见较多嗜酸性粒细胞,可见嗜酸性粒细胞退化形成的尖棱结晶(Charcort-Leyden 结晶体),黏液栓(Curschmann 螺旋体)和透明的哮喘珠(Laennec 珠)。如合并呼吸道细菌感染,痰涂片革兰染色、细菌培养及药物敏感试验有助于病原菌诊断及指导治疗。

(三)呼吸功能检查

在哮喘发作时有关呼气流量的全部指标均显著下降,第 1 秒用力呼气容积(FEV_1)、第 1 秒用力呼气容积占用力肺活量比值($FEV_1/FVC\%$)、最大呼气中期流量(MMEF)、25％与 50％肺活量时的最大呼气流量($MEF_{25}\%$、$MEF_{50}\%$)以及高峰呼气流量(PEF)均减少。缓解期可逐渐恢复。有效支气管舒张药可使上述指标好转。在发作时可有用力肺活量减少、残气容积增加、功能残气量和肺总量增加,残气容积占肺总量百分比增高。

(四)动脉血气分析

哮喘严重发作时可有缺氧,PaO_2 降低,由于过度通气可使 $PaCO_2$ 下降,pH 上升,表现为呼吸性碱中毒。如重症哮喘,病情进一步发展,气道阻塞严重,可有缺氧及二氧化碳潴留,$PaCO_2$ 上升,表现呼吸性酸中毒。如缺氧明显,可合并代谢性酸中毒。

(五)胸部 X 线检查

早期在哮喘发作时可见两肺透亮度增加,呈过度充气状态;在缓解期多无明显异常。如并发呼吸道感染,可见肺纹理增加及炎性浸润阴影。同时要注意肺不张、气胸或纵隔气肿等并发症的存在。

(六)支气管激发试验

用于测定气道反应性。哮喘患者的气道处于一种异常敏感状态,对某些刺激表现出一种过强和/或过早的反应,称为气道高反应性(AHR)。如果患者就诊时 FEV_1 或 PEF 测定值在正常范围内,无其他禁忌证时,可以谨慎地试行支气管激发试验。吸入激发剂后,FEV_1 或 PEF 的下降超过 20％,即可确定为支气管激发试验阳性。此种检查主要价值见于以下几个方面。

1.辅助诊断哮喘

对于轻度、缓解期的支气管哮喘患者或患有变应性鼻炎而哮喘处于潜伏期的患者,气道高反应性可能是唯一的临床特征和诊断依据。早期发现气道高反应性对于哮喘的预防和早期治疗具有重要的指导价值,对于有职业刺激原反复接触史且怀疑职业性哮喘者,采用特异性支气管激发试验可以鉴别该刺激物是否会诱发支气管收缩,明确职业性哮喘的诊断很有意义。

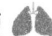

2.评估哮喘严重程度和预后

气道反应性的高低可直接反映哮喘的严重程度,并对支气管哮喘的预后提供重要的参考资料。

3.判断治疗效果

气道反应轻者表示病情较轻,可较少用药,重者则提示应积极治疗。哮喘患者经长期治疗,气道高反应性减轻,可指导临床减药或停药,有学者提出将消除 AHR 作为哮喘治疗的最终目标。

(七)支气管舒张试验

测定气流受限的可逆性。对于一些已有支气管痉挛、狭窄的患者,采用一定剂量的支气管舒张药使狭窄的支气管舒张,以测定其舒张程度的肺功能试验,称为支气管舒张试验。若患者吸入支气管舒张药后,FEV_1 或 PEF 改善率超过或等于 15% 可诊断支气管舒张试验阳性。此项检查的应用价值在于以下几个方面。

1.辅助诊断哮喘

支气管哮喘的特征之一是支气管平滑肌的痉挛具有可逆性,故在支气管舒张试验时,表现出狭窄的支气管舒张。对一些无明显气流受限症状的哮喘患者或哮喘的非急性发作期,当其肺功能不正常时,经吸入支气管舒张药后肺功能指标有明显的改善,也可作为诊断支气管哮喘的辅助方法。对有些肺功能较差,如 $FEV_1 < 60\%$ 预计值患者,不宜做支气管激发试验时,可采用本试验。

2.指导用药

可通过本试验了解或比较某种支气管舒张药的疗效。有不少患者自述使用 β_2 受体激动药后效果不佳,但如果舒张试验阳性,表示气道痉挛可逆,仍可据此向患者耐心解释,指导正确用药。

(八)呼气高峰流量(PEF)的测定和监测

PEF 是反映哮喘患者气流受限程度的一项客观指标。通过测定大气道的阻塞情况,对于支气管哮喘诊断和治疗具有辅助价值。由于方便、经济、实用、灵活等优点,可以随时进行测定,在指导偶发性和夜间哮喘治疗方面更有价值。哮喘患者 PEF 值的变化规律是凌晨最低,午后或晚上最高,昼夜变异率不低于 20% 则提示哮喘的诊断。在相同气流受限程度下,不同患者对呼吸困难的感知能力不同,许多患者感觉较迟钝,往往直至 PEF 降至很低时才感到呼吸困难,往往延误治疗。对这部分患者,定期监测 PEF 可以早期诊断和预示哮喘病情的恶化。

(九)特异性变应原检测

变应原是一种抗原物质,能诱发机体产生 IgE 抗体。变应原检测可分为体内试验(变应原皮试)、体外特异性 IgE 抗体检测、嗜碱性粒细胞释放能力检测、嗜酸性粒细胞阳离子蛋白(ECP)检测等。目前常用前两种方法。变应原皮肤试验简单易行,但皮肤试验结果与抗原吸入气道反应并不一致,不能作为确定变应原的依据,必须结合临床发作情况或进行抗原特异性 IgE 测定加以评价。特异性 IgE 抗体(SIgE)是体外检测变应原的重要手段,灵敏度和特异性都很高,根据 SIgE 含量可确定患者变应原种类,可评价患者过敏状态,对哮喘的诊断和鉴别诊断都有一定的意义。

五、诊断

(一)诊断标准

(1)反复发作喘息、气急、胸闷或咳嗽,多与接触变应原、冷空气、物理、化学性刺激以及病毒

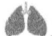

性上呼吸道感染、运动等有关。

（2）发作时在双肺可闻及散在或弥漫性、以呼气相为主的哮鸣音,呼气相延长。

（3）上述症状和体征可经治疗缓解或自行缓解。

（4）除外其他疾病所引起的喘息、气急、胸闷和咳嗽。

（5）临床表现不典型者（如无明显喘息或体征）,应至少具备以下1项试验阳性:①支气管激发试验或运动激发试验阳性;②支气管舒张试验阳性,FEV_1增加超过12%,且FEV_1增加绝对值不低于200 mL;③呼气流量峰值（PEF）日内（或2周）变异率不低于20%。

符合（1）～（4）项或（4）、（5）项者,可以诊断为哮喘。

（二）分期

根据临床表现支气管哮喘可分为急性发作期、慢性持续期和临床缓解期。慢性持续期是指每周均不同频度和/或不同程度地出现症状（喘息、气急、胸闷、咳嗽等）;临床缓解期系指经过治疗或未经治疗症状、体征消失,肺功能恢复到急性发作前水平,并维持3个月以上。

（三）病情严重程度分级

1.病情严重程度的分级

主要用于治疗前或初始治疗时严重程度的判断,在临床研究中更有应用价值（表5-1）。

表5-1　哮喘病情严重程度的分级

分级	临床特点
间歇状态（第1级）	症状不足每周1次
	短暂出现
	夜间哮喘症状不超过每个月2次
	FEV_1占预计值百分比达到80%或PEF达到80%个人最佳值,PEF或FEV_1变异率<20%
轻度持续（第2级）	症状达到每周1次,但不到每天1次
	可能影响活动和睡眠
	夜间哮喘症状每个月超过2次,但每周低于1次
	FEV_1占预计值百分比达到80%或PEF达到80%个人最佳值,PEF或FEV_1变异率20%～30%
中度持续（第3级）	每天有症状
	影响活动和睡眠
	夜间哮喘症状达到每周1次
	FEV_1占预计值百分比达到60%～79%或PEF60%～79%个人最佳值,PEF或FEV_1变异率>30%
重度持续（第4级）	每天有症状
	频繁出现
	经常出现夜间哮喘症状
	体力活动受限
	FEV_1占预计值百分比达到<60%或PEF<60%个人最佳值,PEF或FEV_1变异率>30%

2.控制水平的分级

这种分级方法更容易被临床医师掌握,有助于指导临床治疗,以取得更好的哮喘控制（表5-2）。

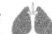

表 5-2　哮喘控制水平分级

项目	完全控制 (满足以下所有条件)	部分控制(在任何 1 周内 出现以下 1~2 项特征)	未控制 (在任何 1 周内)
白天症状	无(或不超过 2 次/周)	超过 2 次/周	
活动受限	无	有	出现不低于 3 项部分控
夜间症状/憋醒	无	有	制特征
需要使用缓解药的次数	无(或不超过 2 次/周)	超过 2 次/周	
肺功能(PEF 或 FEV_1)	正常或不低于正常预计值/本人最 佳值的 80%	小于正常预计值(或本人最佳 值)的 80%	
急性发作	无	达到每年 1 次	在任何 1 周内出现 1 次

3.哮喘急性发作时的分级

哮喘急性发作是指喘息、气促、咳嗽、胸闷等症状突然发生,或原有症状急剧加重,常有呼吸困难,以呼气流量降低为其特征,常因接触变应原、刺激物或呼吸道感染诱发。其程度轻重不一,病情加重,可在数小时或数天内出现,偶尔可在数分钟内即危及生命,故应对病情作出正确评估,以便给予及时有效的紧急治疗。哮喘急性发作时病情严重程度的分级见表 5-3。

表 5-3　哮喘急性发作时病情严重程度的分级

临床特点	轻度	中度	重度	危重
气短	步行、上楼时	稍事活动	休息时	
体位	可平卧	喜坐位	端坐呼吸	
讲话方式	连续成句	单词	单字	不能讲话
精神状态	可有焦虑,尚安静	时有焦虑或烦躁	常有焦虑、烦躁	嗜睡或意识模糊
出汗	无	有	大汗淋漓	
呼吸频率	轻度增加	增加	常超过 30 次/分	
辅助呼吸肌活动 及三凹征	常无	可有	常有	胸腹矛盾运动
哮鸣音	散在,呼吸末期	响亮、弥漫	响亮、弥漫	减弱乃至无
脉率(次/分)	<100	100~120	>120	脉率变慢或不 规则
奇脉	无,<1.3 kPa (10 mmHg)	可有,1.3~3.3 kPa(10~ 25 mmHg)	常有,>3.3 kPa (25 mmHg)(成人)	无,提示呼吸肌 疲劳
最初支气管扩张药治疗 后 PEF 占预计值或个人 最佳值%	>80%	60%~80%	<60%或<100 L/min 或作用持续时间 <2 小时	
PaO_2(吸空气)	正常	不低于 8.0 kPa (60 mmHg)	<8.0 kPa (60 mmHg)	<8.0 kPa (60 mmHg)
$PaCO_2$	<6.0 kPa (45 mmHg)	不超过 6.0 kPa (45 mmHg)	>6.0 kPa (45 mmHg)	
SaO_2(吸空气,%)	>95	91~95	不超过 90	不超过 90
pH				降低

只要符合某一严重程度的某些指标,而不需满足全部指标,即可提示为该级别的急性发作。

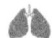

六、鉴别诊断

(一)心源性哮喘

心源性哮喘常见于左心衰竭,发作时的症状与哮喘相似,但心源性哮喘多有高血压、冠状动脉粥样硬化性心脏病、风湿性心脏病和二尖瓣狭窄等病史和体征。阵发性咳嗽,常咳出粉红色泡沫痰,两肺可闻及广泛的湿啰音和哮鸣音,左心界扩大,心率增快,心尖部可闻及奔马律。病情许可行胸部 X 线检查时,可见心脏增大,肺淤血征,有助于鉴别。若一时难以鉴别,可雾化吸入 β_2 肾上腺素受体激动药或静脉注射氨茶碱缓解症状后,进一步检查,忌用肾上腺素或饮咖啡,以免造成危险。

(二)喘息型慢性支气管炎

实际上为慢支合并哮喘,多见于中老年人,有慢性咳嗽史,喘息长年存在,有加重期。有肺气肿体征,两肺可闻及湿啰音。

(三)支气管肺癌

中央型肺癌由于肿瘤压迫导致支气管狭窄或伴发感染时,可出现喘鸣音或类似哮喘样呼吸困难、肺部可闻及哮鸣音。但肺癌的呼吸困难及喘鸣症状进行性加重,常无诱因,咳嗽可有血痰,痰中可找到癌细胞,胸部 X 线摄片、CT 或 MRI 检查或支气管镜检查常可明确诊断。

(四)肺嗜酸性粒细胞浸润症

见于热带性嗜酸细胞增多症、肺嗜酸性粒细胞增多性浸润、外源性变态反应性肺泡炎等。致病原为寄生虫、花粉、化学药品、职业粉尘等,多有接触史,症状较轻,患者常有发热,胸部 X 线检查可见多发性、此起彼伏的淡薄斑片浸润阴影,可自行消失或再发。肺组织活检也有助于鉴别。

(五)变态反应性支气管肺曲菌病

本病是一种由烟曲菌等致病真菌在具有特应性个体中引起的一种变态反应性疾病。其与哮喘的鉴别要点如下:①典型者咳出棕褐色痰块,内含多量嗜酸性粒细胞;②X 线胸片呈现游走性或固定性浸润病灶;③支气管造影可以显示出近端支气管呈囊状或柱状扩张;④痰镜检或培养发现烟曲菌;⑤曲菌抗原皮试呈速发反应阳性;⑥曲菌抗原特异性沉淀抗体(IgG)测定阳性;⑦烟曲菌抗原皮试出现 Arthus 现象;⑧烟曲菌特异性 IgE 水平增高。

(六)气管、支气管软化及复发性多软骨炎

由于气管支气管软骨软化,气道不能维持原来正常状态,患者呼气或咳嗽时胸膜腔内压升高,可引起气道狭窄,甚至闭塞,临床表现为呼气性喘息,其特点:①剧烈持续性、甚至犬吠样咳嗽;②气道断层摄影或 CT 显示气管、大气管狭窄;③支气管镜检查时可见气道呈扁平状,呼气或咳嗽时气道狭窄。

(七)变应性肉芽肿性血管炎

本病主要侵犯小动脉和小静脉,常侵犯细小动脉,主要累及多器官和脏器,以肺部浸润和周围血管嗜酸性粒细胞浸润增多为特征,本病患者绝大多数可出现喘息症状,其与哮喘的鉴别要点如下:①除喘息症状外,常伴有副鼻旁窦炎(88%)、变应性鼻炎(69%)、多发性神经炎(66%~98%);②病理检查特征有嗜酸性粒细胞浸润、肉芽肿病变、坏死性血管炎。

七、治疗

(一)脱离变应原

部分患者能找到引起哮喘发作的变应原或其他非特异刺激因素,应立即使患者脱离变应原

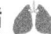

的接触。

(二)药物治疗

治疗哮喘的药物可以分为控制药物和缓解药物。①控制药物：是指需要长期每天使用的药物。这些药物主要通过抗炎作用使哮喘维持临床控制，其中包括吸入糖皮质激素（简称激素）、全身用激素、白三烯调节药、长效 β₂ 受体激动药（LABA，须与吸入激素联合应用）、缓释茶碱、色甘酸钠、抗 IgE 抗体及其他有助于减少全身激素剂量的药物等；②缓解药物：是指按需使用的药物。这些药物通过迅速解除支气管痉挛从而缓解哮喘症状，其中包括速效吸入 β₂ 受体激动药、全身用激素、吸入性抗胆碱能药物、短效茶碱及短效口服 β₂ 受体激动药等。

1.激素

激素是最有效的控制气道炎症的药物。给药途径包括吸入、口服和静脉应用等，吸入为首选途径。

(1)吸入给药：吸入激素的局部抗炎作用强；通过吸气过程给药，药物直接作用于呼吸道，所需剂量较小。通过消化道和呼吸道进入血液药物的大部分被肝灭活，因此全身性不良反应较少。研究结果证明吸入激素可以有效减轻哮喘症状、提高生命质量、改善肺功能、降低气道高反应性、控制气道炎症，减少哮喘发作的频率和减轻发作的严重程度，降低病死率。当使用不同的吸入装置时，可能产生不同的治疗效果。多数成人哮喘患者吸入小剂量激素即可较好地控制哮喘。过多增加吸入激素剂量对控制哮喘的获益较小而不良反应增加。由于吸烟可以降低激素的效果，故吸烟患者须戒烟并给予较高剂量的吸入激素。吸入激素的剂量与预防哮喘严重急性发作的作用之间有非常明确的关系，所以，严重哮喘患者长期大剂量吸入激素是有益的。

吸入激素在口咽部局部的不良反应包括声音嘶哑、咽部不适和念珠菌感染。吸药后及时用清水含漱口咽部，选用干粉吸入剂或加用储雾器可减少上述不良反应。吸入激素的全身不良反应的大小与药物剂量、药物的生物利用度、在肠道的吸收、肝首关代谢率及全身吸收药物的半衰期等因素有关。已上市的吸入激素中丙酸氟替卡松和布地奈德的全身不良反应较少。目前有证据表明成人哮喘患者每天吸入低至中剂量激素，不会出现明显的全身不良反应。长期高剂量吸入激素后可能出现的全身不良反应包括皮肤瘀斑、肾上腺功能抑制和骨密度降低等。已有研究证据表明吸入激素可能与白内障和青光眼的发生有关，但前瞻性研究没有证据表明与后囊下白内障的发生有明确关系。目前没有证据表明吸入激素可以增加肺部感染（包括肺结核）的发生率，因此伴有活动性肺结核的哮喘患者可以在抗结核治疗的同时给予吸入激素治疗。

气雾剂给药：临床上常用的吸入激素有 4 种（表 5-4）。包括二丙酸倍氯米松、布地奈德、丙酸氟替卡松等。一般而言，使用干粉吸入装置比普通定量气雾剂方便，吸入下呼吸道的药物量较多。

溶液给药：布地奈德溶液经以压缩空气为动力的射流装置雾化吸入，对患者吸气配合的要求不高，起效较快，适用于轻中度哮喘急性发作时的治疗。

吸入激素是长期治疗哮喘的首选药物。国际上推荐的每天吸入激素剂量见表 5-4。我国哮喘患者所需吸入激素剂量比该表中推荐的剂量要小一些。

(2)口服给药：适用于中度哮喘发作、慢性持续哮喘吸入大剂量激素联合治疗无效的患者和作为静脉应用激素治疗后的序贯治疗。一般使用半衰期较短的激素（如泼尼松、泼尼松龙或甲泼尼龙等）。对于激素依赖型哮喘，可采用每天或隔天清晨顿服给药的方式，以减少外源性激素对下丘脑-垂体-肾上腺轴的抑制作用。泼尼松的维持剂量最好每天不超过 10 mg。

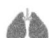

表 5-4　常用吸入型糖皮质激素的每天剂量与互换关系

药物	低剂量(μg)	中剂量(μg)	高剂量(μg)
二丙酸倍氯米松	200~500	500~1 000	1 000~2 000
布地奈德	200~400	400~800	800~1 600
丙酸氟替卡松	100~250	250~500	500~1 000
环索奈德	80~160	160~320	320~1 280

长期口服激素可以引起骨质疏松症、高血压、糖尿病、下丘脑-垂体-肾上腺轴的抑制、肥胖症、白内障、青光眼、皮肤菲薄导致皮纹和瘀斑、肌无力。对于伴有结核病、寄生虫感染、骨质疏松、青光眼、糖尿病、严重忧郁或消化性溃疡的哮喘患者,全身给予激素治疗时应慎重并应密切随访。长期甚至短期全身使用激素的哮喘患者可感染致命的疱疹病毒,应引起重视,尽量避免这些患者暴露于疱疹病毒是必要的。尽管全身使用激素不是一种经常使用的缓解哮喘症状的方法,但是对于严重的急性哮喘是需要的,因为它可以预防哮喘的恶化、减少因哮喘而急诊或住院的机会、预防早期复发、降低病死率。推荐剂量:泼尼松龙 30~50 mg/d,5~10 天。具体使用要根据病情的严重程度,当症状缓解或其肺功能已经达到个人最佳值,可以考虑停药或减量。地塞米松因对垂体-肾上腺的抑制作用大,不推荐长期使用。

(3)静脉给药:严重急性哮喘发作时,应经静脉及时给予琥珀酸氢化可的松(400~1 000 mg/d)或甲泼尼龙(80~160 mg/d)。无激素依赖倾向者,可在短期(3~5 天)内停药;有激素依赖倾向者应延长给药时间,控制哮喘症状后改为口服给药,并逐步减少激素用量。

2.β₂ 受体激动药

通过对气道平滑肌和肥大细胞等细胞膜表面的 β₂ 受体的作用,舒张气道平滑肌、减少肥大细胞和嗜碱性粒细胞脱颗粒和介质的释放、降低微血管的通透性、增加气道上皮纤毛的摆动等,缓解哮喘症状。此类药物较多,可分为短效(作用维持 4~6 小时)和长效(维持 12 小时)β₂ 受体激动药。后者又可分为速效(数分钟起效)和缓慢起效(30 分钟起效)两种(表 5-5)。

表 5-5　β₂ 受体激动药的分类

起效时间	作用维持时间	
	短效	长效
速效	沙丁胺醇吸入剂	福莫特罗吸入剂
	特布他林吸入剂	
	非诺特罗吸入剂	
慢效	沙丁胺醇口服剂	沙美特罗吸入剂
	特布他林口服剂	

(1)短效 β₂ 受体激动药(简称 SABA):常用的药物如沙丁胺醇和特布他林等。

1)吸入给药:可供吸入的短效 β₂ 受体激动药包括气雾剂、干粉剂和溶液等。这类药物松弛气道平滑肌作用强,通常在数分钟内起效,疗效可维持数小时,是缓解轻至中度急性哮喘症状的首选药物,也可用于运动性哮喘。如每次吸入 100~200 μg 沙丁胺醇或 250~500 μg 特布他林,必要时每 20 分钟重复 1 次。1 小时后疗效不满意者应向医师咨询或去急诊。这类药物应按需间歇使用,不宜长期、单一使用,也不宜过量应用,否则可引起骨骼肌震颤、低血钾、心律失常等不

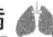

良反应。压力型定量手控气雾剂(pMDI)和干粉吸入装置吸入短效 β_2 受体激动药不适用于重度哮喘发作;其溶液(如沙丁胺醇、特布他林、非诺特罗及其复方制剂)经雾化泵吸入适用于轻至重度哮喘发作。

2)口服给药:如沙丁胺醇、特布他林、丙卡特罗片等,通常在服药后 15～30 分钟起效,疗效维持 4～6 小时。如沙丁胺醇 2～4 mg,特布他林 1.25～2.50 mg,每天 3 次;丙卡特罗 25～50 μg,每天 2 次。使用虽较方便,但心悸、骨骼肌震颤等不良反应比吸入给药时明显。缓释剂型和控释剂型的平喘作用维持时间可达8～12h,特布他林的前体药班布特罗的作用可维持 24 小时,可减少用药次数,适用于夜间哮喘患者的预防和治疗。长期、单一应用 β_2 受体激动药可造成细胞膜 β_2 受体的向下调节,表现为临床耐药现象,故应予避免。

3)注射给药:虽然平喘作用较为迅速,但因全身不良反应的发生率较高,国内较少使用。

4)贴剂给药:为透皮吸收剂型。现有产品有妥洛特罗,分为 0.5 mg、1 mg、2 mg 3 种剂量。由于采用结晶储存系统来控制药物的释放,药物经过皮肤吸收,因此可以减轻全身不良反应,每天只需贴敷 1 次,效果可维持 24 小时。对预防晨降有效,使用方法简单。

(2)长效 β_2 受体激动药(简称LABA):这类 β_2 受体激动药的分子结构中具有较长的侧链,舒张支气管平滑肌的作用可维持 12 小时以上。目前,在我国临床使用的吸入型 LABA 有 2 种。沙美特罗:经气雾剂或碟剂装置给药,给药后 30 分钟起效,平喘作用维持 12 小时以上。推荐剂量 50 μg,每天 2 次吸入。福莫特罗:经吸入装置给药,给药后 3～5 分钟起效,平喘作用维持 8 小时以上。平喘作用具有一定的剂量依赖性,推荐剂量 4.5～9.0 μg,每天 2 次吸入。吸入 LABA 适用于哮喘(尤其是夜间哮喘和运动诱发哮喘)的预防和治疗。福莫特罗因起效相对较快,也可按需用于哮喘急性发作时的治疗。

近年来推荐联合吸入激素和 LABA 治疗哮喘。这两者具有协同的抗炎和平喘作用,可获得相当于(或优于)应用加倍剂量吸入激素时的疗效,并可增加患者的依从性、减少较大剂量吸入激素引起的不良反应,尤其适合于中至重度持续哮喘患者的长期治疗。不推荐长期单独使用 LABA,应该在医师指导下与吸入激素联合使用。

3.白三烯调节药

包括半胱氨酰白三烯受体拮抗药和5-脂氧化酶抑制药。除吸入激素外,是唯一可单独应用的长效控制药,可作为轻度哮喘的替代治疗药物和中重度哮喘的联合治疗用药。目前在国内应用主要是半胱氨酰白三烯受体拮抗药,通过对气道平滑肌和其他细胞表面白三烯受体的拮抗抑制肥大细胞和嗜酸粒细胞释放出的半胱氨酰白三烯的致喘和致炎作用,产生轻度支气管舒张和减轻变应原、运动和二氧化硫(SO_2)诱发的支气管痉挛等作用,并具有一定程度的抗炎作用。本品可减轻哮喘症状、改善肺功能、减少哮喘的恶化。但其作用不如吸入激素,也不能取代激素。作为联合治疗中的一种药物,本品可减少中至重度哮喘患者每天吸入激素的剂量,并可提高吸入激素治疗的临床疗效,联用本品与吸入激素的疗效比联用吸入LABA与吸入激素的疗效稍差。但本品服用方便。尤适用于阿司匹林哮喘、运动性哮喘和伴有变应性鼻炎哮喘患者的治疗。本品使用较为安全。虽然有文献报道接受这类药物治疗的患者可出现 Churg-Strauss 综合征,但其与白三烯调节剂的因果关系尚未肯定,可能与减少全身应用激素的剂量有关。5-脂氧化酶抑制药齐留通可能引起肝损害,需监测肝功能。通常口服给药。白三烯受体拮抗药扎鲁司特 20 mg,每天 2 次;孟鲁司特 10 mg,每天 1 次;异丁司特 10 mg,每天 2 次。

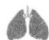

4.茶碱

具有舒张支气管平滑肌作用,并具有强心、利尿、扩张冠状动脉、兴奋呼吸中枢和呼吸肌等作用。有研究资料显示,低浓度茶碱具有抗炎和免疫调节作用。作为症状缓解药,尽管现在临床上在治疗重症哮喘时仍然静脉使用茶碱,但短效茶碱治疗哮喘发作或恶化还存在争议,因为它在舒张支气管,与足量使用的快速 β_2 受体激动药对比,没有任何优势,但是它可能改善呼吸驱动力。不推荐已经长期服用缓释型茶碱的患者使用短效茶碱,除非该患者的血清中茶碱浓度较低或者可以进行血清茶碱浓度监测时。

口服给药:包括氨茶碱和控/缓释型茶碱。用于轻至中度哮喘发作和维持治疗。一般剂量为每天6～10 mg/kg。口服控/缓释型茶碱后昼夜血药浓度平稳,平喘作用可维持 12～24 小时,尤其适用于夜间哮喘症状的控制。联合应用茶碱、激素和抗胆碱药物具有协同作用。但本品与 β_2 受体激动药联合应用时,易出现心率增快和心律失常,应慎用并适当减少剂量。

静脉给药:氨茶碱加入葡萄糖溶液中,缓慢静脉注射[注射速度不宜超过 0.25 mg/(kg·min)]或静脉滴注,适用于哮喘急性发作且近 24 小时内未用过茶碱类药物的患者。负荷剂量为 4～6 mg/kg,维持剂量为 0.6～0.8 mg/(kg·h)。由于茶碱的"治疗窗"窄,以及茶碱代谢存在较大的个体差异,可引起心律失常、血压下降,甚至死亡,在有条件的情况下应监测其血药浓度,及时调整浓度和滴速。茶碱有效、安全的血药浓度范围应在 6～15 mg/L。影响茶碱代谢的因素较多,如发热性疾病、妊娠,抗结核治疗可以降低茶碱的血药浓度;而肝脏疾病、充血性心力衰竭以及合用西咪替丁或喹诺酮类、大环内酯类等药物均可影响茶碱代谢而使其排泄减慢,增加茶碱的毒性作用,应引起临床医师的重视,并酌情调整剂量。多索茶碱的作用与氨茶碱相同,但不良反应较轻。双羟丙茶碱的作用较弱,不良反应也较少。

5.抗胆碱药物

吸入抗胆碱药物如溴化异丙托品、溴化氧托品和溴化泰乌托品等,可阻断节后迷走神经传出支,通过降低迷走神经张力而舒张支气管。其舒张支气管的作用比 β_2 受体激动药弱,起效也较慢,但长期应用不易产生耐药,对老年人的疗效不低于年轻人。

本品有气雾剂和雾化溶液两种剂型。经 pMDI 吸入溴化异丙托品气雾剂,常用剂量为 20～40 μg,每天 3～4 次;经雾化泵吸入溴化异丙托品溶液的常用剂量为 50～125 μg,每天 3～4 次。溴化泰乌托品是长效抗胆碱药物,对 M_1 和 M_3 受体具有选择性抑制作用,仅需每天 1 次吸入给药。本品与 β_2 受体激动药联合应用具有协同、互补作用。本品对有吸烟史的老年哮喘患者较为适宜,但对妊娠早期妇女和患有青光眼或前列腺肥大的患者应慎用。尽管溴化异丙托品被用在一些因不能耐受 β_2 受体激动药的哮喘患者上,但是到目前为止尚没有证据表明它对哮喘长期管理方面有显著效果。

6.抗 IgE 治疗

抗 IgE 单克隆抗体可应用于血清 IgE 水平增高的哮喘患者。目前它主要用于经过吸入糖皮质激素和 LABA 联合治疗后症状仍未控制的严重哮喘患者。目前在 11～50 岁的哮喘患者的治疗研究中尚没有发现抗 IgE 治疗有明显不良反应,但因该药临床使用的时间尚短,其远期疗效与安全性有待进一步观察。价格昂贵也使其临床应用受到限制。

7.变应原特异性免疫疗法(SIT)

通过皮下给予常见吸入变应原提取液(如尘螨、猫毛、豚草等),可减轻哮喘症状和降低气道高反应性,适用于变应原明确但难以避免的哮喘患者。其远期疗效和安全性尚待进一步研究与

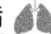

评价。变应原制备的标准化也有待加强。哮喘患者应用此疗法应严格在医师指导下进行。目前已试用舌下给药的变应原免疫疗法。SIT 应该是在严格的环境隔离和药物干预无效（包括吸入激素）情况下考虑的治疗方法。现在没有研究比较其和药物干预的疗效差异。现在还没有证据支持使用复合变应原进行免疫治疗的价值。

8.其他治疗哮喘药物

（1）抗组胺药物：口服第二代抗组胺药物（H_1 受体拮抗药）如酮替芬、氯雷他定、阿司咪唑、氮䓬司丁、特非那丁等具有抗变态反应作用，在哮喘治疗中的作用较弱。可用于伴有变应性鼻炎哮喘患者的治疗。这类药物的不良反应主要是嗜睡。阿司咪唑和特非那丁可引起严重的心血管不良反应，应谨慎使用。

（2）其他口服抗变态反应药物：如曲尼司特、瑞吡司特等可应用于轻至中度哮喘的治疗。其主要不良反应是嗜睡。

（3）可能减少口服糖皮质激素剂量的药物：包括口服免疫调节药（甲氨蝶呤、环孢素、金制剂等）、某些大环内酯类抗生素和静脉应用免疫球蛋白等。其疗效尚待进一步研究。

（4）中医中药：采用辨证施治，有助于慢性缓解期哮喘的治疗。有必要对临床疗效较为确切的中（成）药或方剂开展多中心随机双盲的临床研究。

（三）急性发作期的治疗

哮喘急性发作的治疗取决于发作的严重程度以及对治疗的反应。治疗的目的在于尽快缓解症状、解除气流受限和低氧血症，同时还需要制定长期治疗方案以预防再次急性发作。

对于具有哮喘相关死亡高危因素的患者，需要给予高度重视，这些患者应当尽早到医疗机构就诊。高危患者包括：①曾经有过气管插管和机械通气的濒于致死性哮喘的病史；②在过去 1 年中因为哮喘而住院或看急诊；③正在使用或最近刚刚停用口服激素；④目前未使用吸入激素；⑤过分依赖速效 β_2 受体激动药，特别是每月使用沙丁胺醇（或等效药物）超过 1 支的患者；⑥有心理疾病或社会心理问题，包括使用镇静药；⑦有对哮喘治疗计划不依从的历史。

轻度和部分中度急性发作可以在家庭中或社区中治疗。家庭或社区中的治疗措施主要为重复吸入速效 β_2 受体激动药，在第 1 小时每 20 分钟吸入 2～4 喷。随后根据治疗反应，轻度急性发作可调整为每 3～4 小时 2～4 喷，中度急性发作每 1～2 小时 6～10 喷。如果对吸入性 β_2 受体激动药反应良好（呼吸困难显著缓解，PEF 占预计值＞80%或个人最佳值，且疗效维持 3～4 小时），通常不需要使用其他的药物。如果治疗反应不完全，尤其是在控制性治疗的基础上发生的急性发作，应尽早口服激素（泼尼松龙0.5～1 mg/kg或等效剂量的其他激素），必要时到医院就诊。

部分中度和所有重度急性发作均应到急诊室或医院治疗。除氧疗外，应重复使用速效 β_2 受体激动药，可通过压力定量气雾剂的储雾器给药，也可通过射流雾化装置给药。推荐在初始治疗时连续雾化给药，随后根据需要间断给药（每 4 小时 1 次）。目前尚无证据支持常规静脉使用 β_2 受体激动药。联合使用 β_2 受体激动药和抗胆碱能制剂（如异丙托溴铵）能够取得更好的支气管舒张作用。茶碱的支气管舒张作用弱于 SABA，不良反应较大，应谨慎使用。对规则服用茶碱缓释制剂的患者，静脉使用茶碱应尽可能监测茶碱血药浓度。中重度哮喘急性发作应尽早使用全身激素，特别是对速效 β_2 受体激动药初始治疗反应不完全或疗效不能维持，以及在口服激素基础上仍然出现急性发作的患者。口服激素与静脉给药疗效相当，不良反应小。

推荐用法：泼尼松龙 30～50 mg 或等效的其他激素，每天单次给药。严重的急性发作或口服激素不能耐受时，可采用静脉注射或滴注，如甲基泼尼松龙 80～160 mg，或氢化可的松

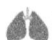

400～1 000 mg分次给药。地塞米松因半衰期较长,对肾上腺皮质功能抑制作用较强,一般不推荐使用。静脉给药和口服给药的序贯疗法有可能减少激素用量和不良反应,如静脉使用激素2～3天,继之以口服激素3～5天。不推荐常规使用镁制剂,可用于重度急性发作（FEV_1 25%～30%）或对初始治疗反应不良者。

重度和危重哮喘急性发作经过上述药物治疗,临床症状和肺功能无改善甚至继续恶化者,应及时给予机械通气治疗,其指征主要包括:意识改变、呼吸肌疲劳、$PaCO_2$ 不低于6.0 kPa(45 mmHg)等。可先采用经鼻(面)罩无创机械通气,若无效应及早行气管插管机械通气。哮喘急性发作机械通气需要较高的吸气压,可使用适当水平的呼气末正压(PEEP)治疗。如果需要过高的气道峰压和平台压才能维持正常通气容积,可试用允许性高碳酸血症通气策略以减少呼吸机相关肺损伤。

初始治疗症状显著改善,PEF或FEV_1占预计值的百分比恢复到或个人最佳值60%者以上可回家继续治疗,PEF或FEV_1为40%～60%者应在监护下回到家庭或社区继续治疗,治疗前PEF或FEV_1低于25%或治疗后低于40%者应入院治疗。在出院时或近期的随访时,应当为患者制订一个详细的行动计划,审核患者是否正确使用药物、吸入装置和峰流速仪,找到急性发作的诱因并制订避免接触的措施,调整控制性治疗方案。严重的哮喘急性发作意味着哮喘管理的失败,这些患者应当给予密切监护、长期随访,并进行长期哮喘教育。

大多数哮喘急性发作并非由细菌感染引起,应严格控制抗菌药物的使用指征,除非有细菌感染的证据,或属于重度或危重哮喘急性发作。

(四)慢性持续期的治疗

哮喘的治疗应以患者的病情严重程度为基础,根据其控制水平类别选择适当的治疗方案。哮喘药物的选择既要考虑药物的疗效及其安全性,也要考虑患者的实际状况,如经济收入和当地的医疗资源等。要为每个初诊患者制订哮喘防治计划,定期随访、监测,改善患者的依从性,并根据患者病情变化及时修订治疗方案。哮喘患者长期治疗方案分为5级(表5-6)。

表 5-6 根据哮喘病情控制分级制订治疗方案

第1级	第2级	第3级	第4级	第5级
		哮喘教育、环境控制		
按需使用短效 β_2 受体激动药		按需使用短效 β_2 受体激动药		
控制性药物	选用1种	选用1种	加用1种或以上	加用1种或2种
	低剂量 ICS	低剂量的 ICS 加 LABA	中高剂量的 ICS 加 LABA	口服最小剂量的糖皮质激素
	白三烯调节药	中高剂量的 ICS	白三烯调节药	抗 IgE 治疗
		低剂量的 ICS 加白三烯调节药	缓释茶碱	
		低剂量的 ICS 加缓释茶碱		

ICS:吸入糖皮质激素

对以往未经规范治疗的初诊哮喘患者可选择第2级治疗方案,哮喘患者症状明显,应直接选择第3级治疗方案。从第2级到第5级的治疗方案中都有不同的哮喘控制药物可供选择。而在每一级中都应按需使用缓解药物,以迅速缓解哮喘症状。如果使用含有福莫特罗和布地奈德单一吸入装置进行联合治疗时,可作为控制和缓解药物应用。

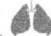

如果使用该分级治疗方案不能够使哮喘得到控制,治疗方案应该升级直至达到哮喘控制为止。当哮喘控制并维持至少 3 个月后,治疗方案可考虑降级。建议减量方案:①单独使用中至高剂量吸入激素的患者,将吸入激素剂量减少 50%;②单独使用低剂量激素的患者,可改为每天 1 次用药;③联合吸入激素和 LABA 的患者,将吸入激素剂量减少约 50%,仍继续使用 LABA 联合治疗。当达到低剂量联合治疗时,可选择改为每天 1 次联合用药或停用 LABA,单用吸入激素治疗。若患者使用最低剂量控制药物达到哮喘控制 1 年,并且哮喘症状不再发作,可考虑停用药物治疗。上述减量方案尚待进一步验证。通常情况下,患者在初诊后 2~4 周回访,以后每 1~3 个月随访 1 次。出现哮喘发作时应及时就诊,哮喘发作后 2 周至 1 个月内进行回访。

对于我国贫困地区或低经济收入的哮喘患者,视其病情严重度不同,长期控制哮喘的药物推荐使用:①吸入低剂量激素;②口服缓释茶碱;③吸入激素联合口服缓释茶碱;④口服激素和缓释茶碱。这些治疗方案的疗效与安全性需要进一步临床研究,尤其要监测长期口服激素可能引起的全身不良反应。

八、教育与管理

尽管哮喘尚不能根治,但通过有效的哮喘管理,通常可以实现哮喘控制。成功的哮喘管理目标:①达到并维持症状的控制;②维持正常活动,包括运动能力;③维持肺功能水平尽量接近正常;④预防哮喘急性加重;⑤避免因哮喘药物治疗导致的不良反应;⑥预防哮喘导致的死亡。

建立医患之间的合作关系是实现有效的哮喘管理的首要措施。其目的是指导患者自我管理,对治疗目标达成共识,制定个体化的书面管理计划,包括自我监测、对治疗方案和哮喘控制水平周期性评估、在症状和/或 PEF 提示哮喘控制水平变化的情况下,针对控制水平及时调整治疗以达到并维持哮喘控制。其中对患者进行哮喘教育是最基本的环节。

(一)哮喘教育

哮喘教育必须成为医患之间所有互助关系中的组成部分。对医院、社区、专科医师、全科医师及其他医务人员进行继续教育,通过培训哮喘管理知识,提高与患者沟通技巧,做好患者及家属教育。患者教育的目标是增加理解、增强技能、增加满意度、增强自信心、增加依从性和自我管理能力,增进健康减少卫生保健资源使用。

1.教育内容

(1)通过长期规范治疗能够有效控制哮喘。

(2)避免触发、诱发因素方法。

(3)哮喘的本质、发病机制。

(4)哮喘长期治疗方法。

(5)药物吸入装置及使用方法。

(6)自我监测,即如何测定、记录、解释哮喘日记内容、症状评分、应用药物、PEF,哮喘控制测试(ACT)变化。

(7)哮喘先兆、哮喘发作征象和相应自我处理方法,如何、何时就医。

(8)哮喘防治药物知识。

(9)如何根据自我监测结果判定控制水平,选择治疗。

(10)心理因素在哮喘发病中的作用。

2.教育方式

(1)初诊教育:是最重要的基础教育和启蒙教育,是医患合作关系起始的个体化教育,首先应提供患者诊断信息,了解患者对哮喘治疗的期望和可实现的程度,并至少进行以上(1)至(6)内容教育,预约复诊时间,提供教育材料。

(2)随访教育和评价:是长期管理方法,随访时应回答患者的疑问、评估最初疗效。定期评价、纠正吸入技术和监测技术,评价书面管理计划,理解实施程度,反复提供更新教育材料。

(3)集中教育:定期开办哮喘学校、学习班、俱乐部、联谊会进行大课教育和集中答疑。

(4)自学教育:通过阅读报纸、杂志、文章、看电视节目、听广播进行。

(5)网络教育:通过中国哮喘联盟网、全球哮喘防治创议网 GINA 等或互动多媒体技术传播防治信息。

(6)互助学习:举办患者防治哮喘经验交流会。

(7)定点教育:与社区卫生单位合作,有计划开展社区、患者、公众教育。

(8)调动全社会各阶层力量宣传普及哮喘防治知识。

哮喘教育是一个长期、持续过程,需要经常教育,反复强化,不断更新,持之以恒。

(二)哮喘管理

1.确定并减少危险因素接触

尽管对已确诊的哮喘患者应用药物干预,对控制症状和改善生活质量非常有效,但仍应尽可能避免或减少接触危险因素,以预防哮喘发病和症状加重。

许多危险因素可引起哮喘急性加重,被称为"触发因素",包括变应原、病毒感染、污染物、烟草烟雾、药物。减少患者对危险因素的接触,可改善哮喘控制并减少治疗药物需求量。早期确定职业性致敏因素,并防止患者进一步接触,是职业性哮喘管理的重要组成部分。

2.评估、治疗和监测

哮喘治疗的目标是达到并维持哮喘控制。大多数患者或家属通过医患合作制定的药物干预策略,能够达到这一目标,患者的起始治疗及调整是以患者的哮喘控制水平为依据,包括评估哮喘控制、治疗以达到控制,以及监测以维持控制这样一个持续循环过程(图 5-2)。

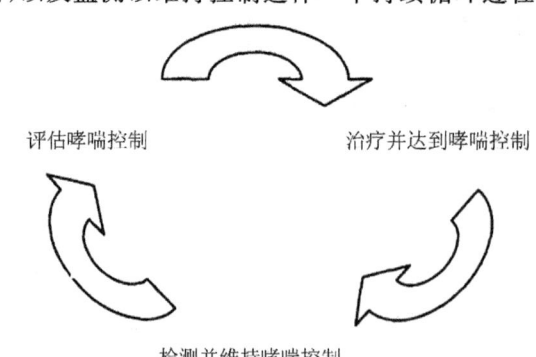

评估哮喘控制　　　　　治疗并达到哮喘控制

检测并维持哮喘控制

图 5-2　哮喘长期管理的循环模拟图

一些经过临床验证的哮喘控制评估工具如哮喘控制测试(ACT)、哮喘控制问卷(ACQ)、哮喘治疗评估问卷(ATAQ)等,也可用于评估哮喘控制水平。经国内多中心验证表明哮喘评估工具 ACT 不仅易学易用且适合中国国情。ACT 仅通过回答有关哮喘症状和生活质量的 5 个问题的评分进行综合判定,25 分为控制、20~24 分为部分控制、20 分以下为未控制,并不需要患者检

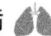

查肺功能。这些问卷不仅用于临床研究,还可以在临床工作中评估患者的哮喘控制水平,通过长期连续检测维持哮喘控制,尤其适合在基层医疗机构推广,作为肺功能的补充,既适用于医师,也适用于患者自我评估哮喘控制,患者可以在家庭或医院,就诊前或就诊期间完成哮喘控制水平的自我评估。这些问卷有助于改进哮喘控制的评估方法并增进医患双向交流,提供了反复使用的客观指标,以便长期监测(表 5-7)。

表 5-7 哮喘控制测试(ACT)

问题 1	在过去 4 周内,在工作、学习或家庭中,有多少时候哮喘妨碍您进行日常活动				
	所有时间 1	大多数时间 2	有些时候 3	很少时候 4	没有 5	得分
问题 2	在过去 4 周内,您有多少次呼吸困难?				
	每天不止 1 次 1	每天 1 次 2	每周 3 至 6 次 3	每周 1 至 2 次 4	完全没有 5	得分
问题 3	在过去 4 周内,因为哮喘症状(喘息、咳嗽、呼吸困难、胸闷或疼痛),您有多少次在夜间醒来或早上比平时早醒				
	每周 4 晚或更多 1	每周 2 至 3 晚 2	每周 1 次 3	1 至 2 次 4	没有 5	得分
问题 4	在过去 4 周内,您有多少次使用急救药物治疗(如沙丁胺醇)?				
	每天 3 次以上 1	每天 1 至 2 次 2	每周 2 至 3 次 3	每周 1 次或更少 4	没有 5	得分
问题 5	您如何评价过去 4 周内,您的哮喘控制情况?				
	没有控制 1	控制很差 2	有所控制 3	控制很好 4	完全控制 5	得分

第 1 步:请将每个问题的得分写在右侧的框中。请尽可能如实回答,这将有助于与医师讨论您的哮喘;第 2 步:把每一题的分数相加得出总分;第 3 步:寻找总分的含义。25 分:完全控制;20～24 分:部分控制;低于 20 分:未得到控制

在哮喘长期管理治疗过程中,必须采用评估哮喘控制方法,连续监测提供可重复的客观指标,从而调整治疗,确定维持哮喘控制所需的最低治疗级别,以便维持哮喘控制,降低医疗成本。

(尹钰涵)

第三节 上气道阻塞

上气道指鼻至气管隆突一段的传导性气道,通常以胸腔入口(体表标志为胸骨上切迹)为标志,分为胸腔外上气道和胸腔内上气道 2 部分。上气道疾病颇多,部分归入鼻咽喉科的诊治范围,也有不少就诊于呼吸内科,或者划界并不明确,如鼾症和睡眠呼吸暂停综合征。上气道疾病最常见和最具特征性的症状是上气道阻塞(upper airway obstruction,UAO)。本节用症状而不用疾病单独讨论旨在强调:①UAO 有别于下气道(或弥漫性气道)阻塞(如 COPD、哮喘),需要注意鉴别,而临床常有将上气道阻塞长期误诊为哮喘者;②UAO 又分为急性和慢性,前者为呼吸急诊,需要紧急处理,不得丝毫延误;③UAO 具有特征性的肺功能流量-容积(F-V)环的变化,临床医师应当善于运用这项检查识别不同类型的 UAO。

一、上气道阻塞的原因

按急性和慢性列于表 5-8。

表 5-8　上气道阻塞的原因

分类	具体原因
急性	异物吸入
	水肿：过敏性、血管神经性、烟雾吸入
	感染：扁桃腺炎、咽炎、会厌炎、咽后壁脓肿、急性阻塞性喉气管支气管炎（croup）、免疫抑制患者喉念珠菌病
慢性	声带：麻痹、功能障碍
	气管异常：气管支气管软化、复发性多软骨炎、气管支气管扩大、骨质沉着性气管支气管病
	浆细胞病变：气管支气管淀粉样变
	肉芽肿性疾病：结节病（咽、气管/主支气管、纵隔淋巴结压迫）、结核（咽后壁脓肿、喉、气管/主支气管、纵隔淋巴结压迫）
	韦格纳肉芽肿（声门下狭窄、溃疡性气管支气管炎）
	气管狭窄：插管后、气管切开后、创伤、食管失弛缓症
	气管受压/受犯：甲状腺肿、甲状腺癌、食管癌、纵隔肿瘤（淋巴瘤、淋巴结转移肿瘤）、主动脉瘤
	肿瘤：咽/喉/气管（乳头瘤病）

二、病理生理和肺功能改变

胸外的上气道处于大气压下，胸内部分则在胸内压作用之下。气管内外两侧的压力差为跨壁压。当气管外压大于胸内压，跨壁压为正值，气道则趋于闭合；当跨壁压为负值时，即气管内压大于气管外压，气管通畅（图 5-3）。上气道阻塞主要使患者肺泡通气减少，弥散功能则多属正常。上气道阻塞的位置、程度、性质（固定型或可变型）以及呼气或吸气相压力的变化，引起患者出现不同的病理生理改变，产生吸气气流受限、呼气气流受限，抑或两者均受限。临床上，根据呼吸气流受阻的不同可将上气道阻塞分为三种，即可变型胸外上气道阻塞、可变型胸内上气道阻塞和固定型上气道阻塞。

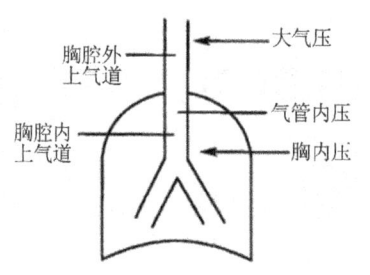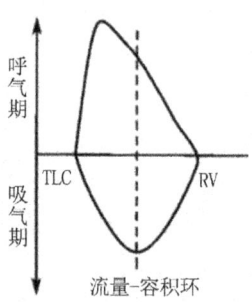

图 5-3　与气道口径有关的压力及正常流量-容积环

(一)可变型胸外上气道阻塞

可变型阻塞指梗阻部位气管内腔大小可因气管内外压力改变而变化的上气道阻塞，见于气管软化及声带麻痹等疾病的患者。正常情况下，胸外上气道外周的压力在整个呼吸周期均为大气压，吸气时由于气道内压降低，引起跨壁压增大，其作用方向为由管外向管内，导致胸外上气道倾向于缩小。存在可变型胸外上气道阻塞的患者，当其用力吸气时，由于 Ventuff 效应和湍流导致阻塞远端的气道压力显著降低，跨壁压明显增大，引起阻塞部位气道口径进一步缩小，出现吸气气流严重受阻；相反，当其用力呼气时，气管内压力增加，由于跨壁压降低，其阻塞程度可有所

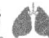

减轻。动态流量-容积环表现为吸气流速受限而呈现吸气平台,但呼气流速受限较轻则不出现平台,甚或呈现正常图形,50%肺活量用力呼气流速（$FEF_{50\%}$）与 50%肺活量用力吸气流速（$FIF_{50\%}$）之比（$FEF_{50\%}/FIF_{50\%}$）＞1.0,见图 5-4。

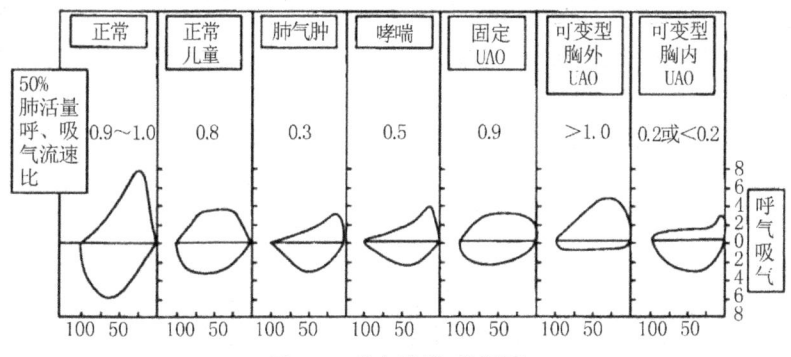

图 5-4 动态流量-容积环

(二)可变型胸内上气道阻塞

可变型胸内上气道阻塞,见于胸内气道的气管软化及肿瘤患者。由于胸内上气道周围的压力与胸内压接近,管腔外压(胸内压)与管腔内压相比为负压,跨壁压的作用方向由管腔内向管腔外,导致胸内气道倾向于扩张。当患者用力呼气时,Venturi 效应和湍流可使阻塞近端的气道压力降低,也引起阻塞部位气道口径进一步缩小,但出现呼气气流严重受阻。动态流量-容积环描记 $FEF_{50\%}/FIF_{50\%}$≤0.2,见图 5-4。

(三)固定型上气道阻塞

固定型上气道阻塞指上气道阻塞性病变部位僵硬固定,呼吸时跨壁压的改变不能引起梗阻部位的气道口径变化,见于气管狭窄和甲状腺肿瘤患者。这类患者,其吸气和呼气时气流均明显受限且程度相近,动态流量-容积环的吸气流速和呼气流速均呈现平台。多数学者认为,50%肺活量时呼气流速与吸气流速之比（$FEF_{50\%}/FIF_{50\%}$）等于 1 是固定型上气道阻塞的特征。但与阻塞病变邻近的正常气道可出现可变型阻塞,对 $FEF_{50\%}/FIF_{50\%}$ 有一定的影响,应予以注意。

三、临床表现

急性上气道阻塞通常呈现突发性严重呼吸困难,听诊可闻及喘鸣音。初起喘鸣音呈吸气性,随着病情进展可出现呼气鼾鸣声。严重者可有缺氧等急性呼吸衰竭的表现。慢性上气道阻塞早期症状不明显。逐渐出现刺激性干咳、气急。喘鸣音可以传导至胸,因而容易误判为肺部哮鸣音,误诊为哮喘或 COPD。因病因不同可有相应的症状或体征,如肿瘤常有痰中带血,声带麻痹则有声嘶和犬吠样咳嗽。

四、诊断

基本要点和程序包括:①对可疑患者的搜寻;②肺功能检测,特别要描记流量-容积曲线;③影像学或鼻咽喉科检查,寻找阻塞及其定位;④必要时借助喉镜或纤维支气管镜进行活组织检查,确立病理学诊断。

五、呼吸内科涉及上气道阻塞(UAO)的主要疾病及治疗

从定位而言呼吸内科涉及的 UAO 指气管疾病,即胸内上气道阻塞。以下简要叙述除外肿

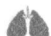

瘤和感染的另几种重要气管疾病。

(一)气管支气管软化

本病病因和病理生理不清楚。临床见于气管切开术后(尤其是儿童)、黏多糖综合征(黏多糖在气管壁沉积),其他可能的原因有吸烟、老年性退化、过高气道压(可能继发于慢性下气道阻塞)、纤维组织先天性脆弱。气道软骨变软,弹力纤维丧失。肉眼观可分为两类,即"新月"型(后气道壁陷入管腔)和"刀鞘"型(侧壁塌陷)。主要症状是气急、咳嗽、咳痰、反复呼吸道感染和咯血。治疗方法主要有 3 种,即持续气道正压通气、气管切开和气管支架植入,可按病情严重程度参考其他相关因素进行选择。

(二)复发性多软骨炎(relapsing polychondritis,RP)

本病是一种累及全身软骨的自身免疫性结缔组织病,由 Jackson Wartenhorst 首先描述。主要引起鼻、耳、呼吸道软骨的反复炎症与破坏,也有关节炎、巩膜炎以及主动脉、心脏、肾脏受累的报道。约 50%患者病变发生在气管和主支气管,与气管支气管软化非常相似,有学者认为 RP 是气管支气管软化的原因之一。临床表现咳嗽、声嘶、气急和喘鸣等。诊断的关键是医师在气急和喘鸣患者的临诊中熟悉和警惕本病。

肺功能流速-容量环描记、颈胸部高 KV 摄片、气管分层摄片均有助于发现上气道狭窄,最直接的诊断证据是纤支镜检查显示气管软骨环消失和气道壁塌陷、狭窄。本病缺少实验室诊断标准。糖皮质激素、氨苯砜和非类固醇消炎药可能有一定治疗作用。威胁生命时需要气管切开。气管支架植入可能在一定时期内获益。

(三)气管支气管淀粉样变

原发性淀粉样变累及气管支气管树比较少见。Thompson 和 Citron 将其分为 3 种类型:①气管支气管型(影响上气道或中心性气道);②小结节性肺实质型(肺内单发或多发性小结节);③弥漫性肺泡间隔型。后两型常误诊为肺肿瘤,经手术或尸检病理确诊。气管支气管淀粉样变表现为大气道肿块或弥漫性黏膜下斑块。支气管镜下可见气管支气管壁呈鹅卵石状,管壁显著增厚,可延及数级较小的支气管。临床症状无特异性。诊断有赖于纤支镜活检、标本镜检和刚果红阳性染色。本病预后不良,但进展可以相当缓慢,少数患者可生存数十年。病变弥漫累及较小支气管者约 30%在 4~6 年内死亡。治疗困难,激光凝灼、支架植入如果指征选择确当可以有一定效果。局部放疗偶尔也有帮助。最近有人提出可试用抗肿瘤化疗药物,但治疗反应很慢(6~12 个月)。

(四)气管狭窄

气管狭窄相对常见,医源性(气管切开)为最常见原因,其他原因包括创伤、气道灼伤等。气管扩张术、支架植入和切除重建术可根据病情进行选择。气道灼伤引起的广泛狭窄治疗困难。

(五)气管支气管扩大

一种先天性异常,表现为气管和主支气管萎缩、弹力纤维缺乏和气道肌层减少,气管和支气管变软,导致吸气时显著扩张,而呼气时狭窄陷闭。植入支架似乎是最好和唯一的治疗选择。

(六)骨质沉着性气管支气管病

本病是老年人气管支气管的退行性病变,表现为气管支气管黏膜下软骨性或骨性小结节,如息肉样。轻者无症状,严重和广泛病变患者可出现咳嗽、咯血、气急、反复呼吸道感染以及肺不张等。气管镜下摘除气道块状病灶可以有益。

(尹钰涵)

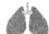

第四节 肺 不 张

肺不张不是一个独立的疾病,而是多种胸部疾病的并发症。肺不张分为先天性和后天获得性两类。先天性肺不张是指胎儿出生时肺泡内无气体充盈,临床表现有不同程度呼吸困难、发绀。X线胸片中双侧肺野呈弥散的粟粒状模糊阴影,有如毛玻璃状,胎儿可因严重缺氧死亡。后天获得性肺不张系指在生命的不同时期,由于各种不同原因引起肺萎陷,肺泡内无气体填充而形成的肺不张。本节主要论述后天获得性肺不张。

一、定义

肺不张系指肺脏部分的或局限于一侧的完全无气而导致的肺萎陷。肺不张可发生在肺的一侧、一大叶、一段或亚段。

二、病因和发病机制

根据累及的范围,肺不张可分为段、小叶、叶或整个肺的不张,也可根据其发病机制分为阻塞性和非阻塞性,后者包括粘连性、被动性、压迫性、瘢痕性和坠积性肺不张。大多数肺不张由叶或段的支气管内源性或外源性的阻塞所致。阻塞远段的肺段或肺叶内的气体吸收,使肺组织皱缩,在胸片上表现为不透光区域,一般无支气管空气征,又称吸收性肺不张。若为多发性或周边型阻塞,可出现支气管空气征。非阻塞性肺不张通常由瘢痕或粘连引起,表现为肺容量的下降,多有透光度下降,一般有支气管空气征。瘢痕性肺不张来自慢性炎症,常伴有肺实质不同程度的纤维化。此种肺不张通常继发于支气管扩张、结核、真菌感染或机化性肺炎。

粘连性肺不张有周围气道与肺泡的塌陷,可为弥散性、多灶性或叶、段肺不张,其机制尚未完全明确,可能与缺乏表面活性物质有关。

压迫性肺不张系因肺组织受邻近的扩张性病变的推压所致,如肿瘤、肺气囊、肺大疱,而松弛性(被动性)肺不张由胸腔内积气、积液所致,常表现为圆形肺不张。盘状肺不张较为少见,其发生与横膈运动减弱或呼吸运动减弱有关。

(一)气道腔内堵塞

气管或支气管腔内梗阻为肺不张最常见的直接原因。梗阻的远侧肺组织气体被吸收,肺泡萎陷。梗阻物多为支气管癌或良性肿瘤、误吸的异物、痰栓、肉芽肿或结石等。

1.支气管管腔内肿瘤

除肺泡细胞癌外,支气管肺癌是引起肺不张最常见的原因。以鳞癌为最多见,也可见于大细胞癌、小细胞癌,少见于腺癌。其他肿瘤,如类癌、支气管腺瘤、多形性腺瘤等也可引起支气管腔内堵塞。造成肺不张的范围取决于堵塞的部位和发展速度,可由一个肺叶至一侧全肺不张。结节状或块状的肿瘤除引起远端肺不张外,常并发阻塞性肺炎。

2.吸入异物

吸入异物引起的肺不张最常见于婴幼儿,或带牙托的迟钝老人,或见于口含钉、针、麦秆之类物体工作的成年人。异物大多为食物,如花生米、瓜子、鱼刺或碎骨等;其他如假牙等物。其停留

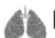

的部位常依异物的大小、形状和气道内气流的速度而定。较大的异物或在腔内存留较久的异物，使空气不能进入相应的肺内，当原有残气逐渐被吸收后，导致肺不张。误吸异物后引起突然的呛咳可为肺不张早期临床诊断的线索。但有时患者不能提供明确的吸入史，无症状期可以长短不一。当因阻塞引起继发性感染时，出现发热、咳痰，往往被误诊为气管炎或肺炎，而误漏异物吸入的诊断。异物吸入引起的体征变化不一。当其在管腔内呈瓣膜状时，出现哮鸣音，吸气时，气流通过，呼气时阻塞远端肺泡内的气体不能呼出，引起过度充气的局限性肺气肿，受损的肺过度充气，呼吸音降低，气管和心脏移向健侧。另一方面，当异物的瓣膜作用使气体易出而不易进时，肺不张很快形成，气管移向病侧。临床上见到的肺不张多属后一种情况。

胸部 X 线透视或摄片有助于异物吸入的诊断。有些异物可随体位变动，因此，X 线片呈不同定位征象。有时不张的肺掩盖了支气管内异物影像，需加深曝光摄片进行观察。

3.痰栓

支气管分泌的黏液不能及时排出而在腔内浓缩成块状将管腔堵塞，出现肺叶或肺段不张。例如支气管哮喘急性发作，气管切开，手术时过长时间的麻醉，术后卧床未保持适当的引流体位，特别是原有慢性呼吸道疾病、重度吸烟史，或急性呼吸道感染者，这些因素均可促使肺不张发生。当患者于术后 24～48 小时出现发热、气促、无效咳嗽时应警惕肺不张发生。不张的肺区叩诊呈浊音，呼吸音低钝。当有效地排除痰栓后，不张肺可很快复张。

4.肉芽肿

有些肉芽肿性疾病在支气管腔内生长，形似肿块，引起管腔堵塞，其中以结核性肉芽肿最为常见。这类干酪性肉芽肿愈合后形成支气管内结石为肺不张少见的原因。

(二)压迫性肺不张

肺门、纵隔肿大的淋巴结，肺组织邻近的囊性或恶性肿瘤、血管瘤、心包积液等均可引起肺不张；如果正常胸腔的负压因胸腔内大量积液、积气而消失，则肺被压缩而导致压缩性肺不张，当这些压缩因素很快消失后，肺组织可以重新复张。

(三)肺组织弹性降低

肺组织非特异性炎症，引起支气管或肺结构破坏，支气管收缩狭窄。肺泡无气，皱缩，失去弹性，体积缩小，呈长期肺不张。例如右肺中叶综合征常为非特异性感染导致肺不张的结果。

(四)胸壁病变引起的肺不张

外伤引起多发性肋骨骨折，或因神经、呼吸肌麻痹无力引起呼吸障碍，也常为肺不张的原因。继发的呼吸道感染是其促进因素。一般为局限性，多发生于病侧的下叶，或呈盘状不张。

(五)肺组织代谢紊乱引起的肺不张

表面活性物质降低的各种因素均可导致肺不张。如成人呼吸窘迫综合征。

三、临床表现

肺不张的临床表现轻重不一，取决于不同的病因、肺不张的部位或范围以及有无并发症等。急性大面积的肺不张，或合并感染时，可出现咳嗽、喘鸣、咯血、脓痰、畏寒和发热，或因缺氧出现口唇、甲床发绀。病肺区叩诊浊音，呼吸音降低。吸气时，如果有少量空气进入肺不张区，可以听到干或湿啰音。上叶不张因邻近气管有时听到支气管肺泡呼吸音。过大的心脏或动脉瘤压迫引起的肺不张往往听到血管杂音。缓慢发生的肺不张，在无继发感染时，往往无临床症状或阳性体征，特别是当肺受累的范围小，或周围肺组织能有效地代偿膨胀时尤其如此。一般常见于右肺

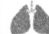

中叶不张。

四、X线检查主要征象

X线胸片检查对肺不张具有非常重要的诊断价值。表现为肺不张的直接X线征象和间接X线征象如下。

(一)肺不张的直接X线征象

1.密度增高

不张的肺组织透亮度降低,呈均匀致密的毛玻璃状。若肺叶不完全塌陷,尚有部分气体充盈于内时,其影像可能正常,或仅有密度增高。在肺不张的恢复期或伴有支气管扩张时,X线影像欠均匀。

2.体积缩小

肺不张时一般在X线影像中可见到相应的肺叶体积缩小。但有时在亚段以下存在侧支通气,肺体积的缩小并不明显。

3.形态、轮廓或位置的改变

叶段肺不张一般呈钝三角形,宽而钝的面朝向肋膈胸膜面,尖端指向肺门,有扇形、三角形、带形、圆形等。

(二)肺不张的间接X线征象

(1)叶间裂向不张的肺侧移位。

(2)肺纹理的分布异常:由于肺体积缩小,病变区的支气管与血管纹理聚拢,而邻近肺代偿性膨胀,致使血管纹理稀疏,并向不张的肺叶弓形移位。

(3)肺门影缩小和消失,向不张的病侧移位,或与肺不张的致密影像融合。

(4)纵隔、心脏、气管向患侧移位。有时健侧肺疝向患侧,而出现纵隔疝。

(5)横膈升高,胸廓缩小,肋间变窄。除了上述的肺不张直接或间接X线征象,有时肺不张在X线胸片上呈现的某些特征也可作为病原学诊断的参考。

五、诊断

(一)肺不张的诊断

主要靠胸部X线所见。病因需结合病史。由于痰栓或手术后排痰困难所导致的肺不张,在临床密切观察下即可发现。

(二)病因诊断

由于肺不张不是一个独立的疾病,而是多种胸部疾病的并发症。因此,不能仅满足于做出肺不张的诊断,而应力求明确病因。尤其应该首先排除肿瘤引起的肺不张。纤维支气管镜检查和选择性支气管造影有助于病因的诊断:①右上肺叶不张的肺裂呈反"S"形时常是肺癌的指征。②如纵隔向有大量胸腔积液的一侧移位,说明该侧存在着肺不张,这往往是肺癌的指征。③如不张的肺叶经支气管造影、体层像、CT或纤维支气管镜等检查证明并无支气管阻塞,则肿瘤引起的肺不张基本上可以排除。④如果同时有多肺叶或多肺段发生不张,且这些不张的肺叶肺段的支气管开口并不是彼此相邻的,则肺不张由肺癌引起的可能性很小。

(三)各种类型的X线表现

诊断肺不张采用标准的后前位胸片和侧位胸片为重要的手段。断层胸片可显示支气管腔内

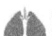

堵塞的部位。

1.右侧肺、叶、段不张的 X 线表现

(1)右侧全肺不张:有主支气管堵塞引起右侧全肺不张,右肺密度均匀增高,致密呈毛玻璃样,体积缩小移向肺门。气管、纵隔、心脏移向病侧,横膈升高,胸廓内陷,肋间变窄。对侧肺呈代偿性肺气肿。如堵塞为异物或痰栓引起,去除异物或痰栓后,不张的肺可以完全复张。如堵塞物为肿瘤或肿大的淋巴结压迫,常因纤维化改变,肺的复张较缓慢,或完全不能复张。胸腔内积聚大量气体、液体引起同侧胸内肺萎陷,其程度往往较支气管堵塞引起的肺不张轻,气管、纵隔和心脏移向对侧,肋间隙变宽,横膈下降,或上述改变不明显。

(2)右肺上叶不张:正位胸片即可显示,不张的肺向前上内侧收缩,呈折扇形致密影,尖端于肺门,基底贴胸壁,外缘呈斜直状由肺门伸向胸廓上方,常误认为纵隔增宽。肺门向上向外移位,水平裂向上收缩,有时上叶被压成扁平状类似胸膜顶尖帽。中叶和下叶代偿性肺气肿,血管纹理分散,肺动脉影由下斜位变为横位,横膈改变不明显。侧位观察:水平裂弓形上移,斜裂向前向上移位,右肺上叶不张常见于结核和肺癌。结核病变多引起上叶后段不张,而上叶前段不张应考虑肺癌。有时,因病变与周围胸膜粘连,使肺叶不能完全向上和向内收缩,呈凹面向下的弧形,右肺上叶不张的 X 线胸片,有时呈邻近横膈峰征,表现为边缘清晰的小尖峰,居横膈表面,或接近横膈圆顶的最高点。

(3)右肺中叶不张:中叶体积缩小,上下径变短,肺叶内缩,邻近的上下肺叶呈代偿性肺气肿。正位观察:有肺门下移,右心缘不清楚,水平叶间裂移向内下,纵隔、心脏、横膈一般无移位。前弓位观察:可见由肺门向外伸展的狭窄的三角形致密影,尖端达胸壁,基底向肺门,上下边缘锐利。侧位观察:自肺门区向前下斜行的带状致密影,基底宽,接近剑突与胸骨交界处。上缘为向下移位的水平裂,下缘为向前、向上移位的斜裂下部,尖端位于水平裂与斜裂交界处,形似三角。

(4)右肺下叶不张:正位观察,右肺下心缘旁呈一三角形向上的阴影,尖端指向肺门,基底与横膈内侧相贴,上窄下宽的狭长三角形致密影,向后向内收缩至胸椎旁,肺门向内下移位,横膈上升,心脏移向病侧,有时不张的下叶肺隐于其后。侧位相:右侧横膈部分闭塞,有一模糊的三角形楔状影,其前缘为后移的向后凸的斜裂,此征象可与向前凸的包裹性积液鉴别。右肺下叶不张除了前述的一般特征,有时在胸腔的上方内侧呈现三角形的影像,与纵隔相连接,尖端指向肺门。基底位于锁骨影之上。该三角形为正常纵隔软组织,包括前纵隔胸膜左右边界及锁骨上区。当右下叶肺不张发生后,体积缩小,该三角形由正常的部位拉向病侧。此征象具有重要的诊断意义,因为当下叶不张的肺隐蔽于心后时,或右下肺不张伴有胸腔积液时,不张的右肺下叶往往不易被发现,而肺上部三角形影像可作为其诊断的依据。当下叶不张与胸腔积液并存时,单以胸片鉴别有一定困难,可结合 B 超识别胸腔积液的存在。右肺下叶基底段不张后前位观察:右基底段浓密影。右侧位观察:横膈面仅见斜裂的小部分,基底段塌陷类似积液阴影,背段呈代偿性膨胀,充气的背段与不张的基底段之间边界不规整。

(5)右肺上叶和中叶不张:右纵隔旁和右心缘旁浓密影,周边渐淡,斜裂向前移位,类似左上肺叶不张。前纵隔可出现左肺疝。

(6)右肺中叶不张合并右肺下叶不张:根据右肺中叶合并右肺下叶不张的程度不同其表现也不一样,或为水平叶间裂下移,外侧下移更明显,充气的肺与不张的肺之间在侧位片上缺乏明显边界,类似胸腔积液;或为水平叶间裂稍向上凸起,类似膈肌升高或肺下积液。

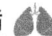

2.左侧肺、叶、段不张的 X 线表现

(1)左肺上叶不张:左肺上叶不张常伴下叶代偿性肺气肿。不张的上叶呈翼状向前内收缩至纵隔,常与纵隔肿瘤混淆。下叶背段呈代偿性膨胀可达肺尖区。由于上叶肺组织较宽厚而舌叶较薄,从正位观察,上叶肺的内中带密度较高,下肺野相对透亮。左肺舌叶不张使左心缘模糊,显示不清。左侧位观察:斜裂向前移位,不张的肺叶体积缩小。

(2)左肺下叶不张:正位 X 线胸片呈平腰征,左心缘的正常凹面消失,心脏左缘呈平直状,不张的下叶呈三角形隐蔽于心后,使心影密度增高,左肺门下移,同侧横膈升高。左肺下叶基底段不张:正位胸片显示左基底弥漫性稠密影,横膈升高。侧位片观察:斜裂下部分起始于横膈,边界清晰。充气的背段与不张的基底段之间的界限不锐利。

3.其他类型肺不张

(1)圆形肺不张:多见于有胸腔积液存在时,其形态和部位有时不易确认,甚至被误认为肿瘤。所以,认识圆形肺不张很重要,可以避免不必要的创伤性检查和治疗。圆形肺不张一般局限于胸膜下,呈圆形或椭圆形,直径 2.5～5 cm,其下方有血管或支气管连接影,形似彗星尾。不张的肺叶体积缩小,不张区底部有支气管气道影,周围组织呈代偿性气肿,损伤区邻近的胸膜增厚。

(2)盘状肺不张:从 X 线胸片观察,肺底部呈 2～6 cm 长的盘状或条形阴影,位于横膈上方,随呼吸上下移动。其发生与横膈运动减弱有关,常见于腹腔内积液,或因胸膜炎造成疼痛使呼吸运动幅度减弱。

(3)癌性肺不张:当癌组织向支气管腔外蔓延或局部淋巴结肿大时,X 线胸片可见肿块和叶间裂移位同时出现,在右肺上叶的病变可呈不同程度的"S"形,或肺不张边缘呈"波浪形"。

(4)结核性肺不张:其特点是支气管梗阻部位多发生在 2～4 级支气管,支气管扭曲变形,或伴支气管播散病灶;其他肺野有时可见结核灶,或有明显的胸膜肥厚粘连。

六、鉴别诊断

(一)肺实变

X 线表现仅示肺叶或肺段的密度增高影,主要为实变而非萎陷,体积不缩小;无叶间裂、纵隔或肺门移位表现;邻近肺组织无代偿性肺气肿,实变阴影中可见气管充气相。

(二)包裹性胸腔积液

位于胸膜腔下后方和内侧的包裹性积液有时下叶不张相似,位于横裂或斜裂下部的积液有时和右中叶或舌叶不张相似。进行不同体位的 X 线检查,注意有无胸膜增厚存在以及阴影和肺裂的关系对鉴别诊断有一定的帮助。如叶间包裹性积液,侧位片见叶间裂部位的梭形致密影,密度均匀,梭形影的两尖端与叶间裂相连。胸部 B 超检查有助于区别不张与积液。

(三)右中叶炎症

侧位相中叶体积不缩小,横膈和斜裂不移位。

七、治疗

肺不张的治疗依其不同的病因而采取不同的治疗手段。痰栓引起的肺不张,首先要有效地湿化呼吸道,在化痰的条件下,配合体位引流、拍背、深呼吸,加强肺叶的扩张,促使分泌物排出。如果 24 小时仍无效果,可行纤维支气管镜吸引。异物引起的肺不张,通过气管镜取出异物,如果异物在肺内存留过久,或因慢性炎症反应很难取出,必要时手术治疗。肿瘤引起的肺不张,依其细胞类型进行化疗、放疗或手术切除。由于支气管结核而引起的肺不张的治疗,除全身用抗结核治疗外,可配合局部喷吸抗结核药物。

(尹钰涵)

第五节　慢性阻塞性肺疾病

一、慢性阻塞性肺疾病概述

(一)定义

慢性阻塞性肺疾病(chronic obstructive pulmonary disease,COPD)是一种以气流受限为特征的可以预防和治疗的疾病,气流受限不完全可逆,呈进行性发展,与肺部对香烟烟雾等有害气体或颗粒的异常炎症反应有关,COPD主要累及肺脏,但也可以引起全身(或称肺外)的不良反应。

COPD是指具有气流受限的慢性支气管炎(慢支)和/或肺气肿。慢支或肺气肿可单独存在,但在绝大多数情况下是合并存在,无论是单独或合并存在,只要有气流受限,均可以称为COPD,当其合并存在时,各自所占的比重则因人而异。

慢支的定义为"慢性咳嗽、咳痰,每年至少3个月,连续2年以上,并能除外其他肺部疾病者"。

肺气肿的定义为"终末细支气管远侧气腔异常而持久的扩大,并伴有气腔壁的破坏,而无明显的纤维化"。

以上慢支和肺气肿的定义中都没有提到气流受限,而COPD是以气流受限为特征的疾病,因此现在国内外均逐渐以COPD这一名称取代具有气流受限的慢支和/或肺气肿。如果一个患者,具有COPD的危险因素,又有长期咳嗽、咳痰的症状,但肺功能检查正常,则只能视为COPD的高危对象,其中一部分患者在以后的随访过程中,可出现气流受限,但也有些患者肺功能始终正常,当其出现气流受限时,才能称为COPD。

以往有些学者认为支气管哮喘,甚至支气管扩张都应包括在COPD之内,但支气管哮喘在发病机制上与COPD完全不同,虽然也有慢性气流受限,但其程度完全可逆或可逆性比较大,支气管扩张相对来说是一种局限性病变,二者均不应包括在COPD之内。

COPD不仅累及肺,对全身也有影响,COPD晚期常有体重下降,营养不良,骨骼肌无力,精神抑郁,由于呼吸衰竭,可并发肺源性心脏病,肺性脑病,还可伴发心肌梗死、骨质疏松等。因此COPD不仅是一种呼吸系统疾病,还是一种全身性疾病,在评定COPD的严重程度时,不仅要看肺功能,还要看全身的状况。

(二)流行病学

COPD是呼吸系统最常见的疾病之一,近期对我国7个地区20 245个成年人进行调查,研究发现COPD患病率占40岁以上人群的8.2%,患病率之高,十分惊人。另外流行病学调查还表明COPD患病率在吸烟者、戒烟者中比不吸烟者明显高,男性比女性高,40岁以上者比40岁以下者明显高。

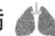

二、慢性阻塞性肺疾病的病因病理

(一)病因

COPD 的病因至今仍不十分清楚,但已知与某些危险因素有关,吸烟是最主要的危险因素,但吸烟者中也只有 15%~20%发生 COPD,因此个体的易感性也是重要原因,环境因素与个体的易感因素相结合导致发病。

1.环境因素

(1)吸烟:已知吸烟为 COPD 最主要的危险因素,大多数患者均有吸烟史,吸烟数量愈大,年限愈长,则发病率愈高。被动吸烟能够增加吸入有害气体和颗粒的总量,也可以导致 COPD 的发生。

(2)职业性粉尘和化学物质:包括有机或无机粉尘,化学物质和烟雾,如二氧化硅、煤尘、棉尘、蔗尘、盐酸、硫酸、氯气。

(3)室内空气污染:用生物燃料如木材、畜粪等或煤炭做饭或取暖,通风不良,在不发达国家,是不吸烟而发生 COPD 的重要原因。

(4)室外空气污染:在城市里汽车、工厂排放的废气,如一氧化氮、二氧化氮、二氧化硫、二氧化碳,其他如臭氧等,在 COPD 的发生上,作为独立的因素,可能起的作用较小,但可以引起 COPD 的急性加重。

2.易感性

包括易感基因和后天获得的易感性。

(1)易感基因:比较明确的是表达先天性 α_1-抗胰蛋白酶缺乏的基因,是 COPD 的一个致病原因,但这种病在我国还未见报道,有报道 COPD 在一个家庭中多发,但迄今尚未发现明确的基因,COPD 的表型较多,很可能是一种多基因疾病,流行病学调查发现吸烟者与早期慢支患者,其 FEV_1 逐年下降率与气道反应性有关,气道反应性高者,其 FEV_1 下降率加速,因此认为气道高反应性也是 COPD 发病的危险因素。某些研究资料表明气道高反应性与基因有关,总之基因与 COPD 的关系,尚待深入研究。

(2)出生低体重:学龄儿童调查发现出生低体重者肺功能较差,这些儿童以后若吸烟,可能是 COPD 的一个易感因素。

(3)儿童时期下呼吸道感染:许多调查报告表明儿童时期下呼吸道感染与成年后 COPD 的发病有关,如果这些患病的儿童以后吸烟,则 COPD 的发病率显著增加,如果不吸烟,则对 COPD 的发生无明显影响,上述结果提示儿童时期下呼吸道感染可能是吸烟者发生 COPD 的易感因素,因儿童时期肺组织尚在发育,下呼吸道感染对肺组织的结构与功能均会发生不利影响,如果再吸烟,气道就更容易受到损害而发生 COPD,这种因果关系尚有待今后更多的研究资料证实。

(4)气道高反应性:气道高反应性是 COPD 的一个危险因素。气道高反应性除与基因有关外也可以是后天获得,继发于环境因素,例如氧化应激反应,可使气道反应性增高。

(二)病理

1.病理变化

COPD 特征性的病理变化见于中央气道、周围气道、肺实质和肺血管,存在着慢性炎症,在普通的吸烟者,也可以看到这种慢性炎症,是对吸入的有害物质的正常防御反应,但在 COPD 患者,这种炎症反应被放大而且持久,这种异常的炎症反应可能是由易感基因决定的。COPD 在不同的部位,有不同的炎症细胞,气道腔内中性粒细胞增多,气道腔、气道壁、肺实质巨噬细胞增加,气道壁和肺实质 CD8$^+$T 淋巴细胞增加,反复的组织损伤和修复导致气道结构的重塑和狭窄。

(1)中央气道(气管和内径>2 mm 的支气管)。①炎症细胞:巨噬细胞增多,CD8$^+$(细胞毒)T 淋巴细胞增多,气腔内中性粒细胞增多。②结构变化:杯状细胞增多,黏膜下腺体增大(二者致黏液分泌增多),上皮鳞状化生。

(2)周围气道(细支气管内径<2 mm)。①炎症细胞:巨噬细胞增多,T 淋巴细胞(CD8$^+$>CD4$^+$)增多,B 淋巴细胞,淋巴滤泡,成纤维细胞增多,气腔内中性粒细胞增多。②结构变化:气道壁增厚,支气管壁纤维化,腔内炎性渗出,气道狭窄(阻塞性细支气管炎)炎性反应和渗出随病情加重而加重。

(3)肺实质(呼吸性细支气管和肺泡)。①炎症细胞:巨噬细胞增多,CD8$^+$T 淋巴细胞增多,肺泡腔内中性粒细胞增多。②结构变化:肺泡壁破坏,上皮细胞和内皮细胞凋亡。

(4)肺血管。①炎症细胞:巨噬细胞增多,T 淋巴细胞增多。②结构变化:内膜增厚,内皮细胞功能不全。平滑肌增厚导致肺动脉高压。

2.病理分类

各类型肺气肿如图 5-5 所示。

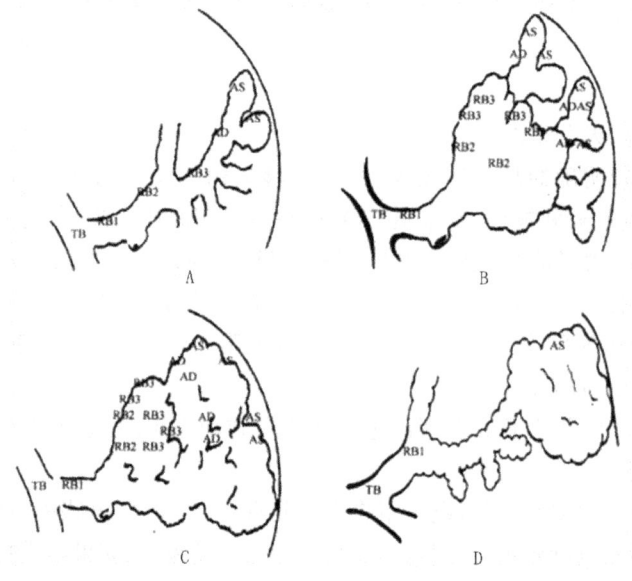

图 5-5　不同类型肺气肿示意图

A.正常肺小叶;B.小叶中心型肺气肿:呼吸性细支气管破坏融合,肺泡导管肺泡囊正常;C.全小叶型肺气肿:终末细支气管远端气腔全部破坏、融合扩大;D.隔旁肺气肿:小叶周围的肺泡腔破坏融合,靠近胸膜。TB:终末细支气管,RB1~3:呼吸性细支气管,AD:肺泡导管,AS:肺泡囊

(1)小叶中心型肺气肿:呼吸性细支气管的破坏和扩张,常见于吸烟者和肺上部(图 5-5B)。

(2)全小叶型肺气肿:肺泡囊与呼吸性细支气管的破坏和融合,常见于先天性 α$_1$-抗胰蛋白酶缺乏者,也可见于吸烟者(图 5-5C)。

(3)隔旁肺气肿:为小叶远端肺泡导管、肺泡囊、肺泡的破坏与融合,位于肺内叶间隔或靠近胸壁的胸膜旁,常与以上两种肺气肿并存(图 5-5D)。

(4)肺大疱:肺气肿可伴有肺大疱,为直径>1 cm 的扩张的肺气肿气腔。肺气肿应与其他肺

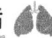

泡过度充气相鉴别，支气管哮喘由于支气管痉挛狭窄，远端肺泡腔残气增加，肺泡扩张，但并无肺泡壁的破坏，并非肺气肿。

（5）代偿性肺气肿也是正常的肺泡过度扩张，不同于 COPD 中的肺气肿。

（6）老年性肺气肿，部分老年患者也可见到肺泡腔扩张，肺容量增加，主要是肺泡壁的弹性组织退行性变，肺泡弹性降低所致，并无肺泡壁的破坏，也无明显的症状。

三、慢性阻塞性肺疾病的发病机制

近年来对 COPD 的研究已有了很大进展，但对其发病机制至今尚不完全明了。

（一）气道炎症

香烟的烟雾与大气中的有害物质能激活气道内的肺泡巨噬细胞，巨噬细胞处在 COPD 慢性炎症的关键位置，它被激活后释放各种细胞因子，包括白介素-8（IL-8）、肿瘤坏死因子-α（TNF-α）、干扰素诱导性蛋白-10（IP-10）、单核细胞趋化肽-1（MCP-1）与白三烯 B_4（LTB_4）。IL-8 与 LTB_4 是中性粒细胞的趋化因子，MCP-1 是巨噬细胞的趋化因子，IP-10 是 $CD8^+$ T 淋巴细胞的趋化因子，这些炎症细胞被募集至气道后，在其与组织细胞相互作用下，发生了慢性炎症。TNF-α 能上调血管内皮细胞间黏附分子-1（ICAM-1）的表达，使中性粒细胞黏附于血管壁并移行至血管外并向气道内聚集，巨噬细胞与中性粒细胞释放的弹性蛋白酶与 TNF-α 均能损伤气道上皮细胞，使其释放更多的 IL-8，进一步加剧了气道炎症，蛋白酶还可刺激黏液腺增生肥大，使黏液分泌增多，上皮细胞损伤后脱纤毛以及免疫球蛋白受到蛋白酶的破坏，都能削弱气道的防御功能，容易继发感染，气道潜在的腺病毒感染，可以激活上皮细胞内的核因子 NF-κB 的转录，产生 IL-8 与 ICAM-1，吸引更多的中性粒细胞，使炎症持久不愈，这也可以解释为何 COPD 患者在戒烟以后，病情仍持续进展。$CD8^+$ T 淋巴细胞也是重要的炎症细胞，其释放的 TNF-α、穿孔素等能使肺泡细胞溶解和凋亡，导致肺气肿。

气道炎症引起的分泌物增多，使气道狭窄，炎症细胞释放的介质可引起气道平滑肌的收缩，使其增生肥厚，上皮细胞与黏膜下组织损伤后的修复过程可导致气道壁的纤维化与气道重塑，以上的病理改变共同导致阻塞性通气障碍。巨噬细胞在 COPD 炎症反应中的枢纽作用见图 5-6，小气道阻塞发生的机制见图 5-7。

（二）蛋白酶与抗蛋白酶的失平衡

香烟等有害气体与颗粒除了引起支气管、细支气管的炎症以外，还可引起肺泡的慢性炎症，肺泡腔内有多量的巨噬细胞与中性粒细胞聚集，前者可产生半胱氨酸蛋白酶与基质金属蛋白酶（matrix metallo proteinase，MMP），后者可产生丝氨酸蛋白酶与基质金属蛋白酶，它们可水解肺泡壁中的弹性蛋白与胶原蛋白，使肺泡壁溶解破裂，许多小的肺泡腔融合成大的肺泡腔，产生肺气肿，在呼吸性细支气管，则可引起呼吸性细支气管的破坏、融合，产生小叶中心型肺气肿。

在正常情况下，由于抗蛋白酶的存在，可与蛋白酶保持平衡，使其不致对组织产生过度的破坏，血浆中的 α_2 巨球蛋白、α_1-抗胰蛋白酶能与中性粒细胞释放的丝氨酸蛋白酶结合而使其失去活性，此外气道的黏液细胞、上皮细胞尚可分泌低分子的分泌型白细胞蛋白酶抑制药（secretory leuco protease inhibitor，SLPI），能够抑制中性粒细胞释放的弹性蛋白酶的活性。许多组织能产生半胱氨酸蛋白酶抑制药与组织基质金属蛋白酶抑制药（tissue inhibitors of matrix metalloproteinases，TIMPs）使这两种蛋白酶失活，但在 COPD 患者，可能由于基因的多态性，影响了某些抗蛋白酶的产量或功能，使其不足以对抗蛋白酶的破坏作用而发生肺气肿（图 5-8）。

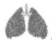

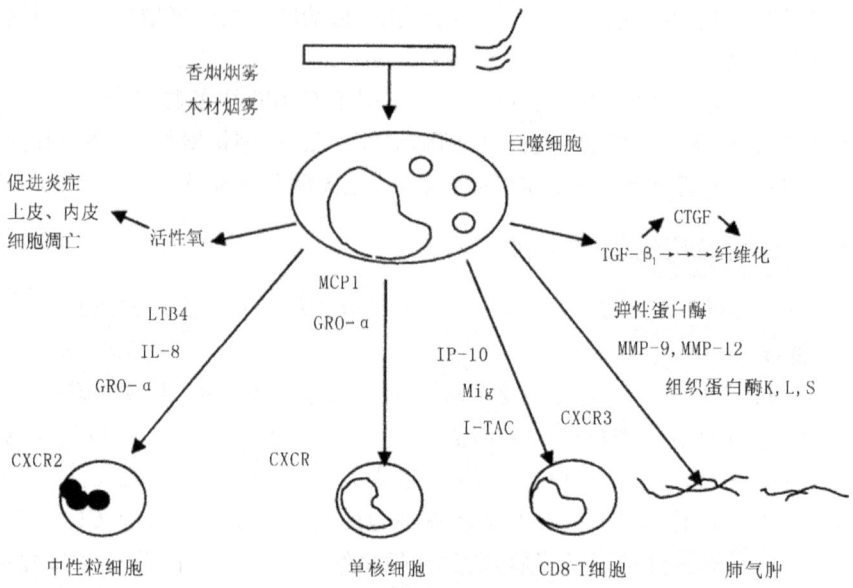

图 5-6 巨噬细胞在 COPD 炎症反应中的枢纽作用

巨噬细胞被香烟烟雾等激活后,可分泌许多炎症因子,促进了 COPD 炎症的发生,IL-8,生长相关性肿瘤基因 α(GRO-α)和白三烯 B_4(LTB$_4$)趋化中性粒细胞,巨噬细胞趋化蛋白 1(MCP$_1$)趋化单核细胞,γ-干扰素诱导性蛋白(IP-10),γ-干扰素诱导性单核细胞因子(Mig)与干扰素诱导性T 细胞 α-趋化因子(I-TAC)趋化 CD8$^+$ T 细胞。巨噬细胞释放基质金属蛋白酶(MMP)和组织蛋白酶溶解弹性蛋白并释放转化生长因子(TGF-β)和结缔组织生长因子(CTGF)导致纤维化。巨噬细胞还产生活性氧,放大炎症反应,损伤上皮和内皮细胞。CXCR:CXC 受体

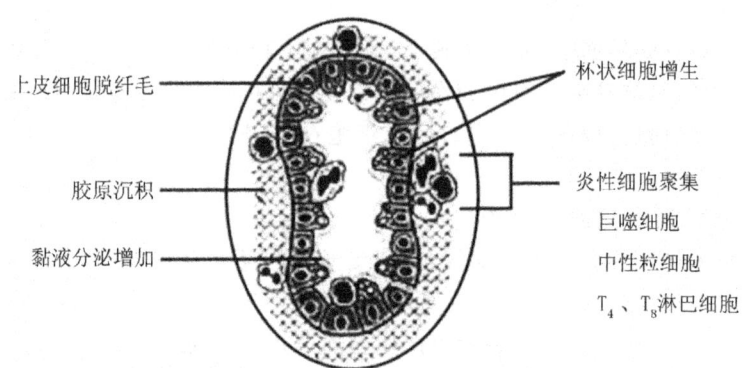

图 5-7 COPD 小气道阻塞发生机制

杯状细胞增生,气道炎症,黏液分泌增多,上皮细胞脱落纤毛,清除能力降低,胶原沉积,气道重塑

(三)氧化与抗氧化的不平衡

香烟的烟雾中含有许多活泼的氧化物,包括氮氧化物、氧自由基等,此外炎症细胞如巨噬细胞与中性粒细胞均可产生氧自由基,它们可氧化抗蛋白酶,使其失去活性,氧化物还可激活上皮细胞中的 NF-κB,促使其进入细胞核,加强了某些炎前因子的转录,如 IL-8 与 TNF-α 等,加重了气道的炎症(图 5-9)。中性粒细胞释放的活性氧还可以上调黏附分子的表达和增加气道的反应性,放大慢性炎症。

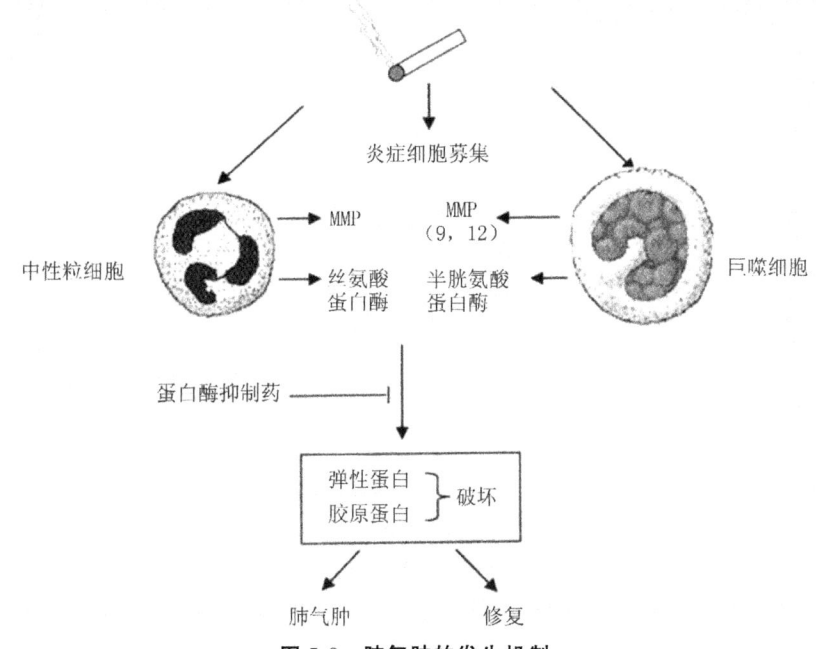

图 5-8　肺气肿的发生机制

香烟等烟雾导致炎症细胞向气道和肺泡聚集,巨噬细胞和中性粒细胞释放
多种蛋白酶,而抗蛋白酶的作用减弱,二者失去平衡。细胞外基质包括弹
性蛋白、胶原蛋白,受到破坏,发生肺气肿。MMP:基质金属蛋白酶

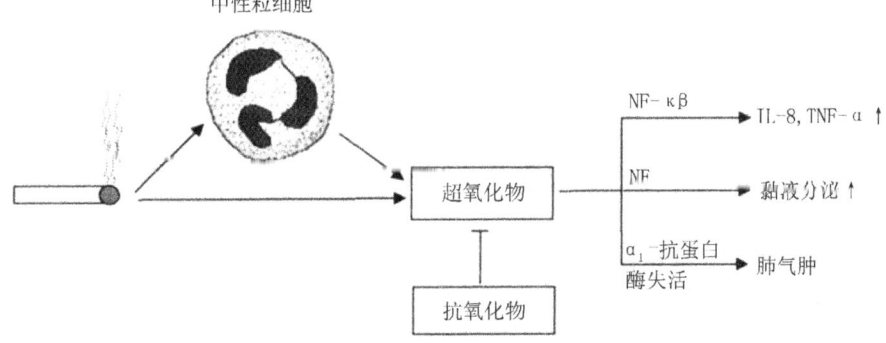

图 5-9　COPD 氧化-抗氧化失平衡

香烟烟雾与炎性细胞产生超氧化物能使上皮细胞中的 NF-κβ 激活,
进入细胞核,转录 IL-8、TNF-α,中性粒细胞弹性蛋白酶(NE)可刺激
黏液腺分泌,超氧化物可使 α_1-抗蛋白酶失活,有利于肺气肿的形成。

四、慢性阻塞性肺疾病的病理生理

COPD 的主要病理生理变化是气流受限,肺泡过度充气和通气灌注比例(V/Q)不平衡。

(一)气流受限

支气管炎症导致黏膜水肿增厚,分泌物增多,支气管痉挛,平滑肌肥厚和气管壁的纤维化使
支气管狭窄,阻力增加,流速变慢。

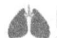

肺气肿时由于肺泡壁的弹性蛋白减少,弹性压降低,呼气时驱动压降低,故流速变慢,此外由于细支气管壁上,均有许多肺泡附着,肺泡壁的弹力纤维对其有牵拉扩张作用,当弹性蛋白减少时,扩张作用减弱,故细支气管壁萎陷,气流受限(图 5-10)。

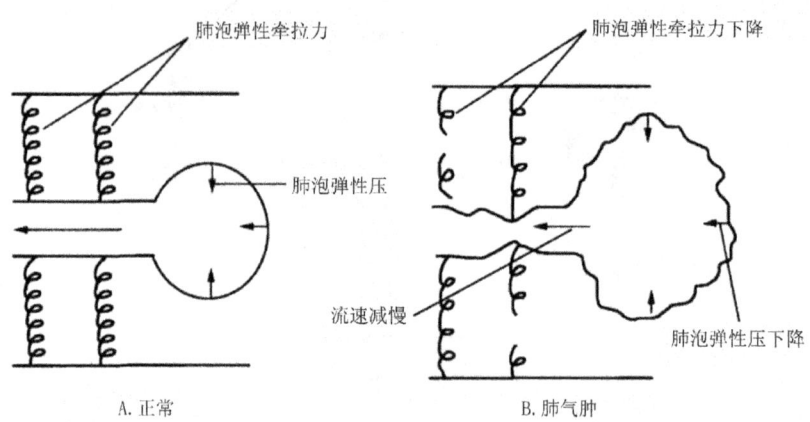

图 5-10　肺气肿时气流受限

A.正常肺泡与气道,气道壁外的弹簧表示附着在肺泡壁上的肺泡组织的弹性压力对气道壁的牵拉;B.肺气肿时,虽然肺泡容积增加,但弹性压降低,附着在气道壁外侧的肺泡由于弹性压降低,使其对气道的牵拉作用减弱,气道变窄,以上两种原因使气体流速受限。

在 COPD 患者,由于肺泡弹性压的降低,支气管阻力的增加,最大呼气流速(maximal expiratory flow rates,Vmax)也明显受限(图 5-11)。

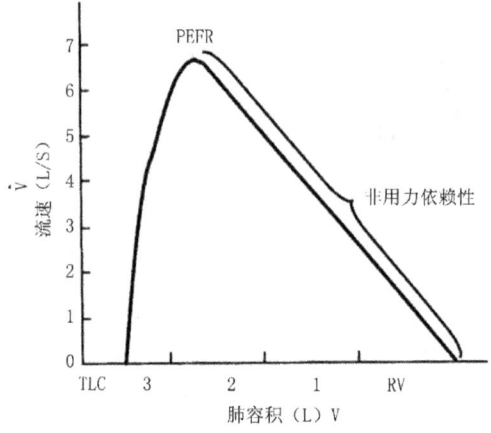

图 5-11　正常人最大呼气流速容积(MEFV)曲线

纵坐标为流速(V),横坐标为肺容积(V),曲线的顶点为呼气峰流速(peak expiratory flow rate,PEFR),是用力依赖性的,曲线下降支各点的流速为非用力依赖性的。

图 5-11 为最大呼气流速容积(MEFV)曲线,从肺总量(total lung capacity,TLC)位用力呼气至残气容积(residual volume,RV)位,纵坐标为流速,横坐标为肺容积,左边线为升支,代表用力呼气的前 1/3,右边线为降支,代表用力呼气的后 2/3,顶点代表用力呼气峰流速,它是用力依赖性的,呼气愈用力,则该点愈高,而在该点以后各点的 Vmax,则是非用力依赖性的,是在该点的肺容积情况下所得到的最大流速,即使再用力呼气,流速也不再增加,其发生的机制可以用在用力呼气时,胸腔内的气道受到的动态压迫解释(图 5-12)。

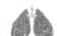

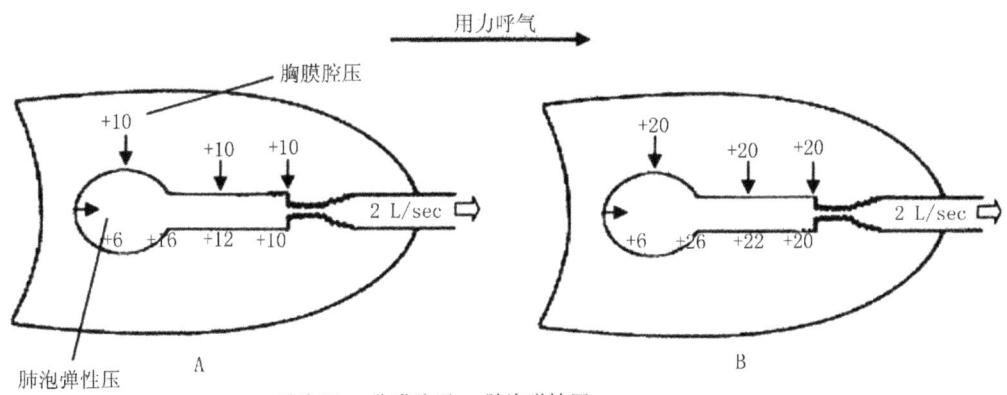

图 5-12 非用力依赖部分的流速受限

A.肺泡弹性压=6 cmH₂O,开始用力呼气时,胸膜腔压=10 cmH₂O,肺泡压=16 cmH₂O。随着呼气的进行,气道内压逐渐降低,等压点为 10 cmH₂O,等压点下游的气道内压<气道外压,动态压迫变窄。B.呼气用力加大,胸膜腔压由 10 cmH₂O 增加到 20 cmH₂O,肺泡压由 16 cmH₂O 增加到 26 cmH₂O,气道内外的压力增加量是一样的,等压点不变,气道受压部位不变,流速没有增加

图 5-12A 显示在某肺容积情况下,用力呼气时的流速受限,设肺泡弹性压(Pel)=0.59 kPa(6 cmH₂O),胸膜腔压(Ppl)=0.98 kPa(10 cmH₂O),肺泡压(Palv)=Pel+Ppl=1.57 kPa(16 cmH₂O),肺泡压为驱动压,驱动肺泡气向口腔侧运动,形成气道内压,在肺泡压驱动流速前进的过程中,必须不断地克服气道的阻力,消耗能量。因此气道内压从肺泡侧到口腔侧,逐渐地减弱,最后气道内压等于大气压,流速停止,由于气道内压不断地减弱,胸腔内的气道必有一点,气道内外的压力达到平衡,这一点称为等压点(equal pressure point,EPP),在图 5-12A 中,等压点的压力为 0.98 kPa(10 cmH₂O),在等压点的上游(肺泡侧),气道内压大于胸膜腔压,气道不致萎陷,但在等压点的下游(口腔侧),气道内压小于胸膜腔压,因此气道萎陷,阻力增加,流速降低(动态压迫)。在用力呼气时,胸膜腔压增加,一方面增加肺泡压,同时也增加了对胸腔内气道外侧壁的压力,而且这两个压力增加的量是相等的,因此等压点不变,即使再用力,流速也不会增加,如图 5-12B 所示,胸膜腔压由 0.98 kPa(10 cmH₂O)增加到 1.96 kPa(20 cmH₂O),肺泡压由 1.57 kPa(16 cmH₂O)变为 2.55 kPa(26 cmH₂O),气道外压也由 0.98 kPa(10 cmH₂O)变为 1.96 kPa(20 cmH₂O),气道内外增加的压力量是一样的,等压点不变,流速仍然受限,应当注意,肺容积不同,等压点的位置也不同,在高肺容积时,肺泡弹性压也加大,同时对气道壁的牵拉作用也加大,因此胸腔内气道是扩张的,此时等压点在有软骨支撑的气管附近,用力呼气,气管不致萎陷,而只会增加流速,故 Vmax 是用力依赖性的,随着呼气的进行,肺容积越来越小,肺泡弹性压也越来越低,气道的阻力越来越大,为克服气道阻力,气道内压更早地消耗变小,气道内外的压力更早地达到平衡,也就是说,等压点逐渐向肺泡侧移位,气道壁越来越缺少软骨的支撑,容易受到胸膜腔压力的压迫,使流速受限,此时 Vmax 变为非用力依赖性的,等压点的上游,最大流速取决于肺泡弹性压与气道阻力的大小,而与用力的大小无关。

正常人在用力呼气时的流速容积曲线,同样也显示,开始 1/3 是用力依赖性的,后 2/3 是非用力依赖性的,但在 COPD 患者,由于肺泡弹性压降低,气道阻力增加,等压点向上游移位,比正常人更靠近肺泡侧,常常在小气道,在用力呼气时,气道容易过早地陷闭,使 RV 加大,而且在相同肺容积情况下,其 Vmax 比正常人为小,在 MEFV 曲线上,表现为降支呈勺状向内凹陷(图 5-13)。

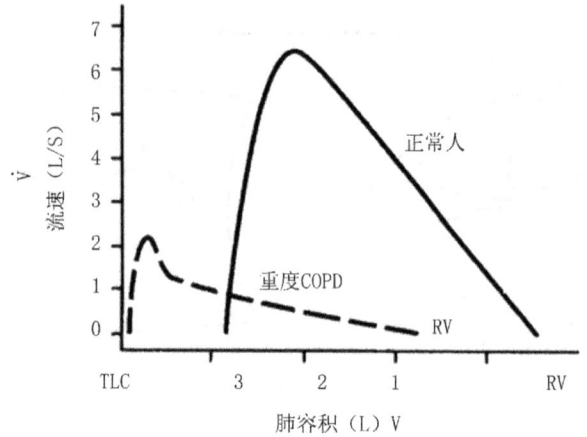

图 5-13　正常人与重度 COPD 患者的流速容积曲线

纵坐标为流速($\dot{V}$)，横坐标为肺容积(V)，COPD 患者 TLC 与 RV 明显增加，呼
气峰流速降低，肺容积<70%FVC 时，流速明显受限，曲线的降支呈勺状凹陷

图 5-13 为一重度 COPD 患者(左侧)和一正常人(右侧)MEFV 曲线的比较，纵坐标为流速，横坐标为肺容积，COPD 患者的肺容积大，PEFR 明显降低，且降支明显地呈勺状向内凹陷。

(二)肺泡过度充气

在 COPD 患者常有 RV 和功能残气量(functional residual capacity，FRC)的增加，由于肺泡弹性压的降低和气道阻力的增加，呼气时间延长，在用力呼气末，肺泡气往往残留较多，因而 RV 增加，前述用力呼气时，小气道过早地陷闭，也是 RV 增加的原因，FRC 是潮气呼气末的肺容积，此时向外的胸壁弹性压和向内的肺泡弹性压保持平衡，肺气肿时，肺泡弹性压降低，向外扩张的力强，因而 FRC 增加，COPD 患者在潮气呼吸(平静呼吸)时，由于气道阻力的增加和呼吸频率的增快，呼气时间不够长，往往不足以排出过多的肺泡气，就要开始下一次吸气，因此 FRC 越来越高，这种情况称为动态性过度充气，随着 FRC 的增加，肺泡弹性压也增加，在呼气末，肺泡压可大于大气压，所增加的压力称为内源性呼气末正压(intrinsic postive end expiratory pressure，PEEPi)，在下一次吸气时，胸膜腔的负压必须先抵消 PEEPi 后，才能有空气吸入，因而增加了呼吸功。

由于肺容积增加，横膈低平，在吸气开始时，横膈肌的肌纤维缩短，不在原始位置，因而收缩力减弱，容易发生呼吸肌疲劳。

由以上的病理生理可见，中重度 COPD 患者由于动态性肺泡过度充气，肺泡内源性 PEEP，吸气时对膈肌不利的几何学位置，在吸气时均会加重呼吸功，因此感到呼吸困难，特别是体力活动时，需要增加通气量，更感呼吸困难，最后导致呼吸肌疲劳和呼吸衰竭。

COPD 患者，呼气的时间常数延长，时间常数=肺顺应性×气道阻力，COPD 患者常有肺顺应性与气道阻力的增加，所以时间常数延长，呼气时间常常不足以排出过多的肺泡气，使肺容积增加，肺容积过高时，肺顺应性反而降低，以致呼吸功增加，肺泡通气量(alveolar ventilation，VA)减少，但若肺泡的血流灌注量更少，肺气肿区仍然是通气大于灌注，存在无效腔通气，无效腔通气是无效通气，徒然增加呼吸功。

(三)通气灌注比例不平衡

COPD 患者的各个肺区肺泡顺应性和气道阻力常有差异，因而时间常数也不一致，造成肺泡通气不均，有的肺泡区通气高于血流灌注(高 V/Q 区)，有的肺泡区通气低于血流灌注(低 V/Q

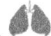

区),高 V/Q 区有部分气体是无效通气(无效腔通气),低 V/Q 区则流经肺泡的血液得不到充分的氧合,即进入左心,产生低氧血症,这种低氧血症发生的机制是由于 V/Q 比例不平衡所致。慢性低氧血症会引起肺血管收缩,血管内皮、平滑肌增生和管壁重塑与继发性红细胞增多,产生肺动脉高压和肺源性心脏病。

五、慢性阻塞性肺疾病的临床表现

早期患者,即使肺功能持续下降,可毫无症状,及至中晚期,出现咳嗽、咳痰、气短等症状,痰量因人而异,为白色黏液痰,合并细菌感染后则变为黏液脓性。在长期患病过程中,反复急性加重和缓解是本病的特点,病毒或细菌感染常常是急性加重的重要诱因,常发生于冬季,咯血不常见,但痰中可带血丝,如咯血量较多,则应进一步检查,以除外肺癌和支气管扩张,晚期患者气短症状常非常明显,即使是轻微的活动,都不能耐受。进行性的气短,提示肺气肿的存在。

晚期患者可见缩唇呼吸,呼气时嘴唇呈吹口哨状,以增加气道内压,使肺泡气缓慢地呼出,避免小气道过早地萎陷,以减少 RV。患者常采取上身前倾,两手支撑在椅上的特殊体位,此种姿势,可固定肩胛带,使胸大肌和背阔肌活动度增加,以协助肋骨的运动。患者胸廓前后径增加,肺底下移,呈桶状胸,呼吸运动减弱,叩诊为过清音,呼吸音减弱,肺底可有少量湿啰音,如湿性啰音较多,则应考虑合并支气管扩张,肺炎,左心衰竭等。COPD 在急性加重期,肺部可听到哮鸣音,表示支气管痉挛或黏膜水肿,黏液堵塞,但其程度常不如支气管哮喘那样严重而广泛。患者缺氧时,可出现发绀,如果有杵状指,则应考虑其他原因所致,例如合并肺癌或支气管扩张等,因 COPD 或缺氧本身。并不会发生杵状指。合并肺源性心脏病时,可见颈静脉怒张,伴三尖瓣收缩期反流杂音,肝大、下肢水肿等,但水肿并不一定表示都有肺源性心脏病,因 COPD 呼吸衰竭伴低氧血症和高碳酸血症时,肾小球滤过率减少也可发生水肿。单纯肺源性心脏病心衰时,很少有胸腔积液,如有胸腔积液则应进一步检查,以除外其他原因所致,例如合并左心衰竭或肿瘤等,呼吸衰竭伴膈肌疲劳时可出现胸腹矛盾呼吸运动,即在吸气时,胸廓向外,腹部内陷,呼气时相反。并发肺性脑病时,患者可出现嗜睡,神志障碍,与严重的低氧血症和高碳酸血症有关。

COPD 可分两型,即慢支型和肺气肿型。慢支型又称紫肿型(blue bloater,BB),因缺氧发绀较重,常常合并肺源性心脏病,水肿明显;肺气肿型又称红喘型(pink puffer,PP),因缺氧相对较轻,发绀不明显,而呼吸困难、气喘较重。大多数患者,兼具这两型的特点,但临床上以某型的表现为主,确可见到。两型的特点见表 5-9。

表 5-9 COPD 慢支型与肺气肿型临床特点的比较

项目	慢支型	肺气肿型
气短	轻	重
咳痰	多	少
支气管感染	频繁	少
呼吸衰竭	反复出现	终末期表现
胸部 X 线	纹理增重,心脏大	肺透光度增加、肺大疱、心界小
PaO_2(mmHg)	<60	>60
$PaCO_2$(mmHg)	>50	<45
血细胞比容	高	正常

项目	慢支型	肺气肿型
肺源性心脏病	常见	少见或终末期表现
气道阻力	高	正常至轻度
弥散能力	正常	降低

六、慢性阻塞性肺疾病的实验室检查

(一)胸部 X 线与 CT

慢支可见肺纹理增多;如果病变以肺气肿为主,可见肺透光度增加,肺纹理稀少,肋间隙增宽,横膈低平,有时可见肺大疱,普通 X 线对肺气肿的诊断阳性率不高,即使在中重度肺气肿,其阳性率也只有 40%。薄层(1~1.5 mm)高分辨 CT 阳性率比较高,与病理表现高度相关,CT 上可见到低密度的肺泡腔、肺大疱与肺血管减少,并可区别小叶中心型肺气肿,全小叶型肺气肿或隔旁肺气肿。胸部 X 线检查的另一重要功能在于发现其他肺疾病或心脏疾病,有助于 COPD 的鉴别诊断和并发症的诊断。

(二)肺功能

COPD 的特点是慢性气流受限,要证实有无气流受限,只能依靠肺功能检查,最常用的指标是一秒钟用力呼气容积(forced expiratory volume in one second,FEV_1)占其预计值的百分比(FEV_1%预计值)和 FEV_1 与其用力肺活量(forced vital capacity,FVC)之比(FEV_1/FVC)。后者是检出早期 COPD 一项敏感的指标,而 FEV_1%预计值对中晚期 COPD 的检查比较可靠,因中晚期 COPD,FVC 的降低比 FEV_1 的降低可相对更多,如果以 FEV_1/FVC 作为检测指标,则其比值可以不低或高。在诊断 COPD 时,必须以使用支气管舒张药以后测定的 FEV_1 为准,FEV_1 <80%预计值,和/或FEV_1/FVC<70% 可认为存在气流受限,FEV_1 值要求是使用支气管舒张药以后测定的,是为了去除可逆因素的影响,反映的是基础 FEV_1 值,如果基础值低于正常,则证明该气流受限不完全可逆。因 FEV_1 可反映大小气道功能,且其重复性好,最为常用,呼气峰流速(PEF)的重复性比 FEV_1 差,一般不常用。

中晚期 COPD 患者常有 TLC、FRC、RV 与 RV/TLC 比例的增加,但这些改变均非特异性的,不能区别慢支和肺气肿。

肺气肿时由于肺泡壁破坏,肺血管床面积减少,因此肺一氧化碳弥散量(carbon monooxide diffusing capacity of lung,DLCO)降低,降低的程度与肺气肿的严重程度大致平行,如果有 DLCO 的降低,则提示有肺气肿存在,但无 DLCO 的降低,不能排除有肺气肿,因 DLCO 不是一项敏感的指标。

肺顺应性(CL)可以用肺泡弹性压(Pel)与肺容积(V)相对应的变化表示,即 $CL = \triangle V/\triangle Pel(L/cmH_2O)$,肺气肿时,Pel 降低,CL 增加,可作为肺气肿的一个标志,但测定 Pel,需先测定胸膜腔内压,需放置食管气囊,实际工作中不易实行。

中重度 COPD 患者,常常伴有明显的气短和活动耐力的降低,但气短症状与 FEV_1、FVC 的降低常常不平行,因此许多学者认为现在 COPD 轻重程度的分级,仅根据肺功能是不全面的,还应参考呼吸困难程度(分级)、营养状况[体重指数=体重(kg)/身高^2(m^2)]、运动耐力(6 分钟步行试验)等指标,但也应指出,现在的肺功能分级,仅根据 FEV_1、FVC 的改变也是不全面的,

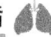

COPD 的气短常常与肺泡的动态性过度充气,内源性 PEEP 等有关,而 FEV_1、FVC 并不是反映肺泡动态性过度充气的指标,深吸气量(inspiratory capacity,IC)＝TLC-FRC,因 TLC 在短期内变化不大,IC 与 FRC 成反比,IC 能间接反映 FRC 的大小,而 FRC 代表肺泡的充气程度,当肺泡过度充气时,FRC 增加,IC 减少,过度充气改善时,FRC 减少,IC 增加,它是反映气短和活动耐力程度较好的指标,当 IC 降至 40％正常预计值以下时,常有明显的气短和活动耐力的下降,IC 的改变也可作为评价 COPD 治疗反应和预后的重要指标。

(三)动脉血气

测定的指标包括动脉氧分压(arterial oxygen partial pressure,PaO_2)、二氧化碳分压(arterial carbon dioxide partial pressure,$PaCO_2$)、酸碱度(hydrogen ion concentration,pH)。平静时在海平面吸空气情况下,$PaO_2 < 8.0$ kPa(60 mmHg),$PaCO_2 \leqslant 6.0$ kPa(45 mmHg),表示 COPD 伴有 Ⅰ 型呼吸衰竭;$PaO_2 < 8.0$ kPa(60 mmHg),$PaCO_2 > 6.7$ kPa(50 mmHg),表示伴有 Ⅱ 型呼吸衰竭,pH 的正常范围为7.35～7.45,其测定可帮助判断有无酸碱失平衡。

当 PaO_2 低于正常值时,FEV_1 常在 50％预计值以下,肺源性心脏病时,FEV_1 常在 30％预计值以下,PaO_2 常在 7.3 kPa(55 mmHg)以下,慢性呼吸衰竭可导致肺源性心脏病的发生,当有肺源性心脏病的临床表现时,即使 $FEV_1 > 30$％预计值,也提示属于第Ⅳ级极重度 COPD。

(四)血红蛋白

当 $PaO_2 < 7.3$ kPa(55 mmHg)时,常伴有红细胞的增多与血红蛋白浓度的增加,因此血红蛋白浓度高时,提示有慢性缺氧的存在。

七、慢性阻塞性肺疾病的诊断与鉴别诊断

(一)诊断

COPD 是一种渐进性疾病,经过多年的发展才发生症状,因此发病年龄多在 40 岁以后,大多数患者有吸烟史或有害气体粉尘接触史,晚期患者根据其年龄、病史、症状、体征、胸部 X 线、肺功能、血气检查结果不难做出诊断,但在诊断上应注意以下几点。

(1)COPD 患者早期可无任何症状,要做到早期诊断,必须做肺功能检查,正常人自 25 岁以后,肺功能呈自然下降趋势,FEV_1 每年下降 20～30 mL,但 COPD 患者每年下降 40～80 mL,甚至更多,如果一个吸烟者经随访数年(3～4 年),FEV_1 逐年下降明显,即应认为是在向 COPD 发展,应劝患者戒烟。FEV_1/FVC 对早期 COPD 的诊断是一个较敏感的指标。小气道功能检查曾风靡一时,如闭合容积/N 活量％(CV/VC％),50％肺活量时最大呼气流速(V50),25％肺活量时最大呼气流速(V25),Ⅲ相斜率(AN2/L)等,当时认为这些指标的异常是早期 COPD 的表现,但经多年的观察,这些指标的异常并不能预测 COPD 的发生,而应以使用支气管舒张药后 FEV_1/FVC,FEV_1％预计值异常作为 COPD 早期诊断的指标,如果 FEV_1/FVC<70％,而 $FEV_1 \geqslant 80$％预计值,则是早期气流受限的指征。

(2)慢支的诊断标准是每年咳嗽、咳痰时间>3 个月,连续 2 年以上,并能除外其他心肺疾病,但这个时间标准是为做流行病学调查而人为制订的,对个体患者,要了解有无慢性气流受限及其程度,则必须做肺功能检查,如果已有肺功能异常,虽然咳嗽、咳痰时间未达到上述标准,亦应诊断为 COPD,反之,咳嗽、咳痰时间虽然达到了上述标准,但肺功能正常,亦不能诊断为 COPD,而应随访观察。

(3)COPD 患者中,绝大多数慢支与肺气肿并存,但二者的严重程度各异,肺气肿的诊断实际

上是一个解剖学诊断,因根据其定义,必须有广泛的气腔壁的破坏,但在实际工作中,要求解剖诊断是不可能的,而慢支与肺气肿都可引起慢性气流受限,二者在肺功能上较难区别,如果 DLCO 减少,肺顺应性增加,则有助于肺气肿的诊断,胸部薄层高分辨率 CT 对肺气肿的诊断也有帮助。但应注意吸烟者中有相当一部分人胸部高分辨率 CT 可见肺气肿的影像,只有在肺功能检查时出现气流受限,才能诊断为 COPD。

（4）COPD 轻重程度肺功能的分级（表 5-10）。

表 5-10　COPD **轻重程度肺功能的分级**（FEV_1：吸入支气管舒张药后值）

级别	肺功能
Ⅰ级（轻度）	$FEV_1/FVC<70\%$，$FEV_1 \geqslant 80\%$预计值
Ⅱ级（中度）	$FEV_1/FVC<70\%$，$50\% \leqslant FEV_1<80\%$预计值
Ⅲ级（重度）	$FEV_1/FVC<70\%$，$30\% \leqslant FEV_1<50\%$预计值
Ⅳ级（极重度）	$FEV_1/FVC<70\%$，$FEV_1<30\%$预计值或 $30\% \leqslant FEV_1<50\%$预计值,伴有慢性呼吸衰竭

（5）COPD 发展过程中,根据病情可分为急性加重期和稳定期。急性加重期是指患者在其自然病程中咳嗽、咳痰、气短急性加重,超越了平常日与日间的变化,需要改变经常性治疗者。急性加重的诱因,主要是支气管病毒或细菌的感染和空气污染,但也有 1/3 原因不明,急性加重时,痰量增加,变为脓性或黏液脓性,肺部可出现哮鸣音或伴发热等,合并肺炎时,虽然也可诱发急性加重,但肺炎本身并不属于急性加重的范畴;稳定期患者咳嗽、咳痰、气短等症状稳定或症状轻微。

（6）晚期支气管哮喘和支气管扩张患者,肺功能可类似 COPD,不应诊断为 COPD,但可合并有 COPD。在诊断 COPD 时必须除外其他可能引起气流受限的疾病。

（二）鉴别诊断

COPD 应注意与支气管扩张、肺结核、支气管哮喘、特发性间质性肺炎等鉴别。前二者根据其临床表现和胸部 X 线不难鉴别,而 COPD 与支气管哮喘的鉴别有时比较困难,二者均有 FEV_1 的降低,通常是以慢性气流受限的可逆程度协助诊断,具体方法如下。

支气管舒张试验:①试验时患者应处于临床稳定期,无呼吸道感染。试验前 6 小时、12 小时分别停用短效与长效 β_2 受体激动药,试验前 24 小时停用茶碱制剂。②试验前休息 15 分钟,然后测定 FEV_1 共3 次,取其最高值,吸入沙丁胺醇,或特布他林 2～4 喷,10～15 分钟后再测定 FEV_1 3 次,取其最高值。③计算 FEV_1 改善值,如果,且 FEV_1 绝对值在吸药后增加 200 mL 以上,为支气管舒张试验阳性,表示气流受限可逆性较大,支持支气管哮喘的诊断;如吸药后 FEV_1 改善率<15％则支持 COPD 的诊断。本试验在吸药后 FEV_1 改善率愈大,则对阳性的判断可靠性愈大,如果吸药后 FEV_1 绝对值的改善>400 mL,则更有意义。

因有 10％～20％的 COPD 患者支气管舒张试验也可出现阳性,故单纯根据这一项检查来鉴别是哮喘或 COPD 是不可取的,还应结合临床表现,综合判断才比较可靠。

在临床工作中经常遇到的是关于慢性喘息型支气管炎（慢喘支）的鉴别诊断问题,慢喘支与支气管哮喘很难区别,所谓慢喘支可能包括两种情况,一种是 COPD 合并了支气管哮喘,另一种是 COPD 急性加重期时,肺部出现了哮鸣音。如果一个 COPD 患者,出现了典型的支气管哮喘症状,例如接触某些变应原或刺激性气体后,肺部出现广泛的哮鸣音,过敏性体质,皮肤变应原试验阳性,支气管舒张试验阳性,对皮质激素治疗反应良好,则应诊断为 COPD 合并支气管哮喘。哮鸣音并非支气管哮喘所独有,某些 COPD 患者在急性加重时亦可出现哮鸣音,如果不具备以

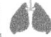

上哮喘发作的特点,则不应诊断为 COPD 合并哮喘,而应诊断为单纯的 COPD。慢性喘息型支气管炎这一名词以不用为宜,因应用这一名词,容易与 COPD 合并支气管哮喘发生混淆。

COPD 还应与特发性间质性肺炎相鉴别,因二者均有慢性咳嗽,气短等症状,后者胸部 X 线上的网状纹理容易误认为是慢支,但如果注意到其他特点则不难鉴别,COPD 的肺容积增加而特发性间质性肺炎肺容积减小,前者肺功能为阻塞性通气障碍而后者为限制性通气障碍,胸部高分辨率 CT 更容易将二者区别开来。应当注意的是 COPD 合并特发性间质性肺炎或其他限制性肺疾病时,其肺功能则兼具阻塞性通气障碍和限制性通气障碍的特点,因二者 FEV_1、FVC 都可以降低,此时诊断阻塞性通气障碍主要是根据 FEV_1/FVC 的降低,而限制性通气障碍主要是根据 TLC 的减少。

八、慢性阻塞性肺疾病的治疗

其治疗原则为:①缓解症状;②预防疾病进展;③改善活动的耐受性;④改善全身状况;⑤预防治疗并发症;⑥预防治疗急性加重;⑦降低病死率。

(一)稳定期的治疗

1.戒烟

COPD 与吸烟的关系十分密切,应尽一切努力劝患者戒烟,戒烟以后,咳嗽、咳痰可有很大程度的好转,对已有肺功能损害的患者,即使肺功能不能逆转,但戒烟后也可以明显延缓病情的发展,提高生存率,对每一个 COPD 患者,劝其戒烟是医师应尽的职责,也是一项重要的治疗,据调查经医师 3 分钟的谈话,可使 5%～10% 的患者终身戒烟,其效果是可观的。

2.预防治疗感染

病毒与细菌感染常是病情加重的诱因,因寄生于 COPD 患者下呼吸道的细菌经常为肺炎链球菌与流感嗜血杆菌,如痰色变黄,提示细菌感染,可选用羟氨苄青霉素、羟氨苄青霉素/棒酸、头孢克洛、头孢呋肟等,重症患者可根据痰培养结果,给予抗生素治疗。为预防流感与肺炎,可行流感疫苗与肺炎链球菌疫苗的预防注射,流感疫苗能减少 COPD 的重症和病死率 50% 左右,效果显著;肺炎链球菌疫苗可减少肺炎的发生,对 65 岁以上的老年人或肺功能较差者推荐应用。

3.排痰

COPD 患者的咳嗽是因痰多引起,因此应助其排痰而不是单纯镇咳,有些患者痰液黏稠,不易咳出,不仅影响通气功能,还会增加感染机会,可口服沐舒坦、氯化铵或中药祛痰药等,也可超声雾化吸入,注意补充液体,入量过少则会使痰液干燥黏稠,不易咳出。

4.抗胆碱能药物

COPD 患者的迷走神经张力较高,而支气管基础口径是由迷走神经张力决定的,迷走神经张力愈高,则支气管基础口径愈窄。此外各种刺激,均能刺激迷走神经末梢,反射性地引起支气管痉挛,抗胆碱能药物可与迷走神经末梢释放的乙酰胆碱竞争性地与平滑肌细胞表面的胆碱能受体相结合,因而可阻断乙酰胆碱所致的支气管平滑肌收缩,对 COPD 患者有舒张支气管的作用,并可与 β_2 受体激动药合用,比单一制剂作用更强。

抗胆碱能药物吸入剂有溴化异丙托品,它是阿托品的四胺衍生物,难溶于脂质,因此与阿托品不同,经呼吸道或胃肠道黏膜吸收的量很少,从而可避免吸入后类似阿托品的一些不良反应。用定量吸入器(MDI)每天喷 3～4 次,每次 2 喷,每喷 20 μg,必要时每次可喷 40～80 μg,水溶液用雾化器雾化吸入,每次剂量可用 0.025% 水溶液 2 mL(0.5 mg),用生理盐水 1 mL 稀释,吸入后起效时间为 5 分钟,30～60 分钟达高峰,维持 4～6 小时,由于此药不良反应较少,可长期吸入,但溴化异丙托品的作用时间短,疗效也不是很理想。

新近研制的长效抗胆碱能药噻托溴铵,一次吸入后,其作用＞24 小时。胆碱能的受体为毒蕈碱受体,在人体主要有 M_1、M_2、M_3 3 种亚型,M_1 存在于副交感神经节,能介导乙酰胆碱的传递,M_3 分布在气道平滑肌细胞上,可能还分布在黏膜下腺体细胞上,能介导乙酰胆碱的作用,故 M_1、M_3 能促进气道平滑肌收缩和黏液腺分泌,M_2 分布在胆碱能神经末梢上,能反馈性地抑制乙酰胆碱的释放,故能部分地抵消 M_1、M_3 的作用。噻托溴铵能够竞争性地阻断乙酰胆碱与以上受体的结合,其对 M_1、M_3 的亲和力,比溴化异丙托晶强 10 倍,而其解离速度则慢 100 倍,对 M_2 的亲和力,虽然噻托溴铵也比溴化异丙托品强 10 倍,但二者与 M_2 的解离速度都比与 M_1、M_3 的解离速度快得多,因此噻托溴铵对 M 受体具有选择性,对乙酰胆碱的阻断作用比溴化异丙托品强而且持久,每天吸入 18 μg,作用持续＞24 小时,能够有效地舒张支气管,减少肺泡动态性过度充气,缓解呼吸困难,其治疗作用 6 周达到高峰,能够减少 COPD 的急性加重和住院率。噻托溴铵的缺点是起效时间稍慢,约为 30 分钟,吸入后 3 小时作用达高峰,因此在急性加重期,不宜于单独用药,其口干的不良反应较溴化异丙托品常见,但并不严重,多数患者可以耐受。

5.β_2 受体激动药

其能舒张支气管,并有刺激支气管上皮细胞纤毛运动以利排痰的作用,可以预防各种刺激引起的支气管痉挛。常用的气雾剂有沙丁胺醇、特布他林等。前者每次吸入 100～200 μg(即喷吸 1～2 次),每天 3～4 次,后者每次吸入 250～500 μg,每天 3～4 次,吸入后起效时间为 5 分钟,1 小时作用达高峰,维持 4～6 小时。

6.氨茶碱

其有舒张支气管,加强支气管上皮细胞纤毛运动,改善膈肌收缩力的作用,根据病情缓急,可口服或静脉滴注,但后者可使心率增快,宜慎用,目前有长效茶碱控释片,每天 2 次,一次 1 片,可维持疗效 24 小时。茶碱血浓度监测对估计疗效和不良反应有一定意义,＞5 mg/L 即有治疗作用,＞15 mg/L时,不良反应明显增加。

7.糖皮质激素

长期吸入皮质激素并不能改变 COPD 患者 FEV_1 下降的趋势,但对 FEV_1＜50％预计值并有症状和反复发生急性加重的 COPD 患者,规则地每天吸入布地奈德/福莫特罗,或沙美特罗/氟地卡松联合制剂可减少急性加重的发作。前者干粉每吸的剂量为 160 μg/4.5 μg,后者干粉每吸的剂量为 50 μg/250 μg,每次 1～2 吸,每天 2 次。

8.氧疗

氧疗的指征:①PaO_2≤7.3 kPa(55 mmHg)或动脉血氧饱和度(SaO_2)≤88％,有或无高碳酸血症;②$PaO_2$7.3～8.0 kPa(55～60 mmHg),或 SaO_2＜89％,并有肺动脉高压、心力衰竭水肿或红细胞增多症(血细胞比容＞55％)。COPD 呼吸衰竭患者除低氧血症外,常伴有二氧化碳潴留,吸入氧浓度(FiO_2)过高,会加重二氧化碳潴留,对呼吸衰竭患者应控制性给氧,氧流量 1～2 L/min。呼吸衰竭患者最大的威胁为低氧血症,因会造成脑缺氧的不可逆性损害,因此对 COPD 合并明显的低氧血症患者,应首先给氧,但氧疗的目标是在静息状态下,将 PaO_2 提高到 8.0～10.0 kPa(60～75 mmHg),或使 SaO_2 升至90％～92％,如果要求更高,则需加大 FiO_2,容易发生二氧化碳麻醉。

对 COPD 所致的慢性低氧血症患者,使用长期的家庭氧疗,每天吸氧≥15 小时,生存率有所

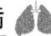

改善。长期吸氧可以缓解患者的呼吸困难,改善生活质量,树立生活信心,对肺源性心脏病患者可以降低肺动脉压,改善心功能,因此应作为一个重要的治疗手段。

9.强心药与血管扩张药

对肺源性心脏病患者除伴有左心衰竭或室上性快速心律失常需用洋地黄外,一般不宜用,因缺氧时容易发生洋地黄中毒,对肺源性心脏病的治疗主要依靠纠正低氧血症和高碳酸血症,改善通气,控制感染,适当利尿等。近年来使用血管扩张药以降低肺动脉压的报道很多,其目的是减少右心室的后负荷,增加心排血量,改善氧合和组织的供氧,但使用血管扩张药后,有些患者的 PaO_2 反而下降,因 COPD 患者缺氧的主要原因,是肺内的 V/Q 比例不平衡,低 V/Q 区因为流经肺泡的血液不能充分氧合,势必降低 PaO_2,出于机体的自我保护机制,低 V/Q 区的供血小动脉发生反射性痉挛,以维持 V/Q 比例的平衡,使用血管扩张药后,低 V/Q 区的供血增加,又恢复了 V/Q 比例的不平衡,故 PaO_2 下降,而这部分增加的供血,则是由正常 V/Q 区或高 V/Q 区转来,使这两个区域的 V>Q,增加了无效腔通气,使 $PaCO_2$ 增加。一氧化碳吸入是选择性肺血管扩张药,但对 COPD 的缺氧治疗同样无效,还会增加 V/Q 比例的不平衡,而对急性呼吸窘迫综合征(ARDS)治疗有效,是因后者的缺氧机制是肺内分流,而前者的缺氧机制是 V/Q 比例不平衡,故吸入一氧化碳对 COPD 不宜。

10.肺减容手术(lung volume reduction surgery,LVRS)

对非均匀性肺气肿,上叶肺气肿较重而活动耐力下降的患者,切除过度扩张的部分,保留较轻的部分,可以减少 TLC、FRC,改善肺的弹性压与呼吸肌功能,改善生活质量,但由于费用昂贵,又是一种姑息手术,只能有选择地用于某些患者。

11.肺移植

对晚期 COPD 患者,经过适当的选择,肺移植可改善肺功能和生活质量,但肺移植的并发症多,成功率低,费用高,目前很难推广。

12.呼吸锻炼

对 COPD 患者应鼓励其做缓慢的深吸气深呼气运动,胸腹动作要协调,深呼气时要缩唇,以增加呼气时的阻力,防止气道萎陷,每天要有适合于自身体力的运动,以增加活动的耐力。

13.营养支持

重度 COPD 患者常有营养不良表现,可影响呼吸肌功能和呼吸道的防御功能,因此饮食中应含足够的热量和营养成分,接受呼吸机治疗的 COPD 患者,如果输入碳水化合物过多,会加重高碳酸血症,但对非呼吸机治疗患者则不必过多地限制碳水化合物,因减少碳水化合物,必然要增加脂肪含量,会引起患者厌食,营养支持是否能减少重症的发作和病死率,尚有待进一步的研究。

总之,稳定期 COPD 的治疗应根据病情而异,其分级治疗,表 5-11 可供参考。

表 5-11　稳定期 COPD 患者的推荐治疗

分期	特征	治疗方案
Ⅰ级(轻度)	$FEV_1/FVC<70\%$,$FEV_1 \geqslant 80\%$预计值	避免危险因素;接种流感疫苗;按需使用支气管扩张药
Ⅱ级(中度)	$FEV_1/FVC<70\%$,$50\% \leqslant FEV_1<80\%$预计值	在上一级治疗的基础上,规律应用一种或多种长效支气管扩张药,康复治疗

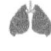

续表

分期	特征	治疗方案
Ⅲ级(重度)	$FEV_1/FVC<70\%$,$30\%\leqslant FEV_1<50\%$预计值	在上一级治疗的基础上,反复急性发作,可吸入糖皮质激素
Ⅳ级(极重度)	$FEV_1/FVC<70\%$,$FEV_1<30\%$预计值或$30\%\leqslant FEV_1<50\%$预计值,伴有慢性呼吸衰竭	在上一级治疗的基础上,如有呼吸衰竭、长期氧疗,可考虑外科治疗

(二)急性加重期的治疗

(1)重症患者应测动脉血气,如果 pH 失代偿,说明患者的病情是近期内加重,肾脏还未来得及代偿。应当详细了解过去急性加重的诱因、频率和治疗情况,稳定期和加重期的血气情况,以作为此次治疗的参考。

(2)去除诱因。COPD 急性加重的诱因常见的有呼吸道感染(病毒或细菌)、空气污染,其他如使用镇静药、吸氧浓度过高或其他并发症,也可使病情加重,其中吸氧浓度过高,可抑制呼吸,$PaCO_2$ 上升,以致发生神志障碍,甚为常见,必须仔细询问病史,当 $PaCO_2$ 在 12.0 kPa(90 mmHg)以上,又有吸氧史,常常提示吸氧浓度过高,应采用控制性给氧。肺源性心脏病患者因使用利尿药或皮质激素,均容易造成低钾、低氯性代谢性碱中毒,代谢性碱中毒可抑制呼吸,脑血管收缩和氧解离曲线左移,加重缺氧,去除诱因后,病情自然会有所好转。其他肺炎、肺血栓栓塞、左心衰竭、自发性气胸等所产生的症状也很类似 COPD 急性加重,必须仔细鉴别,予以相应的治疗。

(3)低流量氧吸入,每分钟氧流量不大于 2 L,氧疗的目标是保持 PaO_2 在 8.0～10.0 kPa(60～75 mmHg),或 $SaO_2$90%～92%,吸氧后 30～60 分钟应再测血气,如果 PaO_2 上升且 pH 下降不明显,或病情好转,说明给氧适当,如果 $PaO_2>10.0$ kPa(75 mmHg),就有可能加重二氧化碳潴留和酸中毒。

(4)重症患者可经雾化器吸入支气管舒张药,0.025%溴化异丙托品水溶液 2 mL(0.5 mg)加生理盐水 1 mL 和/或0.5%沙丁胺醇 0.5 mL 加生理盐水 2 mL 吸入,4～6 小时一次,雾化器的气源应使用压缩空气,而避免用氧气,因使用雾化器时,气源的流量为 5～7 L/min,可使 $PaCO_2$ 急剧升高,但在用雾化器时,应同时给予低流量氧吸入。在急性加重期也可联合糖皮质激素和 β_2 受体激动药治疗,或短效支气管舒张药,加用噻托溴铵。

(5)酌情静脉滴注氨茶碱500～750 mg/d,速度宜慢,在可能条件下应动态监测氨茶碱血清浓度,使其保持在 10～15 $\mu g/mL$。

(6)应用广谱抗生素和祛痰药。

(7)如无糖尿病、溃疡、高血压等禁忌证,可口服强的松 30～40 mg/d,或静脉滴注其他相当剂量的糖皮质激素,共 7～10 天。延长疗程并不会增加疗效,反而增加不良反应。

(8)如有肺源性心脏病心衰体征,可适当应用利尿药。

(9)机械通气治疗。目的是通过机械通气,支持生命,降低病死率,缓解症状,同时争取时间,通过药物等其他治疗使病情得到逆转。机械通气包括有创或无创,近年来通过随机对照研究,证明无创通气治疗急性呼吸衰竭的成功率,能达 80%～85%,能够降低 $PaCO_2$,改善呼吸性酸中毒,减少呼吸频率和呼吸困难,缩短住院时间,因为减少了插管有创通气,避免了并发症,也就降低了病死率,但无创通气并非适合所有患者,其适应证和禁忌证见表 5-12。有创性机械通气的适应证见表 5-13。

表 5-12　无创性正压通气在 COPD 加重期的应用指征

适应证(至少符合其中两项)

　1.中至重度呼吸困难,伴辅助呼吸肌参与呼吸并出现胸腹矛盾呼吸运动

　2.中至重度酸中毒(pH7.30~7.35)和高碳酸血症(PaCO₂6.0~8.0 kPa)

　3.呼吸频率>25/min

禁忌证(符合下列条件之一)

　1.呼吸抑制或停止

　2.心血管系统功能不稳定(低血压,心律失常,心肌梗死)

　3.嗜睡、意识障碍或不合作者

　4.易误吸者(吞咽反射异常,严重上消化道出血)

　5.痰液黏稠或有大量气道分泌物

　6.近期曾行面部或胃食管手术

　7.头面部外伤,固有的鼻咽部异常

　8.极度肥胖

　9.严重的胃肠胀气

表 5-13　有创性机械通气在 COPD 加重期的应用指征

1.严重呼吸困难,辅助呼吸肌参与呼吸,并出现胸腹矛盾呼吸运动

2.呼吸频率>35/分

3.危及生命的低氧血症(PaO₂<5.3 kPa 或 PaO₂/FiO₂<26.7 kPa)

4.严重的呼吸性酸中毒(pH<7.25)及高碳酸血症

5.呼吸抑制或停止

6.嗜睡、意识障碍

7.严重心血管系统并发症(低血压、休克、心力衰竭)

8.其他并发症(代谢紊乱、脓毒血症、肺炎、肺血栓栓塞、气压伤、大量胸腔积液)

9.无创性正压通气治疗失败或存在无创性正压通气的使用禁忌证

机械通气的目标是使 PaO₂ 维持在 8.0~10.0 kPa(60~75 mmHg),或 SaO₂ 90%~92%,PaCO₂ 也不必降至正常范围,而是使其恢复至稳定期水平,pH 保持正常即可,如果要使 PaCO₂ 降至正常,则会增加脱机的困难,同时 PaCO₂ 下降过快,肾脏没有足够的时间代偿,排出体内过多的 HCO₃ 由呼吸性酸中毒转为代谢性碱中毒,对机体极为不利。

(10)呼吸兴奋药。COPD 呼吸衰竭急性加重期患者,是否应使用呼吸兴奋药,尚有不同意见,呼吸衰竭患者大多有呼吸中枢兴奋性增高,对这类患者使用呼吸兴奋药,徒然增加全身的氧耗,弊多利少。

(三)预后

影响预后的因素很多,但据观察,与预后关系最为密切的是患者的年龄与初始 FEV₁ 值,年龄愈大、初始 FEV₁ 值愈低,则预后愈差,长期家庭氧疗已被证明可改善预后。COPD 的预后,在个体间的差异较大,因此对一个具体患者,预言其生存时间的长短是不明智的。

九、慢性阻塞性肺疾病合并急性呼吸衰竭

慢性阻塞性肺疾病(COPD)是一种常见的呼吸系统疾病,由于其患病人数多,病死率高,社会经济负担重,已成为一个重要的公共卫生问题。在世界,COPD居当前死亡原因的第四位。在我国,COPD同样是严重危害人民群体健康的重要慢性呼吸系统疾病,近来对我国北部及中部地区农村 102 230 成年人群调查,COPD约占 15 岁以上人口的 3%,患病率之高是十分惊人的。

为了促使对COPD这一疾病的关注,降低 COPD 的患病率和病死率,继欧、美等各国制定COPD诊治指南以后,美国国立心、肺、血液研究所(NHLBI)和世界卫生组织(WHO)共同发表了《慢性阻塞性肺疾病全球倡议》(Global Initiative for Chronic Obstructive Lung Disease,GOLD)。

(一)定义

慢性阻塞性肺疾病(COPD)是一种具有气流受限特征的疾病,气流受限不完全可逆、呈进行性发展,与肺部对有害气体或有害颗粒的异常炎症反应有关。目前 COPD 合并急性呼吸衰竭(ARF)尚无确切定义,其特征为慢性呼吸困难急性加重,常伴有喘息、胸闷、咳嗽加剧、痰量增多、痰液颜色和/或黏度改变、发热以及气体交换受损,气体交换受损表现为静息时动脉二氧化碳分压升高伴呼吸性酸中毒和低氧血症。通常情况下,ARF 患者的血气分析提示:PaO_2 低于 8.0 kPa(60 mmHg)和/或 $PaCO_2$ 高于 6.7 kPa(50 mmHg)。

(二)发病机制

COPD 合并 ARF 的发病机制尚未完全明了。目前普遍认为与 COPD 的发病机制密切相关,以气道、肺实质和肺血管的慢性炎症为特征,在肺的不同部位有肺泡巨噬细胞、T 淋巴细胞(尤其是 $CD8^+$)和中性粒细胞增加。激活的炎症细胞释放多种介质,包括白三烯 B_4(LTB_4)、白介素 8(IL-8)、肿瘤坏死因子 α(TNF-α)和其他介质。这些介质能破坏肺的结构和/或促进中性粒细胞炎症反应。除炎症外,肺部的蛋白酶和抗蛋白酶失衡及氧化与抗氧化失衡也在 COPD 发病中起重要作用。吸入有害颗粒或气体可导致肺部炎症;吸烟能诱导炎症并直接损害肺脏;COPD 的各种危险因素都可产生类似的炎症过程,从而导致 COPD 的发生。

COPD 合并 ARF 时存在缺氧和二氧化碳潴留,其发病机制考虑与以下因素有关。

1.通气不足

健康成人呼吸空气时,约需 4 L/min 肺泡通气量,才能保持有效氧和二氧化碳通过血气屏障进行气体交换的气体分压差。肺泡通气量不足,肺泡氧分压下降,二氧化碳分压增加,肺泡-毛细血管分压差减少,都可诱发呼吸衰竭。

2.弥散障碍

弥散是氧和二氧化碳通过呼吸膜进行气体交换的过程。二氧化碳弥散能力是氧的 20 倍,故在病理情况下弥散障碍主要影响氧的交换,产生单纯缺氧。在临床上肺的气体弥散面积减少(如肺实质病变、肺气肿等)和弥散膜增厚(如肺间质纤维化、肺水肿等)均可引起氧的弥散障碍而导致低氧。

3.通气/血流比例失调

肺泡通气量与灌注周围毛细血管血流的比例必须协调,才能保证有效的气体交换。一般肺泡通气为 4 L/min,肺毛细血管血流量为 5 L/min,二者的比例为 0.8。当通气/血流比值大于0.8 时,则形成生理无效腔增加;当通气/血流比值小于 0.8 时,造成右向左分流。通气血流比例

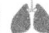

失调通常仅产生缺氧,并无二氧化碳潴留。这是由于以下原因。

(1)静-动脉血二氧化碳分压差较小,仅0.8 kPa(6 mmHg)。二氧化碳弥散能力大,约为氧气的 20 倍,可借健全的肺泡过度通气,排出较多的二氧化碳,不致出现二氧化碳潴留。然而,严重的通气/血流比例失调亦可导致二氧化碳潴留。

(2)氧解离曲线呈 S 形,健全肺泡毛细血管血氧饱和度已处于曲线的平坦段,吸空气时肺泡氧分压虽有所增加,但血氧饱和度上升极少,因此,借健全的通气过度的肺泡不能代偿通气不足的肺泡所致的摄氧不足,发生缺氧。

4.动-静脉分流

肺动静脉瘘或由于肺部病变如肺泡萎陷、肺不张、肺炎和肺水肿,均可导致肺内分流量增加,使静脉血没有接触肺泡气进行气体交换的机会,直接流入肺静脉。故提高吸氧浓度并不能增加动脉血氧分压。如分流量超过 30% 以上,吸氧对血氧分压的影响有限。

5.氧耗量

氧耗量增加是呼吸功能不全时加重缺氧的原因之一。发热、寒战、呼吸困难和抽搐均增加氧耗量。

(三)病理及病理生理

COPD 合并 ARF 的病理学改变是在 COPD 的基础上形成的,特征性的病理学改变存在于中央气道、外周气道、肺实质和肺的血管系统。在中央气道-气管、支气管以及内径大于 4 mm 的细支气管,炎症细胞浸润表层上皮,黏液分泌腺增大和杯状细胞增多使黏液分泌增加。在外周气道内径小于 2 mm 的小支气管和细支气管内,慢性炎症导致气道壁损伤和修复过程反复循环发生。修复过程导致气道壁结构重构,胶原含量增加及瘢痕组织形成,这些病理改变造成气腔狭窄,引起固定性气道阻塞。

典型的肺实质破坏表现为小叶中央型肺气肿,涉及呼吸性细支气管的扩张和破坏。病情较轻时,这些破坏常发生于肺的上部区域,但病情发展可弥漫分布于全肺,并有肺毛细血管床的破坏。由于遗传因素或炎症细胞和介质的作用,肺内源性蛋白酶和抗蛋白酶失衡,为肺气肿性肺破坏的主要机制,氧化作用和其他炎症后果也起作用。

肺血管的改变以血管壁的增厚为特征,这种增厚始于疾病的早期。内膜增厚是最早的结构改变,接着出现平滑肌增加和血管壁炎症细胞浸润。COPD 合并急性呼吸衰竭,由于低氧导致肺动脉广泛收缩,进一步增加右心负荷。

在 COPD 肺部病理学改变的基础上出现相应 COPD 特征性病理生理学改变,包括黏液高分泌、纤毛功能失调、气流受限、肺过度充气、气体交换异常、肺动脉高压和肺源性心脏病。黏液高分泌和纤毛功能失调导致慢性咳嗽及多痰,这些症状可出现在其他症状和病理生理异常发生之前。呼气气流受限是 COPD 病理生理改变的标志,是疾病诊断的关键,主要是由气道固定性阻塞及随之发生的气道阻力增加所致。肺泡附着的破坏,使小气道维持开放的能力受损,但这在气流受限中所起的作用较小。

随着 COPD 的进展,外周气道阻塞、肺实质破坏及肺血管的异常等减少了肺气体交换容量,产生低氧血症,以后可出现高碳酸血症。长期慢性缺氧可导致肺血管广泛收缩和肺动脉高压,常伴有血管内膜增生,某些血管发生纤维化和闭塞,造成肺循环的结构重组。在肺血管结构重组的过程中可能涉及血管内皮生长因子、成纤维生成因子以及内皮素 1(ET-1)。慢性缺氧所致的肺动脉高压患者,肺血管内皮的 ET-1 表达显著增加。在 COPD 后期产生的肺动脉高压中 ET-1 具

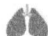

有一定作用。COPD 晚期出现的肺动脉高压是 COPD 重要的心血管并发症,并进而产生慢性肺源性心脏病及右心衰竭,提示预后不良。

(四)诱因

1.降低通气驱动力

过量使用镇静药、安眠药和麻醉药,甲状腺功能减退和脑干损伤等。

2.呼吸肌群功能降低

营养不良、休克、肌病、低磷血症、低镁血症、低钙血症、低钾血症、重症肌无力、中枢和外周神经损伤、药物(氨基糖苷类、类固醇药物)和心律失常等。

3.减少胸壁弹性

肋骨骨折、胸腔积液、气胸、肠梗阻、腹胀和腹水等。

4.降低肺弹性或气体交换容积

肺不张、肺水肿和肺炎等。

5.增加气道阻力

支气管痉挛(吸入变应原等)、气道炎症(病毒、细菌感染、环境污染、吸烟等)、上呼吸道阻塞(阻塞性睡眠呼吸暂停低通气综合征等)等。

6.增加机体代谢需氧量

全身感染、甲状腺功能亢进等。

(五)临床表现

1.病史

COPD 患病过程应有以下特征。

(1)吸烟史:多有长期较大量吸烟史。

(2)职业性或环境有害物质接触史:如较长期粉尘、烟雾、有害颗粒或有害气体接触史。

(3)家族史:COPD 有家族聚集倾向。

(4)发病年龄及好发季节:多于中年以后发病,症状好发于秋冬寒冷季节,常有反复呼吸道感染及急性加重史。随病情进展,急性加重愈渐频繁。

(5)慢性肺源性心脏病史:COPD 后期出现低氧血症和/或高碳酸血症,可并发慢性肺源性心脏病和右心衰竭。

2.症状

(1)呼吸系统症状。①咳嗽、咳痰:在慢性咳嗽、咳痰的基础上痰量明显增加,呈黄绿色或脓痰。②气急、胸闷:COPD 加重时呼吸困难加重,严重者不能平卧,被迫取坐位,辅助呼吸肌参与呼吸。③胸痛。④呼吸衰竭:缺氧、CO_2 潴留及酸中毒的表现,呼吸节律、频率与强度都可异常。$PaCO_2$ 超过 8.0 kPa(60 mmHg)或急剧上升时,可出现 CO_2 麻醉(肺性脑病)。表现为睡眠倒错,即白天思睡而夜间失眠,晨起因夜间 CO_2 潴留而出现头痛,后出现精神症状,如嗜睡、朦胧或不同程度的昏迷,亦可为兴奋性的,如:烦躁不安、抽搐以致惊厥。

(2)心血管系统症状:主要是右心衰竭,可伴有左心衰竭。右心衰竭早期可表现为咳嗽、气急、心悸、下肢轻度水肿等,加重时可出现气急加重、上腹胀痛、食欲缺乏、尿少、腹水等。

3.体征

COPD 早期体征可不明显,随疾病进展常有以下体征。

(1)视诊及触诊:胸廓形态异常,呈桶状胸,包括胸部过度膨胀、前后径增大、剑突下胸骨下角

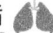

（腹上角）增宽及腹部膨凸等；常见呼吸变浅、频率增快、辅助呼吸肌如斜角肌及胸锁乳突肌参加呼吸运动，重症可出现胸腹矛盾运动；呼吸困难加重时常采取前倾坐位；低氧血症者可出现黏膜及皮肤发绀，伴右心衰者可见颈静脉充盈或怒张、肝脏增大、下肢水肿。

（2）叩诊：由于肺过度充气使心浊音界缩小，肺肝浊音界下移，肺叩诊可呈过度清音。

（3）听诊：两肺呼吸音可减低，呼气延长，平静呼吸时可闻及干性啰音，两肺底或其他肺野可闻及湿啰音；心音遥远，剑突部心音较清晰响亮。

当合并急性呼吸衰竭时可有以下表现。

（1）发热：急性感染时体温可急剧升高。

（2）发绀：常有口唇、舌、鼻尖和指甲的发绀。

（3）肺部体征：多数患者有肺气肿征象、心浊音界多缩小甚至消失。呼吸显著减弱，呼气时间延长，肺底可有干湿啰音，有时可有哮鸣音和广泛的湿啰音。

（4）心脏体征：当有肺动脉高压、右心室肥厚时可出现肺动脉第二音亢进和三尖瓣区收缩期杂音。右心衰竭时可出现心率增快、胸骨左下缘和剑突下闻及收缩期吹风样杂音和舒张期奔马律。常有颈静脉怒张、肝大压痛、肝颈静脉回流征阳性、下肢甚至全身皮下水肿，少数病例腹部有移动性浊音。

（六）实验室检查及特殊检查

1.血常规

长期缺氧可使血红蛋白和红细胞增多。合并呼吸道感染时白细胞大于 $10.0\times10^9/L$，中性粒细胞大于 $7.5\times10^9/L$。

2.肺功能检查

肺功能检查是判断气流受限且重复性好的客观指标，对 COPD 的诊断、严重度评价、疾病进展、预后及治疗反应等均有重要意义。气流受限是以第 1 秒用力呼气量（FEV_1）和 FEV_1 与用力肺活量（FVC）之比（FEV_1/FVC）降低来确定的。FEV_1/FVC 是 COPD 的一项敏感指标，可检出轻度气流受限。FEV_1 占预计值的百分比是中、重度气流受限的良好指标，它变异性小，易于操作，应作为 COPD 肺功能检查的基本项目。吸入支气管舒张剂后 $FEV_1<80\%$ 预计值且 $FEV_1/FVC<70\%$ 者，可确定为不能完全可逆的气流受限。呼气峰流速（PEF）及最大呼气流量-容积曲线（MEFV）也可作为气流受限的参考指标，但 COPD 时 PEF 与 FEV_1 的相关性不够强，PEF 有可能低估气流阻塞的程度。气流受限可导致肺过度充气，使肺总量（TLC）、功能残气量（FRC）和残气容积（RV）增高，肺活量（VC）减低。TLC 增加不及 RV 增加的程度大，故 RV/TLC 增高。肺泡隔破坏及肺毛细血管床丧失可使弥散功能受损，一氧化碳弥散量（D_LCO）降低，D_LCO 与肺泡通气量（V_A）之比（D_LCO/V_A）比单纯 D_LCO 更敏感。作为辅助检查，支气管舒张试验有一定价值，因为：①有利于鉴别 COPD 与支气管哮喘。②可获知患者能达到的最佳肺功能状态。③与预后有更好的相关性。④可预测患者对支气管舒张剂和吸入皮质激素的治疗反应。

3.胸部 X 线检查

X 线检查对确定肺部并发症及与其他疾病（如肺间质纤维化、肺结核等）鉴别有重要意义。COPD 早期胸片可无明显变化，以后出现肺纹理增多、紊乱等非特征性改变。主要 X 线征为肺过度充气，肺容积增大，胸腔前后径增长，肋骨走向变平，肺野透亮度增高，横膈位置低平，心脏悬垂狭长，肺门血管纹理呈残根状，肺野外周血管纹理纤细稀少等，有时可见肺大疱形成。并发肺动脉高压和肺源性心脏病时，除右心增大的 X 线征外，还可有肺动脉圆锥膨隆，肺门血管影扩大

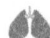

及右下肺动脉增宽等。

4.胸部CT检查

CT检查一般不作为常规检查,但当诊断有疑问时高分辨率CT(HRCT)有助于鉴别诊断。另外,HRCT对辨别小叶中央型或全小叶型肺气肿及确定肺大疱的大小和数量有很高的敏感性和特异性,对预计肺大疱切除或外科减容手术等的效果有一定价值。

5.血气检查

血气检查对晚期患者十分重要。FEV_1<40%预计值者及具有呼吸衰竭或右心衰竭临床征象者均应做血气检查。血气异常首先表现为轻、中度低氧血症。随疾病进展,低氧血症逐渐加重,并出现高碳酸血症。呼吸衰竭的血气诊断标准为海平面吸空气时动脉血氧分压(PaO_2)降低[<8.0 kPa(60 mmHg)]伴或不伴动脉血二氧化碳分压($PaCO_2$)增高[≥6.7 kPa(60 mmHg)]。

6.其他化验检查

(1)肝、肾功能:急性加重期尿中可出现少量蛋白、管型和白细胞。血尿素氮可高于正常。少数患者可并发肾衰竭和肝功能损害。

(2)血电解质和酸碱平衡。①酸碱平衡紊乱:呼吸性酸中毒多见,$PaCO_2$升高,碳酸氢盐(HCO_3^-)相对减少,剩余碱(BE)呈负值,pH低于7.35。复合性酸碱失衡中以呼吸性酸中毒合并代谢性碱中毒多见,此时pH及HCO_3^-显著降低,BE呈负值。少数患者可有呼吸性碱中毒,这是由于机械通气时通气过量,使$PaCO_2$下降至正常值以下所致。②电解质紊乱:有低氯、低钾、低钠、高钾,也可有高钠、低镁、低钙等情况。

(3)痰液检查:并发感染时痰涂片可见大量白细胞,痰培养可检出各种病原菌,常见者为肺炎链球菌、流感嗜血杆菌、卡他摩拉菌、肺炎克雷伯杆菌等。

7.诊断

根据COPD患病史,在慢性咳嗽、咳痰的基础上痰量明显增加,呈黄绿色或脓痰;体温可急剧升高;呼吸困难加重,严重者不能平卧,被迫取坐位,辅助呼吸肌参与呼吸;胸痛;出现缺氧、CO_2潴留及酸中毒的表现:呼吸节律、频率与强度都可异常,$PaCO_2$超过8.0 kPa(60 mmHg)或急剧上升时可表现为睡眠倒错,即白天思睡而夜间失眠,晨起出现头痛、嗜睡、朦胧或不同程度的昏迷,或烦躁不安、抽搐以至惊厥。合并右心力衰竭时,早期可表现为咳嗽、气急、心悸、下肢轻度水肿等,加重时可出现气急加重、上腹胀痛、食欲缺乏、尿少、腹水等。常有口唇、舌、鼻尖和指甲的发绀。多数患者有肺气肿征象,心浊音界多缩小甚至消失。呼吸显著减弱,呼气时间延长,肺底可有干湿啰音,有时可有哮鸣音和广泛的湿啰音。当有肺动脉高压、右心室肥厚时可出现肺动脉第二音亢进和三尖瓣区收缩期杂音。右心衰竭时可出现心率增快、胸骨左下缘和剑突下闻及收缩期吹风样杂音和舒张期奔马律。常有颈静脉怒张、肝大压痛、肝颈静脉回流征阳性、下肢甚至全身皮下水肿,少数病例腹部有移动性浊音等临床症状、体征,结合实验室检查等资料,综合分析确定。存在不完全可逆性气流受限是诊断COPD的必备条件。肺功能检查是诊断COPD的金标准。用支气管舒张剂后FEV_1<80%预计值及FEV_1/FVC<70%可确定为不完全可逆性气流受限。COPD早期轻度气流受限时可有或无临床症状。胸部X线检查有助于确定肺过度充气的程度及与其他肺部疾病鉴别。

(八)鉴别诊断

1.支气管哮喘

多在儿童或青少年期起病,常伴过敏体质、过敏性鼻炎和/或湿疹等,部分患者有哮喘家族

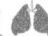

史。以发作性哮喘为特征,血嗜酸粒细胞可升高,血免疫球蛋白 E(IgE)增高,支气管激发或舒张试验阳性。

2.充血性心力衰竭

多有高血压、冠状动脉粥样硬化、二尖瓣狭窄等病史,发作以夜间较重,稍咳,可伴有血性泡沫痰,双肺底有湿性啰音,胸片显示心脏扩大、肺水肿。

3.支气管扩张

多数患者有大量脓性痰或反复大量咯血史。胸部 X 线或高分辨 CT 显示支气管扩张、支气管壁增厚。

4.气胸

常有突发胸部锐痛、刺激性干咳、患侧叩诊呈鼓音、呼吸音明显减弱或消失。胸部 X 线上显示无肺纹理的均匀透亮区,其内侧有呈弧形的线状肺压缩边缘。

5.胸腔积液

患侧液平面以下叩诊浊音,呼吸音明显减弱或消失,胸片可见肋膈角变钝,中等量积液时可见密度均匀阴影,其上缘呈下凹的弧形影。

6.肺栓塞

有栓子来源的基础病,$PaCO_2$ 降低,$P_{(A-a)}$ 增高,肺 V/Q 显像、肺动脉造影可确诊。

(九)治疗

COPD 患者发生 ARF 的治疗原则是:①纠正威胁生命的低氧血症,使动脉血氧饱和度(SaO_2)大于 90%。②纠正威胁生命的呼吸性酸中毒,使 pH>7.2。③治疗原发病。④防止和治疗并发症,营养支持治疗。具体措施如下。

1.评估病情的严重性

根据症状、血气、胸部 X 线等评估病情的严重性。

2.低氧血症的治疗

予控制性氧疗,30 分钟后复查血气,以确认氧合满意而未引起 CO_2 潴留或酸中毒。如果胸部 X 片未显示肺浸润,吸室内空气时 $PaCO_2$ 在 5.3~6.7 kPa(40~50 mmHg),可用鼻导管或鼻塞供氧,氧流量由 1~2 L/min 开始,以后根据动脉血气调整。如果患者存在肺炎或充血性心力衰竭,胸部 X 线上有新出现的肺浸润,则开始治疗时应增加供氧量(如吸氧浓度在 35%~40%),$PaCO_2$>8.0 kPa(60 mmHg)或 SaO_2>90% 是合理的氧疗指标。若低浓度氧疗不能使 SaO_2 达适当水平,应提高吸氧浓度。常用的吸氧方法有以下几种。

(1)鼻导管或鼻塞给氧:此为常用的氧疗方法,吸入氧浓度(FiO_2)与吸入氧流量大致呈如下关系:FiO_2=[21+4×吸入氧流量(L/min)]×100%。这只是粗略的估计值。在同样吸氧流量下,FiO_2 还与潮气量、呼吸频率、分钟通气量和吸呼比等因素有关。总的来说每分通气量较小时,实际 FiO_2 要比计算值高;相反则较计算值低。张口呼吸时的计算值亦低。

(2)简易开放面罩:面罩两侧有气孔,呼出气可经气孔排出,当氧流量大于 4 L/min 时不会产生重复呼吸现象。增大氧流量最高 FiO_2 可达 50%~60%。这种面罩封闭不好,FiO_2 不稳定是其主要缺点。

(3)空气稀释面罩:Venturi 面罩是通过 Venturi 原理,利用氧流量产生负压,吸入空气以稀释氧,调节空气进量,可控制吸入氧浓度在 25%~50% 范围内,面罩内氧浓度相对稳定,其缺点是进食、咳痰不便。氧疗中的注意事项有以下几种。①重视病因及综合治疗:氧疗不能代替病因及其他综合治疗。如对感染和呼吸困难的患者适当应用抗生素和平喘药物,控制感染、消除气道痉挛,注意调节水、电解质平衡等。②加强氧疗监护:要观察患者的意识、发绀、呼吸、心率变化。如意识清楚、发绀好转、心率减少 10 次/分以上说明氧疗有效。对高浓度氧疗特别是正压机械通气,要防止氧中毒。氧中毒对肺和全身组织细胞都能引起损伤,引起组织细胞损伤的原因是氧化基团和过氧化氢相互作用侵犯 DNA 和细胞膜的后果。症状为头晕、疲倦乏力、全身麻木、面部肢体肌肉抽搐、顽固性咳嗽、心率增快、心律失常等。③吸入氧气湿化:应用安全加热装置,将湿化瓶内水持续加热 $50\sim70\ ℃$,输出氧温度与体温接近。水蒸气含量高有利于痰咳出。④氧疗用具消毒:鼻塞、面罩、湿化瓶、气管套管等应严格消毒或更换,预防交叉感染及继发感染。⑤严防火源靠近:氧能助燃,氧疗时要严防火源靠近,不能在其附近吸烟。

3.呼吸性酸中毒的治疗

酸中毒较轻时,通过改善低氧、纠正二氧化碳潴留,酸中毒可纠正;酸中毒严重时(pH<7.2)可静脉内应用少量碳酸氢钠。

4.原发病的治疗

(1)急性诱因的治疗:当有细菌感染时应根据患者所在地常见病原菌类型及药敏情况积极选用抗生素。长期应用广谱抗生素和激素者易继发真菌感染,宜采取预防和抗真菌措施。①单药治疗:随着广谱β-内酰胺和氟喹诺酮类药的问世,临床开始单用亚胺培南、头孢哌酮舒巴坦、头孢他啶、替卡西林/克拉维酸等治疗下呼吸道感染,临床治愈率常可达 80% 以上。单药疗法的明显缺点是抗菌谱不可能覆盖所有致病菌,而呼吸道感染特别是院内呼吸道感染,常由多种细菌混合感染所致。氟喹诺酮类药对肠杆菌科和流感嗜血杆菌有较强杀菌作用,但对肺炎球菌和厌氧菌作用较弱。第二代头孢菌素和氟喹诺酮类药对金黄色葡萄球菌有效,而第三代头孢菌素如头孢他啶等对其作用甚弱。头孢噻肟对铜绿假单胞菌作用较弱等。单药疗法还易出现耐药菌株和重复感染,有单用亚胺培南或氟喹诺酮类药后出现耐药金黄色葡萄球菌、铜绿假单胞菌等报道。②联合用药:应选用针对常见致呼吸道感染的革兰阳性或阴性病原菌的抗生素。常用方案:β-内酰胺类+氨基糖苷类;β-内酰胺类+氟喹诺酮类;氨基糖苷类+氟喹诺酮类药;β-内酰胺类+β-内酰胺类;克林霉素+氨基糖苷类。联合用药的优点是拓宽抗菌谱、减少重复感染概率、延缓耐药菌株的出现。选用抗生素时应考虑既往用药、基础病、发病过程及治疗反应等因素。如慢性支气管炎患者易受流感嗜血杆菌感染;接受激素治疗的神经外科患者以金黄色葡萄球菌感染常见、肺囊性纤维化和接受机械通气治疗者常有铜绿假单胞菌感染;治疗术后呼吸道感染应兼顾抗厌氧菌等。因此,临床上必须根据药物的作用特点及抗菌范围,并参照本地区细菌耐药情况,选择有效的抗生素治疗呼吸道感染。目前肺炎链球菌对青霉素仍相当敏感,有报道对耐药菌株大剂量青霉素仍有效,故对肺炎链球菌感染仍首选青霉素。对于金黄色葡萄球菌感染,90%菌株对青霉素耐药,50%菌株对苯唑西林耐药,临床上常选苯唑西林、头孢唑啉、头孢美唑、氟喹诺酮类等加一种氨基糖苷类药联用。亚胺培南、头孢哌酮/舒巴坦及第四代头孢菌素如头孢吡肟等也可选用。对于耐甲氧苯青霉素的金黄色葡萄球菌(MR-SA)感染,一般首选万古霉素。对于铜绿假单胞菌感染,可选择哌拉西林、头孢哌酮、头孢他啶、环丙沙星等与氨基糖苷类联用。第三代头孢菌素中以头孢他啶抗铜绿假单胞菌活性最强。亚胺培南、第四代头孢菌素、单环菌素类如氨曲南等也可选用。近年来,国内报道革兰阴性菌产生超广谱 β-内酰胺酶(ESBL)日益增多,以克雷伯菌属及大肠埃希菌等肠杆菌科细菌为多见,对第三代头孢菌素普遍耐药,已引起临床高度重视。当怀疑细菌产生 ESBL 时,应考虑使用碳青霉烯类抗生素和 ESBL 抑制剂治疗。③抗厌氧菌治疗:

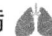

厌氧菌所致的呼吸道感染常有下列特征:痰液呈臭味;标本涂片革兰染色有大量形态较一致的细菌,但普通细菌培养呈阴性;多有原发疾病和诱发因素如肺癌、支气管扩张症、意识障碍、胃肠道或生殖道手术后、长期应用免疫抑制剂或氨基糖苷类药等。目前常选用的抗厌氧菌药为青霉素、甲硝唑、克林霉素、替硝唑等。替硝唑为咪唑类药,对大多数厌氧菌有效,其中对脆弱拟杆菌和梭杆菌属的活性较甲硝唑强,常用剂量为 800 mg 静脉滴注,每天 1 次,连用 5~7 天。④抗真菌治疗:呼吸道感染经多种抗生素治疗无效,可能存在下列因素:长期应用广谱抗生素或抗生素,导致菌群失调;应用肾上腺皮质激素、免疫抑制剂、抗癌药物、放射治疗;恶性肿瘤、糖尿病、尿毒症、大面积烧伤、COPD 等,需高度怀疑真菌感染。应及时行痰找真菌丝或孢子、真菌培养及相关血清学检查。临床常用氟康唑、伊曲康唑、大蒜素、两性霉素 B 等。此外,青霉素为治疗放线菌病的首选药,磺胺药(复方 SMZ)为治疗奴卡菌病的首选药。部分慢性呼吸衰竭患者因年老体弱、机体反应性差,当出现呼吸道感染时常仅有咳嗽和咳痰或气道分泌物增加(机械通气时)的表现,或呼吸频率增快、PaO_2 降低。而较少有发热及外周血白细胞的升高,胸部 X 线检查可缺乏特征性改变。此时,观察咳嗽和咳痰或气道分泌物的变化常成为判断抗感染治疗是否有效的重要指标。

(2)慢性气流阻塞的治疗。①支气管舒张剂:COPD 患者发生 ARF 时首选短效、吸入性 $β_2$ 受体激动剂。疗效不显著者加用抗胆碱能药物。以使用贮雾器或气动雾化器吸入比较合适。对于较为严重的 COPD 患者可考虑静脉滴注茶碱类药物;监测血茶碱浓度对估计疗效和不良反应有一定意义。口服茶碱缓释片,100 mg,每天 2 次,或静脉滴注氨茶碱,一般每天总量不超过 1 g。氨茶碱除松弛支气管平滑肌外,尚有抗炎、兴奋呼吸中枢、增强膈肌收缩力的作用。因茶碱可使患者出现心慌甚至心律失常,静脉使用时输液速度不宜过快。近年来,国内使用定量气雾器(MDI)和雾化器吸入 $β_2$ 受体激动剂(常用沙丁胺醇或特布他林)治疗,效果较好,临床使用时需注意心脏的不良反应。国外将吸入抗胆碱能药物作为治疗 COPD 患者的首选治疗药物,常用溴化异丙托品(爱全乐)气雾剂,该药吸入后5~10 分钟起效,30~90 分钟时达血峰值,持续 4~6 小时。患者宜在应用支气管舒张剂基础上加服或静脉使用糖皮质激素。激素的剂量要权衡疗效及安全性,建议口服泼尼松龙每天 30~40 mg,连续 10~14 天。也可静脉给予甲泼尼龙。延长给药时间不能增加疗效,反而使不良反应增加。②增加分泌物的排出:咳嗽是清除支气管分泌物的最有效方法。坐位咳嗽及应用支气管扩张剂后立即咳嗽可增加咳嗽的有效性。叩击背部及体位引流对痰量超过 25 mL/d 的患者或有肺叶不张的患者可能有效。对于痰多黏稠难以咳出的患者可用祛痰药使痰液稀释,常选用溴己新(必嗽平)16 mg,每天 3 次,或溴环己胺醇(沐舒坦)30 mg,每天 3 次。溴环己胺醇的祛痰作用较前者强,它不仅降低痰液黏度,而且增强黏膜纤毛运动,促进痰液排出。另外可选用中药鲜竹沥液,或使用 α-糜蛋白酶雾化吸入。对于神志清楚的患者应鼓励咳嗽,多翻身拍背,促进痰液排出。对于无力咳嗽的患者可间断经鼻气管吸引痰液。对于建立人工气道的患者应定时吸引气道内分泌物,定期湿化气道。

5.呼吸兴奋剂的应用

对呼吸衰竭患者是否应使用呼吸兴奋剂,学者们一直有争议。由于其使用简单、经济,且有一定疗效,故仍较广泛使用于临床。呼吸兴奋剂刺激呼吸中枢或周围化学感受器通过增强呼吸中枢驱动,增加呼吸频率和潮气量,改善肺泡通气。与此同时,患者的氧耗量和 CO_2 产生量亦相应增加,且与通气量呈正相关。故应掌握好其临床适应证。

在慢性 CO_2 潴留患者,呼吸中枢对 CO_2 的敏感性已降低,吸氧后缺氧的刺激被消除,呼吸中枢受限制,$PaCO_2$ 升高,应用呼吸兴奋剂可降低 $PaCO_2$,增加氧合作用,促使患者清醒,有利于咳嗽、排痰。呼吸兴奋剂需与支气管扩张剂、抗感染、增强呼吸肌收缩力药物并用,使潮气量加大,方能发挥作用。常用的呼吸兴奋剂为尼可刹米,在 $PaCO_2$ 显著增高伴意识障碍者,先用 0.75 g 静脉注射,继以 1.875~3.75 g 加入 5% 葡萄糖液中持续静脉滴注,可使呼吸深度及频率增加而改善通气,有利于 CO_2 排除,同时可促进神志恢复,提高咳嗽反射和改善排痰能力。少数患者可出现皮肤瘙痒、烦躁不安,此时可减慢滴速或降低药物浓度。个别还出现肌颤及抽搐,则应停用。纳洛酮是阿片受体阻滞药,有兴奋呼吸中枢作用,可行肌内注射或静脉注射,每次 0.4~0.8 mg 或 1.2~2.8 mg 加入 5% 葡萄糖液 250 mL 中静脉滴注。

因呼吸兴奋剂能引起烦躁不安、肌肉颤动、心悸等不良反应。因此,在应用呼吸兴奋剂的同时必须采取措施减轻通气阻力,如控制感染、吸痰、应用支气管解痉剂等,并密切随访动脉血气,如动脉血气无改善应立即停药。

6.呼吸肌疲劳的防治

应采取措施纠正诱发呼吸肌疲劳的原因,如痰液湿化引流、支气管解痉剂的应用、控制肺部感染、改善营养状态、纠正水和电解质失衡,发热患者应用退热药物。经鼻面罩机械通气,使呼吸肌得到适当休息。

辅酶 Q_{10} 能改善心肌和呼吸肌氧的利用,从而提高其收缩力,每天 60 mg 可使最大吸气力上升。茶碱类药物能增加细胞质内的钙离子浓度,提高呼吸肌的储备能力,可用于防治膈肌疲劳。咖啡因增加膈肌收缩力,优于氨茶碱,长期口服可延缓呼吸肌疲劳的发生。洋地黄类药物亦有增加膈肌收缩力的作用,对呼吸衰竭患者有一定危险性,宜慎用。由于缺氧、营养不良、呼吸负荷过重可造成呼吸肌损伤、膈肌萎缩,因此对慢阻肺患者纠正缺氧、补充营养、保证能量供应至关重要。糖类过多会产生大量 CO_2,糖的呼吸商为 1,过多的糖分解,呼吸商增大,呼吸肌负荷加重;脂肪的呼吸商为 0.7,在饮食和静脉营养中,增加脂肪与蛋白质,可减少 CO_2 的产生。呼吸肌训练,采用腹式呼吸,可增加潮气量,减少无效腔通气,提高通气效率。

7.机械通气

(1)无创性机械通气(NIPPV):可用于 COPD 慢性呼吸衰竭急性加重,还可用于有效撤机,作为从机械通气向自主呼吸过渡的桥梁。

COPD 急性加重期患者应用无创性正压通气(NIPPV)可以降低 $PaCO_2$,减轻呼吸困难,从而降低气管插管和有创机械通气的使用,缩短住院天数,降低患者的病死率。使用 NIPPV 要注意掌握合理的操作方法,避免漏气,从低压力开始逐渐增加辅助吸气压和采用有利于降低 $PaCO_2$ 的方法,从而提高 NIPPV 的效果。NIPPV 的应用指征目前尚不统一,表 5-14 所列标准可作为参考。

表 5-14　NIPPV 在 COPD 合并急性呼吸衰竭时选用和排除标准

选用标准(至少符合其中 2 项)
1.中至重度呼吸困难,伴辅助呼吸肌参与呼吸并出现胸腹矛盾运动
2.中至重度酸中毒(pH 7.30~7.35)和高碳酸血症($PaCO_2$ 6.0~8.0 kPa)
3.呼吸频率超过 25 次/分
排除标准(符合下列条件之一)
1.呼吸抑制或停止
2.心血管系统功能不稳定(低血压、心律失常、心肌梗死)

续表

| 3.嗜睡、神志障碍及不合作者 |
| 4.易误吸者(吞咽反射异常,严重上消化道出血) |
| 5.痰液黏稠或有大量气道分泌物 |
| 6.近期曾行面部或胃食管手术 |
| 7.头面部外伤,固有的鼻咽部异常 |
| 8.极度肥胖 |
| 9.严重的胃肠胀气 |

辅助通气应从低压力开始,吸气压力从 $0.392\sim0.785$ kPa($4\sim8$ cmH$_2$O)开始,呼气压力从 $0.196\sim0.294$ kPa($2\sim3$ cmH$_2$O)开始,经过 $5\sim20$ 分钟逐渐增加到合适的治疗水平。为了避免胃胀气,应在保证疗效的前提下避免吸气压力过高。另外应避免饱餐后应用NIPPV,适当的头高位或半坐卧位和应用促进胃动力的药物有利于减少误吸。

使用无创通气可明显降低气管插管率。如果无创通气后患者的临床及血气无改善[PaCO$_2$下降至小于16%,pH<7.30,PaCO$_2$≤5.3 kPa(40 mmHg)],应尽快调整治疗方案或改为气管插管和常规有创机械通气。

(2)有创性(常规)机械通气:在积极药物治疗的条件下,患者呼吸衰竭仍进行性恶化,出现危及生命的酸碱异常和/或神志改变时宜用有创性机械通气治疗。有创性机械通气具体应用指征见表 5-15。

表 5-15　有创性机械通气在COPD合并急性呼吸衰竭的应用指征

| 1.严重呼吸困难,辅助呼吸肌参与呼吸,并出现胸腹矛盾呼吸 |
| 2.呼吸频率超过35次/分 |
| 3.危及生命的低氧血症(PaO$_2$<5.3 kPa 或 PaO$_2$/FiO$_2$<200) |
| 4.严重的呼吸性酸中毒(pH<7.25)及高碳酸血症 |
| 5.呼吸抑制或停止 |
| 6.嗜睡、神志障碍 |
| 7.严重心血管系统并发症(低血压、休克、心力衰竭) |
| 8.其他并发症(代谢紊乱、脓毒血症、肺炎、肺血栓栓塞症、气压伤、大量胸腔积液) |
| 9.NIPPV失败或存在NIPPV的排除指征 |

在决定患者是否使用机械通气时还需参考病情好转的可能性,患者自身意愿及强化治疗的条件。

使用最广泛的3种通气模式包括辅助-控制通气(A-CMV)、压力支持通气(PSV)或同步间歇强制通气(SIMV)与PSV联合模式(SIMV+PSV)。因COPD患者广泛存在内源性呼气末正压(PEEPi),为减少因PEEPi所致吸气功耗增加和人-机不协调,可常规加用-适度水平(为PEEPi的70%~80%)的外源性呼气末正压(PEEP)。

COPD病例的撤机可能会遇到困难,需设计和实施一周密的方案。解决呼吸机撤离困难的原则是尽早撤机、避免有害并发症的发生。需引起重视的3个因素:首先应避免碱血症,碱血症存在时不能撤机;呼吸性酸中毒和 HCO$_3^-$ 潴留可在低 V$_A$ 时撤机。避免使用过量镇静剂。撤机过程中呼吸功一定要减小。给予患者足够的潮气量,保持充足的通气支持,以使患者的呼吸频率低于30～35次/分。

8.并发症的治疗

(1)肺性脑病:COPD Ⅱ型呼吸衰竭,严重的缺氧和二氧化碳潴留[$PaCO_2 \leqslant 5.3$ kPa(40 mmHg),$PaCO_2 > 8.0$ kPa(60 mmHg),pH<7.30],常出现脑水肿、脑血管扩张、颅压升高甚至并发脑疝。患者可出现意识丧失、昏迷、抽搐、呼吸节律及频率异常,进而发生呼吸心搏骤停。

治疗上应积极改善呼吸衰竭,当患者意识障碍进行性恶化时,出现缓脉、呕吐、视盘水肿、脑脊液压力升高时应给予脱水治疗,可给予甘露醇、清蛋白、地塞米松、利尿剂以减轻脑疝、降低颅压。出现神经精神症状和颅内高压的表现,原则上以改善呼吸功能、纠正缺氧和 CO_2 潴留为主,仅当脑水肿症状明显或有脑疝时可短期使用20％甘露醇,按每次0.5～1.0 g/kg快速静脉滴注,每天1～2次,心功能不好的患者用量宜少。使用脱水剂时应注意电解质的变化,并防止痰液变黏稠不易排出。

(2)心力衰竭(简称心衰):慢性肺动脉高压,使右心负荷加重,左心室肥大,严重或长期缺氧招致心肌收缩力减弱,心搏量减少,最后导致心力衰竭。

治疗:①减轻右心前后负荷,早期肺源性心脏病应降低肺动脉高压,减轻右室后负荷。已有心衰者给予硝酸异山梨酯(消心痛)、硝苯地平(心痛定)、卡托普利(开博通)等,减轻右心前后负荷,改善左心功能,从而降低肺动脉压,使右室功能得到改善。②利尿剂的应用,给予氢氯噻嗪或呋塞米(速尿),并用氨苯蝶啶或螺内酯(安体舒通),小剂量,短疗程,注意电解质紊乱,及时纠正。如:氢氯噻嗪25 mg,每天1～3次,螺内酯40 mg,每天1～2次。对肺性脑病出现脑水肿或重度水肿者可选用速尿20 mg缓慢静脉注射。应注意利尿剂可引起低血钾、低血氯,诱发或加重代谢性碱中毒;利尿过多可致血液浓缩、痰液黏稠加重气道阻塞。③强心剂的应用,洋地黄制剂可直接作用于心肌,增加心排血量,减慢心率,增加膈肌收缩力及利尿效果,对并发左心衰竭者疗效明显。由于在缺氧、电解质紊乱等情况下易出现中毒症状,一般选用速效制剂,剂量为正常的1/2～2/3,长期应用时宜定期监测血药浓度。对难治性心衰可并用辅酶 Q_{10}、多巴胺等,能增加心排血量,加强利尿。④血管扩张剂的应用,血管扩张剂可降低肺血管阻力和肺动脉压,减轻心负荷,减轻右心衰竭的发作和加剧,是治疗 COPD 急性发作期右心衰竭的重要措施。目前临床常用的有α受体阻滞剂、血管紧张素转换酶抑制剂、钙离子拮抗剂、磷酸二酯酶抑制剂、NO 吸入等。血管扩张剂在降低肺动脉压力和肺血管阻力的同时也降低体循环血压,应引起注意。

(3)心律失常:患者常因传导系统和心肌损害,或因缺氧、酸碱失衡、电解质紊乱和应用药物发生各种心律失常,严重者可发生猝死。主要是识别和治疗引起心律失常的代谢原因,如低氧血症、低钾血症、低镁血症、呼吸性酸中毒或碱中毒及治疗原发病。纠正上述原因心律失常多可消失。当诱因不能去除或纠正上述原因后仍有心律失常,可考虑应用抗心律失常药物。如未用过洋地黄类药物,可考虑以毛花苷 C(西地兰)0.2～0.4 mg或毒毛花苷 K 0.125～0.25 mg加入葡萄糖液 20 mL 内缓慢静脉注射(20分钟)。应注意纠正缺氧、防治低血钾,不宜依据心率的快慢观察疗效。如患者血压稳定可考虑使用血管紧张素转换酶抑制剂治疗。也可选用维拉帕米(异搏定)5 mg缓慢静脉注射,或口服40～80 mg,每天3次;出现室性异位心律时可用利多卡因50～100 mg 静脉注射,必要时15分钟再注射1次,亦可应用其他抗心律失常药物。

(4)消化道出血:患者常并发消化道出血,低氧导致胃肠道黏膜糜烂,广泛渗血。由于严重缺

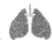

氧,胃肠道血管收缩,微循环障碍,黏膜防御功能减低,高碳酸血症又使氢离子增多,胃酸分泌增加,以及胃肠道淤血、药物刺激、DIC等招致应激性溃疡、黏膜糜烂,患者先有进行性腹胀,相继发生大出血。

治疗:①制酸剂,给予质子泵抑制剂奥美拉唑(洛赛克)或新 H_2 受体阻滞剂西咪替丁/法莫替丁等,山莨菪碱能抑制胃酸,改善微循环,兴奋呼吸中枢,可以并用。②黏膜保护剂,枸橼酸铋钾(得乐)可保护胃黏膜、减少出血。③止血剂,如无DIC并存,可给酚磺乙胺(止血敏)、6-氨基己酸等;局部止血采用冰盐水加去甲肾上腺素洗胃后给予黏膜保护剂,亦可用凝血酶口服。

(5)休克:并发休克常由于急性严重感染、消化道大出血、严重心律失常或心衰、低血容量等,或综合因素所引起,进行血流动力学监测,有助于诊断。低血容量休克患者,血压、中心静脉压、心排血量均降低,心率快,体循环阻力升高;继发感染休克时,心率快,血压、体循环阻力下降,而中心静脉压不降低,心排血量上升或下降;心源性休克时,血压、心排血量下降,肺小动脉嵌压升高,中心静脉压、体循环阻力多上升。

治疗:找出病因,采取相应措施。低血容量或感染性休克可给予平衡液,增加有效细胞外液量,纠正酸中毒,改善微循环;血浆、清蛋白可提高胶体渗透压,增加有效循环血量,降低颅压、利尿;右旋糖酐-40、羟乙基淀粉除扩容外,可降低血黏度,改善微循环。失血性休克应及时输新鲜全血,纠正电解质紊乱与酸碱失衡。休克患者当血容量补足后血压仍低时,可给予血管活性药物多巴胺或并用间羟胺静脉滴注,维持血压在 10.7～12.0 kPa(80～90 mmHg),脉压大于2.7 kPa(20 mmHg),尿量大于 25 mL/h。心源性休克、心功能不全者可给多巴酚丁胺、洋地黄等增强心肌收缩力。感染性休克时大剂量激素可改善中毒症状,减少毛细血管通透性,阻滞 α 受体使血管扩张,稳定溶酶体膜,保护细胞,防止细胞自溶。

(6)DIC:肺源性心脏病患者由于感染、缺氧、酸中毒、休克等可激活凝血因子,引起内源系统的凝血连锁反应,使患者进入高凝状态,微血管内发生广泛血栓,致使血小板、纤维蛋白原等凝血因子大量消耗,继而引起纤维蛋白溶解。临床表现为皮肤、黏膜、脏器的栓塞出血,血小板进行性减少,凝血酶原时间较正常对照延长 3 秒以上,纤维蛋白原小于 1.5 g/L,3P 试验阳性或 FDP＞20 mg/L。

治疗:①控制原发病。②肝素,抗凝治疗是阻断 DIC 病理过程的重要措施,早期给予肝素50 mg,每天 2 次,缓慢静脉滴注,或以 10～15 U/(kg·h)静脉滴注,使凝血时间维持在 20 分钟左右。有局部大出血者如溃疡病、支气管扩张、脑出血患者禁用。③抗血小板凝聚药,双嘧达莫每天400 mg,右旋糖酐-40 500 mL,每天 1～2 次静脉滴注,用于高凝状态期。④补充凝血因子,输新鲜血、新鲜冰冻血浆、纤维蛋白原等均应与肝素同时使用。⑤抗纤溶药物,DIC 晚期,纤溶亢进已占主要地位,可在肝素化的基础上给氨甲苯酸(抗血纤溶芳酸)或 6-氨基己酸等。

(7)高黏血症:慢性缺氧继发红细胞增多,血黏度增加,招致微循环障碍,影响组织供氧,加重多脏器衰竭。

治疗:给予右旋糖酐-40 及肝素治疗。右旋糖酐-40 可抑制红细胞聚集,改善微循环,每次500 mL静脉滴注;肝素能降低血黏度,促进肺循环,并可阻止血小板释放 5-羟色胺等介质,缓解支气管痉挛,每天 50 mg 静脉滴注。血细胞比容大于 0.60 时采用血液稀释疗法,每次放血300 mL,输入右旋糖酐-40 500 mL。

(8)肝损害:严重心衰、缺氧可致淤血性肝大,肝小叶中心坏死和退变,$PaO_2＜5.3$ kPa(40 mmHg),可使丙氨酸转氨酶、天冬氨酸转氨酶、胆红素上升,凝血酶原时间延长,缺氧纠正后肝功能恢复者称为功能性肝损伤。

治疗:纠正缺氧,心衰患者给予利尿剂、多巴胺静脉滴注可增加肝血流量,高渗葡萄糖和氨基酸静脉滴注能提高血中支链/芳氨基酸比例,避免或慎用对肝功能可能损害的药物,加强护肝药物治疗,还原型谷胱甘肽每天 0.6 g 静脉给药。肝性昏迷者可行人工肝治疗。

(9)肾衰竭:严重缺氧、心衰可导致肾功能损害,PaO_2＜5.3 kPa(40 mmHg)时,肾血流量降低,尿量减少,血肌酐、尿素氮升高,心力衰竭时肾脏可有淤血变性。随着病情好转肾功能恢复者,称为功能性肾损害。

治疗:①避免肾毒性药物;②纠正缺氧,改善心功能,给予利尿、强心剂,增加肾血流量;右旋糖酐-40 可改善肾循环;③纠正水、电解质平衡失调,控制蛋白质摄入;④使用利尿剂;⑤透析治疗,当血尿素氮大于 29 mmol/L,血肌酐大于 707 μmol/L,血钾大于 6.5 mmol/L 时,应行腹膜或血液透析。

(10)肺源性心脏病合并肺栓塞:肺源性心脏病心衰患者长期卧床,血黏稠度增高,易引起深部静脉血栓形成,血栓脱落可造成肺栓塞,或肺内炎症侵蚀,使肺动脉分支闭塞。患者表现为呼吸困难突然加重,胸痛、胸闷、烦躁不安,进行性右心衰竭,氧分压、二氧化碳分压下降等。

(尹钰涵)

第六章

弥漫性疾病

第一节 特发性肺纤维化

一、概述

特发性肺纤维化(idiopathic pulmonary fibrosis,IPF)是病因未明的慢性进展型纤维化性间质性肺炎的一种特殊类型,好发于老年人,病变局限于肺部,组织病理学和/或影像学表现具有普通型间质性肺炎(usual interstitial pneumonia,UIP)的特征。所有表现为原因不明的慢性劳力性呼吸困难,并且伴有咳嗽、双肺底爆裂音和杵状指的成年患者均应考虑IPF的可能性。其发病率随着年龄的增长而增加,典型症状一般在60~70岁出现,<50岁的IPF患者罕见。男性明显多于女性,多数患者有吸烟史。IPF发病率近几年呈现明显增长的趋势,美国总人口中IPF患病率为14.0/10万~42.7/10万,发病率为6.8/10万~16.3/10万。诊断IPF需要排除其他各种间质性肺炎,包括其他类型的特发性间质性肺炎及与环境暴露、药物或系统性疾病相关的间质性肺疾病。IPF是一种致死性疾病,尚缺乏有效的治疗药物。IPF的死亡率随着年龄的增长而增加,IPF中位生存期2~3年,但其自然病程变异很大,且无法预测,总体预后不良。

二、诊断

(一)诊断依据

IPF是病因未明的慢性进展性纤维化型间质性肺炎的一种特殊类型,好发于老年人,病变局限于肺部,组织病理学和/或影像学表现具有UIP的特征。

对于成人患者,诊断间质性肺疾病(interstitial lung disease,ILD)和疑诊IPF的诊断需要符合:①排除其他已知病因的ILD(如家庭和职业环境暴露、结缔组织病和药物)。②未行外科肺活检的患者,HRCT呈现UIP型表现。③接受外科肺活检的患者,HRCT和肺活检组织病理类型符合特定的组合。通过有丰富ILD诊断经验的呼吸内科医师、影像科医师和病理科医师之间的多学科讨论,仔细排除其他可能的病因,是获得准确诊断最为重要的环节。在多学科讨论不可行的情况下,建议把患者推荐给对ILD有丰富经验的临床专家。由于有高质量证据表明,高分辨率CT(high resolution computed tomography,HRCT)表现对诊断UIP有高度的特异性,外科肺活检对于诊断IPF并非必要。结合一定的临床资料(包括完整的病史、职业和环境接触史、家族史、体格检查、肺功能测试和实验室检查),若HRCT表现为典型的UIP型时足以诊断IPF。

1.临床表现

(1)所有表现为原因不明的慢性劳力性呼吸困难,并且伴有咳嗽、双肺底爆裂音和杵状指的成年患者均应考虑IPF的可能性。其发病率随年龄增长而增加,典型症状一般在60～70岁出现,<50岁的IPF患者罕见。男性明显多于女性,多数患者有吸烟史。起病隐袭,主要表现为干咳、进行性呼吸困难,活动后明显。本病少有肺外器官受累,但可出现全身症状,如疲倦、关节痛及体重下降等,发热少见。晚期出现发绀,偶可发生肺动脉高压、肺源性心脏病和右心功能不全等。

(2)IPF的急性加重:近期研究结果表明,每年5％～10％的IPF患者会发生急性呼吸功能恶化,这些急性发作可继发于一些常见的临床状况,如肺炎、肺栓塞、气胸或心力衰竭。在没有明确诱因下,这种急性呼吸功能恶化被称为IPF急性加重。目前尚不清楚IPF急性加重仅仅是一种隐匿的呼吸系统并发症的表现(如肺栓塞、感染),还是IPF疾病本身的病理生理学变化导致的病情进展。

IPF急性加重的诊断标准包括1个月内出现不能解释的呼吸困难加重;存在低氧血症的客观证据;影像学表现为新近出现的肺部浸润影;排除其他诊断(如感染、肺栓塞、气胸或心力衰竭)。急性加重可在IPF病程的任何时候发生,有时还可是本病的首发症状;临床表现主要为咳嗽加重,发热,伴或不伴有痰量增加。有研究认为,胸部手术和支气管肺泡灌洗术可能诱发IPF急性加重,但尚不明确这种情况是真正的IPF急性加重还是与操作相关的并发症。

IPF急性加重的组织学表现为急性或机化性弥漫性肺泡损伤(diffuse alveolar damage,DAD),少数患者表现为远离纤维化区域的相对正常肺组织内的机化性肺炎。极少数情况下,肺活检标本中仅有单纯的UIP或仅有DAD的机化期改变而无典型UIP型表现。

2.检查

(1)HRCT是IPF诊断流程中的重要组成部分。HRCT上UIP的特征为胸膜下和肺基底部的网格状阴影和蜂窝影,常伴有牵张性支气管扩张,尤其是蜂窝影对IPF的诊断有很重要的意义。HRCT上的蜂窝影指成簇的囊泡样气腔,蜂窝壁边界清楚。囊泡直径为3～10 mm,偶尔可大至25 mm。磨玻璃影常见,但病变范围少于网格状影。胸腔积液,则提示UIP型病变可能由其他疾病所致。HRCT上出现大量微结节、气体陷闭、非蜂窝样囊泡、大量磨玻璃样改变、肺实变或者病变以沿支气管血管束分布为主,应该考虑其他诊断。部分患者可伴纵隔淋巴结轻度增大(短径通常<1.5 cm)。

HRCT诊断UIP的阳性预测值为90％～100％。若HRCT无蜂窝影,但其他影像特征符合UIP标准,定义为可能UIP,需进行外科肺活检确诊。HRCT不符合UIP型的患者,外科肺活检的病理表现仍有可能是UIP型表现。

根据HRCT表现进行IPF诊断分级如下。

"典型UIP"(符合以下四项):①病灶以胸膜下,基底部为主。②异常网状影。③蜂窝肺伴或不伴牵张性支气管扩张。④缺少第三级中任何一项(不符合UIP条件)。

"UIP可能"(符合以下三项):①病灶以胸膜下,基底部为主。②异常网状影。③缺少第三

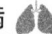

级中任何一项(不符合 UIP 条件)。

"不符合 UIP"(具备以下七项中任何一项):①病灶以中上肺为主。②病灶以支气管周围为主。③广泛的毛玻璃影(程度超过网状影)。④多量的小结节(两侧分布,上肺占优势)。⑤囊状病变(两侧多发,远离蜂窝肺区域)。⑥弥散性马赛克征/气体陷闭(两侧分布,3 叶以上或更多肺叶受累)。⑦支气管肺段/叶实变。

(2)组织病理:UIP 的组织病理学特征和主要诊断标准:低倍镜下病变的不均一性,即瘢痕形成和蜂窝样改变的纤维化区域与病变轻微或正常的肺实质区域交替出现。病变主要位于胸膜下和间隔旁的肺实质,一般情况下炎症反应轻,表现为淋巴细胞和浆细胞在肺间质中的斑片状浸润伴 Ⅱ 型肺泡上皮细胞和细支气管上皮细胞增生。纤维化区域主要由致密胶原组成,伴上皮下散在的成成纤维细胞灶。蜂窝样改变区域由囊状纤维化气腔构成,这些气腔内衬细支气管上皮细胞,充满黏液和炎症细胞。纤维化和蜂窝样改变区域的间质内常有平滑肌上皮细胞化生。病理学上需要与 UIP 鉴别的疾病相对较少,尤其是病理学改变符合 UIP 型表现时。主要的鉴别诊断在于与其他可引起 UIP 样病变的疾病的鉴别,如结缔组织病、慢性外源性过敏性肺泡炎和尘肺(尤其是石棉肺)。"不可分类的纤维化"指肺活检标本镜下表现为纤维化,但不符合上述 UIP 型的诊断标准;若其镜下表现缺乏典型的某些疾病(如外源性过敏性肺泡炎、结节病等)的组织病理学特征,但有典型的 IPF 的临床表现和影像学表现时,经仔细的多学科讨论后仍有可能诊断为 IPF。

UIP 病理诊断标准分级:分为典型 UIP、可能 UIP、疑似 UIP 和非 UIP 4 个等级。①典型 UIP,满足以下 4 条:明显结构破坏和纤维化,伴或不伴胸膜下蜂窝样改变;肺实质呈现斑片状纤维化;现成纤维细胞灶;缺乏不支持 UIP 诊断特征(非 UIP)。②可能 UIP,满足以下条件中的 3 条:明显结构破坏和纤维化,伴或不伴胸膜下蜂窝样改变;缺少斑片受累或成纤维细胞灶,但不能二者均无;缺乏不支持 UIP 诊断的特征(非 UIP);或仅有蜂窝肺改变。③疑似 UIP,满足以下 3 条:斑片或弥漫肺实质纤维化,伴或不伴肺间质炎症;缺乏典型 UIP 的其他标准;缺乏不支持 UIP 诊断的依据(非 UIP)。④非 UIP,满足以下任 1 条:透明膜形成;机化性肺炎;肉芽肿;远离蜂窝区有明显炎性细胞浸润;显著的气道中心性病变;支持其他诊断的特征。

(3)肺功能检查:IPF 的肺功能检测在判断、检测疾病进展、估计预后方面意义重大。典型肺功能改变为限制性通气功能障碍,表现为肺总量(TLC)、功能残气量(functional residual capacity,FRC)和残气量(residual volume,RV)下降。第 1 秒钟用力呼气容积/用力肺活量(FEV$_1$/FVC)正常或增加。单次呼吸法一氧化碳弥散(DL$_{CO}$)降低,即在通气功能和肺容积正常时,DL$_{CO}$ 也可降低。

(4)血气检测:IPF 的血气检测在判断、检测疾病进展、估计预后方面意义重大。IPF 患者的通气/血流比例失调,PaO$_2$、PaCO$_2$ 下降,肺泡动脉血氧分压差[P(A−a)O$_2$]增大。

(5)肺泡灌洗液检查:BAL 的细胞学分析可能有助于诊断某些特定类型的 ILD。对疑诊 IPF 的患者,BALF 最主要的作用是排除慢性外源性过敏性肺泡炎;BALF 中淋巴细胞增多(≥40%)时应该考虑慢性外源性过敏性肺泡炎的可能。因此,绝大多数 IPF 患者的诊断流程中不应该进行 BALF 细胞学分析,但可能适用于少数患者。

(6)经支气管镜肺活检(transbronchial lung biopsy,TBLB):TBLB 有助于某些疾病的诊断(例如结节病等肉芽肿性疾病),但 HRCT 表现为 UIP 型时,可以大致排除这些疾病。对于怀疑 UIP 而需要进行组织病理学分析的患者,TBLB 的特异度和阳性预测值尚不明确。虽然 TBLB

的标本有时可以见到 UIP 的组织学特征,但对 UIP 诊断的敏感度和特异度尚不明确,TBLB 的取材部位和取样数目也不明确。因此,绝大多数 IPF 患者的诊断评价中不应该使用经支气管镜肺活检,但可能适用于少数患者。

(7)结缔组织病相关血清学检查:关于血清学筛查对疑诊 IPF 患者的评估价值,目前尚无明确的研究结论。结缔组织病可以出现 UIP 型表现,绝大多数疑诊的 IPF 患者应该进行结缔组织病相关的血清学检测,但可能不适用于少数患者。

3.病因诊断

部分慢性外源性过敏性肺泡炎的表现与 IPF 很相似,需要特别注意通过全面评价来明确该患者是否有慢性外源性过敏性肺泡炎的可能。BALF 中淋巴细胞增多(≥40%)提示该病的存在,进一步调查患者的环境暴露因素,必要时安排外科肺活检。符合结缔组织病诊断标准的患者不能诊断 IPF。目前没有临床或血清学特征性表现的年轻患者,尤其是年轻女性,可能在以后的观察中逐渐表现出结缔组织病的临床特征。因此,对于较年轻(<50 岁)的患者,需高度警惕存在结缔组织病的可能。

4.诊断注意事项

IPF 需要与脱屑型间质性肺炎(desquamative interstitial pneumonia,DIP)、急性间质性肺炎(acute interstitial pneumonitis,AIP)、非特异性间质性肺炎(nonspecific interstitial pneumonia,NSIP)、慢性外源过敏性肺泡炎、特发性闭塞性机化性肺炎(bronchiolitis obliterans with organizing pneumonia,BOOP)鉴别。

(1)脱屑型间质性肺炎:男性多发,绝大多数为吸烟者。起病隐袭、干咳、进行性呼吸困难。半数患者有杵状指(趾)。肺功能呈限制性通气功能障碍,弥散功能降低,但不如 IPF/UIP 显著。RBILD 临床表现同 DIP,杵状指(趾)相对少见。DIP 最显著的病理学改变是肺泡腔内肺泡巨噬细胞(alveolar macrophage,AM)均匀分布,见散在多核巨细胞。与此相伴的是轻、中度肺泡间隔增厚,伴少量炎性细胞浸润,无明显的纤维化和成纤维细胞灶。低倍镜下病变均匀分布,时相一致,与 UIP 分布多样性形成鲜明对比。AM 聚积以细支气管周围气腔为主,而远端气腔不受累时,这一病理便称为 RBILD。影像学早期出现双肺磨玻璃样改变,后期出现线状、网状、结节状间质影像,通常不出现蜂窝样改变。RBILD 患者,HRCT 出现网状结节影,未见磨玻璃影。

(2)急性间质性肺炎:病因不明,起病急剧,临床表现为咳嗽、严重呼吸困难,很快进入呼吸衰竭。多数患者发病前有"感冒"样症状,半数以上患者发热。病理学表现为弥散性肺泡损伤(DAD)机化期改变。影像学表现为双侧弥散性网状、细结节及磨玻璃样阴影,急骤进展可融合成斑片乃至实变影。

(3)非特异性间质性肺炎:可发生于任何年龄,男多于女,主要表现为咳嗽、气短,少数患者有发热。病理学表现为肺泡壁明显增厚,呈不同程度的炎症和纤维化,病变时相一致,但缺乏 UIP、DIP 或 AIP 的特异性改变。肺泡结构破坏较轻,肺泡间隔内由淋巴细胞和浆细胞混合构成的慢性炎症细胞浸润是 NSIP 的特点。影像学显示双侧间质性浸润影,双肺斑片磨玻璃阴影是本病 CT 特征性所见。

(4)慢性外源性过敏性肺泡炎:急性期暴露于大量抗原物质后 4~6 小时后出现咳嗽、寒战和肌肉疼痛,症状可持续 8~12 小时,白细胞总数和嗜酸性粒细胞计数增加。亚急性期为吸入少量抗原后发生的亚急性过敏性肺泡炎,其临床症状极似慢性支气管炎。慢性期为长期暴露在抗原下,可发生不可逆的肺部纤维化。病理学改变主要累及肺泡、肺泡间隔、血管和终末细支气管,其

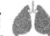

病理学改变与病期有关。①急性期:肺泡壁和细支气管壁水肿,有大量淋巴细胞浸润,浆细胞也明显增加,尚有单核细胞、组织细胞,而嗜酸性粒细胞浸润较少。2周左右水肿消退,大量瘤样上皮性肉芽肿和朗格汉斯细胞产生,许多肉芽肿被胶原纤维包裹。肺肉芽肿为急性期典型病变。②慢性期:以间质纤维化,肺泡壁淋巴细胞浸润,胶原纤维增生为主,尤其在细支气管和所属小动脉有时因肌纤维和内皮细胞增生而增厚,而肉芽肿病变此时基本消失。支气管肺泡灌洗显示中淋巴细胞比例增高,IgG 和 IgM 的比例也增高。血清学检查阴性患者,可做激发试验。肺功能典型改变为限制性通气障碍。影像学早期或轻症患者可无异常发现,有时临床表现和 X 线改变不相一致。典型患者急性期在中、下肺野见弥散性肺纹理增粗,或细小、边缘模糊的散在小结节影。病变可逆转,脱离接触后数周阴影吸收。慢性晚期,肺部呈广泛分布的网织结节状阴影,伴肺体积缩小。常有多发性小囊性透明区,呈蜂窝肺。怀疑本病因仔细询问接触史,行血清沉淀抗体测定,支气管肺泡灌洗,肺功能检查等进行综合分析,必要时行肺活检。

(5)特发性闭塞性机化性肺炎:多发于 40～60 岁,最常见症状是持续性干咳,其次为轻度呼吸困难和体重减轻。约有 1/3 的患者表现为咽痛、发热、乏力等流感样症状。约 2/3 的患者肺部可闻及爆裂音。病理学改变主要累及终末和呼吸性细支气管、肺泡管,管壁内常有单核细胞浸润,管腔内则可有水肿性肉芽组织充填,肉芽组织内常有巢状慢性炎症细胞浸润。肺功能主要表现为限制性通气功能障碍和弥散功能障碍,很少表现为阻塞性通气功能障碍。影像学检查表现无特异性,多种多样。典型改变是双侧斑片状或磨玻璃样肺泡性浸润影,可呈游走性,类似肺嗜酸性粒细胞增多症。有时也可呈孤立性肺炎型,或弥散性间质性肺炎型。开胸肺活检对确诊BOOP 有重要价值。

(二)临床分型

IPF 临床无分型。根据静息状态下的肺功能结果和/或影像学的病变程度,把 IPF 分为"轻度""中度""重度"及"早期"和"晚期",但目前尚不明确上述分期是否与临床决策直接相关。

三、治疗

(一)康复措施

1.门诊治疗

患者临床症状轻,不影响生活与工作者,可采取门诊治疗。

2.住院治疗

有并发症或病情进行性加重的患者需住院治疗。

(二)非药物治疗

1.氧疗

有静息低氧血症的 IPF 患者应该接受长期氧疗。多数 IPF 患者应该接受肺康复治疗,但对于少数患者肺康复治疗可能是不合理的选择。多数 IPF 引起的呼吸衰竭应该接受机械通气,但对于少数患者机械通气可能是合理的选择。

2.外科治疗

某些合适的 IPF 患者应该接受肺移植治疗(强推荐,低质量级别),术前是否需要机械通气已成为判别肺移植后早期病死率的危险因素,因此呼吸机依赖已被许多中心认为是肺移植的相对或绝对禁忌证。

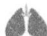

3.活动

适当活动,避免过度劳累。

4.饮食

无特殊要求。

(三)药物治疗

1.药物治疗原则

目前尚无治疗 IPF 的有效药物,但一些临床药物试验的结果提示某些药物可能对 IPF 患者有益。用于治疗 IPF 的药物有糖皮质激素类药物、免疫抑制剂、秋水仙碱、环孢素、干扰素、抗氧化药物(乙酰半胱氨酸)、抗凝药物和降低肺动脉压等。目前尚缺乏足够证据支持应该常规使用这些药物治疗。

2.药物选择

根据患者病情及委员会推荐级别,对一些治疗的推荐意见是弱反对,表明这些治疗的收益与风险尚不明确,还需要更高质量的研究结果来证实。弱反对的药物可能适用于一些特定的患者,对于充分知情并强烈要求药物治疗的患者,推荐选用这些弱反对的药物。

(1)IPF 患者不应该接受糖皮质激素类药物单药、秋水仙碱及环孢素治疗(强推荐很低质量证据)。

(2)IPF 患者不应该接受糖皮质激素类药物与免疫抑制剂(如硫唑嘌呤、环磷酰胺)的联合治疗(强推荐,低质量证据)。

(3)多数 IPF 患者不应该接受糖皮质激素类药物、硫唑嘌呤及乙酰半胱氨酸联合治疗,不应该接受乙酰半胱氨酸单药治疗,但对于少数患者可能是合理的治疗措施(弱推荐,低质量证据)。

(4)PF 患者不应该接受 γ 干扰素治疗(强推荐,高质量证据)。

(5)IPF 患者不应该接受波生坦、益赛普治疗(强推荐,中等质量证据)。

(6)多数 IPF 患者不应该接受抗凝治疗,但对少数患者抗凝治疗可能是合理的选择(弱推荐,很低质量证据)。

(7)多数 IPF 患者不应该接受吡非尼酮治疗,但对少数患者该药物可能是合理的选择(弱推荐,低-中等质量证据)。

(四)特发性肺纤维化复发的预防与治疗

特发性肺纤维化因原因不明,可能的高危因素有吸烟、环境暴露、微生物感染、胃食管反流和遗传因素。因此,戒烟、避免危险环境暴露、避免反复感染、积极治疗反流性食管炎等可能有助于 IPF 的预防和急性加重。

(五)特发性肺纤维化并发症和伴发疾病的治疗

IPF 患者的常见并发症和伴发疾病越来越受到人们的关注,主要包括 IPF 急性加重、肺动脉高压、胃食管反流、肥胖、肺气肿和阻塞性睡眠呼吸暂停。目前尚不明确治疗这些伴发的疾病是否会影响 IPF 患者的预后。

1.IPF 急性加重

多数 IPF 急性加重时应该接受糖皮质激素类药物治疗,但对少数患者来说,糖皮质激素类药物治疗可能是不合理的选择(弱推荐,很低质量证据)。

2.IPF 合并肺动脉高压

多数 IPF 患者不应该接受针对肺动脉高压的治疗,但对少数患者来说可能是合理的选择(弱推荐,很低质量证据)。

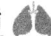

3.反流性食管炎

多数 IPF 患者应该接受针对无症状胃食管反流的治疗,但对少数患者来说可能是不合理的选择(弱推荐,很低质量证据)。

4.肥胖、肺气肿和阻塞性睡眠呼吸暂停

迄今为止尚无 IPF 患者伴发肥胖、肺气肿和阻塞性睡眠呼吸暂停治疗方面的研究资料,因此无法给予推荐意见。

(六)特发性肺纤维化姑息治疗

姑息治疗旨在减轻患者症状和减少痛苦,而不是治疗疾病。姑息治疗的目标是减轻患者生理与精神上的痛苦,为患者及其家属提供心理与精神上的支持。这些治疗措施均需个体化,是疾病辅助治疗的一部分。

IPF 患者咳嗽和呼吸困难等症状的恶化很常见且疗效差。有限的研究结果提示,糖皮质激素类药物和沙利度胺可能缓解 IPF 患者的慢性咳嗽;慢性阿片类药物可用于治疗严重呼吸困难和咳嗽,但需要严密监测药物不良反应。

(徐意芹)

第二节 结 节 病

一、流行病学

结节病发生于世界各国,发病率因地域、人种及环境不同,差异较大,欧洲发病率最高,非洲及亚洲则较低,波动于 1/10 万～50/10 万。黑种人多于白种人,美国白种人发病率 10.9/10 万,而美国的黑种人发病率高达 35.5/10 万。寒冷地区发病率高,如日本的寒、温、亚热带地区发病率之比是 4∶2∶1。近年来日本和我国的发病患者数明显增多。结节病可发生于任何年龄,文献报道多见于青、中年,女性多于男性。卫生健康委员会北京医院(以下简称北京医院)经病理确诊的胸内结节病 121 例中,男性 37 例、女性 84 例。按确诊时统计,15 岁及 17 岁各 1 例。21～35 岁 24 例、36～49 岁 48 例、50～59 岁 27 例、60～70 岁 16 例、71～75 岁 4 例。35 岁以下青年占 21.5%、36～59 岁中年占 62%。

二、病因

结节病的病因迄今未明。目前认为遗传、感染、化学因素、环境及职业、自身免疫反应等均可能为本病的潜在病因,但缺乏确切证据说明它们与结节病发病有直接关系;其中遗传因素的客观证据较多;结节病的易感性及临床表现、自然病程、严重程度和预后,与人类白细胞组织相容性抗原(HLA)的不同等位基因具有相关性。如急性起病伴结节性红斑及关节炎者,HLA_{B8} 出现频率高,结节病性眼葡萄膜炎患者的 HLA_{B27},检出率较其他葡萄膜炎高。英国报道 10% 结节病患者有家族遗传史,62 例患者中,含 5 对双胞胎(4 对为单卵孪生)。北京医院诊治过 6 例有血缘关系的结节病患者(同胞兄妹及同胞姐妹各 2 例、母女 2 例)。该 6 例发病前 5 年内分居两地,可排除环境职业因素。他们的 HLA 检测结果:仅姐妹俩人均被检出 HLA_{A11},其余 4 例的 HLA 型分散无规律。结节病发病的种族差异和家族聚集现象均提示结节病的遗传倾向。但国内外有关报道差异较大,缺乏显著一致性。可能与 HLA 表型不同、易感基因呈多态性分布有关。总之,遗传因素在结节病发病中的作用,仍存在争议。

三、病理组织学改变

结节病的基本病理学改变是由类上皮细胞、巨噬细胞、散在的多核巨细胞(郎汉斯细胞及异物巨细胞)和淋巴细胞组成的境界清楚,无干酪样坏死的肉芽肿。有时巨细胞内可见两种包涵体。早期病变,结节形态结构单一、大小一致且分布均匀。晚期病变可见结节互相融合,并见纤维化及玻璃样变性。病理诊断采用排除性诊断方法,需排除一切与结节病相似的肉芽肿性疾病,如结核病、非典型分枝杆菌病、真菌感染、布鲁氏菌病及铍病等。结合临床特点,方能作出结节病诊断。病理标本应常规进行抗酸染色及免疫组化检查。

四、免疫学改变与发病机制

因结节病病因未明,很难用精辟简练的文字,阐明该病的发病机制。多数学者认为,当未知抗原进入人体后,被肺泡巨噬细胞(AM)吞噬,由抗原递呈细胞的溶酶体在细胞膜递呈抗原并持续存在,使细胞内代谢增强,产生一系列活性介质,如白细胞介素(IL)-12、IL-1、IL-2、γ 干扰素、氧自由基及花生四烯酸代谢产物等,参与细胞的激活和趋化。活化的 T 细胞(TLC)释放细胞因子如单核细胞趋化因子(MCF)和单核细胞移动抑制因子(MIF)等,使周围血液中的 T 抑制细胞(Ts)相对占优势,而 T 辅助细胞(Th)相对减少。在 BALF 中 Th 增多,Ts 细胞相对减少,这代表病变部位的 Th 细胞增多而 Ts 细胞减少。TLC、AM 和单核细胞等炎症细胞在肺内的聚集浸润,形成了结节病早期的肺泡炎阶段。T 细胞和巨噬细胞、肥大细胞和自然杀伤细胞等通过释放细胞因子、化学趋化、黏附分子和生长因子形成复杂的炎症反应。募集在炎症部位的单核细胞,分泌多种细胞因子,如 IL-1、IL-2、肿瘤坏死因子-α 及 γ 干扰素等参与激活、趋化自身和 TLC 并转化为类上皮细胞、多核巨细胞和郎汉斯巨细胞、构成无干酪坏死性肉芽肿。由上皮细胞、多核巨细胞和巨噬细胞产生的 ACE 抑制巨噬细胞移行,也促使肉芽肿形成。结节病患者的 AM 释放 γ 干扰素和 IL-1,产生纤维连接蛋白及分泌成纤维细胞生长因子。γ 干扰素和 IL-1 及成纤维细胞生长因子促使成纤维细胞在肺部聚集和增生;纤维连接蛋白吸收大量成纤维细胞并和细胞外基层黏附。与此同时,周围的炎症细胞和免疫效应细胞进一步减少以致消失;胶原蛋白和基质蛋白产生。最终成纤维细胞慢性收缩,破坏了肺的正常结构使肺泡变形。这种肺实质细胞的修复反应,导致纤维化及瘢痕组织形成。

五、临床表现

结节病的全身症状无特异性,15%~60%的患者无症状,常在胸部 X 线检查时偶被发现双侧肺门淋巴结肿大而就医。自觉症状和体征取决于病变累及的脏器和部位,表现多种多样。北欧的斯堪的纳维亚、瑞典、爱尔兰及波多黎各的女性常以急性发病,病程在 2 年以内者称为亚急性,半数以上患者属此型。病程 2 年以上者称为慢性型,此型常伴不同程度的肺纤维化。我国的结节病以慢性及隐匿性起病为多,症状轻微者多见,急性起病者少见。

(一)结节病对各脏器的受侵率

结节病是多系统肉芽肿性疾病,人体的任何器官、任何部位均可受累。由于受地区、人种不

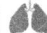

同、疾病自然发展过程的个体差异及研究者搜集患者的专业、时间、调查方式和研究深度不同等因素的影响,文献对各器官受侵率的报道差异较大。如欧洲一组眼科医师报道,眼结节病占结节病患者的 9%;另一组眼科医师将某医院各科住院患者进行眼科检查并结膜活检。确诊眼受侵率高达 54.1%。综合 WASOG 汇总的文献报道,受侵率最高的是肺门及纵隔淋巴结,依次是肺、眼、皮肤、肝、脾、表浅淋巴结、唾液腺、肾、神经系统、心脏、骨关节及骨骼肌、消化道、内分泌器官及生殖器。

(二)胸内结节病

1.症状

(1)全身症状:患者就诊时主诉疲劳、体重减轻各占 20%～30%、低热 15%～22%、盗汗 15%、眼症状 10%～20%、皮肤病变 10%～28%、关节症状 5%～17%、神经系统症状 2%～5% 及心脏症状 1%～5%。北京医院曾见 2 例Ⅱ期肺结节病,主诉高热(39.2～39.4 ℃)住院。

(2)呼吸道症状:20%～40%患者有刺激性咳嗽或少量白痰,少数患者轻度胸痛、喘息及活动后呼吸困难。胸部影像改变显著而无症状或症状轻微者门诊屡见不鲜。国外一组报道 433 例肺结节病患者中,25 例咯血,占 6%;其中 19 例轻度咯血、4 例中度咯血、2 例大量咯血。咯血患者常合并曲霉菌感染、支气管扩张或肺囊肿。不足 5%患者单侧或双侧胸腔积液,包括胸膜增厚在内的胸膜受累占 3%～20%。国内报道 14 例胸腔积液均为渗出液。

(3)典型的 Löfgren 综合征:双侧对称性肺门淋巴结肿大,呈马铃薯状,常伴皮肤结节性红斑、发热及关节肿痛。可伴眼葡萄膜炎或虹膜炎,常为急性发病。此类患者 60%～80%在 2 年内自愈,预后良好。见图 6-1。

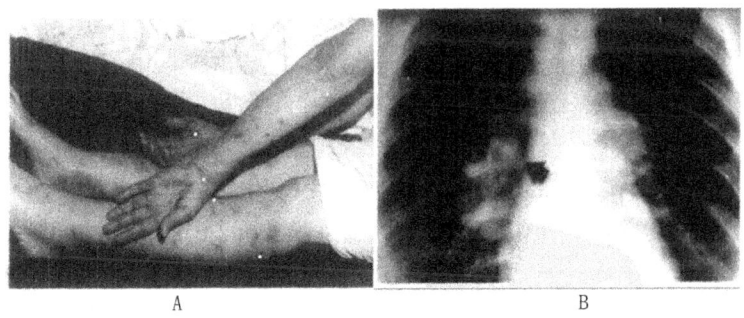

A B

图 6-1 Löfgren 综合征

女性,30 岁。A.双上下肢结节性红斑;B.胸部正位片示双侧较对称的肺门淋巴结肿大
箭头所指显示肿大淋巴结与肺门之间有清晰的空隙。该患者结膜活检确诊结节病

(4)肺外脏器受累表现:常见者为眼部症状、皮肤结节性红斑、皮下结节、表浅淋巴结肿大、肝脾大等,肿大的纵隔淋巴结压迫食管时可出现吞咽困难。肺外结节病的临床表现与受累器官的关系详见表 6-1。

2.体征

(1)胸部阳性体征:多数患者无阳性发现。两肺弥散性纤维化时可听到爆裂音,约占 20%。胸内淋巴结显著肿大时可出现压迫肺血管的征象,如肺动脉及肺静脉高压、左无名静脉受压时可致左侧胸腔积液。如心脏受累,可出现心动过速、心律不齐、传导阻滞、心包积液、心力衰竭等。

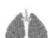

表 6-1　结节病临床表现与受累器官的关系

受累器官	临床表现
上呼吸道	呼吸困难、鼻黏膜充血及息肉致鼻塞不通气,喉肉芽肿、炎症致声音嘶哑
皮肤	丘疹、斑疹、皮下缩节、狼疮样皮损
眼	畏光、视物模糊、眼痛、低视力、泪腺肿大
关节及骨骼肌	结节病风湿病表现:多关节炎、单关节炎、肌病
神经系统	颅神经麻痹、常见面瘫、感觉异常、癫痫、脑病、颅内占位病灶(考虑做 MRI)
心脏	晕厥、呼吸困难、传导阻滞、心力衰竭、心律不齐、心肌梗死、猝死
消化系统	吞咽困难、腹痛、黄疸、肝脾大及肝功能异常血液系统淋巴结肿大、脾功能亢进(血小板计数减少、白细胞计数减少、贫血)
肾脏	肾功能异常、肾衰竭、肾结石
内分泌代谢	尿崩症、高尿钙症、附睾炎

(2)胸外阳性体征:约 1/4 患者体重减轻、结节性红斑占 16.3%。有些表现皮肤丘疹、冻疮样皮损及皮下结节。表浅淋巴结肿大均为孤立不融合、活动无压痛。杵状指(趾)罕见。约 1/4 患者肝脾大。

3.肺功能检查

肺功能检查在辅助结节病的诊断、病程的动态观察、使用皮质激素类药物的适应证、疗效判断、剂量调整及预后评估等诸方面均有重要价值,是诊治结节病不可缺少的检查。早期患者因支气管、细支气管和血管周围肉芽肿对气道及肺泡的影响,可出现阻塞性通气障碍或小气道功能障碍。严重的肺泡炎可出现弥散量(DLco)下降。肺纤维化常出现以限制为主的混合性通气功能障碍。特征性改变是肺活量(VC)、肺总量(TLC)和 DLco 下降。低氧血症和肺泡-动脉氧压差增加仅见于严重的肺纤维化。

肺功能异常与 X 线影像的范围与严重程度常呈一定相关性,但并非完全一致,可结合临床相互弥补。若多次 DLco 下降且呈进行性恶化的肺外结节病,虽 X 线影像无异常,仍应警惕早期肺泡炎的可能性。

4.旧结核菌素(OT 1∶2 000)及结核分枝杆菌纯化蛋白(PPD 5 U)皮内试验

结节病活动期常为阴性或弱阳性。

5.BALF 细胞成分的改变

结节病患者的 BALF 中淋巴细胞显著增多(正常人小于 10%)、巨噬细胞增多(正常人 90%)、T 细胞增多(正常人占淋巴细胞的 47%)可高达 80%。CD4/CD8 比值增加(正常人与周围血常规相同,为 0.7～2.1)。

6.实验室检查

(1)血液学改变:周围血中淋巴细胞显著下降是活动期结节病的特征之一。约 50% 患者血常规正常、CD8 增高、CD4/CD8 下降。Sweden 报道 181 例结节病患者血常规结果:淋巴细胞减少占 60%、白细胞计数下降占 40%、血红素降低占 30%,单核细胞增多占 10%、血小板计数减少占 10%,骨髓活检上皮细胞肉芽肿占 0.3%～2.2%。

(2)SACE 活性测定:活动期结节病患者的 SACE 活性增高,其特异性 90.5%,敏感性 57%～75%,因其他疾病(如粟粒结核、铍肺、淋巴瘤、戈谢病及甲状腺亢进等)也可表现 SACE 增

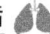

高,故不能单凭 SACE 增高作为诊断结节病的指标。非活动期结节病患者的 SACE 可在正常范围,故 SACE 不高,不能作为排除结节病的指标。北京医院曾测定 4 例结节病胸腔积液的 ACE 活性,2/4 例 SACE 和胸腔积液 ACE 均升高,而胸腔积液 ACE 明显高于同一天测定的 SACE。

(3)血钙和尿钙测定:钙代谢紊乱是肾结节病常见特征之一。主要表现高钙血症、高尿钙症、泌尿系统结石和高钙性肾病。文献报道结节病合并高钙血症占 10%～20%。因血钙增高,致肾小球滤液中钙浓度增加、甲状旁腺因高血钙的抑制使分泌减少,致肾小管对钙重吸收减少,尿钙排泄增加,故高尿钙症发生率为高钙血症的 3 倍。国内报道结节病合并高钙血症占 2%～10%。北京医院对结节病患者 98 例,1 个月内测血钙 2 次,血钙增高者仅占 4%。

(4)其他实验室检查:①血沉增快占 30%～40%,可能与贫血或血清球蛋白增高有关。②高 γ 球蛋白血症占 25%。③急性期 IgM 和 IgA 升高。④慢性期 IgG 升高。少数患者血清溶菌酶、$β_2$ 微球蛋白及 C 反应蛋白增高、类风湿因子阳性。血浆总胆固醇及高密度脂蛋白降低,这类改变在诊断中无确定性意义。肝损害可出现肝功能异常、骨破坏者可出现碱性磷酸酶增高。

六、影像学改变及分期

(一)胸部 X 线片

胸部 X 线片异常,常是结节病的首要发现和就诊主要原因,主要表现如下。

1.肺门及纵隔淋巴结肿大

两侧肺门淋巴结对称性肿大是该病主要特征。典型者呈马铃薯状,边缘清楚、密度均匀,占 75%～90%。单侧肺门淋巴结肿大仅占 1%～3%,常以此与结核和淋巴瘤鉴别。在 Kirks 报道的 150 例结节病患者中,两侧肺门淋巴结肿大(BHL)、BHL 伴一侧气管旁淋巴结肿大及 BHL 伴两侧气管旁淋巴结肿大各占 30%。后纵隔淋巴结肿大占 2%～20%。仅有气管旁或主动脉窗淋巴结肿大无 BHL 者少见。

2.肺内病变

(1)网结节型:多数结节伴有网影,称为网结节影,占 75%～90%;结节 1～5 mm;不足 2 mm 结节聚合一起常呈磨玻璃影。结节大多两侧对称,可分布在各肺野,以上中野居多。结节沿支气管血管束分布,为该病的特征之一。

(2)肺泡型(又称腺泡型):典型者两侧多发,边缘模糊不规则致密影 1～10 cm 大,以肺中野及周边部多见;2/3 患者以网结节及肺泡型共存,此型占 10%～20%。

(3)大结节型:0.5～5 cm 大,有融合倾向(图 6-2),结节内可见支气管空气征,占 2%～4%;结节可伴纵隔淋巴结肿大,少数结节可形成空洞。

(4)肺部浸润阴影呈小片状或融合成大片实变影占 25%～60%,由于肉芽肿聚集,也可致叶间裂胸膜增厚。

(5)两肺间质纤维化:结节病晚期两肺纤维化、肺大疱、蜂窝肺、囊性支气管扩张并可伴一般细菌或真菌感染,最终导致肺源性心脏病。

3.气道病变

结节病可侵犯气管、支气管和细支气管。肉芽肿阻塞支气管致阻塞性肺炎及肺不张,以中叶不张多见。大气道狭窄占 5%。纤维支气管镜发现气道内肉芽肿约占 60%。

4.胸膜病变

国外一组 3 146 例结节病资料中,胸腔积液发生率 2.4%,约 1/3 为双侧;多数是少量胸腔积液,右侧(49%)多于左侧(28%),多数在6个月内吸收。20%残留胸膜肥大。自发气胸常因肺纤维化、肺大疱破裂所致,占2%~3%。

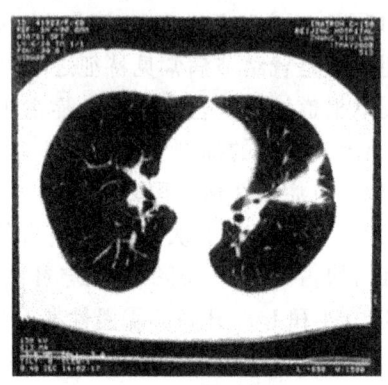

图6-2　大结节型肺结节病

女性,60岁,健康查体胸片左肺团块影,胸部CT左肺上叶舌段大

结节3.5 cm×2.1 cm,与一小结节融合,周围有毛刺,肺门及纵隔

各区无肿大淋巴结,疑诊肺癌,开胸活检,病理诊断结节病

5.结节病性心脏病

致心影增大者小于5%。

(二)胸部CT和高分辨薄层胸部CT(HRCT)

CT平扫,以淋巴结短径大于1 cm为淋巴结肿大的标准。CT可提高纵隔内淋巴结肿大的检出率,如主动脉旁(6区)、隆嵴下(7区)和食管旁(8区)的肿大淋巴结在胸片未能检出者,CT可以检出。CT和胸片对肿大淋巴结的检出率各为78.1%和65.6%。胸部HRCT对肺磨玻璃影、微结节、特别是间质病变的检出率比胸片明显提高。对疾病动态观察、疗效估价有重要意义。

(三)胸外影像学阳性改变

累及骨骼占1%~13%,主要表现如下:①伴有骨小梁吸收的弥散性骨髓浸润,形成圆形或卵圆形骨质疏松区。②骨骼孔状病变。③骨皮质隧道状病变,形成囊肿状或骨折,多累及肋骨。

(四)结节病分期

目前,ATS/ERS/WASOG均采用如下分期方法,即以胸部X线检查为依据,将结节病分为五期。①0期:胸部X线检查正常。②Ⅰ期:双侧肺门、纵隔或气管旁淋巴结肿大,肺野无异常,见图6-3。③Ⅱ期:双侧肺门、纵隔或气管旁淋巴结肿大伴肺内病变,见图6-4。④Ⅲ期:仅有肺内病变,不伴胸内淋巴结肿大,见图6-5。⑤Ⅳ期:双肺纤维化,见图6-6。

我国制定的结节病分期为0期、Ⅰ期、ⅡA期、ⅡB期和Ⅲ期,其中ⅡA期相当于上述Ⅱ期、ⅡB期相当于上述Ⅲ期、Ⅲ期相当于上述Ⅳ期。

(五)放射性核素^{67}Ga显像

结节病患者肺门入影像征占72%、腮腺和泪腺对^{67}Ga对称性摄取增高时,其影像酷似熊猫头形,称熊猫征,占79%。其特异性及敏感性均较低,不能依靠^{67}Ga显像作为诊断结节病的主要手段。典型入影像征或熊猫征,可认为结节病活动表现。肉芽肿性血管炎引起的血管局部闭锁或破坏,可在核素扫描时表现为灌注缺损,但在胸部X线检查常无阳性表现。

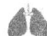

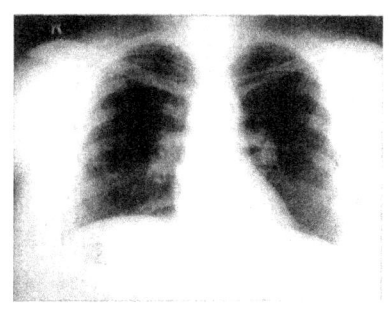

图 6-3 Ⅰ期肺结节病

女性,36 岁。双侧肺门淋巴结对称性肿大。不伴肺内病
变。右侧颈前斜角肌脂肪垫淋巴结活检确诊结节病

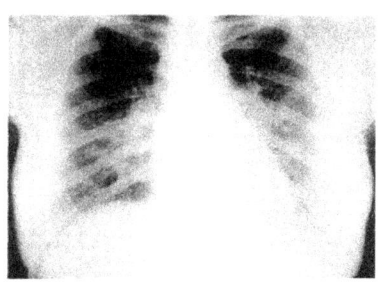

图 6-4 Ⅱ期肺结节病

女性,41 岁。双侧肺门淋巴结对称性肿大。两肺较密集的微结节,中
下野多见。经纤维支气管镜支气管内膜活检确诊结节病

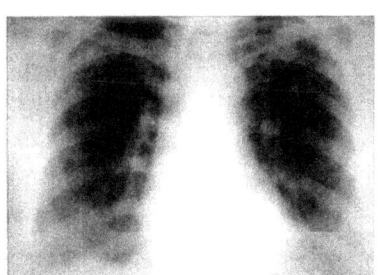

图 6-5 Ⅲ期肺结节病

女性,38 岁。两肺大小不等结节影,不伴肺门纵隔淋巴结肿大。
颈部淋巴结及皮下结节活检病理诊断结节病

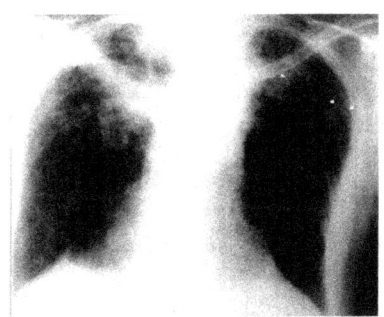

图 6-6 Ⅳ期肺结节病

女性,54 岁。患结节病 14 年,两肺容积减小,双肺纤维化。以限制
为主的通气功能障碍、TLC 占预计值 61%。Kveim 皮试阳性

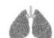

七、诊断与鉴别诊断

(一)诊断

当临床及 X 线征象符合结节病,OT 1:2 000 或 PPD 5 U 皮试阴性或弱阳性、SACE 活性增高或 BALF 中 C4/CD8 不低于 3.5 时,结节病的可能性很大,应积极争取活组织检查;如组织学证实为非干酪坏死性肉芽肿病变或 Kveim 皮试阳性,可排除其他肉芽肿性疾病,结节病诊断可以确立。遇到不典型患者时,强调临床、X 线影像结合病理组织学综合判断;必要时需进行两个以上部位的组织活检确定。

1.活体组织学检查

该检查是确诊结节病的必要手段。选择适宜的活检部位是获得阳性结果的关键。常采用的部位及其阳性率和注意事项参考表 6-2。

表 6-2　选择性活检部位及其阳性率

活检部位	阳性率(%)	注意事项
皮肤黏膜	30～90	高出皮表,不规则斑丘疹或皮下、黏膜结节阳性率高。结节性红斑常为脂膜炎改变,不宜选择
表浅淋巴结	65～81	
颈前斜角肌脂肪垫淋巴结	40～86	如标本仅有脂肪垫,不含淋巴结,则无意义
眼睑、结膜、泪腺	21～75	
唾液腺	40～58	熊猫征者阳性率高
经纤维支气管镜膜活检(FOB)	19～68	镜下见黏膜充血,有结节处阳性率高
经纤维支气管镜肺活检(TBLB)	40～97	阳性率与活检块数成正比
胸腔镜	90 以上	切口小,并发症小于开胸活检
电视辅助下纵隔镜肺或淋巴结		
CT 引导下经皮肺活检	90 以上	
开胸肺或淋巴结活检	95 以上	
经皮肝穿刺	54～70	
经皮肾穿刺	15～40	

2.Kveim-Siltzbach 皮肤试验

以往,对于找不到可供活检病损部位的疑似结节病患者,该试验提供了确诊结节病的重要措施。当前诊断手段有较大进展,如 FOB 和 TBLB 方便易行,并可将 BAL、FOB 及 TBLB 一次完成。鉴于很难获得制作 Kveim 抗原的标本、且皮试需 4～6 周时间方能完成,目前,很少采用 Kveim 皮试方法。

(二)结节病活动性的判断指标

(1)新近出现的受累表现,如眼葡萄膜炎、结节性红斑、关节痛、肝脾大、心脏及神经系统受累表现等。

(2)SACE 增高或伴血沉及免疫球蛋白增高。

(3)BALF 中淋巴细胞 20% 以上或 CD4/CD8 不低于 3.5。

(4)胸部影像病变增加或[67]Ga 显示入影像征或熊猫征。

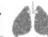

（5）高血/尿钙症。

（6）肺功能 TLC 及 DLco 进行性下降。

（三）鉴别诊断

结节病需与多种疾病鉴别，Ⅰ期需与淋巴结核、淋巴瘤、中心型肺癌和肺门淋巴结转移癌鉴别。Ⅱ期应与肺结核、肺真菌感染及尘肺鉴别。Ⅲ期需与过敏性肺炎、感染性间质肺炎及嗜酸性粒细胞肺浸润等鉴别。Ⅳ期需与其他原因致肺纤维化鉴别。

1.肺门淋巴结核及肺结核

肺门淋巴结核常为单侧或不对称性两侧肺门淋巴结肿大见图 6-7。原发型肺结核儿童及青少年多见。67%的成年肺结核在胸片上可见陈旧结核灶。Ⅱ期结节病如两肺密集小结节影，需与粟粒结核鉴别，见图 6-8。活动性肺结核伴发热盗汗等中毒症状、血沉快、OT 或 PPD 皮试阳性。病理组织学可见新旧不一、形态多样的干酪样坏死性肉芽肿、抗酸染色可找到分枝杆菌。胸部增强 CT 时，肿大淋巴结出现环形强化（CT 值 101～157 HU）、中心密度减低（CT 值 40～50 HU）时，提示淋巴结坏死液化，支持结核。反之，淋巴结均匀强化，则支持结节病诊断。由于增生性结核与结节病的病理组织学极为相似，同一张病理切片在某医院病理诊断为结核，而另一医院的病理诊断为结节病，此情况并非罕见。遇此现象时需临床、放射与病理多科室讨论，综合判断。

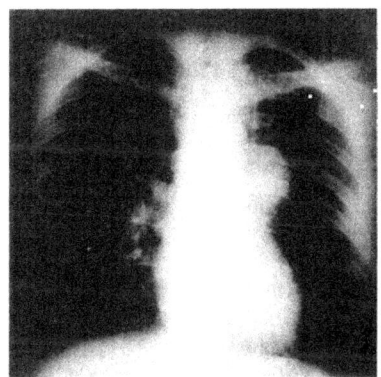

图 6-7 左侧肺门淋巴结核

男性，16 岁。低热 37.6 ℃，胸片左侧肺门淋巴结肿大。血沉 78 mm/1 h，OT 试验 1∶2 000 强阳性。颈部淋巴结活检病理诊断结核，抗酸染色找到分枝杆菌

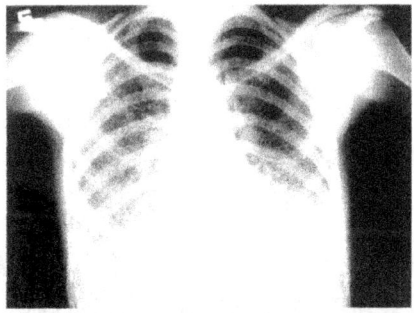

图 6-8 两侧肺门淋巴结不对称肿大，伴两肺粟粒结节

女性，26 岁。因刺激性干咳两周，拍胸片诊断血行播散性肺结核，OT 试验 1∶2 000 阳性，直至 1∶100 阴性，血沉 21 mm/1 h，SACE 68 U，纤维支气管镜下支气管黏膜充血，有结节，活检诊断结节病

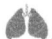

据文献报道,结节病合并结核占 2%~5%。中国为结核病发病率较高的国家,应给予足够的重视。

2.淋巴瘤

常为两侧不对称性肺门淋巴结肿大呈波浪状,反复高热、全身淋巴结肿大及肝脾大。病程进展快、预后差。骨髓活检可见 Read-stenberg 细胞,淋巴结活检可确诊,见图 6-9。

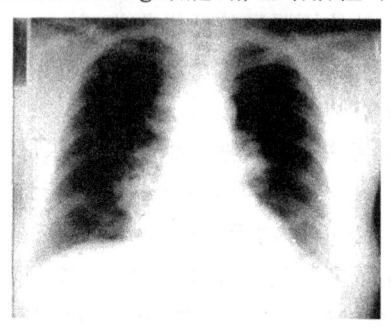

图 6-9 Hodgkin's 淋巴瘤

男性,52 岁。不规则高热 20 天,双侧肺门淋巴结肿大,右侧肺内有浸润,骨髓活检找到 Reed-stenberg 细胞。SACE 正常。淋巴结活检确诊淋巴瘤

3.肺癌

中心型肺癌常见于 40 岁以上中老年,单侧肺门影肿大呈肿块状。同侧肺野可见原发病灶,痰、纤维支气管镜刷片或活检找到癌细胞可确诊,见图 6-10。肺泡型结节病的影像学酷似肺泡癌,需依靠活检病理确诊,见图 6-11。肺外癌瘤经淋巴管转移至肺门或纵隔的转移性肺癌,常为单侧或不对称性双侧肺门影增大伴有肺外肿瘤的相应表现,病情发展快,应寻找可疑病灶,争取活检病理确诊。

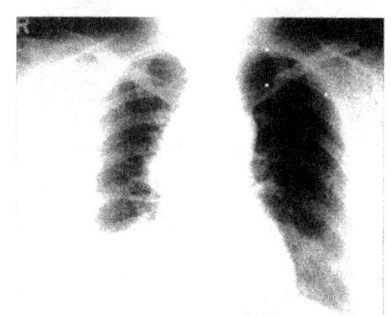

图 6-10 小细胞肺癌

男性,54 岁。因咯血、胸痛 1 周,拍胸部 X 线显示右侧肺门肿大。同侧有胸腔积液,心缘旁可见一肿块影,部分被胸腔积液掩盖,痰及胸腔积液中均找到癌细胞

4.肺真菌感染

以组织胞质菌病常见,胸部 X 线片与 Ⅱ 期结节病相似,有鸟禽、畜类排泄物接触史,SACE 不增高、组织胞质菌抗原阳性或痰培养、组织活检找到真菌可确诊。

5.尘肺

胸部 X 线片显示两肺小结节伴不对称肺门淋巴结肿大,与 Ⅱ 期结节病相似。前者有长期粉尘接触史、长期咳嗽咳痰、渐进性呼吸困难,后期肺门淋巴结呈蛋壳样钙化,见图 6-12。

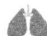

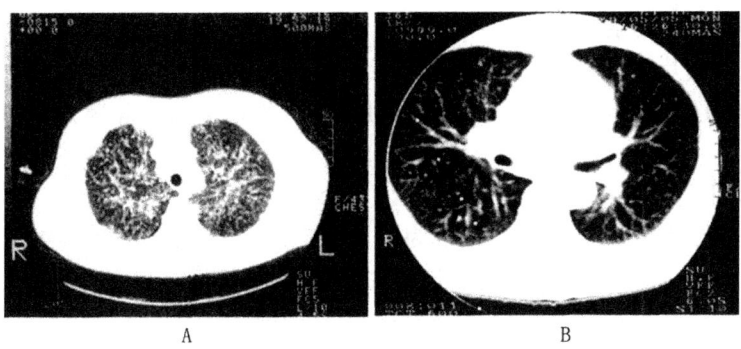

图 6-11 肺泡型结节病

A.女性,51岁。因活动后呼吸困难,拍胸部 X 线显示两肺浸润影及小结节影,胸部 CT 见片状浸润影与结节互相融合,某肿瘤医院诊断肺泡癌,肺活检确诊结节病;B.同一患者口服泼尼松 40 mg/d×2 个月,病变吸收,逐渐递减剂量。治疗后 7 个月复查 CT 两肺病灶明显吸收。右肺门淋巴结略肿大

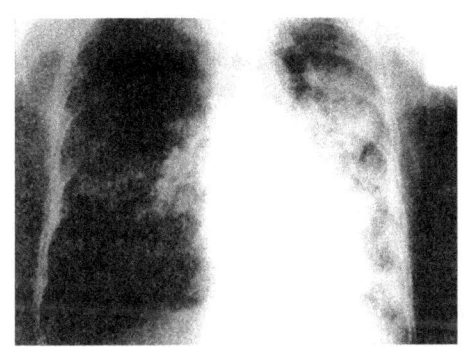

图 6-12 尘肺

男性,58岁。接触粉尘 32 年。两肺小结节,两侧肺门不对称性淋巴结肿大。右侧肺门淋巴结呈典型的蛋壳样钙化

6.铍肺

胸部 X 线片显示两肺境界不清的结节影伴不对称性肺门淋巴结肿大、病理学改变与结节病相似,但从铍接触职业史、铍皮肤贴布试验阳性可与结节病鉴别。

7.肺组织细胞增多症

胸部 X 线改变与Ⅳ期结节病相似,呈蜂窝状及弥散性结节,如以囊状改变为主,则更像前者。SACE 不高,组织活检可与结节病鉴别。

8.Wegener 肉芽肿

该病非两侧对称性肺门淋巴结肿大,病情发展快,死亡率高,为多系统化脓性病变,抗中性粒细胞胞质抗体(ANCA)阳性,组织学改变为坏死性肉芽肿与多发性血管炎改变。

9.淋巴瘤样肉芽肿

该病可侵犯肺、皮肤、中枢神经系统和肾,无肺门淋巴结肿大,病理特征为血管壁淋巴网织细胞和嗜酸性粒细胞浸润,不是结节性肉芽肿。

10.变应性血管炎性肉芽肿

主要为肺浸润,偶有非对称性肺门淋巴结肿大。临床特征为哮喘、过敏体质、周围血液及病变部位嗜酸性粒细胞显著增多,组织学改变为肉芽肿性血管炎及广泛凝固性坏死。

11.支气管中心性肉芽肿

该病的胸部 X 线片仅有肺内浸润及结节、无肺门淋巴结肿大。临床表现为发热、哮喘及较重的咳嗽咳痰、周围血液及病变部位嗜酸性粒细胞增多,组织学改变除肉芽肿结节外,有广泛凝固性坏死。

12.特发性肺间质纤维化

该病无肺门淋巴结肿大病史,突出表现为进行性呼吸困难及低氧血症。杵状指(趾)阳性、两肺可闻及爆裂音、SACE 不增高、应用排除诊断法,排除已知原因引起的肺纤维化,肺组织活检可确诊。

13.结缔组织病致肺部纤维化

从临床病史及免疫学检查,如抗免疫球蛋白抗体滴度升高、类风湿因子阳性、抗 DNA 抗体阳性、抗双链 DNA 和抗 Sm 核抗原抗体增高或找到 LE 细胞等有助于鉴别诊断。

14.莱姆病

该病和结节病均可出现结节性红斑、表浅淋巴结肿大、眼葡萄膜炎、多关节炎、脑及周围神经病变、束支传导阻滞及心包炎,且结节病患者血清抗布氏疏螺旋体抗体可呈阳性,需要鉴别。莱姆病无肺门淋巴结肿大及肺浸润,SACE 不高,根据流行病学及病原学不难鉴别。

八、治疗

结节病的病因未明,缺乏根治性特效治疗方法。多数学者认为,皮质激素类药物是治疗结节病的首选药,用药后可在短期内减轻症状、改善肺功能及 X 线影像病变;但迄今无确凿证据,证明皮质激素类药物一定能够改变结节病的自然病程并预防肺纤维化及提高患者生存时间。相反,英国胸科协会报道,皮质激素类药物治疗无症状的肺结节病患者 185 例 10 年追随结果:胸片持续异常者多于非皮质激素类药物治疗组、停药后复发率高于非皮质激素类药物治疗组。鉴于皮质激素类药物的不良反应明显,故对结节病治疗适应证一直存在争议。近年来英国胸科协会及美国的多篇文献显示,对无症状的肺结节病(包括Ⅱ期及Ⅲ期),暂不给予皮质激素类药物治疗而严密观察,其中不少患者,病情可能自愈,避免了皮质激素类药物的不良反应。

(一)皮质激素类药物

1.适应证

胸内结节病。

(1)Ⅰ期(包括 Löfgren 综合征):无须皮质激素类药物治疗,可给予非甾体抗感染药及对症治疗。需观察症状、胸部 X 线、肺功能、SACE 及血/尿钙测定等。1～3 个月追随 1 次,至少观察6 个月。

(2)无症状的Ⅱ期及Ⅲ期:暂不给予治疗,先观察 2～4 周,如病情稳定,继续观察。如出现症状并持续或胸部 X 线征象加重或肺功能 VC 及 DLco 下降超过 15%,应开始皮质激素类药物治疗。

(3)Ⅳ期伴活动性证据者,可试用皮质激素类药物。

(4)肺结节病伴肺外脏器损害,属多脏器结节病,应给予皮质激素类药物治疗。

2.皮质激素类药物的剂量、用法及疗程

一般首选短效泼尼松。Gianfranco Rizzato 报道 702 例肺结节病泼尼松治疗并追随 16 年结果显示:开始剂量 40 mg/d 足够,显著疗效出现在第 2～3 个月,如治疗 3 个月无效,提示该患者

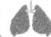

对皮质激素类药物无反应;即使加大剂量或延长治疗时间也无作用。当出现显著疗效后,应该逐渐递减剂量。递减至10 mg/d时,维持6个月以上者,复发率明显减低。减药剂量过快、疗程不足1年者,复发率36.6%。一般主张开始剂量20~40 mg/d[或0.5 mg/(kg·d)]持续1个月后评估疗效,如效果不明显,原剂量继续2~3个月。如疗效显著,逐渐递减剂量,开始每2周减5 mg/d,减至15 mg/d时,持续2~3个月后每2周减2.5 mg/d,直至10 mg/d时,维持3~6个月;也可采用隔天1次日平均剂量。为避免复发,建议总疗程18个月,不少于1年。停药后或减少剂量后复发患者,应加大剂量至少是开始时的每天剂量。待病情明显好转后再递减剂量,递减速度应更缓慢。严重的心或脑结节病,开始剂量宜增至60~80 mg/d。

3.皮质激素类药物吸入治疗

丹麦学者Nils Milman选择Ⅰ~Ⅲ期患者,没安慰剂双盲随机对照,治疗组吸入布地奈德1.2~2.0 mg/d连续6~12个月后评估疗效;结果两组的症状、胸片、肺功能及生化指标均无显著性差异。但治疗组的肺容量明显增加。另一组的Ⅱ~Ⅲ期患者分成两组。试验组口服泼尼松10 mg/d加吸入布地奈德1.2~2.0 mg/d持续6个月;对照组单服泼尼松10 mg/d,结果两组无显著性差异。ERS/ARS/BTS均认为吸入皮质激素类药物不能作为结节病的常规治疗。可考虑在泼尼松维持最小剂量时,改用吸入治疗。也可考虑用于有呼吸道症状而不宜口服皮质激素类药物治疗者。

4.皮质激素类药物的不良反应

常见的是医源性肾上腺皮质功能亢进现象,如血压升高、水钠潴留、肥胖、低钾、血糖升高及骨质疏松等,应在治疗前开始监测体重、血压、电解质、血糖及骨密度等,直至治疗结束并做相应处理。

(二)其他免疫抑制剂

甲氨蝶呤、羟氯喹、硫唑嘌呤、苯丁酸氮芥、环磷酰胺、环孢素A及沙利度胺等均可用于结节病,但不作为首选药。国外文献报道,当皮质激素类药物治疗有效,但因某种原因不能继续治疗时,可选用以上药物和小剂量皮质激素类药物联合治疗或皮质激素类药物无效时试用该类药物。适应证及剂量参考表6-3。

表6-3 非皮质激素类药物类治疗结节病药物的适应证、剂量及毒副作用

药物名称	适应证	剂量	常见毒副作用	监测内容
羟氯喹	急、慢性	200~400 mg/d	视网膜损害,胃肠道反应,皮疹	眼科检查,6~12个月1次
氯喹	急、慢性	250~500 mg/d	以上不良反应较重	眼科检查
甲氨蝶呤	慢性、难治性	10~15 mg/w	胃肠道反应,肝损害,骨髓抑制	血常规、肝肾功能1~3个月1次
硫唑嘌呤	慢性、难治性	50~200 mg/d	肝功能异常,感染骨髓抑制	血常规、肝功能1~3个月1次
吗替麦考酚酯	慢性、难治性	每500~3 000 mg/d	恶心、腹泻,骨髓抑制,感染	血常规、肝功能1~3个月1次

续表

药物名称	适应证	剂量	常见毒副作用	监测内容
环磷酰胺	难治性	每2～4周500～2 000 mg	骨髓抑制,感染,出血性膀胱炎,致癌	治疗前后血常规、肾功、尿常规1个月1次。必要时膀胱镜检查
沙利度胺	慢性,难治性	50～200 mg,每晚一次	致畸、嗜睡、便秘、末梢神经炎	妊娠试验每月1次
米诺环素	急慢性	100～200 mg/d	恶心、贫血、皮疹	
英利西单抗	慢性难治性	开始2周3～5 mg/kg,以后1～2个月3～5 mg/kg	感染、变态反应,致畸	治疗前PPD皮试治疗期间观察有无血管渗漏

对急性单器官(神经或心)及多器官结节病,治疗方案见图6-13。

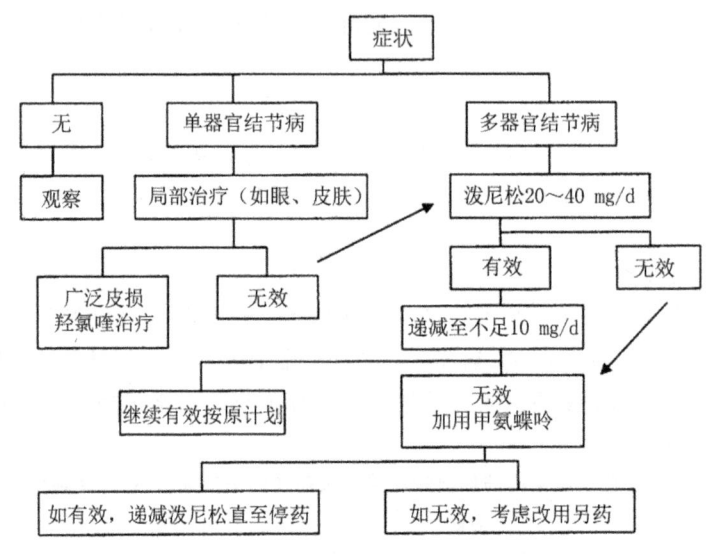

图 6-13　急性单器官(神经或心)及多器官结节病的治疗

对慢性结节病的治疗策略见图6-14。

(三)高钙血症的治疗

血钙增高可用阿仑膦酸钠10 mg/d,早餐前半小时口服,并大量饮水。防止日晒,限制钙和维生素D摄入。禁服噻嗪类利尿药。血钙浓度超过3.7 mmol/L(15 mg/dL)并伴高钙血症状时,可用帕米二膦酸钠15 mg稀释于不含钙离子的生理盐水125 mL中,2小时内滴完,同时监测血钙,调整剂量。

(四)结节病合并肺结核的治疗

确诊为活动性肺结核,应首先抗结核治疗。如为皮质激素类药物治疗适应证的Ⅱ～Ⅳ期结节病,不能排除合并肺结核时,考虑皮质激素类药物与抗结核药联合治疗。

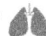

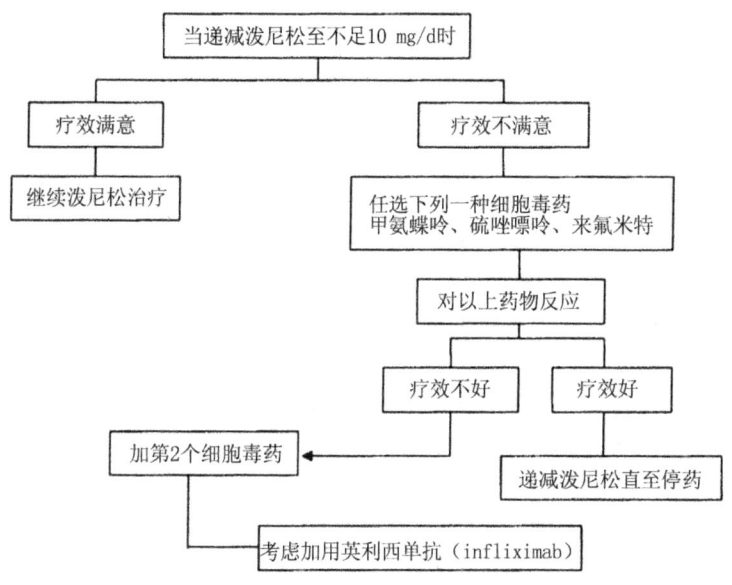

图 6-14　慢性结节病的治疗策略

(五)肺移植及心肺移植

有报道Ⅳ期肺结节病行单肺、双肺及心肺移植后,患者症状缓解,心肺功能改善,排异现象同其他器官移植一样。移植后的肺约有 2/3 在 15 个月内出现复发性结节病,需皮质激素类药物治疗。

九、预后

多数结节病预后良好,总的自然缓解率 60%～70%。各期自然缓解率不同,Ⅰ期60%～90%,Ⅱ期 40%～70%,Ⅲ期 10%～20%;Ⅳ期不会自然缓解。病死率各家报道不一致,总的死亡率 1%～6%,肺结节病中,死于呼吸衰竭者占 5%～10%,国内报道较少。北京医院1 例Ⅳ期并肝结节病,胆汁淤积性肝硬化,消化道出血,最终死于多脏器功能衰竭。

(徐意芹)

第三节　外源性过敏性肺泡炎

外源性过敏性肺泡炎(extrinsic allergic alveolitis,EAA)也称为过敏性肺炎(hypersensitivity pneumonitis,HP),是指易感个体反复吸入有机粉尘抗原后诱发的肺部炎症反应性疾病,以肺脏间质单核细胞性炎症渗出、细胞性细支气管炎和散在分布的非干酪样坏死性肉芽肿为特征性病理学改变。各种病因所致 EAA 的临床表现相同,可以是急性、亚急性或慢性。临床症状的发展依赖于抗原的暴露形式、强度、时间、个体敏感性及细胞和体液免疫反应程度。急性期以暴露抗原后 6～24 小时出现短暂发热、寒战、肌肉关节疼痛、咳嗽、呼吸困难和低氧血症,脱离抗原暴露后 24～72 小时症状消失为临床特征。持续抗原暴露将导致肺纤维化。

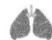

一、流行病学

随着对广泛存在的环境抗原认识，更加敏感的诊断手段的出现，越来越多的 EAA 被认识和诊断，因此近年来流行病学研究提示 EAA 是仅次于特发性肺纤维化（IPF）和结节病的一种常见的间质性肺疾病。由于抗原暴露强度、频率和时间不一样，可能也存在疾病诊断标准不一致和认识不够的宿主因素，EAA 在不同人群的患病率差异很大。农民肺在苏格兰农业地区的患病率是 2.3%～8.6%；美国男性患病率是 9%～12%。芬兰发病率是 44/10 万，瑞典是 23/10 万。在农作业工人中 EAA 症状的发生率远高于疾病的患病率。蘑菇工人中 20% 严重暴露者有症状；嗜鸟者人群中估计的患病率是 0.5%～21%。一项爱鸽俱乐部人员的调查显示，鸽子饲养者（pigeon breeder's disease，PBD）的患病率是 8%～30%。有关化学抗原暴露的人群中 EAA 的流行病学资料很少。不同的 EAA，其危险人群和危险季节都不一样。农民肺发病高峰在晚冬和早春，患者多是男性，与他们在寒冷潮湿气候使用储存干草饲养牲口有关。PBD 没有明显的季节性，在欧洲和美国多发生于男性，而在墨西哥则多发生于女性。欧洲和美国的嗜鸟者肺主要发生于家里养鸟的人群，无明显的性别差异。日本夏季型 EAA 高峰在日本温暖潮湿地区的 6 月到 9 月间，多发生于无职业的家庭妇女。

80%～95% 的 EAA 患者都是非吸烟者。这可能是因为吸烟影响了血清抗体的形成，抑制肺脏的免疫反应，但是相关机制不是很清楚。虽然现吸烟者患 EAA 的可能性小，但也不绝对。

人群对 EAA 的易感性也不一样。除了与暴露的不一样有关外，也与宿主的易感性（遗传或获得）有关。虽然早期的研究没有证实 EAA 患者和无 EAA 的暴露人群中 HLA 表型的明显差异，但是有研究证实 PBD 患者和无症状的暴露人群及普通人群的 HLA-DR 和 HLA-DQ 表型存在差异。肿瘤坏死因子-α 启动子在 PBD 患者较对照组增多，但是血清肿瘤坏死因子-α 水平无明显差异。

二、病因

许多职业或环境暴露可以引起 EAA，主要是这些环境中含有可吸入的抗原，包括微生物（细菌、真菌和它们的组成部分）、动物蛋白和低分子量化合物。最近研究提示有些引起 EAA 的暴露抗原是混合物，疾病并不总是由单一抗原所致。根据不同的职业接触和病因，EAA 又有很多具体的疾病命名。农民肺（farmer's lung disease，FLD）是 EAA 的典型形式，是农民在农作中吸入霉干草中的嗜热放线菌或热吸水链霉菌孢子所致。表 6-4 列出了不同名称的 EAA 及相关的环境抗原和可能的病因。在认识到 EAA 与职业环境或粉尘暴露的关系后，一些减少职业暴露的措施已经明显降低了许多职业环境中 EAA 的发生。虽然，现在由于传统职业所致的 EAA 已经不是像 20 多年前常见，但是，新的环境暴露抗原和疾病还在不断被认识，尤其家庭环境暴露引起的 HP 是目前值得重视的问题，如暴露于宠物鸟（鸽子、长尾鹦鹉）、污染的湿化器、室内霉尘都可以引起 EAA，而且居住环境的暴露很难识别。北京朝阳医院确诊的 31 例 EAA 中，27 例（87.09%）是宠物饲养或嗜好者（鸽子 20 例，鹦鹉 2 例，猫 2 例，狗 2 例，鸡 1 例），蘑菇种植者 1 例，制曲工 1 例，化学有机物 2 例（其中 1 例为染发剂，1 例为甲苯二氰酸酯）。另有 6 例（19.4%）为吸烟者。

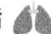

表 6-4 过敏性肺炎的常见类型和病因

疾病	抗原来源	可能的抗原
微生物		
农民肺	霉干草,谷物,饲料	嗜热放线菌 热吸水链霉菌
蔗尘肺	发霉的蔗渣	嗜热放线菌
蘑菇肺	发霉的肥料	嗜热放线菌
空调/湿化器肺	污染的湿化器、空调、暖气系统	嗜热放线菌、青霉菌、克雷伯杆菌
夏季过敏性肺泡炎	室内粉尘	皮肤毛孢子菌
软木尘肺	发霉的软木塞	青霉菌
麦芽工人肺	污染的大麦	棒曲霉
乳酪工人肺	发霉的乳酪	青霉菌
温室肺	温室土壤	青霉菌
动物蛋白		
鸟饲养或爱好者肺(鸽子、鹦鹉)	鸟分泌物、排泄物、羽毛等	蛋白
鸡饲养者肺	鸡毛	鸡毛蛋白
皮毛工人肺	动物皮毛	动物皮毛
垂体粉吸入者肺	垂体后叶粉	后叶升压素
化学物质		
二异氢酸	二异氢酸酯	变性蛋白

三、发病机制

EAA 主要是吸入抗原后引起的肺部巨噬细胞-淋巴细胞性炎症并有肉芽肿形成,以 CD8$^+$ 淋巴细胞增生和 CD4$^+$ Th$_1$ 淋巴细胞刺激浆细胞产生大量抗体尤其是 IgG 为特征。在暴露早期 BALF 的 CD4$^+$ Th$_1$ 细胞增加,但是之后多数患者是以 CD8$^+$ 细胞增加为主。巨噬细胞和 CD8$^+$ 毒性淋巴细胞参与的免疫机制还没有完全阐明。

EAA 的急性期主要是吸入抗原刺激引起的巨噬细胞-淋巴细胞反应性炎症,涉及外周气道及其周围肺组织。亚急性期主要聚集的单核细胞成熟为泡沫样巨噬细胞,形成肉芽肿,但是在亚急性过程中,也形成包括浆细胞的淋巴滤泡,并伴携带 CD40 配体的 CD4$^+$ Th$_1$ 淋巴细胞增生,后者可以激活 B 细胞,提示部分抗体是在肺部局部形成。慢性阶段主要是肺纤维化。引起急性、亚急性和慢性的免疫机制相互重叠。

(一)Ⅲ型免疫反应

早期认为 EAA 是由免疫复合物介导的肺部疾病,其理论依据包括以下几种:①一般于暴露后 2~9 小时开始出现 EAA 症状。②有血清特异沉淀抗体。③病变肺组织中发现抗原、免疫球蛋白和补体。④免疫复合物刺激 BAL 细胞释放细胞因子增加,激活巨噬细胞释放细胞因子。然而,进一步研究发现:①同样环境抗原暴露人群中,50% 血清沉淀抗体阳性者没有发病,而且血清沉淀抗体与肺功能无关。②抗原吸入刺激后血清补体不降低。③抗原-抗体复合物介导的血管炎不明显。④EAA 也可发生于低球蛋白血症患者。

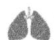

(二)Ⅳ型(细胞)免疫反应

细胞免疫反应的特征是肉芽肿形成。EAA 的肺组织病理学改变特点之一是淋巴细胞性肉芽肿性炎症,肉芽肿是亚急性期 EAA 的主要病理学改变,而且抑制细胞免疫的制剂可以抑制实验性肉芽肿性肺炎。抗原吸入后刺激外周血淋巴细胞重新分布到肺脏,局部淋巴细胞增生,以及淋巴细胞凋亡减少使得肺脏淋巴细胞增多。因此抗原刺激几天后,局部免疫反应转向 T 细胞为主的肺泡炎,淋巴细胞占 60%~70%。在单核细胞因子,主要是 MIP-1 的激活下,幼稚巨噬细胞转化成上皮样细胞和多核巨细胞,形成肉芽肿。然而,这种单核细胞转化成多核巨细胞形成肉芽肿的生物学细节还不是很清楚。

(三)细胞-细胞因子

目前认识到 EAA 的发生需要反复抗原暴露,宿主对暴露抗原的免疫致敏,免疫反应介导的肺部损害。然而,涉及 EAA 免疫机制的细胞之间的交互作用还不是十分清楚。抗原吸入后,可溶性抗原结合到 IgG,免疫复合物激活补体途径,通过补体 C_5 激活巨噬细胞,巨噬细胞被 C_5 激活或活化抗原颗粒激活后,释放趋化因子,包括白细胞介素-8(interleukin-8,IL-8)、巨噬细胞炎症蛋白-1α(macrophage inflammatory protein-1α,MIP-1α)、调节激活正常 T 细胞表达和分泌因子(regulated on activation normal T cell expressed and secreted,RANTES)和细胞因子,包括 IL-1、IL-6、IL-12、肿瘤坏死因子-α、转化生长因子(TGF-β)。首先趋化中性粒细胞,几个小时后趋化和激活循环 T 细胞和单核细胞移入肺脏。

IL-8 对淋巴细胞和中性粒细胞都有趋化性。MIP-1α 不仅对单核/巨噬细胞和淋巴细胞有趋化性,也促进 $CD4^+$ Th_0 细胞转化成 Th_1 细胞。IL-12 也促进 Th_0 转化成 Th_1 细胞。$CD4^+$ Th_1 淋巴细胞产生 γ 干扰素,促进肉芽肿形成。EAA 鼠模型证实 IFN-γ 是激活巨噬细胞发展形成肉芽肿的关键。IL-1 和 α 干扰素引起发热和其他急性反应,α 干扰素促进其他因子如 IL-1、IL-8 及 MIP-1 的产生,促进细胞在肺内的聚集与激活及肉芽肿形成。EAA 患者 BALF 中可溶性肿瘤坏死因子 R1、肿瘤坏死因子 R2 和 α 干扰素水平增高,同时肺泡巨噬细胞的肿瘤坏死因子 R1 表达也增强,提示 α 干扰素及其受体在 EAA 的作用。IL-6 促进 B 细胞向浆细胞转化和 $CD8^+$ 细胞成熟为毒性淋巴细胞。激活的肺泡巨噬细胞分泌 TGF-β,可以促进纤维化形成和血管生成。

巨噬细胞除了通过释放细胞因子产生作用外,还通过增强表达附着分子促进炎症反应。激活的巨噬细胞增强表达 CD80 和 CD86,激活的 T 细胞增强表达 CD28。CD80/86(也称为 B-7)及其配体 CD28 是抗原呈递和 $CD4^+$ Th 细胞激活 B 细胞必需的共同刺激分子,阻止这种结合可以抑制鼠 HP 模型的炎症反应。内皮附着分子是炎症细胞进入肺组织的关键。激活的巨噬细胞不仅表达 CD18/11(ICAM-1 的配体),也增强表达 ICAM-1。抑制 ICAM-1 可以阻止淋巴细胞聚集。

EAA 患者 BALF 的自然杀伤细胞也增加,抗原暴露后肥大细胞增加,脱离抗原后 1~3 个月回到正常。大多数 EAA 的 BALF 肥大细胞具有结缔组织特征,与纤维化有关,而不是黏液型,如哮喘患者。虽然 EAA 没有组胺相关的症状,但是肥大细胞可能也产生细胞因子,参与单核细胞和淋巴细胞聚集和成熟,促进纤维化。EAA 早期 BALF 包括玻璃体结合蛋白、纤维连接蛋白、前胶原Ⅲ多肽,前胶原Ⅲ多肽与肥大细胞相关,EAA 鼠模型和患者资料都显示 BALF 的肥大细胞增加,而肥大细胞缺陷的鼠不发展成肺部炎症。

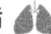

（四）其他

BAL 显示致敏宿主暴露抗原后 48 小时内中性粒细胞在肺脏聚集,这可能是气道内免疫复合物刺激,补体旁路途径的激活和吸入抗原的内毒素效应或蛋白酶效应。这些因素造成的肺损伤促进肺脏的抗原暴露,促进免疫致敏和进一步的肺损害。学者曾经通过热吸水链霉菌胞外蛋白酶诱发 EAA,48 小时内主要是肺脏中性粒细胞聚集,3 周后形成肉芽肿和慢性淋巴细胞性炎症。

吸烟和病毒感染也影响 EAA 肺炎的发展。现行吸烟者可以免得 EAA。而病毒感染可以增加患 EAA 的可能。呼吸道合胞病毒和仙台病毒增加小鼠的 EAA。这可能涉及抗原提呈细胞或 T 细胞共同刺激分子的变化和肺泡巨噬细胞抑制炎症的能力减低。有些患者虽然已经暴露多年,但只是在最近的急性呼吸道感染后出现。鼠 EAA 模型显示呼吸道合胞病毒感染增加肉芽肿形成和 IL-8 和 IFN-γ 的产生。然而,促进更加复杂的人类免疫反应机制发展的因素还不清楚。

只有不到 10% 的常规暴露人群发病,大多数暴露人群仅有正常的抗体反应。抗体单独存在不足以产生疾病,而是涉及 CD8+ 细胞毒性淋巴细胞的迟发性变态反应共同参与。CD8+ 激活需要 T 细胞受体结合到抗原提呈细胞的 I 类 MHC 分子上,但是试图联系 EAA 与 I 类 MHC 分子的研究结果是不一致的。

总之,临床研究和动物试验结果提示 EAA 是易感个体受到环境抗原刺激后通过 III 型和 IV 型免疫反应引起的肺脏慢性炎症伴肉芽肿形成,然而,确切的免疫机制还不很清楚。此外,个体易感性差异、炎症吸收和纤维化的机制也不清楚。

四、病理学改变

EAA 的特征性病理学改变包括以淋巴细胞渗出为主的慢性间质性肺炎,细胞性细支气管炎(气道中心性炎症)和散在分布的非干酪样坏死性小肉芽肿,但是依发病形式和所处的疾病阶段不同,组织病理学改变也有各自的特点。

急性期的组织病理特点,主要是肺泡间隔和肺泡腔内有淋巴细胞、肥大细胞、中性粒细胞、单核-巨噬细胞浸润。早期病变主要位于呼吸性细支气管周围,其后呈肺部弥散性改变。浸润的细胞大多数是淋巴细胞,聚集在肺泡腔内,多数淋巴细胞是 CD8+ 的 T 细胞。常见中央无坏死的肉芽肿和多核巨细胞,可见局灶性闭塞性细支气管炎伴机化性肺炎样改变。

亚急性期主要组织学特点是非干酪样坏死性肉芽肿,主要由上皮样组织细胞、多核巨细胞和淋巴细胞组成的一种松散的边界不清楚的小肉芽肿病变,通常单个存在于细支气管或邻近肺泡腔。肉芽肿一般于抗原暴露后 3 周左右形成,避免抗原接触后 3~4 个月可消失。其次,组织学可见肺泡间隔和肺泡腔内有由淋巴细胞、浆细胞、肥大细胞等组成的炎性细胞渗出呈现时相一致的以细支气管为中心的非特异性间质性肺炎(NSIP)改变,虽然急性暴露后早期可以见到中性粒细胞,但是中性粒细胞和嗜酸性粒细胞通常不明显。急性期一般无纤维化改变。间质纤维化和蜂窝肺主要见于疾病晚期或慢性 EAA。Reyes 等对 60 例农民肺进行病理研究发现间质性肺炎占 100%,肉芽肿占 70%,机化性肺炎占 65%,间质纤维化占 65%,泡沫样细胞占 65%,外源性异物占 60%,孤立巨细胞占 53%,细支气管炎占 50%。闭塞性细支气管炎伴机化性肺炎占 10%~25%。

慢性 EAA 或停止抗原暴露后数年,细支气管炎和肉芽肿病变可能消失,仅遗留间质性炎症和纤维化或伴蜂窝肺样改变,这种间质纤维化可能是气道中心性或与普通型间质性肺炎(UIP)

难以鉴别。因此，EAA 可能代表一部分病理证实的 NSIP、BOOP、UIP。

引起 EAA 的环境也含有 G—杆菌内毒素尘埃，急性暴露后出现发热和咳嗽；慢性暴露引起支气管炎和肺气肿。这种混合暴露的结果是工人可以患 EAA，一种淋巴细胞性疾病，也可以患慢性阻塞性肺疾病，一种中性粒细胞性疾病，或二者都有。

五、临床表现

急性形式是最常见和具有特征的表现形式。一般在明确的职业或环境抗原接触后 2～9 小时开始出现"流感"样症状，如畏寒、发热、全身不适伴胸闷、呼吸困难和咳嗽，症状于 6～24 小时最典型。两肺底部可闻及细湿啰音或细小爆裂音，偶闻哮鸣音。反应强度或临床表现与吸入抗原的量与暴露时间有关。如果脱离抗原接触，病情可于 24～72 小时内恢复。如果持续暴露，接触和症状发作的关系可能不明显，反复急性发作导致几周或几个月内逐渐出现持续进行性发展的呼吸困难，伴咳嗽，表现为亚急性形式。

慢性形式是长期暴露于低强度抗原所致，也可以是反复抗原暴露导致急性或亚急性反复发作后的结果。主要表现为隐匿性发展的呼吸困难伴咳嗽和咳痰及体重减轻。肺底部可以闻及吸气末细小爆裂音，少数有杵状指。晚期有发绀、肺动脉高压及右心功能不全征象。

20%～40%的慢性 EAA 表现为慢性支气管炎的症状，如慢性咳嗽伴咳痰，有些甚至在普通胸部 X 线片上不能发现肺实质的病变。病理学研究证实了农民肺存在支气管炎症。嗜鸽者也经常表现支气管炎的症状和黏液纤毛清除系统功能降低。因为多数 EAA 患者是非吸烟患者，没有其他原因解释其慢性支气管炎的原因，因此，这可能是 EAA 本身的结果，与慢性 EAA 的气道高反应性相关。

六、胸部影像学

(一)胸部 X 线

急性形式主要表现为以双侧中下肺野分布为主的弥散性分布的边界不清的小结节影，斑片磨玻璃影或伴实变(图 6-15，图 6-16)，病变倾向于下叶肺。在停止抗原暴露后 4～6 周急性期异常结节或磨玻璃影可以消失。因此急性发作缓解后的胸片可以无异常。影像学的变化与症状的关系不明显。

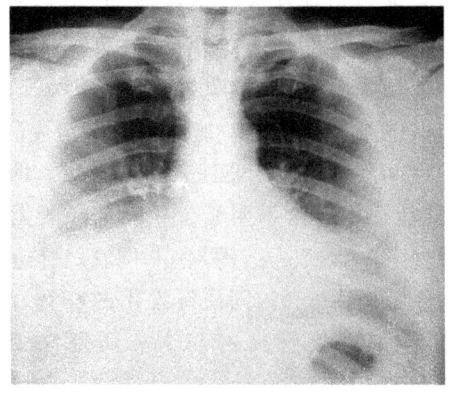

图 6-15　急性期 EAA

胸部 X 线显示双肺弥散性分布斑片磨玻璃影，下叶肺及外周分布为主

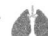

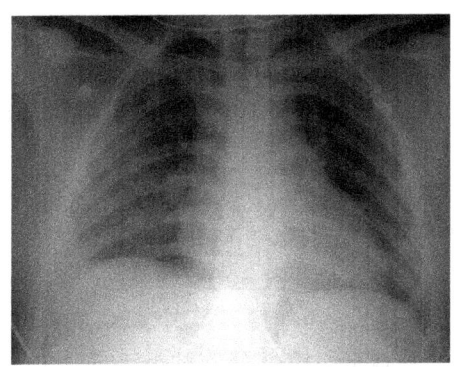

图 6-16 胸片示双下肺磨玻璃影

亚急性主要是细线条和小结节形成的网结节影（图 6-17）。慢性形式主要表现为以上中肺野分布为主的结节、粗线条或网状影（图 6-18），疾病晚期还有肺容积减小、纵隔移位及肺大疱形成或蜂窝肺。一些患者表现急性、亚急性和慢性改变的重合。罕见的异常包括胸腔积液、胸膜肥大、肺部钙化、空洞、肺不张、局限性阴影（如钱币样病变或肿块）及胸内淋巴结增大。

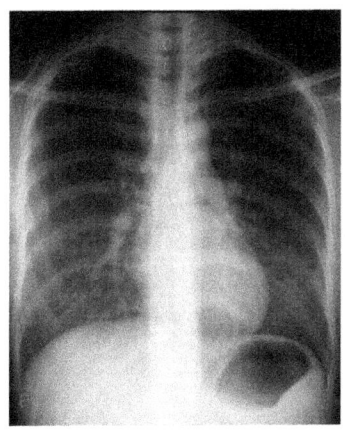

图 6-17 亚急性期 EAA

胸部 X 线显示双肺弥散性分布的边界不清的小结节影，以中下叶肺明显

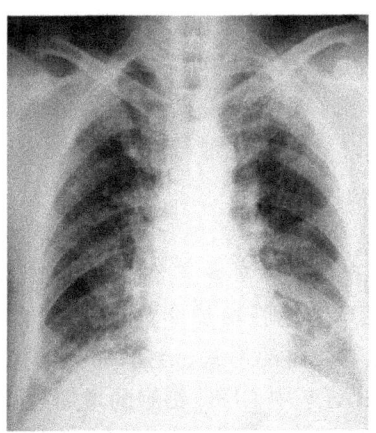

图 6-18 慢性期 EAA

胸部 X 线显示双肺弥散性分布的网结节影，下肺磨玻璃影

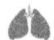

(二)胸部 CT/HRCT

急性形式的胸部 HRCT 表现为大片状或斑片性磨玻璃和气腔实变阴影,内有弥散性分布的边界难以区分的小结节影,直径<5 mm,沿小叶中心和细支气管周围分布;斑片性磨玻璃样变和肺泡过度充气交错形成马赛克征象。

亚急性形式主要显示弥散性分布的边界不清的小结节影沿小叶中心和细支气管周围分布,这些结节代表细支气管腔内肉芽组织或细胞性细支气管周围炎症。细支气管炎引起支气管阻塞从而使气体陷闭,形成小叶分布的斑片样过度充气区。

慢性形式主要表现小叶间隔和小叶内间质不规则增厚,蜂窝肺伴牵拉性支气管或细支气管扩张和肺大疱;间或混有斑片性磨玻璃样变。蜂窝肺见于 50% 的慢性 EAA。肺气肿主要见于下肺野,见于亚急性和慢性非吸烟者,可能与细支气管炎或阻塞有关。这种改变类似于 IPF,不同的是前者的纤维化一般不影响肋膈角。轻度反应性纵隔淋巴结增大也比较常见。

七、辅助检查

(一)血液化验

急性 EAA 的外周血白细胞(中性粒细胞)一过性和轻度增高,血沉、C 反应蛋白也经常升高。外周血嗜酸性粒细胞和血清 IgE 正常。一些 EAA 患者血清可以检测到针对特异性抗原的沉淀抗体(IgG、IgM 和 IgA)。由于抗原准备尚没有标准化,因此很难确认阴性的意义,除非抗原 EAA 患者进行过抗原检验或非 EAA 患者进行过血清检验,因此,商品 EAA 抗体组合试验阴性不能除外 EAA 的诊断。但是,血清特异性沉淀抗体阳性也见于无症状的抗原接触者,如 30%~60% 的无症状饲鸽者存在对鸽子抗原的抗体;2%~27% 的农民的血清存在抗 M.Faeni 抗体。此外,停止暴露后血清沉淀抗体会消失,在停止抗原暴露后 6 年,50% 的农民肺患者血清抗体转阴;50% 的 PBD 或嗜鸟者肺在停止抗原暴露后 2~3 年,其血清沉淀抗体转阴。因此,这种特异抗体的存在只说明有变应原接触史,并无诊断特异性,反过来抗体阴性也不能排除诊断。

(二)肺功能试验

疾病早期可能仅表现弥散功能障碍、肺泡-动脉氧分压差($A\text{-}aDO_2$)增加和运动时低氧血症,随着疾病进展出现限制性通气功能障碍,肺容积降低,气流速度正常或增加,肺弹性回缩增加。也可以有轻度气道阻塞和气道阻力增加,这可能与细支气管炎或肺气肿有关。20%~40% 的 EAA 患者存在非特异气道高反应性。5%~10% 的 EAA 患者临床有哮喘发作。停止抗原暴露后,气道高反应性和哮喘减轻。北京朝阳医院的资料分析显示 31 例 EAA 患者中,92.9% 有 DL_{CO} 降低,85.2% 小气道病变,72.4% 限制性通气功能障碍,50% 有低氧血症,36.7% 出现呼吸衰竭。

(三)支气管肺泡灌洗

当支气管肺泡灌洗(BAL)距离最后一次暴露超过 5 天,40%~80% 的患者 BALF 中 T 细胞数呈现 2~4 倍的增加,尤其是 $CD8^+$ 细胞增加明显,导致 $CD4^+/CD8^+<1$ 或正常,但是有时 $CD4^+/CD8^+>1$ 或正常。这可能与暴露的形式、疾病的形式(急性或慢性)、BAL 距离最后一次暴露的时间有关,有些研究提示 BALF 中 $CD8^+$ 细胞的增加与肺纤维化相关。$CD4^+$ 细胞为主见于 EAA 的纤维化阶段。许多 $CD8^+$ 细胞表达 CD57(细胞毒性细胞的标记)和 CD25(IL-2 受体)及其他活性标记,当抗原暴露持续存在,这些活性标记细胞增加。BALF 的淋巴细胞与持续的抗原暴露有关,不提示疾病和疾病的预后。此外,肺泡巨噬细胞也呈激活状态。当在暴露后 48 小时

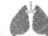

内进行 BAL 或吸入抗原后的急性期 BALF 的中性粒细胞的比例可以呈中度增加,表现一过性的中性粒细胞性肺泡炎。肥大细胞时有增加。

八、诊断与鉴别诊断

根据明确的抗原接触史,典型的症状发作与抗原暴露的明确关系,胸部影像学和肺功能的特征性改变,BAL 检查显示明显增加的淋巴细胞(通常淋巴细胞>40%和 CD4$^+$/CD8$^+$<1),可以做出明确的诊断。TBLB 取得的合格病理资料将进一步支持诊断,一般不需要做外科肺活检。

由于抗原制备没有标准化,含有非特异成分,因此用可疑抗原进行的皮肤试验不再具有诊断价值。特异性抗原吸入激发试验难以标准化,并且有一定的危险性,也不常规采用。表 6-5 列出了建立外源性过敏性肺泡炎诊断的主要标准和次要标准,如果满足 4 个主要标准和 2 个次要标准或除外结节病、IPF 等,EAA 诊断可以确定。有时组织学提示 EAA 的胸片正常。但是正常 HRCT 降低了急性或慢性 EAA 的可能,但是 2 次急性发作之间的 HRCT 可能正常。正常 BALF 也有利于排除 EAA。

表 6-5 建立外源性过敏性肺泡炎的诊断标准

主要诊断标准	次要诊断标准
EAA 相应的症状(发热、咳嗽、呼吸困难)	两肺底吸气末爆裂音
特异性抗原暴露(病史或血清沉淀抗体)	DLOO 降低
EAA 相应的胸部 X 线片或 HRCT 改变(细支气管中心结节,斑片磨玻璃影间或伴实变,气体陷闭形成的马赛克征象等)	低氧血症
BALF 淋巴细胞增加,通常>40%	
相应的组织病理学变化(淋巴细胞渗出为主的间质性肺炎,细支气管炎,肉芽肿)(如果进行了活检)	
自然暴露刺激阳性反应(暴露于可疑环境后产生相应症状和实验室检查异常)或脱离抗原接触后病情改善	

急性 EAA 需要与感染性肺炎(病毒、支原体等)鉴别,另外也需要与职业性哮喘鉴别。慢性 EAA 需要与各种其他原因所致的间质性肺炎、结节病和肺结核进行鉴别。需要与 EAA 进行鉴别的疾病列于表 6-6。

表 6-6 EAA 不同阶段的鉴别诊断

急性

　A.急性气管支气管炎,支气管炎,肺炎

　B.急性内毒素暴露

　C.有机粉尘毒性综合征

　D.变应性支气管肺曲霉菌病(ABPA)

　E.反应性气道功能异常综合征

　F.肺栓塞

　G.吸入性肺炎

　H.隐源性机化性肺炎(COP)

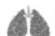

I.弥散性肺损害

亚急性

A.反复肺炎

B.ABPA

C.肉芽肿性肺疾病

D.感染:结核、真菌

E.铍病

F.硅沉着病

G.滑石沉着病

H.朗格汉斯细胞组织细胞增生症

I.Churg Strauss综合征

J.韦格纳肉芽肿

K.结节病

慢性

A.特发性肺纤维化(IPF)

B.慢性阻塞性肺疾病合并肺纤维化

C.支气管扩张

D.鸟型分枝杆菌肺疾病

九、治疗

根本的预防和治疗措施是脱离或避免抗原接触。改善作业卫生、室内通风和空气污染状况，降低职业性有机粉尘和环境抗原的吸入可以有效预防 EAA 的发生。单纯的轻微呼吸道症状在避免抗原接触后可以自发缓解，不必特殊治疗。但对于急性重症和慢性进展的患者则需要使用糖皮质激素类药物，其近期疗效是肯定的，但是其远期疗效还没能确定。急性重症伴有明显的肺部渗出和低氧血症，经验性使用泼尼松 30～60 mg/d,1～2 周或直到临床、影像学和肺功能明显改善后减量，疗程 4～6 周。亚急性经验性使用泼尼松 30～60 mg/d,2 周后逐步减量，疗程 3～6 个月。如果是慢性，维持治疗时间可能需要更长。

十、预后

如果在永久性影像或肺功能损害出现之前完全脱离抗原暴露，EAA 的预后很好。但是如果持续暴露，10％～30％会进展成弥散性肺纤维化、肺源性心脏病，甚至死亡。农民肺的病死率是 0～20％,与发作的次数相关。虽然急性大量暴露导致死亡的报告也有几例，但是死亡多发生于症状反复发作 5 年以上者。预后与 EAA 的形式或抗原的种类不同、暴露的性质不同有关。长期低水平暴露似乎与不良预后有关，而短期间歇暴露的预后较好。如在美国和欧洲的 PBD 有好的预后，而墨西哥的 PBD 预后较差，5 年病死率达 30％。不幸的是许多慢性 EAA 表现肺纤维化和肺功能异常，停止暴露后也只能部分缓解，因此早期诊断 EAA,脱离或避免抗原的接触是改善预后的关键。

（徐意芹）

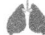

第四节　药源性肺部疾病

一、概述

药源性肺部疾病(drug-induced lung diseases，DILD)是药物不良反应的一种，指在正常使用药物进行诊断、治疗、预防疾病时，由所用药物直接或间接引起的肺部疾病。DILD发病方式差异大，可表现为用药数天、数周后即有明显临床表现的急性或亚急性发病，也可以慢性隐匿发病，发现时已是不可逆转阶段，逐步进展至呼吸衰竭。有些药物所致病理生理变化为暂时的、可逆的，停药后即可消失，有的则可以造成肺组织的永久性损害，严重者甚至危及生命。

二、病因

药物性肺损害呈多样性，可导致药物性肺炎、肺纤维化、哮喘、肺水肿、肺栓塞、肺出血、肺癌、肺动脉高压、肺血管炎等疾病。DILD所涉及的药物很多，包括细胞毒性药物、抗菌药、心血管药物、中枢神经系统药物、神经节阻滞剂、非甾体抗炎药、口服降糖药及其他类药物等。本节主要介绍药物引起的肺间质病变。

(一)肺间质纤维化

能引起肺间质纤维化的药物众多，其中最常见的为细胞毒性药物，非细胞毒类药物主要有胺碘酮、呋喃妥因等。自从首例白消安引起肺纤维化报道以后，有关细胞毒药物引起肺毒性反应的报道逐渐增多。这些药物导致的肺弥散性纤维化发生的危险因素与用药频度、用药总量、合并用药、合并放射治疗、高浓度氧疗、原有肺部疾病、肺功能状况、肝肾功能不全及老年均有一定关系。

(二)闭塞性细支气管炎伴机化性肺炎(BOOP)

可引起BOOP的常见药物有甲氨蝶呤、环磷酰胺、呋喃妥因、胺碘酮、卡马西平、苯妥英钠、柳氮磺吡啶、米诺环素等。

(三)脱屑性间质性肺炎和淋巴细胞性间质性肺炎

到目前为止文献报道能导致脱屑性间质性肺炎的药物有白消安、α干扰素、柳氮磺吡啶、呋喃妥因等。能导致淋巴细胞性间质性肺炎的药物有卡托普利、苯妥英钠等。

(四)过敏性肺炎

如卡马西平、多西他赛、甲氨蝶呤、呋喃妥因、丙卡巴肼等可引起过敏性肺炎。

(五)肺浸润伴嗜酸性粒细胞增多

许多药物可引起肺浸润伴肺嗜酸性粒细胞增多，β-内酰胺类、磺胺类、青霉素类、氟喹诺酮类、四环素类、大环内酯类抗生素、呋喃妥因、甲氨蝶呤、对氨基水杨酸、丙卡巴肼、异烟肼、氯磺丙脲、阿司匹林、呋喃唑酮、色甘酸钠、液状石蜡等。

(六)弥散性肺钙化

到目前为止已有长期大剂量使用钙盐或维生素D导致肺部弥散性钙化的报道。

三、发病机制

有关药物性肺病的发病机制目前尚不十分清楚。其可能机制如下。

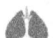

(一)氧自由基损伤

氧自由基损伤被认为是一种重要的损伤途径之一。尤其在药物所致的急性肺损伤中,氧自由基损伤可能起着重要作用。以抗感染药物呋喃妥因为例,体外试验证明,呋喃妥因可以使肺内细胞产生过量的过氧化氢(H_2O_2)、氢氧离子(OH^-)、超氧阴离子(O_2^-)、和单原子氧($1O_2$),这些氧自由基可对重要细胞的功能产生损害,导致肺泡弥散性损伤,肺泡上皮通透性增高,肺泡内有纤维素样渗出物、透明膜形成、出血、水肿,继之间质成纤维细胞增生,形成肺间质纤维化。

(二)细胞毒药物对肺泡毛细血管内皮细胞的直接毒性作用

化学治疗(简称化疗)药物对肺的损伤主要是通过对肺的直接损伤,抗肿瘤药物博来霉素导致的肺间质纤维化是典型代表,发病机制可能与博来霉素直接导致肺脏内细胞 DNA 断裂有关。

(三)磷脂类物质在细胞内沉积

胺碘酮对肺的损伤主要是导致肺泡巨噬细胞和肺泡Ⅱ型上皮细胞内磷脂沉积。目前已有二十多种药物被确认可导致机体细胞,尤其是肺脏内细胞的磷脂沉积。据报道这些药物导致的磷脂沉积是由细胞内磷脂分解代谢障碍所致,但此作用是可逆的,停药后磷脂代谢可恢复正常。

(四)免疫系统介导的损伤

药物通过免疫介导导致的机体损害,如药物性系统性红斑狼疮(SLE)是药物性肺病另一种发病机制。目前已知至少有二十种药物可引起 SLE,归纳起来可分为 2 组:第一组可导致抗核抗体产生,但仅少数患者出现 SLE 症状;另一组虽然很少产生抗核抗体,但几乎都发生 SLE。由于这些药物本身无免疫源作用,因此有学者认为这些药物进入体内后可能起到佐剂或免疫刺激物的作用,使机体产生自身抗体。肺血管改变典型的病理学改变为血管中心性炎症和坏死,可能由Ⅲ型或Ⅳ型变态反应所致。

除此之外,肺脏不仅具有呼吸功能,还具有代谢功能,现已知肺脏参与了一些重要的血管活性物质,如前列腺素、血管紧张素、5-羟色胺和缓激肽等的代谢。但有关肺脏是否参与药物的代谢目前尚不清楚。

四、临床特征、分型与诊断

(一)临床特征与分型

1.肺间质纤维化

其临床表现与特发性肺间质纤维化非常相似。患者的主要症状是咳嗽和进行性呼吸困难。体格检查通常可闻及吸气末啰音,杵状指有时可以见到。胸部 X 线检查可发现双下肺网状及结节状密度增高阴影,病变严重时可累及双侧全肺,少数患者胸部平片可以正常。肺功能检查可呈不同程度的限制性通气功能障碍和弥散功能降低。肺组织病理学检查可见非典型Ⅱ型肺泡上皮细胞增生、肺泡炎或肺间质炎症及不同程度的肺间质纤维化。

2.闭塞性细支气管炎伴机化性肺炎(BOOP)

BOOP 与感染、结缔组织病和骨髓、器官移植等引起的 BOOP 相似,临床上有咳嗽、呼吸困难、低热及血沉增快等。体格检查通常可闻及吸气末啰音。闭塞性细支气管炎伴机化性肺炎(BOOP)胸部 X 线检查可发现双肺多发性斑片状浸润影。肺功能检查即可呈限制性通气功能障碍也可呈阻塞性通气功能障碍,皮质激素类药物治疗反应良好。

3.脱屑性间质性肺炎(DIP)和淋巴细胞性间质性肺炎(LIP)

其临床表现与特发性肺间质纤维化相似,诊断主要依靠病理学检查。

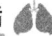

4.过敏性肺炎

临床表现为咳嗽、发热、呼吸困难,同时还伴有全身乏力、肌肉酸痛和关节疼痛等。约40%的患者可有不同程度的外周血嗜酸性粒细胞增多。过敏性肺炎胸部X线片可见腺泡结节样浸润,且病变多位于双肺外周。肺功能检测呈不同程度的限制性通气功能障碍和低氧血症。肺活检可见肺泡腔内有多形核白细胞或嗜酸性粒细胞及单核细胞浸润,肺间质纤维化则较为少见。

5.肺浸润伴嗜酸性粒细胞增

多临床特点为亚急性或逐渐起病,有气短、咳嗽、伴或不伴有发热及皮疹,周围血中嗜酸性粒细胞增多,肺泡中嗜酸性粒细胞及巨噬细胞浸润,其临床表现类似 Loeffler 综合征。肺浸润伴嗜酸性粒细胞增多,胸部 X 线片表现为斑片状肺浸润,常呈游走性。

(二)诊断

药源性肺病的诊断比较困难,原因是其肺部改变为非特异性,又缺少特异性检查手段,有些辅助检查,如免疫学检查、组织学检查和肺功能检查虽可有一定帮助,但无特异性,另外由于受到患者和医院条件的限制,并非所有患者都能进行上述检查。诊断最重要的是要有对药源性肺病的警惕性、可靠详细的用药史及临床医师对各种药物的不良反应有所了解等。故在用药过程中,一旦发现不良反应,应结合临床经过,做全面深入的分析,排除肺部其他疾病,做出正确的诊断。可疑患者及时停药后症状消失有助于诊断,但晚期患者的组织学变化常呈不可逆性,故停药后症状持续并不能排除药源性肺病的可能。

五、治疗原则与策略

对症治疗,如哮喘、呼吸衰竭、急性肺水肿、咯血、肺动脉高压等,应及时采取相应的治疗措施,避免症状进一步加重。可靠的也是最重要的治疗手段是停药,早期的药源性肺病大多数可以在停药后症状减轻,经一定时间后可以痊愈。皮质激素类药物治疗的疗效差异很大,有些药物性肺病患者对肾上腺皮质激素类药物治疗有效,闭塞性细支气管炎伴机化性肺炎(BOOP)皮质激素类药物治疗反应良好。红斑狼疮样改变停药后上述症状可以逐渐消退,激素治疗有效。常见的致肺间质纤维化药物白消安引起的肺毒性反应,预后较差,总的病死率在50%～80%。甲氨蝶呤导致的肺损伤治疗主要是使用皮质激素类药物,由甲氨蝶呤所致肺损伤的死亡率约10%。环磷酰胺引起的肺毒性预后较差,死亡率约在50%。阿糖胞苷导致的肺水肿往往可在治疗后7～21天逐渐好转,阿糖胞苷导致的肺损害死亡率6%～13%。

(徐意芹)

第五节　肺泡蛋白沉着症

肺泡蛋白沉着症(PAP)是一种以肺泡内有不可溶性磷脂蛋白样物质沉积为特点的弥散性肺部疾病,原因至今未明。其临床症状主要表现为气短、咳嗽和咳痰。胸部 X 线片呈双肺弥散性肺部浸润阴影。病理学检查以肺泡内充满有过碘酸希夫染色(PAS)染色阳性的磷脂蛋白样物质为特征。肺泡蛋白沉着症可分为原发性或特发性(iPAP,约占 90%)、继发性(sPAP,<10%)和先天性(cPAP,2%)。

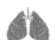

一、发病机制

肺泡蛋白沉着症的发病机制尚不完全清楚,电镜观察发现肺泡蛋白样沉积物和全肺灌洗物在结构上与由Ⅱ型肺泡上皮细胞分泌的含有层状体的肺泡表面活性物质(SF)非常相似,提示肺泡蛋白沉积物可能与肺泡表面活性物质代谢障碍有关。目前,大多数证据表明肺泡蛋白沉积物是由肺泡表面活性物质清除障碍所致,而不是产生过多。正常情况下肺泡表面活性物质的产生与清除是一个复杂的动态过程,肺泡Ⅱ型上皮细胞不仅合成和分泌肺泡表面活性物质,而且还与肺泡巨噬细胞一道参与肺泡表面活性物质的清除。当某些因素导致肺泡巨噬细胞和肺泡Ⅱ型细胞功能发生改变,肺泡表面活性物质的清除能力降低,从而引发了表面活性物质在肺泡内的沉积。

(一)特发性 PAP

iPAP 患者体内存在粒细胞巨噬细胞集落刺激因子(GM-CSF)中和抗体,导致维持肺泡巨噬细胞功能的 GM-CSF 不足,肺泡巨噬细胞功能出现障碍,不能有效清除肺泡表面活性物质。

Dranoff 等发现在去除 GM-CSF 基因的小鼠肺泡中蛋白样物质沉积,其病理表现与人类 PAP 相似。之后有许多学者对此进行了研究。目前已证实:GM-CSF 基因去除的小鼠的肺泡巨噬细胞功能存在缺陷,表现如下:细胞直径变大、吞噬功能降低、表面活性物质代谢能力降低、细胞表面的整合素、Toll 样受体-2、Toll 样受体-4 和黏附分子的表达降低、细胞因子(γ 干扰素、PGE_2、肿瘤坏死因子-a、IL-6、IL-18、白三烯-C、白三烯-D、白三烯-E4)产生下降。给 GM-CSF 基因敲除小鼠吸入 GM-CSF 可以逆转肺部 PAP 病变,提示 GM-CSF 在 PAP 发病机制中起重要作用。

在人类,GM-CSF 与 iPAP 之间的关系也已被许多研究所证实。Seymour 及其同事首先报道了用 GM-CSF 成功治疗 iPAP 的案例,并发现 iPAP 患者的疗效与给予 GM-CSF 的剂量存在着一定相关性,提示 iPAP 患者体内存在着相对 GM-CSF 不足。通过进一步的研究,Kitamura 及其同事发现,在 11 名 iPAP 患者的支气管肺泡灌洗液(BALF)和 5 名患者的血清中存在抗 GM-CSF 的 IgG 型中和抗体,但是在继发性 PAP、健康对照者及其他肺部疾病的血清和 BALF 中均未发现 GM-CSF 抗体的存在。随后克利夫兰临床医院进行了系列研究,在 40 例 iPAP 患者的 BALF 和血清中均检测到抗 GM-CSF 中和性抗体存在,其中血清最低滴度为 1:400,最高滴度为 1:25 600。而正常健康者中最高滴度仅为 1:10,当血清滴度的 cutoff 值为 1:400 时,对 iPAP 的敏感性是 100%,特异性为 100%,20 例 BALF 标本中均存在抗 GM-CSF 抗体,并且滴度均不低于 1:100,而正常健康者和其他肺部疾病者均未检测到此抗体,这提示 iPAP 患者出现的相对 GM-CSF 不足是由于体内中和抗体的存在。

(二)先天性 PAP

肺泡表面活性物质相关蛋白 B(SP-B)基因突变已被证实与先天性肺泡蛋白沉着症(cPAP)有关,目前,已经证实 SP-B 基因至少存在 2 个突变位点,一个是第 121 位碱基 C 被三个碱基 GAA 所替代,另一个是第 122 位点上缺失了一个碱基 T,两种基因突变均可导致肺泡表面活性物质中 SP-B 缺失,但先天性肺泡蛋白沉着症的临床表现差异很大,提示可能还有其他位点或新的 SP 基因突变参与。另外 GM-CSF/IL-3/IL-5 受体 βc 链缺陷,导致 GM-CSF 不能与其受体结合也是先天性 PAP 的原因之一。

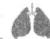

（三）继发性 PAP

某些感染、理化因素和矿物粉尘吸入，如马苯丁酸氮芥、矽尘和铝尘等可能与肺泡蛋白沉着症有关，另外有些疾病特别是血液系统恶性肿瘤，如白血病、淋巴瘤、Fanconi 氏贫血及 IgG 型免疫球蛋白病等也可发生肺泡蛋白沉着症。其发病机制目前尚不完全清楚，可能与上述状态下，导致肺泡巨噬细胞功能受损有关。

总之，肺泡蛋白沉着症的发病机制目前尚不完全清楚，上述任何一种病因均不能完全解释所有患者。需要今后进一步研究。

二、病理表现

（一）肉眼观察

肺大部呈实变，胸膜下可见弥散性黄色或灰黄色小结节或小斑块，结节直径由数毫米到 2 cm 不等，切面可见黏稠黄色液体流出。如不合并感染，胸膜表面光滑。

（二）光镜检查

肺泡及细支气管腔内充满无形态的、过碘酸希夫染色（PAS）阳性的富磷脂物质。肺泡间隔正常或肺泡隔数目增多，但间隔内无明显的纤维化。肺泡腔内除偶尔发现巨噬细胞外无炎症表现（图 6-19）。

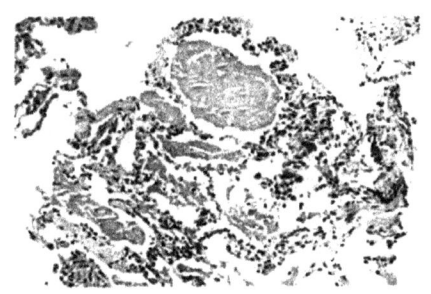

图 6-19　肺泡及细支气管腔内充满无形态的 PAS 阳性物质

（三）电镜检查

肺泡腔内碎片中存在着大量的层状结构，由盘绕的三层磷脂构成，其结构类似肺泡表面活性物质。

三、临床表现

本病发病率约为 0.37/10 万，患病率约为 3.7/100 万。男性多于女性，男女比约 2.5∶1，任何年龄均可发病，但 30～50 岁的中年人常见，平均 40 岁，约占患者数的 80%。3/4 的患者有吸烟史。

本病的临床表现差异很大，有的可无任何临床症状，仅在体检时发现，此类约占 1/3；约有 1/5 的患者则以继发性肺部感染症状为首发表现，有咳嗽、发热、胸部不适等；另有约 1/2 的患者隐匿起病，表现为咳嗽、呼吸困难、乏力，少数患者可有低热和咯血，呼吸道症状与肺部病变受累范围有一定关系。体格检查一般无特殊阳性发现，肺底有时可闻及少量捻发音，虽然呼吸道症状与肺部病变受累范围有关，但临床体征与胸部 X 线片表现不平衡是本病的特征之一。重症患者可出现发绀、杵状指和视网膜斑点状出血。极少数患者可合并肺源性心脏病。

肺泡蛋白沉着症患者合并机会感染的概率较大，为 15% 左右，除了常见的致病菌外，一些特

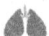

殊的病原菌(如奴卡菌属、真菌、组织胞质菌、分枝杆菌及巨细胞病毒等)较为常见。

四、X 线表现

常规的胸部 X 线片表现为双肺弥散性细小的羽毛状或结节状浸润影,边界模糊,并可见支气管充气。这些病变往往以肺门区密度较高,外周密度较低,酷似心源性肺水肿。病变一般不发生钙化,也不伴有胸膜病变或肺门及纵隔淋巴结肿大。

胸部 CT 检查,尤其高分辨 CT(HRCT)可呈磨玻璃状和/或网状及斑片状阴影,可为对称或不对称性,有时可见支气管充气。病变与周围肺组织间常有明显的界限且边界不规则,形成较特征性的"地图样"改变。病变部位的小叶内间隔和小叶间间隔常有增厚,表现为多角形态,称为"疯狂的堆砌"(图 6-20)。

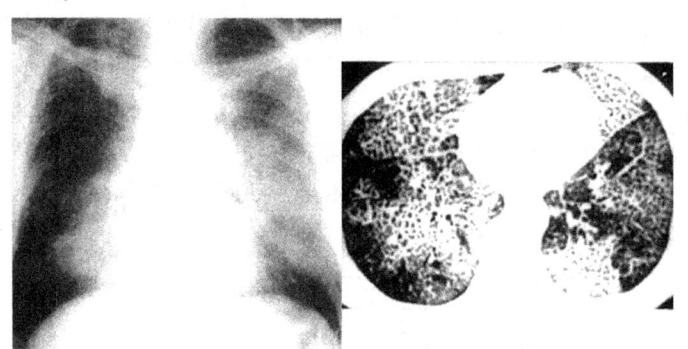

图 6-20 肺泡蛋白沉积症患者的胸部 X 线和胸部 CT

五、实验室检查

(一)血常规

多数患者血红蛋白正常,仅少数轻度增高,白细胞一般正常。血沉正常。

(二)血生化检查

多数患者的血清乳酸脱氢酶(LDH)明显升高,而其特异性同工酶无明显异常。一般认为血清 LDH 升高与病变程度及活动性有关,其升高的机制可能与肺泡巨噬细胞和肺泡Ⅱ型上皮细胞死亡的增多有关。少数患者还可有球蛋白的增高,但无特异性。近年来,有学者发现肺泡蛋白沉着症患者血清中肺泡表面活性物质相关蛋白 A(SP-A)和肺泡表面活性物质相关蛋白 D(SP-D)较正常人明显升高,但 SP-A 在特发性肺纤维化(IPF)、肺炎、肺结核和泛细支气管炎患者也有不同程度地升高,而 SP-D 仅在 IPF、PAP 和结缔组织并发的肺间质纤维化(CTD-ILD)患者中明显升高,因此,对不能进行支气管镜检查的患者,行血清 SP-A 和 SP-D 检查可有一定的诊断和鉴别诊断意义。

(三)痰检查

虽然早在 20 世纪 60 年代,就有学者发现 PAP 患者痰中 PAS 阳性,但由于其他肺部疾病(如慢性支气管炎、支气管扩张、肺炎)和肺癌患者的痰液也可出现阳性,加之 PAP 患者咳痰很少,故痰的检查在 PAP 患者的使用受到很大限制。近年来,有学者报道,在 PAP 患者痰中 SP-A 浓度较对照组高出约 400 倍,此对照组疾病包括慢性支气管炎、支气管哮喘、肺气肿、IPF、肺炎和肺癌患者,提示痰 SP-A 检查在肺部鉴别诊断中有一定意义,但需进一步研究证实。

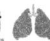

(四)GM-CSF抗体检测

特发性PAP患者血清和BALF中均可检测到抗GM-CSF抗体,而在先天性PAP、继发性PAP及其他肺疾病中无此抗体存在,因此.对临床诊断有实用价值,但目前尚无商品化的试剂盒。

(五)支气管肺泡灌洗液检查

典型的支气管肺泡灌洗液呈牛奶状或泥浆样。肺泡蛋白沉积物的可溶性很低,一般放置20分钟左右,即可出现沉淀。支气管肺泡灌洗液的细胞分类对PAP诊断无帮助。BALF中可以以巨噬细胞为主,也可以淋巴细胞为主,CD4/CD8比值可以增高也可降低。BALF的生化检查如SP-A、SP-D可明显升高。将BALF加福尔马林离心沉淀后,用石蜡包埋,进行病理切片检查。可见独特的组织学变化,即在弥散性的嗜酸颗粒的背景中,可见大的、无细胞结构的嗜酸性小体;PAS阳性,而奥星蓝染色及黏蛋白卡红染色阴性。

(六)肺功能

可呈轻度的限制性通气功能障碍,表现为肺活量和功能残气量的降低,但肺弥散功能降低最为显著,可能是由于肺泡腔内充满蛋白样物质有关。动脉血气分析显示动脉血氧分压和血氧饱和度降低,动脉CO_2也因代偿性过度通气而降低。Martin等报道PAP患者吸入纯氧时测得的肺内分流可高达20%,较其他弥散性肺间质纤维化患者的8.9%明显升高。

(七)经纤维支气管镜肺活检和开胸肺活检

病理学检查可发现肺泡腔内有大量无定型呈颗粒状的嗜酸性物质沉积,PAS阳性,奥星蓝染色及黏蛋白卡红染色阴性。肺泡间隔可见轻度反应性增厚和肺泡II型上皮细胞的反应型增生。但由于经纤维支气管镜肺活检的组织较小,病理阴性并不能完全排除该病。

六、诊断

由于肺泡蛋白沉着症患者的症状不典型,故诊断主要依据胸部X线检查和支气管肺泡灌洗或经纤维支气管镜肺活检。PAP的胸部X线检查需与肺水肿、肺炎、肺霉菌病、结节病、结缔组织病相关的间质性肺病、硅沉着病、肺孢子菌肺炎及特发性肺纤维化等鉴别。支气管肺泡灌洗和经纤维支气管镜肺活检是目前诊断PAP的主要手段。如支气管肺泡灌洗液外观浑浊,呈灰黄色,静置后可分层,则提示有PAP可能。光镜下若见到大量无定型、嗜酸性碎片,PAS阳性,而奥星蓝染色及黏蛋白卡红染色阴性,则可明确诊断。经纤维支气管镜肺活检组织若见到典型病理表现也可明确诊断。血清和BALF中抗GM-CSF抗体检查对iPAP有诊断价值。

七、治疗

由于部分肺泡蛋白沉着症患者的肺部浸润可以自行缓解,因此,对于症状轻微或无临床症状的患者,可以不马上进行治疗,适当观察一段时间,当患者症状明显加重或患者不能维持正常活动时,可以考虑进行治疗。

(一)药物治疗

对于症状轻微或生理功能损害较轻的患者,可以考虑使用溶解黏液的气雾剂或口服碘化钾治疗,但效果均不可靠。有人曾试用胰蛋白酶雾化吸入,虽然可使部分患者症状有所改善,但体外试验发现胰蛋白酶并不能消化肺泡蛋白沉着症患者的肺泡内沉积物,加之胰蛋白酶雾化吸入疗程长。可引起支气管痉挛、发热、胸痛、支气管炎等不良反应,因而逐渐被临床放弃。糖皮质激素类药物对肺泡蛋白沉着症无治疗作用,而且由于本病容易合并感染,糖皮质激素类药物的使用可能会促进继发感染,所以临床上不提倡使用糖皮质激素类药物。

(二)全肺灌洗

全肺灌洗是治疗肺泡蛋白沉着症最为有效的方法。虽然到目前为止尚无随机对照研究,但有足够的证据表明全肺灌洗可以改善患者的症状、运动耐受能力、提高动脉血氧分压、降低肺内分流,改善肺功能。近年来还有学者证实全肺灌洗可以改善肺泡巨噬细胞功能,降低机会感染的发病率。

全肺灌洗的适应证:只要患者诊断明确,日常活动受到明显限制,均可认为具有全肺灌洗的指征。Rogers等提出的指征如下:①诊断明确。②分流率大于10%。③呼吸困难等症状明显。④显著的运动后低氧血症。

全肺灌洗需在全身麻醉下进行,患者麻醉后经口插入双腔气管插管,在确定双腔管的位置正确后,分别向支气管内套囊(一般位于左主支气管内)和气管套囊充气,以确保双侧肺完全密闭,然后用100%的纯氧给双肺通气至少20分钟,以洗出肺泡内的氮气。患者可取平卧位,也可取侧卧位。在用100%的纯氧给双肺通气20分钟后,在呼气末,夹闭待灌洗侧肺的呼吸通路,接通灌洗通路,以100 mL/min左右的速度向肺内注入加温至37 ℃的生理盐水,当肺充入以相当于功能残气量(FRC)的生理盐水后,再滴入大概相当于肺总量(通常500~1 200 mL)盐水,然后吸出同量的肺灌洗液。这个过程反复进行,直至流出液完全清亮,总量一般10~20 L。灌洗结束前,应将患者置头低脚高位进行吸引。

在进行全肺灌洗过程中应密切监测患者的血压、血氧饱和度及灌洗肺的液体平衡。一侧肺灌洗之后,是否立即行对侧肺灌洗,需取决于患者的当时情况而定。如果患者情况不允许,可予2~3天后再行另一侧肺灌洗。全肺灌洗的主要优点是灌洗较为彻底,患者可于灌洗后48小时内症状和生理指标得到改善,一次灌洗后可以很长时间不再灌洗。其缺点是所需技术条件较高,具有一定的危险性。全肺灌洗的主要并发症如下:①肺内分流增加,影响气体交换,②灌注的生理盐水流入对侧肺,③低血压,④液气胸,⑤支气管痉挛,⑥肺不张,⑦肺炎等。

(三)经纤维支气管镜分段支气管肺泡灌洗

经纤维支气管镜分段支气管肺泡灌洗具有安全、简便、易推广使用、可反复进行及患者易接受等优点。一组对7例肺泡蛋白沉着症的患者进行了经纤维支气管镜分段支气管肺泡灌洗,除1例效果不好,改用全肺灌洗外,其余6例的临床症状均明显好转,劳动耐力增加,肺部浸润影明显减少,肺一氧化碳弥散量由治疗前的54.23%±15.81%上升到90.70%±17.95%,动脉血氧分压由治疗前的6.95 kPa±0.98 kPa上升到10.52 kPa±0.73 kPa。灌洗液一般采用无菌温生理盐水。每次灌洗时,分段灌洗一侧肺,每一肺段或亚段每次灌入温生理盐水100~200 mL,停留数秒钟后,以适当负压将液体吸出,然后反复进行2~3次,再进行下一肺段灌洗。全肺灌洗液总量可达2 000~4 000 mL。每次灌洗前应局部给予少量2%利多卡因以减轻刺激性咳嗽,吸引时可拍打肺部或鼓励患者咳嗽,以利于液体咳出。由于整个灌洗过程较长,可给予患者鼻导管吸氧。灌洗后肺部常有少量细湿啰音,第2天常可自动消失。必要时可适当使用口服抗生素,以预防感染。经纤维支气管镜分段支气管肺泡灌洗与全肺灌洗相比,前者对肺泡蛋白沉积物的清除不及后者,因而常需反复多次灌洗。

(四)GM-CSF 疗法

到目前为止 GM-CSF 治疗 iPAP 例数最多的一组报道来源于美国克利夫兰临床医院,他们

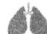

应用重组人 GM-CSF 对 25 例 iPAP 患者进行了治疗研究,有 21 例完成了治疗方案。结果显示:9 例(43%)无效,12 例(57%)有效。在有效组,所有患者胸片评分均有改善,肺总量(TLC)平均增加了 0.9 L,一氧化碳弥散量(DLco)平均提高了 5 mL/(min·mmHg),平均肺泡-动脉氧分压差降低了 2.7 kPa(20 mmHg),在 5 μg/(kg·d)皮下注射剂量下,GM-CSF 疗法总体耐受良好,局部红斑和硬结的发生率为 36%,一例出现了嗜中性粒细胞减少,但停药后嗜中性粒细胞数天恢复。没有使用 GM-CSF 出现迟发性反应报道。

综合国外现有资料,GM-CSF 治疗 iPAP 总有效率为 50% 左右,并且存在着剂量递增现象(有些患者需要在加大剂量情况下,才能取得临床疗效),剂量从 5 μg/(kg·d)到 18 μg/(kg·d)不等,疗程 3 到 12 个月。有个别报道应用 GM-CSF 吸入治疗 iPAP 的案例。

虽然 GM-CSF 治疗 iPAP 取得了一定的疗效,但仍然有一些重要的问题,如:GM-CSF 的合适剂量是多少? 疗程多长? GM-CSF 剂量与抗体的滴度有何相关性? 及给予 GM-CSF 的途径等没有解决,故这种新疗法的疗效尚需更多临床试验证实。

(五)血浆置换

血浆置换可以去除血液中各种分子,包括抗体、冷球蛋白、免疫复合物,因此该方法被用在自身免疫性疾病的治疗。iPAP 患者由于体内存在 GM-CSF 抗体,理论上说,可以进行血浆置换。目前仅有 1 例报道,iPAP 患者应用血浆置换后抗体滴度从 1:6 400 下降到 1:400,同时伴随着胸部影像学和氧合的改善。如果今后有更多的临床患者证实该方法有效,将为 iPAP 的治疗提供另一条途径。

(六)基因治疗

由于肺泡蛋白沉着症可能与 SP-B 基因突变、GM-CSF 表达低下及 GM-CSF/IL-3/IL-5 受体 β 链缺陷等有关,因而存在着基因治疗的可能性。目前已有学者将正常 SP-B 基因、GM-CSF 基因通过病毒载体转入动物体内,并且成功表达,今后能否用于临床治疗尚需进一步研究。

八、预后

20%～25% 的肺泡蛋白沉着症患者可以自行缓解,大部分患者需要进行治疗。肺泡灌洗使肺泡蛋白沉着症患者的预后有了明显改善。有 60% 的患者经灌洗治疗后,病情可以改善或痊愈。有少数患者尽管反复灌洗,病情仍呈进行性发展,最终可发展为肺间质纤维化。影响肺泡蛋白沉着症预后的另一重要因素是肺部继发感染,由于肺泡蛋白沉着症患者肺泡巨噬细胞功能障碍、肺泡表面活性物质异常导致下呼吸道防御功能降低及肺泡腔内蛋白样物质沉积易于细菌生长等因素共同存在,使得肺泡蛋白沉着症患者发生肺部感染,尤其是机会感染的概率大大增加,是导致死亡的重要因素。

(徐意芹)

第六节　特发性肺含铁血黄素沉着症

特发性肺含铁血黄素沉着症是一组肺泡毛细血管出血性疾病,常反复发作,并以大量含铁血黄素累积于肺内为特征的疾病。多见于儿童。

一、病因与发病机制

病因与发病机制不明。从实验室研究中已知至少有以下 3 种完全不同的情况：①未发现病变与任何免疫机制有关。②有抗肺内解剖结构的抗体。③可能与可溶性免疫复合物有关。由于肺毛细血管反复出血至肺间质,其中珠蛋白部分被吸收,含铁血黄素沉着于肺组织,病理见肺重量增加,切面有广泛棕色色素沉着。镜检肺泡和间质内可见含有红细胞及含铁血黄素的巨噬细胞。肺内有程度不等的弥散性纤维化。电镜下见弥散性毛细血管损害,伴内皮细胞水肿、Ⅱ型肺泡上皮细胞增生及蛋白沉着于基膜上。

二、临床表现与诊断

(一)临床特点

临床表现与病变发展过程和年龄有关。急性期呈阵发性或持续性咳嗽、咯血和气促。咯血持续数小时或数天,逐渐自行缓解,但数周或数月后又可复发。慢性反复发作期表现为咳嗽、血痰、发热、喘息,此型以成人常见。静止期无明显的临床表现。反复出血者由于含铁血黄素沉积形成肺间质纤维化出现呼吸困难。

(二)体征

肺部可闻及与出血时相应的体征。由于贫血,发绀常被掩盖。病程后期常伴肺源性心脏病或杵状指。大咯血是致死的常见原因。

(三)胸部 X 线

示两肺门或中、下野内带磨玻璃影、散在的小结节阴影或网状阴影。症状缓解时磨玻璃影可吸收。

本病的 3 个特点如下:①咯血、呕血或幼儿胃液中有血。②小细胞低色素性贫血。③肺片有广泛性急或慢性浸润。结合临床特征、实验室检查等综合诊断。

三、治疗原则与策略

治疗用糖皮质激素类药物可控制出血,但不能长期稳定病情和预防复发,对慢性患者的疗效不显著。铁剂可缓解严重贫血。目前无特效治疗方法。尽早控制急性发作是避免肺间质纤维化的关键。

(一)急性发作期

应卧床休息,吸氧,停服牛乳,给予止血剂,贫血者则应补充铁剂,必要时需输血。

(二)肾上腺皮质激素类药物

肾上腺皮质激素类药物控制急性期症状疗效较为肯定。急性期常用氢化可的松 $5\sim 10$ mg/(kg·d),以后可改口服泼尼松 $1\sim 2$ mg/(kg·d),症状缓解后 $2\sim 3$ 周逐渐减量至最低维持量,持续用药半年。若有反复,维持量可用至 $1\sim 2$ 年。

(三)免疫抑制剂

肾上腺皮质激素类药物治疗无效者,可加用免疫抑制剂硫唑嘌呤,从 $1.2\sim 2$ mg/(kg·d)到 $3\sim 5$ mg/(kg·d),无不良反应可持续用药 1 年以上。疗程 1.5 年效果良好。

(四)血浆置换

血浆置换能去除免疫复合物所产生的持久性的免疫损伤,使患者临床症状、胸部 X 线、肺功

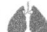

能得到改善。

（五）铁去除法

为防止过度的铁沉积于肺内造成肺组织损伤,可用铁络合剂驱除肺内沉积的铁,阻止肺纤维化的发展。可用去铁胺(去铁敏)治疗,每天 1.6 g,分 3 次肌内注射,用药后可使铁从尿内的排出量明显增加。因铁络合剂有一定的毒性作用,故未能广泛使用。

（六）对症治疗

对合并肺部感染、肺动脉高压、肺源性心脏病、呼吸衰竭的患者,需做相应的治疗。

Lichtenstein 将一组以组织细胞浸润为主的疾病命名为组织细胞增生症 X。Nezelof 首次通过电镜观察到病变细胞中的 Birbeck 颗粒。过去因其病因不明而称为组织细胞增生症 X(HX)。国际组织细胞学会将其统称为朗格汉斯细胞组织细胞增生症(Langerhans cell histiocytosis,LCH),为组织细胞增生症Ⅰ型。以往依据本病的发病年龄、病变范围和临床表现分为三种类型,即韩-薛-柯病(Hand-Schüller-Christian disease,HSC)、勒-雪病(Letterer-Siwe disease,LS)和嗜酸性肉芽肿(Eosinophilic Granulomo,EG)。实际上三者临床表现相互关联、重叠,为婴儿和儿童不同年龄期的不同表现。可有过渡型,相互转化。尚有单器官型和难分型(或混合型)。本病主要发生于婴幼儿和儿童,男性发病明显多于女性,男女之比为(1.5～2)∶1。英国和爱尔兰每年发病率为 4.2/1 000 000。本病病因及发病机制尚不完全清楚。由于临床表现多样,误诊率高。LCH 常致多系统受累,伴有危险器官受累者预后不佳,化学治疗存活率仅 20%。

（徐意芹）

第七节　朗格汉斯细胞组织细胞增生症

一、病因及发病机制

朗格汉斯细胞组织细胞增生症的病因及发病机制尚不清楚。目前多认为本病是与免疫功能异常有关的反应增生性疾病;少部分学者认为本病是一种肿瘤性疾病。也有认为本病与病毒感染(人类疱疹病毒-6)及吸烟有一定关系,但均缺乏相关性研究。一般认为 LCH 是一种 LC 细胞的非肿瘤性增生,可能是继发性细胞免疫功能紊乱现象,为抑制性 T 细胞缺陷所致。在外来抗原作用下(如感染),LC 对异常免疫信号发生异常反应性大量增生,伴单核细胞、嗜酸性粒细胞及淋巴细胞浸润。类似于 GVHD 或混合性免疫缺陷性疾病的组织病理学及临床表现。

（一）朗格汉斯细胞的发生和功能

Paul langerhans 利用氯化金染色首次在表皮组织中发现一种非色素性树突状细胞,命名为 langerhans 细胞(LC)。它还是存在于黏膜、淋巴结和脾脏的抗原呈递细胞。4%～5% 的表皮细胞为 LC。树突状细胞(dendritic cells,DC)为抗原呈递细胞的一个分支,源于骨髓造血干细胞。作为单核-巨噬细胞(又称网状细胞)的一部分,LC 与交叉 DC、肠道 DC、滤泡 DC 及胸腺 DC 均有关联。LC 主要将抗原呈递给 T 细胞,在 T 细胞早期免疫反应中发挥着重要作用。未受抗原刺激的 LC 处于不成熟状态,其识别、结合和处理抗原能力强,在接触抗原后,能通过 C 型凝集素及 Fc 受体等与抗原结合,通过吞噬作用将抗原吞入细胞内,将抗原加工成可被 T 细胞识别的片

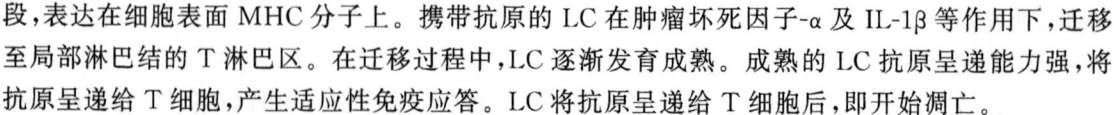

段,表达在细胞表面 MHC 分子上。携带抗原的 LC 在肿瘤坏死因子-α 及 IL-1β 等作用下,迁移至局部淋巴结的 T 淋巴区。在迁移过程中,LC 逐渐发育成熟。成熟的 LC 抗原呈递能力强,将抗原呈递给 T 细胞,产生适应性免疫应答。LC 将抗原呈递给 T 细胞后,即开始凋亡。

(二)LCH 发病机制

1.克隆性增生学说

LCH 的病理特征是机体免疫紊乱时受抗原刺激,导致未成熟 DC 活化、克隆增生及局部"细胞因子风暴"。LCH 中增生的朗格汉斯细胞 CD83、CD86 和 DC-LAMP 表达降低,CD54 及 CD58 表达增强,提示这是一种不完全成熟的部分活化的树突状细胞。这种朗格汉斯细胞迁移至局部淋巴结抗原呈递能力减弱,GM-CSF、IL-1、IL-2、IL-3、IL-4、IL-10、肿瘤坏死因子-α、TGF-β 及 γ 干扰素等细胞因子表达上调,可在局部引起细胞因子风暴。GM-CSF、TGF-β 及 IL-3 等细胞因子可抑制朗格汉斯细胞凋亡,促进其增生,并在局部大量聚集。LCH 中朗格汉斯细胞抗原呈递能力减弱可导致免疫系统从固有免疫向适应性免疫转化缺陷,使得免疫系统对朗格汉斯细胞异常增生失去控制。有学者通过 X 染色体连锁 DNA 探针技术研究表明 LCH 患者不同病灶的朗格汉斯细胞是单克隆性的。

最近,有学者在总结近年来关于本病的相关研究的基础上提出了本病发病机制的假说。朗格汉斯细胞在易感个体内产生缺陷,刺激可以通过免疫或炎症反应导致有缺陷的朗格汉斯细胞克隆增生,同时通过正常的朗格汉斯细胞诱导免疫反应。增生的朗格汉斯细胞在组织中通过与其他细胞相互作用导致组织损害的发生。朗格汉斯细胞的攻击性和免疫系统的调节共同决定本病的发展,如果朗格汉斯细胞攻击性强或免疫系统功能不足则损害进展,反之则损害消退。在临床则表现出从局限性病变到多系统受累的多变的疾病类型。

2.肿瘤学说

有研究发现这种增生的朗格汉斯细胞存在染色体等位基因缺失、染色体不稳定性增高及 Ki-67、P53、P16 及 Bcl-2 等细胞周期蛋白及原癌基因表达上调等异常,提示本病是一种肿瘤性疾病。有学者将恶性组织细胞肉瘤病毒转入小鼠机体后,包括朗格汉斯细胞在内的多种组织细胞均能发生肿瘤性,也提示本病可能是一种肿瘤性疾病。遗传学研究发现 LCH 有一定的家族聚集倾向,单卵双生子发生 LCH 的概率较双卵双生子高,提示本病与肿瘤性疾病一样具有遗传易感性。本病有浸润及多系统受累特点,抗肿瘤药物治疗有效,也提示本病是一种肿瘤性疾病。但也有学者通过包括流式细胞术、染色体核型分析、矩阵比较基因杂交技术及单核苷酸多态性分析等多种分子生物学技术均未发现本病有染色体、基因及细胞周期蛋白的异常,对肿瘤学说提出了挑战。而且,肿瘤学说也不能解释部分患者存在自愈的现象及朗格汉斯细胞处于相对成熟状态等现象。因此,肿瘤学说目前还存在争议。

(三)LCH 病理学改变

本病是一非肿瘤性的 LC 细胞增生。病灶部位可见 LC 外,尚有嗜酸性粒细胞、巨噬细胞和淋巴细胞等不同程度的增生。病程进展后可呈黄色瘤样或纤维化,有局灶性坏死及出血,可见吞噬含铁血黄素颗粒的巨噬细胞。在同一器官中同时出现增生、纤维化或坏死等不同阶段病灶,全身各器官皆可受累。显微镜下除组织细胞外,还可见泡沫样细胞、嗜酸性粒细胞、合体多核巨细胞、少数中性粒细胞、浆细胞、纤维结缔组织及出血、坏死等改变。上述细胞形成大小不一的结节,严重者原有组织结构消失,无分化极差的恶性组织细胞。病变发展快的部位可见单一不充脂的组织细胞,病变越久则易见充脂性组织细胞(即泡沫细胞)。慢性病变则见大量充脂性组织细

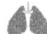

胞和嗜酸性粒细胞,或以嗜酸性粒细胞为主,形成肉芽肿,增生的中心常见坏死。病变消退可见纤维增生,逐渐纤维化。以上几种改变可见于同一患者的不同时期或不同病变处,也可见于同一损害部位中。

二、临床表现

临床表现因受累器官多少和部位的不同而差异较大。到目前为止,除肾脏、肾上腺、性腺和膀胱受累未见报道外,其他脏器均可受累。可呈局灶性或全身性变化,起病可急可缓,病程可短至数周或长达数年,各亚型有相对特殊的临床表现,但可出现过渡型或重叠性表现。不同年龄患者的临床受累程度不同。发病年龄越小,受累器官数量越多,病情就越严重,随年龄增长而病变变局限,症状也减轻。

LCH的特征性表现是骨骼破坏。可出现在病程开始或在病程进展中。任何骨骼均可受累,但以扁平骨受累最为多见,主要为颅骨破坏,其他如颌骨、乳突、长骨近端、肋骨和脊椎骨等也可受累。可为单一或多发性骨损害。颅骨病变开始为头皮表面隆起,硬而有轻度压痛,当病变蚀穿颅骨外板后,肿物变软,触之有波动感。多可触及颅骨边缘呈锯齿状。眶骨破坏多为单侧,可致眼球突出或眼睑下垂。下颌骨破坏致齿槽肿胀,牙齿脱落。发生于6个月以内婴儿可有早出牙、早落牙现象。脊柱严重的骨损害可导致压缩性骨折。

皮疹为常见症状,约50%的患儿于起病早期出现。主要分布于躯干、头皮和耳后,也可见于会阴部。起病时为淡红色丘疹,直径2～3 mm,继而呈出血性,或湿疹样及皮脂溢出样等;以后皮疹结痂、脱屑。触摸时有刺样感觉,脱痂后留有色素脱失的白斑或色素沉着。各期皮疹可同时存在,常成批出现,一批消退,一批又起。

外耳道溢脓也较常见,为耳道软组织或骨组织朗格汉斯细胞浸润的结果,除外耳道流脓外可伴有耳后肿胀和传导性耳聋。常呈慢性反复发作,与弥散性耳部细菌感染很难区别,但对抗生素不敏感。CT检查可见骨与软组织病变。

LCH的淋巴结病变可表现为三种形式:①单纯的淋巴结病变,即为淋巴结原发性嗜酸性粒细胞肉芽肿。②为局限性LCH的伴随病变,常伴有溶骨性病变或皮肤病变。③为全身弥散性病变的一部分。常累及颈部或腹股沟部位的孤立淋巴结,可有局部疼痛。单纯淋巴结受累者预后好。

内脏器官包括肺、肝、脾及脑垂体等也常受累,胸腺和胃肠道也是受累部位之一。合并功能衰竭约占20%。组织细胞在肝和脾窦浸润可致肝脾明显肿大。肝脏受累部位多在肝三角区,可为轻度的胆汁淤积到胆管严重损伤。表现为肝功能异常、黄疸、低蛋白血症、腹水及凝血功能异常,进而可发展为硬化性胆管炎、肝纤维化和肝衰竭。肺部病变可为全身的一部分,也可单独存在,任何年龄均可发病,但儿童期多于婴儿。表现为轻重不等的呼吸困难,患儿常伴有咳嗽,当合并呼吸道感染时,症状可急剧加重,可发生肺气肿,甚至出现气胸或皮下气肿,导致呼吸衰竭而死亡。肺功能检查为肺的顺应性下降,常为限制性损害。

中枢神经系统侵犯主要为丘脑-神经垂体区,约占15%,表现为尿崩症,可有生长障碍(不一定有蝶鞍破坏),后者较尿崩症少见。其他的CNS的表现为脑积水、脑神经麻痹、共济失调、构音障碍、眼球震颤、反射亢进、视物模糊及智力障碍等。椎弓破坏者常伴有肢体麻木、疼痛、无力及瘫痪,甚至大小便失禁。胃肠道病变以小肠和回肠最常见,表现为呕吐、腹泻和吸收不良,长时间可造成小儿生长停滞。

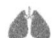

三、临床分型

传统的分型将本病分为勒-雪病、韩-薛-柯综合征和骨嗜酸性粒细胞肉芽肿。

(一)勒-雪病(急性婴儿型)

此型常见而严重,见于婴幼儿,小于1岁者占70%,最小年龄10天。男女比为1.2∶1。主要侵犯内脏和皮肤。临床常见发热、特征性皮疹及肝脾大。

1.临床特点

(1)皮肤损害(真皮浅层组织浸润):约97%患者反复、成批出现形态特异的皮疹,初为棕黄色或暗红色斑丘疹或结节丘疹,继而呈渗出性(湿疹样或脂溢性)或出血性皮疹,可融合成鳞片状或黄色瘤,溃烂、脓肿、结痂、脱屑伴色素沉着或留皮肤白斑,多见于躯干和颈部,四肢较少。疹前发热伴肝脾大,疹退上述症状也缓解。

(2)肝脾、淋巴结肿大:肝脾呈中、重度肿大(>80%),脾大较明显,少数肝功能损害,偶有黄疸、低蛋白血症、腹水和肝坏死。淋巴结肿大占30%。

(3)骨骼缺损:骨骼破坏(15%~50%)主要侵犯颅骨,其次肋骨和四肢管状骨。颅骨肿物初为硬结,以后变软而波动,无红、热,轻压痛,吸收后头皮下凹,可触及骨质缺损边缘。

(4)进行性贫血(70%)和不规则或持续,或周期性低热或高热(89%),腹泻(39%)及营养不良(48%)。

(5)呼吸道症状:肺泡渗出者症状明显(尤为间质浸润型患者),咳嗽、气促及青紫,肺部体征不明显。合并肺泡性肺气肿和肺外积气或自发性气胸等成喘憋症状。可合并感染(71%),病情常突然发作或加重。

(6)慢性难治性中耳炎(29%)。

2.实验室检查

(1)血常规检查:可一系或全血细胞减少,呈正色素正细胞性贫血,中度以上贫血占57%,网织红细胞>0.2%者占38%,可发生溶血。白细胞计数>$10×10^9$/L者62%,血小板计数>$10×10^9$/L者66%,常见嗜酸性粒细胞增多。

(2)免疫学异常检查:淋巴细胞转化功能降低,淋巴细胞H_2受体缺乏,Ts及Th减少,异常Ig,高(或低)丙球蛋白血症。

(3)骨髓常规检查:多数有网状内皮细胞增加,LC浸润,继发性全血减少,预后较差。

(4)组织病理学检查:皮疹印片、耳脓液或肿物穿刺物涂片检查,用伊红-亚甲蓝法染色,油镜下观察可见成堆组织细胞,其核巨大、染色质疏松,胞质淡蓝常伴泡沫(又称泡沫细胞),偶可见异形网状细胞;肿大淋巴结活检可见正常淋巴结结构破坏,病理性组织细胞呈片状增生。有时可伴淋巴瘤。

(5)光镜及电镜检查:光镜下LC细胞平均直径12mm,胞质量中等,有细小粉红颗粒、空泡及吞噬现象,胞核常折叠或切迹,含1~2个嗜碱性核仁。透射电镜下胞体不规则,有伪足,胞质丰富,有Birbeck颗粒,呈网球拍状。病灶中LC含Birbeck颗粒多者预后较好。

(6)X线检查。

骨骼X线片改变:呈特征性溶骨性破坏,长骨呈圆或椭圆形囊状;肋骨肿胀,骨质稀疏或囊状;扁骨呈圆形或不规则形凿穿样,大小不一,边缘锐利呈地图样;椎体扁平。

胸部X线检查表现:本病由于组织细胞在肺部浸润的部位,形态和机体反应的不同,呈现多种

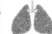

X线征象(表6-7),X线演变发展过程按自然病程可分为:①急性肺泡渗出晚期:吸收快。②间质浸润期:常伴小结节灶(50％)。③晚期纤维变期:勒-雪病之肺泡渗出和间质浸润各占65％和18％。

表 6-7　细胞组织增生症 X 的肺部 X 线征象

病理学改变	X线征象
肺泡浸润渗出型	双侧散在云絮状小片阴影,呈小叶性分布如龟背状或沿肺纹理周围分布,自肺门向外围散开类似肺水肿(非支气管肺段分布)
间质肺泡浸润型	为本病典型征:广泛分布(以肺门周围及中带为基),稠密度不一的网结影或毛玻璃状,可伴小结节或片状浸润。常伴小囊状阴影,易致间质肺气肿和气胸
间质浸润型	肺纹理增多,毛糙,轻度局限性细网影;肺中内带低密度之细网交织影或呈毛玻璃状,少数呈间质病变
间质纤维性变	境界清楚之间质增厚,纹理扭曲及条束影
蜂窝肺(病灶周围肺过度充气)	普遍性肺气肿,广泛分布,大小不一之小囊状阴影,可见散在点几片状病灶。易致间质肺气肿和气胸
特殊类型(肺门、纵隔淋巴结、胸腺及胸膜浸润)	肺门及纵隔淋巴结肿大,胸腺肿大,胸膜增厚

目前随着高分辨CT(HRCT)的广泛使用,发现 HRCT 对肺部受累的 LCH,特别是单独肺损害的 LCH 的诊断价值高于 X 线,但确诊需要肺活检或肺泡灌洗液检查。HRCT 主要表现:早期多表现为双肺内广泛分布于细支气管周围的小斑片影、磨玻璃影和小结节影,部分病灶也可融合成大片状斑片影。结节影是其早期的典型征象,多为双肺对称性分布,以中上肺野为主,肺野基底部及肋膈角附近也可有少量分布;结节数量不定,可多可少,结节边缘通常不规则,当伴发纤维化和囊变时这一征象更为明显;结节通常可见于小叶中央、支气管周围及细支气管周围,多数和囊变同时存在。在 CT 上还可以看到结节向囊肿转化的过程,表现为结节中央部分密度减低。囊性病变是 LCH 肺部最常见且最典型的征象,常表现为多发于双上肺的小囊腔,病变直径多小于 10 mm,偶尔可见较大囊腔。囊性病变好发于上肺,多为圆形或类圆形病变,少数患者可表现为不规则形,可能与周围组织形态改变有关。2 例患者均特征性的表现为上肺多发囊性病灶。囊性病变时壁多较薄,偶尔可见厚囊壁和结节样囊壁。细胞组织增生症 X 的肺部 X 线征象如表 6-7 所示。

(二)韩-薛-柯综合征

韩-薛-柯综合征属慢性弥散型,又称慢性黄色瘤。典型临床特征为骨质损害、尿崩症及突眼症三联征。多见于 2～5 岁儿童,男女比为 2.3:1。

1.临床特点

(1)骨质缺损:最早、最常见颅骨缺损,呈囊肿状突起,软,压痛,可触及颅骨缺损边缘。下颌受累致牙齿松动脱落及齿槽脓肿,其他骨盆、脊柱、肋骨及肩胛骨也常受累。

(2)突眼:约占 1/3。

(3)尿崩症:约 1/2 患儿发生尿崩,可伴有生长发育障碍(垂体受浸润或蝶鞍破坏压迫所致),但生长发育障碍者少见。

(4)其他:棕红色斑丘疹(约＞50％),黄色瘤(25％)或出血、脂溢性或湿疹样皮疹,可有呼吸道

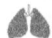

症状和中耳炎,发热、贫血及肝脾、淋巴结大比勒-雪病轻。约 1/3 患者有典型三联征,颅骨缺损加突眼为 18.2%,颅骨缺损或突眼伴尿崩各占 9.1%,单颅骨缺损或尿崩症者分别为 29.1%和 0.9%。

2.实验室检查

(1)轻度贫血,骨髓涂片可见泡沫细胞。

(2)皮疹或淋巴结活检,或颅骨缺损处穿刺涂片可见大量泡沫细胞及多量嗜酸性粒细胞。

(3)骨骼及肺部 X 线片表现与勒-雪病基本相似。本症骨骼改变常见,肺泡渗出浸润和间质浸润约占 44%。

(三)骨嗜酸性肉芽肿

骨嗜酸性肉芽肿是一种良性的骨组织内局限性成熟的组织细胞增生伴大量嗜酸性粒细胞浸润性疾病,可转变为韩-薛-柯病。多见于 2～7 岁和青少年,男女比为 3.3∶1。本病预后良好,90%～95%可治愈,单个病灶可自发缓解。临床特点:①任何骨骼均可受累,但以颅骨、四肢骨、脊椎及骨盆最常见。病灶多为单发,也可多发,患者仅骨受累部位疼痛、肿胀及压痛,椎骨受累出现脊髓压迫症,可发生病理性骨折。多无全身症状仅有低热。不少患儿在偶然体检等的情况下或出现病理性骨折时才被发现。唯有脊椎病变的患儿,特别是发生椎弓破坏者,常伴有神经压迫症状,如肢体麻木、疼痛、无力及瘫痪,甚至大小便失禁成为疾病的主诉而就医。但脊椎病变时容易漏诊,应全面检查骨骼的变化。②多发性病灶,常伴发热、畏食及体重减轻等,与韩-薛-柯病相似。偶有肺嗜酸性肉芽肿。③X 线检查可见圆形地图样骨缺损。

新的分型:①Ⅰ型,骨骼或软组织的单部位损害,不表现器官功能异常者。②Ⅱ型,骨骼或软组织多部位(≥2 个部位)损害,不表现器官功能异常者,可合并眼、耳或脊柱病变,或仅为皮肤多部位损害或有全身发热、体重减轻及生长发育落后等。③Ⅲ型,有器官功能异常者,包括肝、肺功能异常或血细胞减少。

四、诊断

LCH 诊断需要临床症状、X 线检查和病理学检查三方资料互相参照,病理学检查是确诊的依据。有条件应送电镜活检,找含 Birbeck 颗粒的 LC。

国际组织细胞协会的"朗格汉斯细胞组织细胞增生症病理诊断标准":本病分为三级诊断。①确诊:透射电镜在组织细胞内发现 Birbeck 颗粒或细胞表面 CD1a 抗原阳性。②临床病理诊断:病变组织在电镜下具有组织细胞特点,且细胞具有下述两种或以上特征:APT 酶染色阳性;S-100 蛋白阳性;a-D 甘露糖酶阳性及病变细胞与花生凝集素特殊结合。③拟诊(临床诊断):指常规病理学检查发现组织细胞浸润。

后国际组织细胞协会发布了"朗格汉斯细胞组织细胞增生症评估与治疗指南",指南认为,朗格素(langerin,CD207)表达阳性可以代表 Birbeck 颗粒。因此新版指南规定,上述两者具备其中一项者可确诊。只有在颈椎的扁平椎或齿状突孤立受累的 LCH 患者,由于活检的风险大于组织诊断的需要,可以将 Birbeck 颗粒作为必需项目。

(一)指南的诊断标准

1.初诊

病理学检查光镜见典型的 LCH 细胞。

2.诊断

在光镜的初诊基础上,以下 4 项中≥2 项指标阳性:①APT 酶染色阳性;②CD31/S-100 蛋白

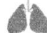

阳性;③a-D 甘露糖酶阳性;④花生凝集素受体阳性。

3.确诊

在光镜检查的基础上,以下 3 项中≥1 项指标阳性:①朗格素阳性;②CD1a 抗原(T6)阳性;③电镜检查发现 Birbeck 颗粒。

(二)国内诊断标准

1.临床表现可具备下列一种或多种症状或体征

(1)发热:热型不规则,可呈周期性或持续高热。

(2)皮疹:主要分布于躯干、头皮和发际。起初为淡红色丘疹,继之呈出血性或湿疹样皮脂溢出样皮疹,继而结痂。脱痂后留有白斑。

(3)齿龈肿胀、牙齿松动,或突眼,或流脓,或多饮多尿。

(4)呼吸道症状:咳嗽,重者喘憋、发绀,但肺部体征不明显,呼吸道症状可反复出现。

(5)肝、脾及淋巴结肿大,或有贫血。

(6)骨损害:颅骨、四肢骨、脊椎骨及骨盆骨可有缺损区。

2.X 线检查

(1)骨骼 X 线检查:长骨和扁平骨皆可发生破坏,病变特征为溶骨性骨质破坏。扁平骨病灶为虫蚀样致巨大缺损,颅骨巨大缺损可呈地图样。脊椎多为椎体破坏,呈扁平椎,但椎间隙不变窄。长骨多为囊状缺损,无死骨形成。

(2)胸部 X 线检查:肺部可有弥漫的网状或点网状阴影,尚可见局限或颗粒状阴影,需与粟粒型结核鉴别,严重患者可见肺气肿或蜂窝状囊肿、纵隔气肿、气胸或皮下气肿。

3.实验室检查

(1)血常规:无特异性改变,以不同程度贫血较多见,多为正细胞正色素性。重症患者可见血小板计数降低。

(2)常规免疫检查大都正常,T 抑制细胞及 T 辅助细胞都可减少,可有淋巴细胞转化功能降低,T 细胞缺乏组胺 H_2 受体。

(3)病理活检或皮肤印片:病理活检是本病的诊断依据,可做皮疹、淋巴结或病灶局部穿刺物或刮除物病理学检查。病理学特点是有分化较好的组织细胞增生,此外可见到泡沫样细胞、嗜酸性粒细胞、淋巴细胞、浆细胞和多核巨细胞。不同类型可由不同细胞组成,严重者可致原有组织破坏,但见不到分化较差的恶性组织细胞。慢性病变中可见大量含有多脂质性的组织细胞和嗜酸性粒细胞,形成嗜酸性粒细胞肉芽肿,增生中心可有出血和坏死。

凡符合以上临床、实验室和 X 线特点,并经普通病理学检查结果证实,即可初步诊断。确诊条件:除上述临床、实验室和普通病理结果外,尚需进行免疫组化检查,如 S-100 蛋白阳性,特别是电镜检查 Birbeck 颗粒。

五、治疗前评估

LCH 是一组疾病的总称,所囊括的各类疾病临床表现和预后差别较大。明确的临床分级和个体化治疗是提高疗效和患者生活质量的关键。世界卫生组织(WHO)将其分为局限性、全身性、急惰性、进展性 LCH 及 LC 肉瘤。国际组织细胞协会关于"朗格汉斯组织细胞增生症的评估"的指南中对治疗前的评估增加了组织病理学和影像学的内容,使器官受累的标准更加科学、客观和全面。该指南的评估如下。

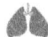

(一)"向患者解释操作方法,患者签署危险器官"受累的标准

1.造血功能受累(伴或不伴骨髓侵犯)

符合以下≥2项:①贫血,血红蛋白<100 g/L,婴儿<90 g/L(非缺铁等引起);②白细胞计数减少,白细胞计数<$4×10^9$/L;③血小板计数减少,血小板计数<$100×10^9$/L。骨髓侵犯的定义是在骨髓涂片上证实有 CD1a 阳性细胞。

2.脾脏受累

脾脏在锁骨中线肋缘下>2 cm。

3.肝脏受累

符合以下≥1项:①肝脏在锁骨中线肋缘下>3 cm。②肝功能不良,血浆蛋白<55 g/L,清蛋白<25 g/L,不是由于其他原因所致。③LCH 的组织病理学诊断。

4.肺受累

符合以下≥1项:①肺的高分辨 CT(HRCT)的典型表现;②LCH 的组织病理学/细胞学诊断。

(二)特殊部位受累

压迫脊髓的颈椎导致扁平椎及齿状突受累,伴有脊髓内软组织受压及病变位于重要功能区。由于疾病进展和局部治疗障碍可对患者构成中度危险。

(三)颅面骨受累

眼眶、颞骨、乳突、蝶骨、颧骨及筛骨损害,或上颌窦或鼻旁窦,或颅窝损害,伴有颅内软组织受压。

(四)眼受累

眼球突出,突眼或眼眶损害,颧骨或蝶骨损害。

(五)耳受累

外耳炎、中耳炎、耳漏或颞骨、乳突或岩部损害。

(六)口腔受累

口腔黏膜、牙龈、颚骨、上颌骨及下颌骨损害。

(七)可危及中枢神经系统(CNS)的损害

长期的颅骨受累(不包括穹隆受累),可使患者易患尿崩症。在多系统 LCH 患者,有颅面部,尤其是耳、眼、口受累者,在病程中易发生尿崩症。

该指南根据上述器官受累的标准,进一步对病情进行临床分类,以指导治疗。与之前诊断标准相比,不再考虑年龄因素,而以考虑脏器与系统受累为主,具体如下。

(1)单系统 LCH(SS-LCH)有 1 个脏器/系统受累(单病灶或多病灶):①单病灶或多病灶(>1 个)骨骼受累;②皮肤受累;③淋巴结受累(不是其他 LCH 引流淋巴结);④肺受累;⑤下丘脑-垂体/CNS 受累;⑥其他(甲状腺及胸腺等)。

(2)多系统 LCH(MS-LCH)有≥2 个脏器/系统受累,伴有或不伴有"危险器官"受累。

(3)下列定位及病变程度分类是全身治疗的指针:①SS-LCH 伴有可危及 CNS 的损害;②SS-LCH伴有多病灶骨骼损害(MFB);③SS-LCH 伴有特别部位损害;④MS-LCH 伴/不伴危险器官的损害。

六、鉴别诊断

本症应与某些骨骼、淋巴和皮肤器官的疾病及其他组织细胞增多症鉴别。

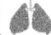

（一）骨骼疾病

上述骨骼的不规则破坏、软组织肿胀、硬化和骨膜反应同样常见于骨髓炎、尤文肉瘤、成骨细胞肉瘤、神经母细胞瘤骨转移、颅骨的表皮样瘤及纤维发育不良等。颅骨的溶骨性损害、突眼及上眼睑瘀斑往往是神经母细胞瘤的早期表现。

（二）淋巴网状系统

肝脾和淋巴结肿大，特别是颈淋巴结肿大提示弥散性肉芽肿病，如结核及组织胞质菌病等。

（三）皮肤病

本症的皮肤改变与脂溢性皮炎、特应性湿疹、脓皮病、血小板减少性紫癜或血管炎等鉴别。皮肤念珠菌感染可能与本病的鳞屑样和色素脱失为其特点，皮疹压片可见成熟组织细胞。

七、预后

总体预后良好，经正规治疗的患儿，治愈率达 80%。但预后取决于危险脏器受累的数目及对诱导治疗反应，年龄小于 2 岁不是决定预后的关键因素。危险脏器受累且对诱导治疗反应差的患者仅 20% 治愈，对这类患者采取造血干细胞移植术可提高治愈率 40%～50%。

八、治疗

朗格汉斯细胞组织细胞增生症病情轻重悬殊，预后差异大，有不经治疗自愈的报道，但多系统受累的 LCH 病死率高。因此，综合考虑各种危险因素，采取个体化治疗非常重要。治疗方案需结合临床分型及分级而定。

（一）单系统病变

多数预后良好，局灶性骨骼病变可单纯病灶刮除，无须全身化学治疗。对承重部位骨骼病灶可病灶内注射皮质激素类药物，甲基泼尼松龙每次 75～750 mg。多发的骨骼损害可短期全身使用皮质激素类药物治疗。如病灶在眼眶骨影响视神经及在脊椎骨影响脊神经，皮质激素类药物注射难以进行且术后易复发或承重的部位，也可使用低剂量放射治疗。对淋巴结受累者，除单纯切除外，应短期全身皮质激素类药物治疗。皮肤病变范围较广泛者可使用，皮质激素类药物如泼尼松 1～2 mg/（kg·d）病情控制后改为清晨顿服 3～4 周逐渐减量维持 2～3 个月停药观察。也可予 VP 方案：长春新碱 1～2 mg/（m² · w）×4 w，泼尼松 1～2 mg/（kg·d）×28 d。疾病控制后每月 1 次 VP 方案，3～4 个月停药。

（二）放射治疗

适用于孤立的骨骼病变，尤以手术刮除困难的部位如眼眶周围、颌骨、乳突或负重后易发生骨折和神经损伤的脊椎等部位，以及早期的垂体病变。一般照射量为 5～8 Gy（500～800 cGy），照射后 3～4 个月骨骼缺损即可恢复。一般认为，尿崩症出现时间较久（如 6 个月以上），放射治疗大多无效。皮肤病变对放射治疗也不敏感。

（三）化学治疗

国际组织细胞协会对 MS-LCH 进行了 3 个大规模、国际化、前瞻性的治疗研究，即 LCH-Ⅰ、LCH-Ⅱ和 LCH-Ⅲ研究。LCH-Ⅰ研究明确了在甲基泼尼松龙应用下，长春碱（VBL）与依托泊苷（VP16）同等有效，6 周诱导治疗反应率 49%～57%，复发率 55%～61%，5 年存活率 76%～80%，其中无"危险器官"受累的 2 岁患儿存活率为 100%。国内应用 LCH-Ⅰ治疗，用替尼泊苷（VM26）代替 VP16，总有效率 76.5%。LCH-S-98 研究对难治性和多次复发的、伴有"危险器官"

受累的危险组 MS-LCH 的 2-氯脱氧腺苷(2-chlorodeoxyadenosine,2-CDA,cladribine,克拉利平)单药治疗方案,诱导治疗反应率 22%,复发率 100%,2 年存活率 67%。LCH-Ⅱ及 LCH-Ⅲ研究将泼尼松与 VBL 作为一线诱导方案,LCH-Ⅱ加入 VP16,LCH-Ⅲ加入甲氨蝶呤(MTX)。LCH-Ⅱ提高了危险组 MS-LCH 诱导治疗反应率,为 63%~71%,降低了复发率为 46%,但 5 年存活率无改善,为 74%~79%。德国 DAL-HX83/90 方案,诱导治疗反应率为 90.9%,复发率 22.2%。LCH-Ⅳ研究对危险组 MS-LCH 的解救方案。LCH-S-2005 研究主要研究 2-CDA+阿糖胞苷(Ara-C)的二线治疗方案。LCH-HCT研究主要研究低强度预处理的异基因骨髓造血干细胞移植(RIC-SCT)治疗的 1~3 年的无病存活率。

新指南中反映了 LCH-Ⅰ、LCH-S-98、LCH-Ⅱ、LCH-Ⅲ及 DAL-HX83/90 临床研究的结果。该指南强调:①与总疗程 6 个月的化学治疗相比,总疗程 12 个月的化学治疗可减少疾病的复发率。②在 MS-LCH 患者,不论是否有"危险器官"受累,如诱导方案 6 周治疗有效,则有很好的长期存活率。③VBL+泼尼松的诱导方案已被证实有效,并且不良反应少,因此作为所有 MS-LCH 患者的初治疗法。④如果 MS-LCH 有"危险器官"受累者应用诱导方案 6 周无效,则预后较差,需要第 2 疗程的早期强化治疗。⑤SS-LCH 伴有多病灶骨骼损害、特殊部位损害及可危及 CNS 的损害者,治疗后的预后好,但有 30%~50%的复发率。这些患者有 40%的可能发生尿崩症或其他内分泌疾病及实质性脑病。在基底核和小脑发生实质性脑病有很大危险性。对这些患者的治疗目的是防止再发、尿崩症和永久性不良结局。

九、治疗方案

以下介绍几种国外的化学治疗方案供参考。

(一)国际组织细胞协会推荐方案

1.一线化学治疗

(1)诱导缓解。VP 方案:泼尼松 40 mg/(m² · d),口服 28 天(4 周),第 5 周(第 29 天)起减半量为 20 mg/(m² · d),7 天后再减半量为 10 mg/(m² · d),1 周后(第 36 天)停药。VBL 每次 6 mg/m²,静脉注射,每周 1 次,共 6 次(第 1、8、15、22、29、36 天)。

上述治疗评估:①无危险器官受累者,对 VP 方案"中度反应者"。②有危险器官受累对治疗有较好反应者继用上述方案 6 周(第 43 天开始)。患者 6~12 周达 CR(或 NAD)者进入维持治疗。

(2)维持治疗。VP+6-MP 方案:泼尼松口服每周 5 天,剂量同上;VBL(剂量同上)每 3 周 1 次(第 7~52 周或第 13~52 周);6-MP 50 mg/(m² · d),口服至第 12 个月末(疗程结束)。

(3)解救治疗。适应证:①初诊危险器官受累;②上述初次 6 周诱导治疗后危险器官受累无改善者;③VP 方案第 2 疗程结束后仍有危险器官受累无改善者;④无危险器官受累但 VP 方案第 2 疗程后无改善者;均进入非危险 LCH 的二线治疗方案。

SS-LCH 组:①伴危及 CNS 损害或多病灶骨损害(MFB)或特别部位损害者,应用 6 周 VP 方案,然后进入无 6-MP 的上述维持方案,总疗程 12 个月;②不伴危险器官受累者可进行局部手术治疗,如病情进展则全身化学治疗。

2.二线(解救方案)化学治疗

(1)危险 LCH 组:①难治性(正规治疗无效);②复发伴有危险器官受累的 MS-LCH;③伴有造血功能低下的 MS-LCH。

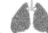

2-CDA＋Ara-C 方案：Ara-C 1 000 mg/(m²·d)，静脉滴注 2 小时，连用 5 天；2-CDA 9 mg/(m²·d)，静脉滴注(Ara-C 滴完后)。每 4 周应用 1 个疗程，少用 2 个疗程。

RIC-HSCT：预处理方案：福达拉宾＋美法仑＋TBI 或抗 CD52 单抗或 ATG。

(2)非危险 LCH 的二线化学治疗。病灶内注射糖皮质激素类药物，甲基泼尼松龙每次 75～750 mg，局部病灶注射。适于不宜手术刮除的局部病灶。

VAP 方案：泼尼松 40 mg/(m²·d)，口服，第 1～4 周，第 5～46 周减半量，以后逐渐减量至疗程结束(12 个月)。VCR＋Ara-C 组合：Ara-C 100 mg/(m²·d)×4(第 1～4 天)，每天皮下注射；VCR 1.5 mg/(m²·d)，静脉注射，第 1 天。以后第 2、5、8、12、17、23 周重复上述 VCR＋Ara-C 组合。若达到 NAD 则停用；未达到 NAD 者，则每 6 周 1 次 VCR＋Ara-C 组合至 NAD。

(3)2-CDA 单药治疗：2-CDA 5～6.5 mg/(m²·d)，静脉注射，每 3～4 周重复 1 次为 1 个疗程，可用 2～6 个疗程；或 3 mg/(m²·d)，在 5～7 天内渐加量至 13 mg/(m²·d)时再用 5 天，每 3～4 周重复 1 个疗程，可用 1～6 个疗程。2-CDA 的不良反应有感染、发热、胃肠道反应、肝功能损害、骨髓抑制及免疫抑制。

(4)2-脱氧克福霉素(2-deoxycoformycin,2-DCF)单药治疗：2-DCF 4 mg/(m²·次)，静脉滴注，每周 1 次共 8 次，然后改为每 2 周 1 次，应用 16～18 个月可达 NAD。不良反应同 2-CDA。

(二)DAL-HX90 方案

LCH 的分组：①A 组，仅有骨骼病变的 SS-LCH；②B 组，软组织病变的 SS-LCH 或无骨骼病变，无脏器受损；③C 组，伴脏器(肝、肺及造血系统)受累的 MS-LCH。

1.诱导缓解(A、B 组相同)

VEP 方案：泼尼松 40 mg/(m²·d)，分次口服，第 1～28 天，第 29 天起减半量用一周后再减半量，一周后停药。VBL 每次 6 mg/m²，静脉注射，每周 1 次(第 15、22、29、36 天)，连用 4 次，或用 VDS 每次 3 mg/m²。VP 16 100 mg/(m²·d)，静脉滴注，第 1～5 天；150 mg/(m²·d)于第 15、22、29、36 天。

C 组泼尼松同 A 组；VP16 150 mg/(m²·d)，静脉滴注，于第 1、8、15、22、29、36 天共 6 次，同时静脉注射 VBL。

2.维持治疗

A 组：PE 方案。泼尼松(剂量同上)口服，于第 9、12、15、18、24 周，每周连用 5 天，共 5 周；VP16 150 mg/(m²·d)，静脉滴注，每周口服泼尼松的第 1 天用，共 5 次。

B/C 组：VEP＋6-MP 方案。泼尼松＋VP16 同 A 组；6-MP 50 mg/(m²·d)，口服，第 6～52 周。

(三)LCH-Ⅲ方案

目前国外使用较多的治疗方案为国际组织细胞协会推荐的 LCH-Ⅲ方案，该方案把多系统受累的高危和低危患者进行随机分组，并对单系统多病灶骨骼受累和特殊部位单病灶患者进行前瞻性研究。患者分成 3 组：①高危组，多系统受累且包括 1 个或 1 个以上高危器官受累；②低危组，不含高危器官的多系统受累的患者；③其他组，单系统多灶性骨损害或局部的特殊部位受累如脊柱内扩展或鼻旁、脑膜旁、眼眶周围或乳突区域的受累等，可能导致持续性的软组织肿胀。

1.高危组(多系统受累)

由 1～2 个 6 周的初始治疗和维持治疗组成，总疗程 12 个月。

(1)A 方案。

诱导缓解：VP 方案：泼尼松 40 mg/(m²·d)，分 3 次口服，持续 4 周，5～6 周逐渐减停；1～

6 周的每周第一天静脉注射长春碱(VBL)6 mg/(m²·d)。如经过 6 周的初始治疗,疾病仍进展,可再予 6 周的初始治疗,泼尼松 40 mg/(m²·d),分 3 次口服,每周 3 天连续 6 周;7~12 周的每周第一天静脉注射 VBL 6 mg/(m²·d)。

维持治疗:根据病情于第 7 或第 13 周开始 VP-M 方案。6 MP 50 mg/(m²·d),口服直至 12 个疗程结束;泼尼松 40 mg/(m²·d),分 3 次口服,每 3 周连用 5 天,直至疗程结束;每 3 周的第一天静脉注射 VBL 6 mg/(m²·d),直至疗程结束。

(2)B 方案。

诱导缓解:VP-MTX 方案:泼尼松 40 mg/(m²·d),分 3 次口服,持续 4 周,5~6 周逐渐减停;1~6 的每周第 1 天 1 次静脉注射 VBL 6 mg/m²。第 1、3、5 周的第 1 天在静脉注射 VBL 后 1 次用 MTX 500 mg/m²,1/10 量半小时静脉快速滴注,其余 9/10 量 23.5 小时静脉维持,同时予 2 000 mL/m² 液体水化,并于 MTX 结束后 24 小时和 30 小时予 CF 每次 12 mg/m² 解救 2 次。如经过 6 周的初始治疗,疾病仍进展,可再予 6 周的初始治疗,泼尼松 40 mg/(m²·d),分 3 次口服,每周 3 天连续 6 周;7~12 周的每周第一天静脉注射 VBL 6 mg/(m²·d)。第 7、9、11 周的第 1 天在静脉注射 VBL 后 1 次用 MTX 500 mg/m²,用法同上。

维持治疗:VP+MTX 方案:VP 用法同 A 方案维持,MTX 每次 20 mg/m²,每周 1 次口服直至疗程结束。

2.低危组

由 1~2 个 6 周的初始治疗和维持治疗组成,总疗程 6 个月或 12 个月。

(1)诱导治疗:泼尼松 40 mg/(m²·d),分 3 次口服,持续 4 周,5~6 周逐渐减停;1~6 的每周第 1 天 1 次静脉注射 VBL 6 mg/m²。如经过 6 周的初始治疗,疾病仍进展,可再予 6 周的初始治疗,泼尼松 40 mg/(m²·d),分 3 次口服,每周 3 天连续 6 周;7~12 周的每周第一天静脉注射 VBL 每次 6 mg/m²。

(2)维持治疗:根据病情于第 7 周或第 13 周开始 VP 方案。泼尼松 40 mg/(m²·d),分 3 次口服,每 3 周连用 5 天,直至疗程结束;每 3 周的第一天静脉注射 VBL 每次 6 mg/m²,直至疗程结束。

3.多发性骨病和特殊部位组

6 周的诱导治疗,第 2 个疗程的诱导治疗仅给予疾病进展的患者,总疗程 6 个月。

(1)诱导治疗:VP 方案:泼尼松 40 mg/(m²·d),分 3 次口服,持续 4 周,5~6 周逐渐减停;1~6 周的每周第一天静脉注射 VBL 每次 6 mg/m²。

(2)维持治疗:根据病情于第 7 周或第 13 周开始 VP 方案。泼尼松 40 mg/(m²·d),分 3 次口服,每 3 周连用 5 天,直至疗程结束;每 3 周的第一天静脉注射 VBL 每次 6 mg/m²,直至疗程结束。

(四)日本 LCH Study Group-2002(JLSG-2002)方案

将患者分为单个系统损害组和多系统损害组,采用该方案治疗,5 年两组反应好的患者分别为 96% 和 78%,5 年 OS 两组分别为 100% 和 94%。

国内有应用胸腺素、α 干扰素或 γ 干扰素、环孢素 A 等免疫制剂对调节免疫功能、减少化学治疗的远期不良反应有一定效果。可选用以下制剂,在化学治疗期间应用。

1.胸腺素

5 mg/d,肌内注射,连用 30 天,有效可改为每周 2~3 次,连用 6 个月。

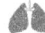

2.环孢素 A(CS-A)

3～6 mg/(kg·d),分 2 次,连用 6～12 个月。或与胸腺素连用。

3.a-Interferon

100～150 万 U/d,肌内注射,连用 10 周,以后每周 3 天,共 14 个月。

国际组织细胞协会指南推荐的支持治疗如下:①预防卡氏肺孢子虫,口服磺胺甲基异恶唑。②输注红细胞与血小板,为预防移植物抗属主病,输注放射线照射过的血制品。输注 CMV 阴性的血制品。③集落刺激因子,中性粒细胞减少时可应用粒细胞集落刺激因子(G-CSF)。由于朗格汉斯细胞属于单核-巨噬细胞系统,指南明确指出,不推荐使用粒-单细胞集落刺激因子(GM-CSF)。

十、疗效评定标准

(一)疾病状态定义

1.非活动性疾病(NAD)

无疾病证据,所有症状和体征消失。

2.活动性疾病(AD)

(1)疾病消退:症状和体征消退,无新损害出现。

(2)疾病稳定:症状或体征持续存在,无新损害出现。

(3)疾病进展:症状和体征有进展,或有新损害出现(孤立骨损害的患者,疾病进展表示出现新的骨病灶或其他器官病灶)。

(二)治疗反应标准

1.较好反应

(1)完全消失:达到上述 NAD。

(2)消退:达到上述 AD 的疾病消退。

2.中度反应

(1)混合反应:1 个部位有新损害,另一个部位损害消失。

(2)稳定:达到上述 AD 的疾病稳定。

3.恶化反应

达到上述 AD 的疾病进展。

十一、随访

新指南推荐在治疗结束后 5 年内,每 6 个月进行体检,测量身高、体重及青春期发育;第 1 年每 3 个月进行的实验室检测包括血常规、血沉、肝肾功能及尿渗透压,第 2～5 年每年检查 1 次。对疑有新的病灶或复发的患者进行骨骼影像学检查。对有耳或乳突受累病史的患者,第 1、5 年进行相应的听力检查。对有肺受累的患者,第 1 年每 6 个月进行 HR-CT 和肺功能检查。有肝功能受累的患者,第 1 年每 6 个月行 B 超检查,第 2～5 年每年检查 1 次。对有尿崩症、其他内分泌病变及可危及 CNS 的损害者,在第 1 年、以后 5 年内每 2 年 1 次头颅 MRI 检查。对 CNS 受累者,在第 1 年,以后 5 年内每 2 年 1 次进行神经心理学测定。

(徐意芹)

第七章

感染性疾病

第一节　急性气管-支气管炎

急性气管-支气管炎是由生物、物理、化学刺激或过敏等因素引起的急性气管-支气管黏膜的急性炎症。多为散发，年老体弱者易感。临床上主要表现为咳嗽、咳痰，一般为自限性，最终痊愈并恢复功能。

一、病因和发病机制

（一）感染

本病常发生于普通感冒或鼻、咽喉及气管、支气管的其他病毒感染之后，常伴有继发性细菌感染。引起急性支气管炎的病毒主要有腺病毒、冠状病毒、副流感病毒、呼吸道合胞病毒和单纯疱疹病毒，常见的细菌有流感嗜血杆菌、肺炎链球菌，支原体和衣原体也可引起急性感染性支气管炎。

（二）理化因素

各种粉尘、强酸、氨、某些挥发性有机溶剂、氯、硫化氢、二氧化硫及吸烟等均可刺激气管-支气管黏膜，引起急性损伤和炎症反应。

（三）变态反应

常见的变应原包括花粉、有机粉尘、真菌孢子、动物皮毛等；寄生虫卵在肺内移行也可以引起气管-支气管急性炎症。

二、病理

早期气管、支气管黏膜充血，之后出现黏膜水肿，黏膜下层白细胞浸润，伴有上皮细胞损伤，腺体肥大增生。

三、临床表现

（一）症状

急性起病。开始时表现为干咳，但数小时或数天后出现少量黏痰，随后出现较多的黏液或黏

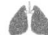

液脓性痰,明显的脓痰则提示合并细菌感染。部分患者有烧灼样胸骨后痛,咳嗽时加重。患者一般全身症状较轻,可有发热。咳嗽、咳痰一般持续 2~3 周。少数患者病情迁延不愈,可演变成慢性支气管炎。

(二)体征

如无合并症,急性支气管炎几乎无肺部体征,少数患者可能闻及散在干、湿啰音,部位不固定。持续存在的胸部局部体征则提示支气管肺炎的发生。

四、实验室和其他检查

血液白细胞计数多正常。由细菌感染引起者,则白细胞计数及中性粒细胞百分比增高,血沉加快。痰培养可发现致病菌。X 线胸片常有肺纹理增强,也可无异常表现。

五、诊断

通常根据症状和体征,结合血象和 X 线胸片,可做出诊断。痰病毒和细菌检查有助于病因诊断。应注意与流行性感冒、急性上呼吸道感染鉴别。

六、治疗

(一)一般治疗

多休息,发热期间应鼓励患者饮水,一般应达到 3~4 L/d。

(二)对症治疗

1.祛痰镇咳

咳嗽无痰或少痰的患者,可给予右美沙芬、喷托维林(咳必清)等镇咳药。有痰而不易咳出的患者,可选用盐酸氨溴索、溴己新(必嗽平)化痰,也可进行雾化吸入。棕色合剂兼有镇咳和化痰两种作用,在临床上较为常用。也可选用中成药镇咳祛痰。

2.退热

发热可用解热镇痛药,如阿司匹林每次口服 0.3~0.6 g,3 次/天,必要时每 4 小时 1 次。或对乙酰氨基酚每次口服 0.5~1.0 g,3~4 次/天,1 天总量不超过 2 g。

3.抗菌药物治疗

抗生素只在有细菌感染时使用,可首选新大环内酯类或青霉素类,也可选用头孢菌素类或喹诺酮类。如症状持续、复发或病情异常严重时,应根据痰培养及药敏试验选择抗生素。

七、健康指导

增强体质,预防上呼吸道感染。治理空气污染,改善生活环境。

八、预后

绝大部分患者预后良好,少数患者可迁延不愈。

(钱 鑫)

第二节　慢性支气管炎

慢性支气管炎是由于感染或非感染因素引起气管、支气管黏膜及其周围组织的慢性非特异性炎症。临床上以慢性咳嗽、咳痰或气喘为主要症状。疾病不断进展,可并发阻塞性肺气肿、肺源性心脏病,严重影响劳动和健康。

一、病因和发病机制

病因尚未完全清楚,一般认为是多种因素长期相互作用的结果,这些因素可分为外因和内因两个方面。

(一)吸烟

大量研究证明吸烟与慢性支气管炎的发生有密切关系。吸烟时间越长,量越多,患病率也越高。戒烟可使症状减轻或消失,病情缓解,甚至痊愈。

(二)理化因素

包括刺激性烟雾、粉尘、大气污染(如二氧化硫、二氧化氮、氯气、臭氧等)的慢性刺激。这些有害气体的接触者慢性支气管炎患病率远较不接触者为高。

(三)感染因素

感染是慢性支气管炎发生、发展的重要因素,病毒感染以鼻病毒、黏液病毒、腺病毒和呼吸道合胞病毒为多见。细菌感染常继发于病毒感染之后,如肺炎链球菌、流感嗜血杆菌等。这些感染因素造成气管、支气管黏膜的损伤和慢性炎症。感染虽与慢性支气管炎的发病有密切关系,但目前尚无足够证据说明为首发病因。只认为是慢性支气管炎的继发感染和加剧病变发展的重要因素。

(四)气候

慢性支气管炎发病及急性加重常见于冬天寒冷季节,尤其是在气候突然变化时。寒冷空气可以刺激腺体,增加黏液分泌,使纤毛运动减弱,黏膜血管收缩,有利于继发感染。

(五)过敏因素

主要与喘息性支气管炎的发生有关。在患者痰液中嗜酸性粒细胞数量与组胺含量都有增高倾向,说明部分患者与过敏因素有关。尘埃、尘螨、细菌、真菌、寄生虫、花粉以及化学气体等,都可以成为过敏因素而致病。

(六)呼吸道局部免疫功能减低及自主神经功能失调

为慢性支气管炎发病提供内在的条件。老年人常因呼吸道的免疫功能减退,免疫球蛋白的减少,呼吸道防御功能退化等导致患病率较高。副交感神经反应增高时,微弱刺激即可引起支气管收缩痉挛,分泌物增多,而产生咳嗽、咳痰、气喘等症状。

综上所述,当机体抵抗力减弱时,呼吸道在不同程度易感性的基础上,有一种或多种外因的存在,长期反复作用,可发展成为慢性支气管炎。如长期吸烟损害呼吸道黏膜,加上微生物的反复感染,可发生慢性支气管炎。

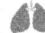

二、病理

由于炎症反复发作,引起上皮细胞变性、坏死和鳞状上皮化生,纤毛变短,参差不齐或稀疏脱落。黏液腺泡明显增多,腺管扩张,杯状细胞也明显增生。支气管壁有各种炎性细胞浸润、充血、水肿和纤维增生。支气管黏膜发生溃疡,肉芽组织增生,严重者支气管平滑肌和弹性纤维也遭破坏以致机化,引起管腔狭窄。

三、临床表现

(一)症状

起病缓慢,病程长,常反复急性发作而逐渐加重。主要表现为慢性咳嗽、咳痰、喘息。开始症状轻微,气候变冷或感冒时,则引起急性发作,这时患者咳嗽、咳痰、喘息等症状加重。

1.咳嗽

主要由支气管黏膜充血、水肿或分泌物积聚于支气管腔内而引起咳嗽。咳嗽严重程度视病情而定,一般晨间和晚间睡前咳嗽较重,有阵咳或排痰,白天则较轻。

2.咳痰

痰液一般为白色黏液或浆液泡沫性,偶可带血。起床后或体位变动可刺激排痰,因此,常以清晨排痰较多。急性发作伴有细菌感染时,则变为黏液脓性,咳嗽和痰量也随之增加。

3.喘息或气急

喘息性慢性支气管炎可有喘息,常伴有哮鸣音。早期无气急。反复发作数年,并发阻塞性肺气肿时,可伴有轻重程度不等的气急,严重时生活难以自理。

(二)体征

早期可无任何异常体征。急性发作期可有散在的干、湿啰音,多在背部及肺底部,咳嗽后可减少或消失。喘息型可听到哮鸣音及呼气延长,而且不易完全消失。并发肺气肿时有肺气肿体征。

四、实验室和其他检查

(一)X 线检查

早期可无异常。病变反复发作,可见两肺纹理增粗、紊乱,呈网状或条索状、斑点状阴影,以下肺野较明显。

(二)呼吸功能检查

早期常无异常。如有小呼吸道阻塞时,最大呼气流速-容积曲线在 75% 和 50% 肺容量时,流量明显降低,它比第 1 秒用力呼气容积更为敏感。发展到呼吸道狭窄或有阻塞时,常有阻塞性通气功能障碍的肺功能表现,如第 1 秒用力呼气量占用力肺活量的比值减少(<70%),最大通气量减少(低于预计值的 80%);流速-容量曲线减低更为明显。

(三)血液检查

慢支急性发作期或并发肺部感染时,可见白细胞计数及中性粒细胞增多。喘息型者嗜酸性粒细胞可增多。缓解期多无变化。

(四)痰液检查

涂片或培养可见致病菌。涂片中可见大量中性粒细胞,已破坏的杯状细胞,喘息型者常见较

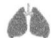

多的嗜酸性粒细胞。

五、诊断和鉴别诊断

(一)诊断标准

根据咳嗽、咳痰或伴喘息,每年发病持续 3 个月,连续 2 年或以上,并排除其他引起慢性咳嗽的心、肺疾病,可做出诊断。如每年发病持续不足 3 个月,而有明确的客观检查依据(如 X 线片、呼吸功能等)也可诊断。

(二)分型、分期

1.分型

可分为单纯型和喘息型两型。单纯型的主要表现为咳嗽、咳痰;喘息型者除有咳嗽、咳痰外尚有喘息,伴有哮鸣音,喘鸣在阵咳时加剧,睡眠时明显。

2.分期

按病情进展可分为 3 期。急性发作期是指"咳""痰""喘"等症状任何一项明显加剧,痰量明显增加并出现脓性或黏液脓性痰,或伴有发热等炎症表现 1 周之内。慢性迁延期是指有不同程度的"咳""痰""喘"症状迁延 1 个月以上者。临床缓解期是指经治疗或临床缓解,症状基本消失或偶有轻微咳嗽少量痰液,保持 2 个月以上者。

(三)鉴别诊断

慢性支气管炎需与下列疾病相鉴别。

1.支气管哮喘

常于幼年或青年突然起病,一般无慢性咳嗽、咳痰史,以发作性、呼气性呼吸困难为特征。发作时两肺布满哮鸣音,缓解后可无症状。常有个人或家族过敏性疾病史。喘息型慢性支气管炎多见于中、老年,一般以咳嗽、咳痰伴发喘息及哮鸣音为主要症状,感染控制后症状多可缓解,但肺部可听到哮鸣音。典型病例不难区别,但哮喘并发慢性支气管炎和/或肺气肿则难以区别。

2.咳嗽变异性哮喘

以刺激性咳嗽为特征,常由受到灰尘、油烟、冷空气等刺激而诱发,多有家族史或过敏史。抗生素治疗无效,支气管激发试验阳性。

3.支气管扩张

具有咳嗽、咳痰反复发作的特点,合并感染时有大量脓痰,或反复咯血。肺部以湿啰音为主,可有杵状指(趾)。X 线检查常见下肺纹理粗乱或呈卷发状。支气管造影或 CT 检查可以鉴别。

4.肺结核

多有发热、乏力、盗汗、消瘦等结核中毒症状,咳嗽、咯血等以及局部症状。经 X 线检查和痰结核菌检查可以明确诊断。

5.肺癌

患者年龄常在 40 岁以上,特别是有多年吸烟史,发生刺激性咳嗽,常有反复发生或持续的血痰,或者慢性咳嗽性质发生改变。X 线检查可发现有块状阴影或结节状影或阻塞性肺炎。用抗生素治疗,未能完全消散,应考虑肺癌的可能,痰脱落细胞检查或经纤维支镜活检一般可明确诊断。

6.肺尘埃沉着病(尘肺)

有粉尘等职业接触史。X 线检查肺部可见硅结节,肺门阴影扩大及网状纹理增多,可做出诊断。

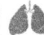

六、治疗

在急性发作期和慢性迁延期应以控制感染和祛痰、镇咳为主。伴发喘息时,应予解痉平喘治疗。对临床缓解期宜加强锻炼,增强体质,提高机体抵抗力,预防复发为主。

(一)急性发作期的治疗

1.控制感染

根据致病菌和感染严重程度或药敏试验选择抗生素。轻者可口服,较重患者用肌内注射或静脉滴注抗生素。常用的有喹诺酮类、头孢菌素类、大环内酯类、β内酰胺类或磺胺类口服,如左氧氟沙星 0.4 g,1 次/天;罗红霉素 0.3 g,2 次/天;阿莫西林 2~4 g/d,分 2~4 次口服;头孢呋辛 1.0 g/d,分 2 次口服;复方磺胺甲噁唑 2 片,2 次/天。能单独应用窄谱抗生素应尽量避免使用广谱抗生素,以免二重感染或产生耐药菌株。

2.祛痰、镇咳

可改善患者症状,迁延期仍应坚持用药。可选用氯化铵合剂 10 mL,3 次/天;也可加用溴己新8~16 mg,3 次/天;盐酸氨溴索 30 mg,3 次/天。干咳则可选用镇咳药,如右美沙芬、那可丁等。中成药镇咳也有一定效果。对年老体弱无力咳痰者或痰量较多者,更应以祛痰为主,协助排痰,畅通呼吸道。应避免应用强的镇咳药,如可待因等,以免抑制中枢,加重呼吸道阻塞和炎症,导致病情恶化。

3.解痉、平喘

主要用于喘息明显的患者,常选用氨茶碱 0.1 g,3 次/天,或用茶碱控释药;也可用特布他林、沙丁胺醇等 β_2 激动药加糖皮质激素吸入。

4.气雾疗法

对于痰液黏稠不易咳出的患者,雾化吸入可稀释气管内的分泌物,有利排痰。目前主要用超声雾化吸入,吸入液中可加入抗生素及痰液稀释药。

(二)缓解期治疗

(1)加强锻炼,增强体质,提高免疫功能,加强个人卫生,注意预防呼吸道感染,如感冒流行季节避免到拥挤的公共场所,出门戴口罩等。

(2)避免各种诱发因素的接触和吸入,如戒烟、脱离接触有害气体的工作岗位等。

(3)反复呼吸道感染者可试用免疫调节药或中医中药治疗,如卡介苗、多糖核酸、胸腺素等。

(钱 鑫)

第三节 弥漫性泛细支气管炎

弥漫性泛细支气管炎(diffuse panbronchiolitis,DPB)是以两肺弥漫性呼吸性细支气管及其周围慢性炎症为特征的独立性疾病。目前认为 DPB 是东亚地区所特有的人种特异性疾病。DPB 的病理学特点为以呼吸性细支气管为中心的细支气管炎及细支气管周围炎,因炎症累及呼吸性细支气管壁的全层,故称之为弥漫泛细支气管炎。临床表现主要为慢性咳嗽、咳痰、活动后呼吸困难。胸部听诊可闻及间断性啰音。80%以上的 DPB 患者合并或既往有慢性鼻旁窦炎。

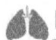

胸部 X 线可见两肺弥漫性颗粒样结节状阴影,尤其胸部 CT 扫描显示两肺弥漫性小叶中心性颗粒样结节状阴影对协助诊断具有重要意义。肺功能检查主要为阻塞性通气功能障碍,但早期出现低氧血症,而弥散功能通常在正常范围内。实验室检查血清冷凝集试验效价升高,多在 1∶64 以上。本病是一种可治性疾病,治疗首选红霉素等大环内酯类,疗效显著。

一、病因

DPB 的病因至今不明,但可能与以下因素有关。

(一)遗传因素

近年研究表明 DPB 发病有明显的人种差别,且部分患者有家族发病。此外,84.8%的 DPB 患者合并有慢性鼻旁窦炎或家族内鼻旁窦炎支气管综合征(sino bronchial syndrome,SBS),因此有学者推测遗传因素可能是 DPB 及其与慢性鼻旁窦炎相关性的发病基础。目前认为 DPB 可能是一种具有多基因遗传倾向的呼吸系统疾病。最近研究结果表明,DPB 与人体白细胞抗原(HLA)基因密切相关,日本 DPB 患者与 HLA-B54(尤其是 HLA-B54)基因有高度的相关性;而在韩国 DPB 患者与 HLA-A11,有高度的相关性。有报道我国 DPB 患者可能与 HLA-B$_{54}$ 及 HLA-A11 有一定相关性。Keicho 等认为 DPB 的易感基因存在于第 6 染色体短臂上的 HLA-B 位点和 A 位点之间,距离 B 位点 300 kb 为中心的范围内。最近研究推测 DPB 发病可能与 TAP(transporter associated with antIgen processing)基因、白细胞介素-8(IL-8)基因、CETR 基因以及与黏蛋白基因(MUC5B)有关。

(二)慢性气道炎症与免疫系统异常

部分 DPB 患者支气管肺泡灌洗液(BALF)中中性粒细胞、IL-8 及白三烯 B4 等均明显升高提示本病存在慢性气道炎症病变。此外,以下因素提示本病可能与免疫系统功能障碍有关:①血冷凝集试验效价升高以及部分患者 IgA 增高;②病理检查显示呼吸性细支气管区域主要为淋巴细胞、浆细胞浸润和聚集;③DPB 患者 BALF 中 CD8 淋巴细胞总数增高;④部分 DPB 患者与类风湿关节炎、成人 T 细胞白血病、非霍奇金淋巴瘤等并存。

(三)感染

DPB 患者常合并铜绿假单胞菌感染,但铜绿假单胞菌是 DPB 的病因还是继发感染尚不清楚。有报道应用铜绿假单胞菌接种到动物气道内可成功建立 DPB 动物模型。也有人认为由于细菌停滞于气道黏膜上,引起由铜绿假单胞菌产生的弹性硬蛋白酶和一些炎症介质的生成,可能是造成 DPB 气道上皮细胞的损伤和气道炎症的原因。

二、病理

DPB 的病理学特征为以两肺呼吸性细支气管为中心的细支气管炎及细支气管周围炎。因炎症病变累及两肺呼吸性细支气管的全层,故称之为弥漫性泛细支气管炎。

大体标本肉眼观察肺表面及切面均可见弥漫性分布的浅黄色或灰白色 2~3 mm 的小结节,结节大小较均匀,位于呼吸性细支气管区域,以两肺下叶多见。通常显示肺过度充气。镜下可见在呼吸性细支气管区域有淋巴细胞、浆细胞、组织细胞等圆形细胞的浸润,导致管壁增厚,常伴有淋巴滤泡增生。由于息肉样肉芽组织充填于呼吸性细支气管腔内,导致管壁狭窄或闭塞;呼吸性细支气管壁及周围的肺间质、肺泡隔、肺泡腔内可见吞噬脂肪的泡沫细胞聚集。病情进展部分患者可见支气管及细支气管扩张和末梢气腔的过度膨胀。有日本学者提出以下 DPB 病理诊断标

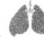

准:①病变为累及两肺的弥漫性慢性气道炎症;②慢性炎症以细支气管及肺小叶中心部为主;③呼吸性细支气管壁、肺泡壁及肺泡间质泡沫细胞聚集和淋巴细胞浸润。

三、临床表现

本病常隐匿缓慢发病。发病可见于任何年龄,但多见于40~50岁的成年人。发病无性别差异。临床表现如下。

(一)症状

主要为慢性咳嗽、咳痰、活动后呼吸困难。首发症状常为咳嗽、咳痰,逐渐出现活动后呼吸困难。患者常在疾病早期反复合并有下呼吸道感染,咳大量脓性痰,而且痰量异常增多,每天咳痰量可达数百毫升。如不能及时治疗,病情呈进行性进展,可发展为继发性支气管扩张、呼吸衰竭、肺动脉高压和肺源性心脏病。

(二)体征

胸部听诊可闻及间断性湿啰音或粗糙的捻发音,有时可闻及干啰音或哮鸣音,尤以两下肺明显。啰音的多少主要决定于支气管扩张及气道感染等病变的程度。祛痰药物或抗生素治疗后,啰音均可减少。部分患者因存在支气管扩张可有杵状指。

(三)合并慢性鼻窦炎

80%以上DPB患者都合并或既往有慢性鼻旁窦炎,部分患者有鼻塞、流脓涕或嗅觉减退等,但有些患者无症状,仅在进行影像学检查时被发现。如疑诊为DPB患者,应常规拍摄鼻窦X线或鼻窦CT。

四、辅助检查

(一)胸部X线/肺部CT检查

胸部X线可见两肺野弥漫性散在分布的边缘不清的颗粒样结节状阴影,直径在2~5 mm,多在2 mm以下,以两下肺野显著,常伴有肺过度膨胀。随病情进展,可见肺过度膨胀及支气管扩张的双轨征。

肺部CT或胸部高分辨CT(HRCT)特征:①两肺弥漫性小叶中心性颗粒状结节影;②结节与近端支气管血管束的细线相连形成"Y"字形树芽征;③病情进展细小支气管扩张呈小环状或管状影,伴有管壁增厚。HRCT的这种特征性改变是诊断DPB非常重要的影像学依据。影像学显示的颗粒样小结节状阴影为呼吸性细支气管区域的炎性病变所致,随着病情加重或经大环内酯类抗生素治疗后,小结节状阴影可扩大或缩小乃至消失。

(二)肺功能检查及血气分析

肺功能主要为阻塞性通气功能障碍,病情进展可伴有肺活量下降,残气量(率)增加,但通常弥散功能在正常范围内。部分患者可伴有轻、中度的限制性通气功能障碍或混合性通气功能障碍。一秒用力呼气容积与用力肺活量比值(FEV_1/FVC)<70%,肺活量占预计值的百分比(VC%)<80%。残气量占预计值的百分比(RV%)>150%或残气量占肺总量的百分比(RV/TLC%)>45%。在日本早期的DPB诊断指标中,曾要求在以上肺功能检查中至少应具备三项,但弥散功能和肺顺应性通常在正常范围内,这对于我国临床诊断DPB患者有一定的参考价值。动脉血氧分压(PaO_2)<10.7 kPa(80 mmHg),发病初期就可以发生低氧血症,进展期可有高碳酸血症。

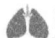

（三）实验室检查

日本 DPB 患者 90％血清冷凝集试验效价升高，多在 1：64 以上，但支原体抗体多为阴性。我国患者冷凝集试验阳性率较低。部分患者可有血清 IgA、IgM 和血 CD4/CD8 比值增高，γ-球蛋白增高，血沉增快，类风湿因子阳性，但非特异性。部分患者可有血清 HLA-B$_{54}$ 或 HLA-A$_{11}$ 阳性。痰细菌学检查可发现起病初期痰中多为流感嗜血杆菌及肺炎链球菌，晚期多为铜绿假单胞菌感染。

(四)慢性鼻旁窦炎的检查

可选择鼻窦 X 线或鼻窦 CT 检查，以确定有无鼻旁窦炎。受累部位可为单侧或双侧上颌窦、筛窦、额窦等。

（五）病理检查

病理检查是确诊 DPB 的"金标准"。如果肺活检能发现典型的 DPB 病理学改变即可确诊。经支气管镜肺活检（TBLB）方法简便且安全，但常因标本取材少，而且不一定能取到呼吸性细支气管肺组织，有一定的局限性。如欲提高检出率，应在 TBLB 检查时，取 3～5 块肺组织，如仍不能确诊，应行胸腔镜下肺活检或开胸肺活检，可提高本病的确诊率。

五、诊断标准

（一）临床诊断标准

（1）必要条件：①持续咳嗽、咳痰、活动后呼吸困难；②影像学确定的慢性鼻旁窦炎或有明确的既往史；③胸部 X 线可见弥漫性分布的两肺颗粒样结节状阴影或胸部 CT 见两肺弥漫性小叶中心性颗粒样结节状阴影。

（2）参考条件：①胸部间断性湿啰音；②第 1 秒用力呼气容积与用力肺活量比值（FEV$_1$/FVC％）＜70％以及动脉血氧分压（PaO$_2$）＜10.7 kPa（80 mmHg）；③血清冷凝集试验效价＞1：64。

临床诊断：①临床确诊，符合全部必要条件加参考条件中的 2 项以上；②临床拟诊，符合全部必要条件；③临床疑似诊断，符合必要条件前 2 项。

（二）病理确诊

肺组织病理学检查是诊断 DPB 的"金标准"。肺活检如能发现前述典型的 DPB 病理学改变即可确诊。

（三）鉴别诊断

本病应与慢性支气管炎和慢性阻塞性肺气肿、支气管扩张症、阻塞性细支气管炎（BO）、肺间质纤维化、支气管哮喘、囊性纤维化、尘肺、粟粒肺结核、支气管肺泡癌等相鉴别。

1.慢性阻塞性肺疾病

本病主要临床特点为长期咳嗽、咳痰或伴有喘息，晚期有呼吸困难，在冬季症状加重。患者多有长期较大量吸烟史。多见于老年男性。胸部 X 线可出现肺纹理增多、紊乱，呈条索状、斑点状阴影，以双下肺野明显。晚期肺充气过度，肺容积扩大，肋骨平举，肋间隙增宽，横膈低平下移，心影呈垂滴形，部分患者有肺大疱。胸部 CT 检查可确定小叶中心型或全小叶型肺气肿。肺功能检查为阻塞性通气功能障碍，FEV$_1$/FVC％下降和残气量（RV）增加更为显著，弥散功能可有降低。COPD 的病理改变为终末细支气管远端气腔持续性不均、扩大及肺泡壁的破坏，而 DPB 病理为局灶性肺充气过度，极少有肺泡破坏。DPB80％以上患者存在慢性副鼻旁窦炎，大部分患者血清冷凝集试验效价增高，而且 DPB 患者的肺弥散功能和顺应性通常在正常范围，此外，DPB

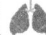

影像学胸部 X 线可见弥漫性分布两肺的颗粒样结节状阴影或胸部 CT 可见两肺弥漫性小叶中心性颗粒样结节状阴影也与 COPD 不同,可资鉴别。

2.支气管扩张症

本病主要症状为慢性咳嗽、咳痰和反复咯血。肺部可闻及固定性持续不变的湿啰音。本病胸部 HRCT 可见多发囊状阴影及明确均匀的壁,然而支气管扩张的囊状阴影一般按支气管树分布,位于肺周围者较少,囊壁较厚,同时可见呈轨道征或迂曲扩张的支气管阴影。DPB 患者一般无咯血,晚期患者胸部 X 线可有细支气管扩张改变,但 DPB 影像学主要表现为两肺弥漫性分布的颗粒样结节状阴影。对可疑患者应进一步检查有无慢性副鼻旁窦炎和血清冷凝集试验效价等,以除外在 DPB 的基础上合并继发性支气管扩张症。

3.阻塞性细支气管炎(BO)

本病是一种小气道疾病。临床表现为急速进行性呼吸困难,肺部可闻及高调的吸气中期干鸣音;X 线提示肺过度通气,但无浸润影,也很少有支气管扩张;肺功能显示阻塞性通气功能障碍,而弥散功能正常;肺组织活检显示直径为 1~6 mm 的小支气管和细支气管的瘢痕狭窄和闭塞,管腔内无肉芽组织息肉,而且肺泡管和肺泡正常。DPB 患者起病缓慢,先有慢性咳嗽、咳痰史,活动时呼吸困难逐渐发生。胸部听诊多为间断性湿啰音。胸部 X 线检查可见弥漫性分布的两肺颗粒样结节状阴影,HRCT 可见两肺弥漫性小叶中心性颗粒样结节阴影,与 BO 不同。此外,病理改变也与阻塞性细支气管炎不同,故可以鉴别。

4.肺间质纤维化

本病最主要的症状是进行性加重的呼吸困难,其次为干咳。体征上本病有半数以上的患者双肺可闻及 Velcro 啰音。胸片主要为间质性改变,早期可有磨玻璃样阴影,此后可出现细结节样或网状结节影,易与 DPB 混淆,但肺间质纤维化有肺容积的缩小和网状、蜂窝状阴影。此外,肺间质纤维化有明显的肺弥散功能降低,而且病理可以与 DPB 不同,可资鉴别。

六、治疗

目前红霉素、克拉霉素及罗红霉素等大环内酯类药物已成为 DPB 的基本疗法。大环内酯类药物阿奇霉素可能也有效,但尚需更多病例观察来证实。本病一旦确诊后应尽早开始治疗。

(一)治疗方案

1.一线治疗

日本方案:红霉素 400~600 mg/d,分 2 次口服。我国红霉素剂型不同于日本,具体方案为:红霉素250 mg,每天口服 2 次。用药期间应注意复查肝功能等。如果存在以下情况可选用二线治疗药物:①存在红霉素的不良反应;②药物相互拮抗作用;③使用红霉素治疗 1~3 个月无效者。

2.二线治疗

日本方案:克拉霉素 200~400 mg/d,或服用罗红霉素 150~300 mg/d,每天口服 1~2 次。我国具体方案为:克拉霉素 250~500 mg/d,每天口服 1~2 次;罗红霉素 150~300 mg/d,每天口服 1~2 次。用药期间应监测肝功能等不良反应。

(二)疗效评估及疗程

在用药后 1~3 个月,评估临床症状并行肺功能、动脉血气分析及胸部影像学检查,以确定是否有效。如有效(临床症状、肺功能、血气分析及胸部影像学改善),可继续使用红霉素或克拉霉素或罗红霉素,用药至少需要 6 个月。服药 6 个月后如果仍有临床症状应继续服用以上药物

2年。如应用以上药物治疗3个月以上仍无效者应考虑是否为DPB患者,应谨慎排除其他疾病的可能。

(三)停药时间

(1)早期DPB患者,经6个月治疗后病情恢复正常者可考虑停药。

(2)进展期DPB患者,经2年治疗后病情稳定者可以停药。停药后复发者再用药仍有效。

(3)DPB伴有严重肺功能障碍或广泛支气管扩张或伴有呼吸衰竭的患者,需长期给药,疗程不少于2年。

(四)DPB急性发作期治疗

如果DPB患者出现发热、咳脓痰、痰量增加等急性加重情况时,多为铜绿假单胞菌等细菌导致支气管扩张合并感染,此时应加用其他抗生素,如β内酰胺类/酶抑制药或头孢三代或氟喹诺酮类抗生素等,或根据痰培养结果选择抗生素。

(五)其他辅助治疗

包括使用祛痰药和支气管扩张药,有低氧血症时进行氧疗。

(钱 鑫)

第四节 肺炎球菌肺炎

一、定义

肺炎球菌肺炎是由肺炎链球菌感染引起的急性肺部炎症,为社区获得性肺炎中最常见的细菌性肺炎。起病急骤,临床以高热、寒战、咳嗽、血痰及胸痛为特征,病理为肺叶或肺段的急性表现。近来,因抗生素的广泛应用,典型临床和病理表现已不多见。

二、病因

致病菌为肺炎球菌,革兰阳性,有荚膜,复合多聚糖荚膜共有86个血清型。成人致病菌多为1型、5型。为口咽部定植菌,不产生毒素(除Ⅲ型),主要靠荚膜对组织的侵袭作用而引起组织的炎性反应,通常在机体免疫功能低下时致病。冬春季因带菌率较高(40%～70%)为本病多发季节。青壮年男性或老幼多见。长期卧床、心力衰竭、昏迷和手术后等易发生肺炎球菌性肺炎。常间诱因有病毒性上呼吸道感染史或受寒、酗酒、疲劳等。

三、诊断

(一)临床表现

因患者年龄、基础疾病及有无并发症,就诊是否使用过抗生素等影响因素,临床表现差别较大。

(1)起病:多急骤,短时寒战继之出现高热,呈稽留热型,肌肉酸痛及全身不适,部分患者体温低于正常。

(2)呼吸道症状:起病数小时即可出现,初起为干咳,继之咳嗽,咳黏性痰,典型者痰呈铁锈

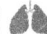

色,累及胸膜可有针刺样胸痛,下叶肺炎累及膈胸膜时疼痛可放射至上腹部。

（3）其他系统症状:食欲缺乏、恶心、呕吐以及急腹症消化道状。老年人精神萎靡、头痛,意识朦胧等。部分严重感染的患者可发生周围循环衰竭,甚至早期出现休克。

（4）体检:急性病容,呼吸急促,体温达 39～40 ℃,口唇单纯疱疹,可有发绀及巩膜黄染,肺部听诊为实变体征或可听到啰音,累及胸膜时可有胸膜摩擦音甚至胸腔积液体征。

（5）合并症及肺外感染表现。①脓胸(5%～10%):治疗过程中又出现体温升高、白细胞计数增高时,要警惕并发脓胸和肺脓肿的可能。②脑膜炎:可出现神经症状或神志改变。③心肌炎或心内膜炎:心率快,出现各种心律失常或心脏杂音,脾大,心力衰竭。

（6）败血症或毒血症(15%～75%):可出现皮肤、黏膜出血点,巩膜黄染。

（7）感染性休克:表现为周围循环衰竭,如血压降低、四肢厥冷、心动过速等,个别患者起病既表现为休克而呼吸道症状并不明显。

（8）麻痹性肠梗阻。

（9）罕见 DIC、ARDS。

（二）实验室检查

（1）血常规:白细胞(10～30)×10⁹/L,中型粒细胞增多 80% 以上,分类核左移并可见中毒颗粒。酒精中毒、免疫力低下及年老体弱者白细胞总数可正常或减少,提示预后较差。

（2）病原体检查:①痰涂片及莱膜染色镜检,可见革兰染色阳性双球菌,2～3 次痰检为同一细菌有意义。②痰培养加药敏可助确定菌属并指导有效抗生素的使用,干咳无痰者可做高渗盐水雾化吸入导痰。③血培养致病菌阳性者可做药敏试验。④脓胸者应做胸腔积液菌培养。⑤对重症或疑难病例,有条件时可采用下呼吸道直接采样法做病原学诊断。如:防污染毛刷采样(PSB)、防污染支气管-肺泡灌洗(PBAL)、经胸壁穿刺肺吸引(LA)、环甲膜穿刺经气管引(TTA)。

（三）胸部 X 线

（1）早期病变肺段纹理增粗、稍模糊。

（2）典型表现为大叶性、肺段或亚肺段分布的浸润、实变阴影,可见支气管气道征及肋膈角变钝。

（3）病变吸收较快时可出现浓淡不均假空洞征。

（4）吸收较慢时可出现机化性肺炎。

（5）老年人、婴儿多表现为支气管肺炎。

四、鉴别诊断

（1）干酪样肺炎:常有结枝中毒症状,胸部 X 线表现肺实变、消散慢,病灶多在肺尖或锁骨下、下叶后段或下叶背段,新旧不一、有钙化点、易形成空洞并肺内播散。痰抗酸菌染色可发现结核菌,PPD 试验常阳性,青霉素 G 治疗无效。

其他病原体所致肺炎:①多为院内感染,金黄色葡萄球菌肺炎和克雷伯杆菌肺炎的病情通常较重;②多有基础疾病;③痰或血的细菌培养阳性可鉴别。

（3）急性肺脓肿:早期临床症状相似,病情进展可出现可大量脓臭痰,查痰菌多为金黄色葡萄球菌、克雷伯杆菌、革兰阴性杆菌、厌氧菌等。胸部 X 线可见空洞及液平。

（4）肺癌伴阻塞性肺炎:常有长期吸烟史、刺激性干咳和痰中带血史,无明显急性感染中毒症状;痰脱落细胞可阳性;症状反复出现;可发现肺肿块、肺不张或肿大的肺门淋巴结;胸部 CT 及支气管镜检查可帮助鉴别。

（5）其他：ARDS、肺梗死、放射性肺炎和胸膜炎等。

五、治疗

（一）抗菌药物治疗

首先应给予经验性抗生素治疗，然后根据细菌培养结果进行调整。经治疗不好转者，应再次复查病原学及药物敏感试验进一步调整治疗方案。

1.轻症患者

（1）首选青霉素：青霉素每天 240 万 U，分 3 次肌内注射。或普鲁卡因青霉素每天 120 万 U，分 2 次肌内注射，疗程 5～7 天。

（2）青霉素过敏者：可选用大环内酯类。红霉素每天 2 g，分 4 次口服，或红霉素每天 1.5 g 分次静脉滴注；或罗红霉素每天 0.3 g，分 2 次口服或林可霉素每天 2 g，肌内注射或静脉滴注；或克林霉素每天0.6～1.8 g，分 2 次肌内注射，或克林霉素每天 1.8～2.4 g 分次静脉滴注。

2.较重症患者

青霉素每天 120 万 U，分 2 次肌内注射，加用丁胺卡那每天 0.4 g 分次肌内注射；或红霉素每天1.0～2.0 g，分 2～3 次静脉滴注；或克林霉素每天 0.6～1.8 g，分 3～4 次静脉滴注；或头孢塞吩钠（先锋霉素Ⅰ）每天 2～4 g，分 3 次静脉注射。

疗程 2 周或体温下降 3 天后改口服。老人、有基础疾患者可适当延长。8％～15％青霉素过敏者对头孢菌素类有交叉过敏应慎用。如为青霉素速发性变态反应则禁用头孢菌素。如青霉素皮试阳性而头孢菌素皮试阴性者可用。

3.重症或有并发症患者（如胸膜炎）

青霉素每天 1 000 万 U～3 000 万 U，分 4 次静脉滴注；头孢唑啉钠（先锋霉素Ⅴ），每天 2～4 g 2 次静脉滴注。

4.极重症者如并发脑膜炎

头孢曲松每天 1～2 g 分次静脉滴注；碳青霉素烯类如亚胺培南-西司他丁（泰能）每天 2 g，分次静脉滴注；或万古霉素每天 1～2 g，分次静脉滴注并加用第 3 代头孢菌素；或亚胺培南加第 3 代头孢菌素。

5.耐青霉素肺炎链球菌感染者

近来，耐青霉素肺炎链球菌感染不断增多，通常最小抑制浓度（MIC）≥1.0 mg/L 为中度耐药，MIC≥2.0 mg/L 为高度耐药。临床上可选用以下抗生素：克林霉素每天 0.6～1.8 g 分次静脉滴注；或万古霉素每天 1～2 g 分次静脉滴注；或头孢曲松每天 1～2 g 分次静脉滴注；或头孢噻肟每天 2～6 g 分次静脉滴注；或氨苄西林/舒巴坦、替卡西林/棒酸、阿莫西林/棒酸。

（二）支持疗法

包括卧床休息、维持液体和电解质平衡等。应根据病情及检查结果决定补液种类。给予足够热量以及蛋白和维生素。

（三）对症治疗

胸痛者止痛；刺激性咳嗽可给予可待因，止咳祛痰可用氯化铵或棕色合剂，痰多者禁用止咳剂；发热物理降温，不用解热药；呼吸困难者鼻导管吸氧。烦躁、谵妄者服用安定 5 mg 或水合氯醛 1～1.5 g 灌肠,慎用巴比妥类。鼓肠者给予缸管排气,胃扩张给予胃肠减压。

(四)并发症的处理

(1)呼吸衰竭:机械通气、支持治疗(面罩、气管插管、气管切开)。

(2)脓胸:穿刺抽液必要时肋间引流。

(五)感染性休克的治疗

(1)补充血容量:右旋糖酐-40 和平衡盐液静脉滴注,以维持收缩压 12.0～13.3 kPa(90～100 mmHg)。脉压差>4.0 kPa(30 mmHg),尿量>30 mL/h,中心静脉压 0.58～0.98 kPa(4.4～7.4 mmHg)。

(2)血管活性药物的应用:输液中加入血管活性药物以维持收缩压 12.0～13.3 kPa(90～100 mmHg)以上。为升高血压的同时保证和调节组织血流灌注,近年来主张血管活性药物为主,配合收缩性药物,常用的有多巴胺、间羟胺、去甲肾上腺素和山莨菪碱等。

(3)控制感染:及时、有效地控制感染是治疗中的关键。要及时选择足量、有效的抗生素静脉并联合给药。

(4)糖皮质激素的应用:病情或中毒症状重及上述治疗血压不恢复者,在使用足量抗生素的基础上可给予氢化可的松 100～200 mg 或地塞米松 5～10 mg 静脉滴注,病情好转立即停药。

(5)纠正水、电解质和酸碱平衡紊乱:严密监测血压、心率、中心静脉压、血气、水、电解质变化,及时纠正。

(6)纠正心力衰竭:严密监测血压、心率、中心静脉压、意识及末梢循环状态,及时给予利尿及强心药物,并改善冠状动脉供血。

(钱　鑫)

第五节　肺炎克雷伯杆菌肺炎

一、概述

肺炎克雷伯杆菌肺炎(旧称肺炎杆菌肺炎),是最早被认识的 G^- 杆菌肺炎,并且仍居当今社区获得性 G^- 杆菌肺炎的首位,医院获得性 G^- 杆菌肺炎的第二或第三位。肺炎克雷伯杆菌是克雷伯菌属最常见菌种,约占临床分离株的 95%。肺炎克雷伯杆菌又分肺炎、臭鼻和鼻硬结 3 个亚种,其中又以肺炎克雷伯杆菌肺炎亚种最常见。根据荚膜抗原成分的不同,肺炎克雷伯杆菌分78 个血清型,引起肺炎者以 1～6 型为多。由于抗生素的广泛应用,肺炎克雷伯杆菌耐药率明显增加,特别是它产生超广谱 β-内酰胺酶(ESBLs),能水解所有第 3 代头孢菌素和单酰胺类抗生素。目前不少报道肺炎克雷伯杆菌中产 ESBLs 概率达 30%～40%,并可引起医院感染暴发流行,正受到密切关注。该病好发于原有慢性肺部疾病、糖尿病、手术后和酒精中毒者,以中老年为多见。

二、诊断

(一)临床表现

多数患者起病突然,部分患者可有上呼吸道感染的前驱症状。主要症状为寒战、高热、咳嗽、

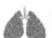

咳痰、胸痛、呼吸困难和全身衰弱。痰色如砖红色,被认为是该病的特征性表现,可惜临床上甚为少见;有的患者咳痰呈铁锈色,或痰带血丝,或伴明显咯血。体检患者呈急性病容,常有呼吸困难和发绀,严重者有全身衰竭、休克和黄疸。肺叶实变期可发生相应实变体征,并常闻及湿啰音。

（二）辅助检查

1.一般实验室检查

周围血白细胞总数和中性粒细胞比例增加,核型左移。若白细胞不高或反见减少,提示预后不良。

2.细菌学检查

经筛选的合格痰标本(鳞状上皮细胞<10 个/低倍视野或白细胞>25 个/低倍视野),或下呼吸道防污染标本培养分离到肺炎克雷伯杆菌,且达到规定浓度(痰培养菌量≥10^6 cfu/mL、防污染样本毛刷标本菌是≥10^3 cfu/mL),可以确诊。据报道 20%～60%病例血培养阳性,更具有诊断价值。

3.影像学检查

X 线征象,包括大叶实变、小叶浸润和脓肿形成。右上叶实变时重而黏稠的炎性渗出物,使叶间裂呈弧形下坠是肺炎克雷伯肺炎具有诊断价值的征象,但是并不常见。在慢性肺部疾病和免疫功能受损患者,患该病时大多表现为支气管肺炎。

三、鉴别诊断

该病应与各类肺炎包括肺结核相鉴别,主要依据病原体检查,并结合临床作出判别。

四、治疗

（一）一般治疗

与其他细菌性肺炎治疗相同。

（二）抗菌治疗

轻、中症患者最初经验性抗菌治疗,应选用 β-内酰胺类联合氨基糖苷类抗生素,然后根据药敏试验结果进行调整。若属产 ESBL 菌株,或既往常应用第 3 代头孢菌素治疗、或在 ESBL 流行率高的病区(包括 ICU)、或临床重症患者最初经验性治疗应选择碳青霉烯类抗生素(亚胺培南或美罗培南),因为目前仅有该类抗生素对 ESBLs 保持高度稳定,没有耐药。哌拉西林/三唑巴坦、头孢吡肟对部分 ESBLs 菌株体外有效,还有待积累更多经验。

（钱　鑫）

第六节　肺炎支原体肺炎

一、定义

肺炎支原体肺炎是由肺炎支原体引起的急性呼吸道感染和肺部炎症,即"原发性非典型肺炎",占社区获得性肺炎的 15%～30%。

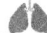

二、病因

支原体是介于细菌与病毒之间能独立生活的最小微生物,无细胞壁,仅有 3 层膜组成细胞膜,共有30余种,部分可寄生于人体,但不致病,至目前为止,仅肯定肺炎支原体能引起呼吸道病变。当其进入下呼吸道后,一般并不侵入肺泡内,当存在超免疫反应时,可导致肺炎和神经系统、心脏损害。

三、诊断

(一)临床表现

(1)病史:本病潜伏期 2~3 周,儿童、青年发病率高,以秋冬季为多发,以散发为主,多由患者急性期飞沫经呼吸道吸入而感染。

(2)症状:起病较细菌性肺炎和病毒性肺炎缓慢,约半数患者并无症状。典型肺炎表现者仅占 10%,还可以咽炎、支气管炎、大泡性耳鼓膜炎形式出现。开始表现为上呼喊道感染症状,咳嗽、头痛、咽痛、低热继之出现中度发热,顽固的刺激性咳嗽常为突出表现,也可有少量黏痰或少量脓性痰。

(3)体征:胸部体检可无胸部体征或仅有少许湿啰音。其临床症状轻,体征轻于胸片 X 线表现是其特点之一。

(4)肺外表现:极少数患者可伴发肺外其他系统的病变,出现胃肠炎、溶血性贫血、心肌炎、心包炎、肝炎。少数还伴发周围神经炎、脑膜炎以及小脑共济失调等神经系统症状。

本病的症状一般较轻,发热持续 1~3 周,咳嗽可延长至 4 周或更久始消失。极少数伴有肺外严重并发症时可能引起死亡。

(二)胸部 X 线表现

胸片表现多样化,但无特异性,肺部浸润多呈斑片状或均匀的模糊阴影,中、下肺野明显,有时呈网状、云雾状、粟粒状或间质浸润,严重者中、下肺结节影,少数病例可有胸腔积液。

(三)实验室检查

血常规显示白细胞总数正常或轻度增加,以淋巴细胞为主。血沉加快。痰、鼻分泌物和咽拭子培养可获肺炎支原体,但检出率较低。目前诊断主要靠血清学检查。可通过补体结合试验、免疫荧光试验、酶联免疫吸附试验测定血清中特异性抗体。补体结合抗体于起病 10 天后出现,在恢复期滴度高于或>1:64,抗体滴度呈 4 倍增长对诊断有意义。应用免疫荧光技术、核酸探针及 PCR 技术直接检测抗原有更高的敏感性、特异性及快速性。

(四)诊断依据

肺炎支原体肺炎的诊断需结合临床症状、胸部影像学检查和实验室资料确诊。

四、鉴别诊断

(一)病毒性肺炎

发病以冬春季节多见。免疫力低下的儿童和老年人是易感人群。不同病毒可有其特征性表现。麻疹病毒所致口腔黏膜斑,从耳后开始逐渐波及全身的皮疹。疱疹病毒性肺炎可同时伴发有皮肤疱疹。巨细胞病毒所致伴有迁移性关节痛,肌肉痛的发热。本病肺实变体征少见,这种症状重而体征少胸部 X 线表现轻不对称性是病毒性肺炎的特点之一。用抗生素治疗无效。确诊

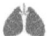

有赖于病原学和血清学检查。

(二)肺炎球菌肺炎

起病急骤,先有寒战,继之高热,体温可达 39～41 ℃,多为稽留热,早期有干咳,渐有少量黏痰、脓性痰或典型的铁锈色痰。常有肺实变体征或胸部 X 线改变,痰中可查到肺炎链球菌。

(三)军团菌肺炎

本病多发生在夏秋季,中老年发病多,暴发性流行,持续性高热,发热约半数超过 40 ℃,1/3 有相对缓脉。呼吸系统症状相对较少,而精神神经系统症状较多,约 1/3 患者出现嗜睡、神志模糊、谵语、昏迷、痴呆、焦虑、惊厥、定向障碍、抑郁、幻觉、失眠、健忘、言语障碍、步态失常等。早期部分患者有早期消化道症状,尤其是水样腹泻。从痰、胸液、血液中可直接分离出军团菌,血清学检查有助于诊断。

(四)肺结核

起病缓慢,有结核接触史,病变位于上肺野,短期内不消失,痰中可查到结核杆菌,红霉素治疗无效。

五、治疗

(1)抗感染治疗:支原体肺炎主要应用大环内酯类抗生素,红霉素为首选,剂量为 1.5～2.0 g/d,分 3～4 次服用,或用交沙霉素 1.2～1.8 g/d,克拉霉素 0.5 g/次,2 次/天,疗程 10～14 天。新型大环内酯类抗生素,如克拉霉素和阿奇霉素对肺炎支原体感染效果良好。克拉霉素 0.5 g,2 次/天;阿奇霉素第 1 天 0.5 g 后 4 天每次 0.25 g,1 次/天。也可应用氟喹诺酮类抗菌药物,如氧氟沙星、环丙沙星或左氧氟沙星等;病情重者可静脉给药,但不宜用于 18 岁以下的患者和孕妇。

(2)对症和支持:如镇咳和雾化吸入治疗。

(3)出现严重肺外并发症,应给予相应处理。

(钱 鑫)

第七节　衣原体肺炎

衣原体是一组专性细胞内寄生物。目前已发现衣原体有 4 种:沙眼衣原体、鹦鹉热衣原体、肺炎衣原体和牲畜衣原体。其中与肺部感染关系最大的是鹦鹉热衣原体和肺炎衣原体,下面分别介绍由这两种衣原体引起的肺炎。

一、鹦鹉热肺炎

鹦鹉热是由鹦鹉热衣原体引起的急性传染病。这种衣原体寄生于鹦鹉、鸽、鸡、野鸡、火鸡、鸭、鹅、孔雀等百余种鸟类体内。由于最先是在鹦鹉体内发现的,并且是最常见的宿主,故得此名。

病原体吸入后首先在呼吸道局部的单核、巨噬细胞系统中繁殖,之后经血液循环播散到肺内及其他器官。肺内病变常位于肺门,并向外周扩散引起小叶性和间质性肺炎,以下垂部位的肺

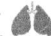

叶、肺段为主。早期肺泡内充满中性粒细胞及渗出液,其后为单核细胞。病变部位可发生突变、小量出血,严重时发生肺组织坏死,或者黏稠的明胶样黏液分泌物阻塞支气管引起严重缺氧。此外本病也可累及肝、脾、心、肾、消化道和脑、脑膜。

(一)临床表现

本病潜伏期多为 7～15 天。起病多隐袭。少数无症状,起病轻者如流感样,中重度者急性起病,寒战、高热,第一周体温可高达 40 ℃。头痛、乏力、肌肉痛、关节痛、畏光、鼻出血。1 周之后咳嗽、少量黏痰,重症者出现精神症状,如嗜睡、谵妄、木僵、抽搐,并出现缺氧、呼吸窘迫。此外还可出现一些消化道症状,如食欲下降、恶心、呕吐、腹痛。主要体征:轻症者只有咽部充血;中、重度者出现类似伤寒的玫瑰疹,相对缓脉,肺部可闻及湿啰音;重症者可出现肺实变体征,此外还可出现黄疸、肝脾肿大、浅表淋巴结肿大。

(二)辅助检查

血白细胞多正常,血沉增快。将患者血及支气管分泌物接种到鸡胚、小白鼠或组织培养液中,可分离到衣原体。特异性补体结合试验或凝集试验呈阳性,急性期与恢复期(发病后 2～3 周)双份血清补体试验滴度增加 4 倍有诊断意义。X 线检查显示从肺门向外周放射状浸润病灶,下叶为多,呈弥漫性支气管肺炎或间质性肺炎表现,偶见粟粒样结节或实变影,偶有少量胸腔积液。

(三)诊断与鉴别诊断

参照禽类接触史、症状、体征、辅助检查结果进行诊断。由于本病临床表现、胸部 X 线检查无特异性,故应注意与各种病毒性肺炎、细菌性肺炎、真菌性肺炎以及伤寒、布氏杆菌病、传染性单核细胞增多症区别。

(四)治疗

四环素 2～3 g/d,分 4～6 次口服,连服 2 周,或退热后再继续服 10 天。必要时吸氧及其他对症处理,重症者可给予支持疗法。如发生急性呼吸窘迫综合征(ARDS),应迅速采取相应措施。

(五)预后

轻者可自愈。重症未经治疗者病死率可达 20%～40%,近年来应用抗生素治疗后病死率明显下降到 1%。

二、肺炎衣原体肺炎

肺炎衣原体目前已经成为社区获得性肺炎的第 3 或第 4 位最常见的致病菌,在社区获得性肺炎住院患者中由肺炎衣原体致病的占 6%～10%。研究发现肺炎衣原体感染流行未找到鸟类引起传播的证据,提示肺炎衣原体是一种人类致病原,属于人-人传播,可能主要是通过呼吸道的飞沫传播,无症状携带者和长期排菌状态者(有时可长达 1 年)可促进传播。该病潜伏期 10～65 天。年老体弱、营养不良、COPD、免疫功能低下者易被感染。据报道近一半的人一生中感染过肺炎衣原体。肺炎衣原体易感性与年龄有关,儿童抗体检出率较低,5 岁者抗体检出率<5%,10 岁时<10%,而青少年时期迅速升高达 30%～40%,中老年检出率仍高达 50%。有人报道肺炎衣原体感染分布呈双峰型,第 1 峰在 8～9 岁,第 2 峰从 70 岁开始。感染的性别差异在儿童时期不明显,但进入成年期则男性高于女性,到老年期更明显。肺炎衣原体感染一年四季均可发生,通常持续 5～8 个月。感染在热带国家多见,既可散发也可呈暴发流行(社区或家庭内)。感染后免疫力很弱,易于复发,每隔 3～4 年可有一次流行高峰,持续 2 年左右。

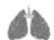

（一）临床表现

肺炎衣原体主要引起急性呼吸道感染,包括肺炎、支气管炎、鼻旁窦炎、咽炎、喉炎、扁桃体炎,临床上以肺炎为主。起病多隐袭,早期表现为上呼吸道感染症状,与支原体肺炎颇为相似,通常症状较轻,发热、寒战、肌痛、咳嗽、肺部可听到湿啰音。发生咽喉炎者表现为咽喉痛、声音嘶哑,有些患者可表现为两阶段病程:开始表现为咽炎,经对症处理好转,1～3周后又发生肺炎或支气管炎,此时咳嗽加重。少数患者可无症状。肺炎衣原体也可使患有其他疾病的老年住院患者、大手术后患者、严重外伤者罹患肺炎,往往为重症感染。原有COPD、心力衰竭患者感染肺炎衣原体时症状较重、咳脓痰、呼吸困难,甚或引起死亡。肺炎衣原体感染时也可伴有肺外表现,如中耳炎、结节性红斑、心内膜炎、急性心肌梗死、关节炎、甲状腺炎、脑炎、格林-巴利综合征等。

（二）辅助检查

血白细胞正常或稍高,血沉加快,由于本病临床表现缺乏特异性,所以其诊断主要依据是有关病因的特殊实验室检查,包括病原体分离和血清学检测。

1.病原体分离培养

可从痰、咽拭子、扁桃体隐窝拭子、咽喉分泌物、支气管肺泡灌洗液中直接分离肺炎衣原体。采集标本后立即置于转运保存液中,在4℃下送到实验室进行分离培养。肺炎衣原体培养较困难,培养基包括鸡胚卵黄囊、HeLa229细胞、HL细胞等。最近认为HEP-2细胞株可以促进肺炎衣原体生长,使临床标本容易分离。

2.酶联免疫吸附法（ELISA）

测定痰标本中肺炎衣原体抗原。其原理是用属特异性脂多糖单克隆抗体对衣原体抗原进行特异性检测,然后用沙眼衣原体种特异性主要外膜蛋白（MOMP）的单克隆抗体对沙眼衣原体进行直接衣原体显像。如果特异性衣原体抗原检测阳性,而沙眼衣原体种特异性检测阴性,则该微生物为肺炎衣原体或鹦鹉热衣原体;如标本对所有检测均呈阳性,则为沙眼衣原体。

3.应用PCR技术检测肺炎衣原体

按照MOMP基因保守区序列设计的引物可检测各种衣原体,按可变区肺炎衣原体种特异性的核酸序列设计的引物可以特异性地检测肺炎衣原体。PCR检测需要注意质量控制,避免出现较多假阳性。

4.血清学实验

有两种,即TWAR株原体抗原的微量免疫荧光（MIF）抗体试验和补体结合（CF）抗体试验。前者是一种特异性检查方法,可用于鉴别3种衣原体;后一种试验属于非特异性,对所有衣原体均可发生反应。MIF抗体包括特异性IgG和IgM,可以鉴别新近感染或既往感染,初次感染或再感染。IgG抗体阳性但效价不高,提示为既往感染。因为IgM和CF抗体通常在感染后2～6个月逐渐消失,而IgG抗体可持续存在。所以IgG抗体可用来普查肺炎衣原体感染。急性感染的抗体反应有两种形式:①初次感染或原发感染后免疫反应,多见于年轻人,早期衣原体CF抗体迅速升高,而MIF抗体出现较慢。其中IgM发病后3周才出现,IgG发病后6～8周才出现。②再次感染或重复感染后免疫反应,多见于年龄较大的成年人,IgG抗体常在1～2周出现,效价可以很高,往往没有衣原体CF抗体及IgM抗体出现,或其效价很低。目前制订的血清学阳性反应诊断标准是:MIF抗体急性感染期双份血清效价升高4倍以上,或单次血清标本IgM≥1:16,和/或单次血清标本IgG≥1:512。既往感染史时IgG<1:512,但是≥1:16,衣原体

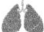

CF 抗体效价升高 4 倍以上,或≥1∶64。重复感染者多有 CF 抗体和 IgM 抗体。大多数老年人多为再次感染,常无 CF 抗体反应。如果 CF 抗体效价升高,常提示为肺炎支原体感染。

5.X 线胸片

多显示肺叶或肺部浸润病灶,可见于双肺任何部位,但多见于下叶。

(三)诊断和鉴别诊断

当肺炎患者应用 β-内酰胺类抗生素治疗无效,患者仍旧干咳时应警惕肺炎衣原体感染。由于目前临床上缺乏特异性诊断肺炎衣原体感染的方法,所以确诊主要依靠实验室检查。应注意与肺炎支原体肺炎相鉴别。

(四)治疗

对于肺炎衣原体有效的抗生素有米诺环素、多西环素(强力霉素)、红霉素。另外,利福平、罗比霉素(RKM)、罗红霉素(RXM)、克拉霉素(CAM)等效果也很好。喹诺酮类如氧氟沙星、妥舒沙星也有效。通常成人首选四环素,孕妇和儿童首选红霉素。剂量稍大,疗程应充分,如四环素或红霉素 2 g/d,10~14 天,或 1 g/d,连用 21 天。

(钱　鑫)

第八节　军团菌肺炎

一、定义

军团菌肺炎是由革兰染色阴性的嗜肺军团杆菌引起的一种以肺炎为主的全身感染性疾病,是军团菌病(LD)的一种临床类型。

二、病因

军团菌是一种无荚膜、不产气、对热耐力强的胞内寄生革兰阴性杆菌,广泛存在于人工和天然水环境中。菌株有 50 个种、70 个血清型,其中 50% 对人有致病性。其中 90% 军团菌肺炎由嗜肺军团杆菌引起。嗜肺军团菌包括 16 个血清型,其中血清Ⅰ型是引起军团菌肺炎最常见的致病菌。

三、流行病学

在蒸馏水、河水和自来水的存活时间分别为 3~12 个月、3 个月、1 年。静止水源或沉积物浓度高的水源为军团菌生长繁殖的理想场地。可经供水系统、空调或雾化吸入进入呼吸道引起感染。易感人群包括年老体弱,慢性心、肺、肾病,糖尿病、恶性肿瘤、血液病、艾滋病或接受免疫抑制剂治疗者。军团菌流行高峰为每年夏秋,全年均可发病,传染途径有两种:呼吸道吸入,以及误饮含军团菌的水。潜伏期 2~10 天。军团菌肺炎的危险因素包括近期旅游、接触不洁水流、肝肾衰竭、糖尿病、恶性肿瘤,其他的有高龄、免疫功能下降,特别是 AIDS、血液系统肿瘤,以及终末期肾脏病患者中发病率明显增高。

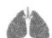

四、发病机制、病理

军团菌进入呼吸道后可被单核细胞吞噬,在细胞内增生逃脱宿主免疫。军团菌与宿主的相互作用结果决定是否致病。病理改变为急性纤维蛋白化脓性肺炎。病变多实变或呈小叶分布,严重者形成小脓肿。显微镜下可见肺泡上皮、内皮弥漫急性损伤,透明膜形成。病灶内可见中性粒细胞、巨噬细胞、红细胞和纤维素样渗出。直接免疫荧光或银染可见军团菌,病变可侵犯血管和淋巴管。肺外病变可见间质性肾炎、血管炎、心肌炎、化脓性心包炎、肌溶解等。

五、临床表现

临床表现差异很大,可无症状至多器官损伤。潜伏期 2～10 天。典型患者常为亚急性起病,发热(>39 ℃,弛张热)、畏寒、寒战、头痛、无力、肌肉疼痛。

(一)肺部表现

90%的患者有咳嗽,非刺激性干咳,可有少量非脓性痰;40%的患者胸痛,多呈胸膜样胸痛,较为剧烈;17%的患者可出现咯血,痰中带血丝为主;94%的患者有不同程度的呼吸困难。

(二)肺外表现

1.神经系统

发生率为 50%,常见神经状态改变,意识模糊、额部头痛、嗜睡、定向力障碍,偶见谵妄。神经系统异常严重程度与发热、低氧、代谢紊乱无明显相关性。脑脊液检查多正常,可有淋巴细胞或蛋白轻度增高。脑电图可呈典型弥漫慢波,偶见颈项强直。

2.消化系统

多在病初发生,25%有恶心、呕吐,30%有腹泻或稀便。多为糊状或水样便,无脓血和黏液便。可有肝功能异常。肝大、腹膜炎、胰腺炎、直肠周围脓肿等和阑尾脓肿罕见。

3.肾脏

25%～30%的患者可出现镜下血尿和蛋白尿,极少数可偶见肌红蛋白尿、急性间质性肾炎、肾盂肾炎、肾脓肿、肾小球肾炎,近 10%可发生急性肾衰竭。

4.心脏、血液系统

可出现相对缓脉,偶可出现心肌炎、心包炎、白细胞和血小板计数减少。

(三)体征

查体可见呼吸加快,相对性缓脉,可出现低血压。肺部听诊可闻及湿啰音,部分可闻及哮鸣音;随着疾病的进展出现肺部实变体征;1/3 的患者有少量胸腔积液。严重患者有明显呼吸困难和发绀。

(四)肺外表现

军团菌病常有明显的肺外症状。早期出现的消化道症状,约半数有腹痛、呕吐、腹泻,多为水样便,无脓血便。神经症状也较常见,如焦虑、神志迟钝、谵妄。患者可有肌肉疼痛及关节疼痛。部分患者有心包炎、心肌炎和心内膜炎,偶可合并急性肾衰竭、休克和 DIC。

六、实验室检查

(一)非特异性检查

白细胞中度升高、血沉增快、低钠血症常见,可有碱性磷酸酶升高、高氮质血症;部分重症患

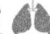

者有肝功能和肾功能损害的表现,出现蛋白尿、显微镜下血尿或转氨酶异常。

(二)胸部 X 线

无特异性,常表现为进展迅速的非对称、边缘不清的肺实质性浸润阴影。呈肺叶或肺段分布,下叶多见,部分患者出现心包积液、胸腔积液,免疫低下人群可出现空洞,甚至肺脓肿。胸部病灶吸收缓慢,可达 1～2 个月,有时临床治疗有效的情况下胸部 X 线仍然呈进展表现。

(三)特异性检查

1.分离和培养

痰液、血液、胸腔积液、气管抽取物、肺活检材料均可作为军团菌培养标本。军团菌在普通培养基上不能生长。需要在活性炭酵母浸液琼脂(BCYE)在 $2.5\%～5\%$ CO_2 环境下培养 1 周。大多数嗜肺军团菌出现阳性结果需 3～7 天,非嗜肺军团菌阳性需要 10 天以上。培养是军团菌诊断的"金标准"。敏感性可达 60%,特异性可达 100%。

2.直接免疫荧光抗体(DFA)

敏感性为 50%～70%,特异性为 96%～99%。该方法与其他细菌包括脆弱杆菌、假单胞菌、产黄杆菌属等有交叉反应。

3.尿抗原测定

尿抗原主要检测的抗原是军团菌细胞壁脂多糖成分。具有热稳定性及抗胰蛋白酶活性。最早可在出现症状后 1 天内检测到,可持续到有效抗生素治疗后数天或数周。尿抗原敏感性与疾病严重程度相关。因采用的俘获抗体是嗜肺军团菌血清Ⅰ型特异的,因此对于检测Ⅰ型军团菌敏感性为 70%～100%,特异性接近 100%。对于非Ⅰ型军团菌阳性率较低,为 14%～69%。

4.血清抗体测定

特异性 IgM 抗体在感染后 1 周左右出现。IgG 在发病 2 周开始升高,1 个月左右达峰。

(1)间接免疫荧光试验(IFA):双份血清测定,急性期与恢复期血清抗体滴度呈 4 倍或 4 倍以上增高,且效价≥1∶128,可作为军团菌诊断依据;单份血清测定:抗体滴度≥1∶256,提示军团菌感染。

(2)微量凝集试验(MAA)与试管凝集试验(TAT):军团菌全菌为抗原,检测患者血中抗体。起病 4 周和 8 周分别采血 1 次,抗体滴度 4 倍以上升高为阳性。

(3)酶联免疫吸附试验(ELISA):常用于流行病学调查。

七、诊断

军团菌肺炎的诊断应结合患者状况综合判断。典型病例有持续高热、寒战、刺激性干咳、胸痛、相对缓脉。胸片表现为下肺为主的非对称性浸润影。病程早期出现腹泻、ALT 升高、低磷血症、尿蛋白阳性、少量红细胞,提示军团菌肺炎的诊断。

诊断标准:①临床表现有发热、寒战、咳嗽、胸痛症状;②胸部 X 线具有浸润性阴影伴胸腔积液;③呼吸道分泌物、痰、血液、胸腔积液 BCYE 培养基上有军团菌生长;④呼吸道分泌物荧光抗体检查军团菌抗体阳性;⑤血间接免疫荧光法检查急性期和恢复期两次军团菌抗体 4 倍或 4 倍以上增高;⑥尿Ⅰ型军团菌抗原阳性。凡是具有①～②条加③～⑥条任何一项可诊断。

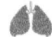

八、鉴别诊断

(一)肺炎支原体肺炎

儿童及青年人居多,冷凝集试验阳性。血清支原体 IgM 抗体阳性。

(二)肺炎球菌肺炎

冬季与初春季发病,不引起原发组织坏死或形成空洞,早期抗生素治疗效果好。

(三)肺部真菌感染

特有生态史,如潮湿发霉环境。广泛使用抗生素、糖皮质激素、细胞毒药物,痰、咽拭子、胸腔积液涂片发现真菌菌丝或孢子,培养有真菌生长。

(四)病毒性肺炎

冬季多见,前驱症状如上呼吸道感染、皮疹。白细胞降低多见,特定病毒抗体有助于诊断,抗生素治疗无效。

九、治疗

(一)针对军团菌治疗

首选大环内酯类抗生素和喹诺酮类。疗程依据临床表现不同而有所不同,大多数患者为7～14 天,对于有肺脓肿、脓胸和肺外感染的患者需要适当延长疗程至 3 周以上。对于合并细菌感染的患者可同时应用覆盖球菌的药物并根据病原学调整用药(图 7-1)。

图 7-1　针对军团菌治疗

抗生素	用量	用法
大环内酯类		
红霉素	2～4 g/d	静脉滴注或口服
阿奇霉素	500 mg/d	静脉滴注或口服
氟喹诺酮类		
环丙沙星	400 mg/8～12 h	静脉滴注
加替沙星	200～400 mg/d	静脉滴注或口服
左氧氟沙星	500～750 mg/d	静脉滴注或口服
莫西沙星	400 mg/d	静脉滴注或口服

(二)对症支持治疗

止咳、化痰、退热、纠正水电解质紊乱等对症治疗。

十、预后

对于呼吸衰竭、需要气管插管及高龄、合并恶性肿瘤、合并其他细菌感染的患者预后差。肾脏受累患者预后更差。

(钱　鑫)

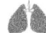

第九节 病毒性肺炎

病毒性肺炎是由不同种类病毒侵犯肺脏引起的肺部炎症,通常是由于上呼吸道病毒感染向下呼吸道蔓延所致。临床主要表现为发热、头痛、全身酸痛、干咳等。本病一年四季均可发生,但冬春季更为多见。肺炎的发生除与病毒的毒力、感染途径及感染数量有关外,还与宿主年龄、呼吸道局部和全身免疫功能状态有关。通常小儿发病率高于成人,婴幼儿发病率高于年长儿童。据报道在非细菌性肺炎中病毒性肺炎占 25%~50%,婴幼儿肺炎中约 60% 为病毒性肺炎。

一、流行病学

罹患各种病毒感染的患者为主要传染源,通常以空气飞沫传播为主,患者和隐性感染者说话、咳嗽、打喷嚏时可将病毒播散到空气中,易感者吸入后即可被感染。其次通过被污染的食具、玩具及与患者直接接触也可引起传播。粪-口传播仅见于肠道病毒。此外,也可以通过输血和器官移植途径传播,在新生儿和婴幼儿中母婴间的垂直传播也是一条重要途径。

病毒性肺炎以婴幼儿和老年人多见,流感病毒性肺炎则好发于原有心肺疾病和慢性消耗性疾病患者。某些免疫功能低下者,如艾滋病患者、器官移植者,肿瘤患者接受大剂量免疫抑制剂、细胞毒药物及放射治疗时,病毒性肺炎的发生率明显升高。据报道骨髓移植患者中约 50% 可发生弥漫性间质性肺炎,其中约半数为巨细胞病毒(CMV)所致。肾移植患者中约 30% 发生 CMV 感染,其中 40% 为 CMV 肺炎。

病毒性肺炎一年四季均可发生,但以冬春季节为多,流行方式多表现为散发或暴发。一般认为,在引起肺炎的病毒中以流感病毒最多见。根据近年来我国北京、上海、广州、河北、新疆等地区病原学监测,小儿下呼吸道感染中腺病毒和呼吸道合胞病毒引起者分别占第 1、2 位。北方地区发病率普遍高于南方,病情也比较严重。此外,近年来随着器官移植的广泛开展,CMV 肺炎的发生率有明显增高趋势。

二、病因

(一)流感病毒
流感病毒属正黏液病毒科,系单股 RNA 类病毒,有甲、乙、丙 3 型,流感病毒性肺炎多由甲型流感病毒引起,由乙型和丙型引起者较少。甲型流感病毒抗原变异比较常见,主要是血凝素和神经氨酸酶的变异。当抗原转变产生新的亚型时可引起大流行。

(二)腺病毒
腺病毒为无包膜的双链 DNA 病毒,主要在细胞核内繁殖,耐湿、耐酸、耐脂溶剂能力较强。现已分离出 41 个与人类有关的血清型,其中容易引起肺炎的有 3、4、7、11、14 和 21 型。我国以 3、7 型最为多见。

(三)呼吸道合胞病毒(RSV)
RSV 系具有包膜的单股 RNA 病毒,属副黏液病毒科肺病毒属,仅 1 个血清型。RSV 极不稳定,室温中两天内效价下降 100 倍,为下呼吸道感染的重要病原体。

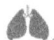

(四)副流感病毒

副流感病毒属副黏液病毒科,与流感病毒一样表面有血凝素和神经氨酸酶。与人类相关的副流感病毒分为1、2、3、4四型,其中4型又分为A、B两个亚型。在原代猴肾细胞或原代人胚肾细胞培养中可分离出本病毒。近年来,在我国北京和南方一些地区调查结果表明引起婴幼儿病毒性肺炎的病原体排序中副流感病毒仅次于合胞病毒和腺病毒,居第3位。

(五)麻疹病毒

麻疹病毒属副黏液病毒科,仅有1个血清型。电镜下呈球形或多形性。外壳小突起中含血凝素,但无神经氨酸酶,故与其他副黏液病毒不同。该病毒在人胚和猴肾细胞中培养5~10天后可出现多核巨细胞和核内包涵体。本病毒经上呼吸道和眼结膜侵入人体引起麻疹。肺炎是麻疹最常见的并发症,也是引起麻疹患儿死亡的主要原因。

(六)水痘带状疱疹病毒(VZV)

VZV为双链DNA病毒,属疱疹病毒科,仅对人有传染性。其在外界环境中生存力很弱,可被乙醚灭活。该病毒在被感染的细胞核内增生,存在于患者疱疹的疱浆、血液及口腔分泌物中。接种人胚羊膜等组织内可产生特异性细胞病变,在细胞核内形成包涵体。成人水痘患者发生水痘肺炎的较多。

(七)鼻病毒

鼻病毒属微小核糖核酸病毒群,为无包膜单股RNA病毒,已发现100多个血清型。鼻病毒是人类普通感冒的主要病原,也可引起下呼吸道感染。

(八)巨细胞病毒(CMV)

CMV属疱疹病毒科,系宿主细胞核内复制的DNA病毒。CMV具有很强的种族特异性。人的CMV只感染人。CMV通常是条件致病原。除可引起肺炎外还可引起全身其他脏器感染。

此外,EB病毒、冠状病毒及柯萨奇病毒、埃可病毒等也可引起肺炎,只是较少见。

三、发病机制与病理

病毒性肺炎通常是由于上呼吸道病毒感染向下蔓延累及肺脏的结果。正常人群感染病毒后并不一定发生肺炎,只有在呼吸道局部或全身免疫功能低下时才会发病。上呼吸道发生病毒感染时常损伤上呼吸道黏膜,屏障和防御功能下降,造成下呼吸道感染,甚至引起细菌性肺炎。

单纯病毒性肺炎的主要病理改变为细支气管及其周围炎和间质性肺炎。细支气管病变包括上皮破坏、黏膜下水肿,管壁和管周可见以淋巴细胞为主的炎性细胞浸润,在肺泡壁和肺泡间隔的结缔组织中有单核细胞浸润,肺泡水肿,被覆着含有蛋白和纤维蛋白的透明膜,使肺泡内气体弥散距离增大。严重时出现以细支气管为中心的肺泡组织片状坏死,在坏死组织周边可见包涵体。在由合胞病毒、麻疹病毒、CMV引起的肺炎患者的肺泡腔内还可见到散在的多核巨细胞。腺病毒性肺炎患者常可出现肺实变,以左下叶最多见,实质以外的肺组织可有明显过度充气。

继发细菌性肺炎时肺泡腔可见大量的以中性粒细胞为主的炎性细胞浸润。严重者可形成小脓肿,或形成纤维条索性、化脓性胸膜炎及广泛性出血。

四、临床表现

病毒性肺炎通常起病缓慢,绝大部分患者开始时均有咽干、咽痛,其后打喷嚏、鼻塞、流涕、发

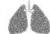

热、头痛、食欲减退、全身酸痛等上呼吸道感染症状,病变进一步向下发展累及肺脏发生肺炎时则表现为咳嗽,多为阵发性干咳,并有气急、胸痛、持续高热。此时体征尚不明显,有时可在下肺区闻及细湿啰音。病程多为2周左右,病情较轻。婴幼儿及免疫缺陷者罹患病毒性肺炎时病情多比较严重,除肺炎的一般表现外,还多有持续高热、剧烈咳嗽、血痰、气促、呼吸困难,发绀、心悸等。体检可见三凹征和鼻翼翕动。在肺部可闻及广泛的干、湿啰音和哮鸣音,也可出现急性呼吸窘迫综合征(ARDS)、心力衰竭、急性肾衰竭、休克。胸部X线检查主要为间质性肺炎,两肺呈网状阴影,肺纹理增粗、模糊。严重者两肺中下野可见弥漫性结节性浸润,但大叶性实变少见。胸部X线改变多在2周后逐渐消退,有时可遗留散在的结节状钙化影。

流感病毒性肺炎多见于流感流行时,慢性心肺疾病患者及孕妇为易感人群。起病前流感症状明显,多有高热,呼吸道症状突出,病情多比较严重,病程达3~4周,病死率较高。腺病毒感染所致肺炎表现突然高热,体温达39~40 ℃,呈稽留热,热程较长。约半数以上患者出现呕吐、腹胀、腹泻,可能与腺病毒在肠道内繁殖有关。合胞病毒性肺炎绝大部分为2岁以内儿童,多有一过性高热,喘憋症状明显。麻疹病毒性肺炎为麻疹并发症,起病初期多有上呼吸道感染症状,典型者表现为起病2~3天后,首先在口腔黏膜出现麻疹斑,1~2天后从耳后发际开始出皮疹,以后迅速扩展到颜面、颈部、躯干、四肢。麻疹肺炎可发生于麻疹的各个病期,但以出疹后一周内最多见。因此在患儿发疹期,尤其是疹后期发热持续不退,或退热后又发热,同时呼吸道症状加重,肺部出现干湿啰音,提示继发肺炎。水痘是由水痘带状疱疹病毒引起的一种以全身皮肤水疱疹为主要表现的急性传染病。成人水痘并发肺炎较为常见。原有慢性疾病和/或免疫功能低下者水痘并发肺炎的机会多。水痘肺炎多发生于水痘出疹后1~6天,高热、咳嗽、血痰,两肺可闻及湿啰音和哮鸣音,很少有肺实变。

五、实验室检查

(一)血液及痰液检查

病毒性肺炎患者白细胞总数一般多正常,也可降低,血沉往往正常。继发细菌感染时白细胞总数增多和中性粒细胞增高。痰涂片所见的白细胞以单核细胞为主,痰培养多无致病细菌生长。

(二)病原学检查

1.病毒分离

由于合胞病毒、流感病毒、单纯疱疹病毒等对外界温度特别敏感,故发病后应尽早用鼻咽拭子取材,或收集鼻咽部冲洗液、下呼吸道分泌物,取材后放置冰壶内尽快送到实验室。如有可能最好床边接种标本,通过鸡胚接种、人胚气管培养等方法分离病毒。上述方法可靠、重复性好、特异性强,但操作繁琐费时,对急性期诊断意义不大。但对流行病学具有重要作用。

2.血清学检查

血清学诊断技术包括补体结合试验、中和试验和血凝抑制试验等。比较急性期和恢复期双份血清抗体滴度,效价升高4倍或4倍以上即可确诊。本法主要为回顾性诊断,不适合早期诊断。采用急性期单份血清检测合胞病毒、副流感病毒的特异性IgM抗体,其敏感性和特异性比较高,可作为早期诊断指标。

3.特异性快速诊断

(1)电镜技术:用于合胞病毒、副流感病毒、单纯疱疹病毒及腺病毒之诊断。由于检查耗时、技术复杂、费用昂贵,难以推广使用。

（2）免疫荧光技术：其敏感性和特异性均与组织培养相近。其合胞病毒抗原检测的诊断准确率达 70％～98.9％，具有快速、简便、敏感、特异性高等特点。

（3）酶联免疫吸附试验及酶标组化法：广泛用于检测呼吸道病毒抗原，既快速又简便。

4.包涵体检测

CMV 感染时可在呼吸道分泌物，包括支气管肺泡灌洗液和经支气管肺活检标本中发现嗜酸性粒细胞核内和胞质内含包涵体的巨细胞，可确诊。

六、诊断

病毒性肺炎的诊断主要依据是其临床表现及相关实验室检查。由于各型病毒性肺炎缺乏明显的特征，因而最后确诊往往需要凭借病原学检查结果。当然某些病毒原发感染的典型表现，如麻疹早期颊黏膜上的麻疹斑、水痘时典型皮疹均可为诊断提供重要依据。

七、鉴别诊断

主要需与细菌性肺炎进行鉴别。病毒性肺炎多见于小儿，常有流行，发病前多有上呼吸道感染和全身不适等前驱表现，外周血白细胞总数正常或偏低，分类中性粒细胞不高。而细菌性肺炎以成人多见，无流行性，白细胞总数及中性粒细胞明显增高。X 线检查时病毒性肺炎以间质性肺炎为主，肺纹理增粗，而细菌性肺炎多以某一肺叶或肺段病变为主，显示密度均匀的片状阴影。中性粒细胞碱性磷酸酶试验、四唑氮盐还原试验、C 反应蛋白水平测定以及疫苗培养和病毒学检查均有助于两种肺炎的鉴别。需要注意的是呼吸道病毒感染基础上容易继发肺部细菌感染，其中以肺炎链球菌、金黄色葡萄球菌、流感嗜血杆菌及溶血性链球菌为多见，通常多发生于原有病毒感染热退 1～4 天后患者再度畏寒、发热，呼吸道症状加剧，咳嗽、咳黄痰、全身中毒症状明显。

此外病毒性肺炎尚需与病毒性上呼吸道感染、急性支气管炎、支原体肺炎、衣原体肺炎和某些传染病的早期进行鉴别。

八、治疗

目前缺少特效抗病毒药物，因而仍以对症治疗为主。

（一）一般治疗

退热、止咳、祛痰、维持呼吸道通畅、给氧，纠正水和电解质、酸碱失衡。

（二）抗病毒药物

金刚烷胺，成人 0.1 g，每天 2 次；小儿酌减，连服 3～5 天。早期应用对防治甲型流感有一定效果。利巴韦林对合胞病毒、腺病毒及流感病毒性肺炎均有一定疗效，每天用量为 10 mg/kg，口服或肌内注射。近来提倡气道内给药。年龄＜2 岁者每次 10 mg，2 岁以上的每次 20～30 mg，溶于 30 mL 蒸馏水内雾化吸入，每天2 次，连续 5～7 天。由 CMV、疱疹病毒引起的肺炎患者可用阿昔洛韦、阿糖腺苷等治疗。

（三）中草药

板蓝根、黄芪、金银花、大青叶、连翘、贯仲、菊花等可能有一定效果。

（四）生物制剂

有报道肌内注射 γ-干扰素治疗小儿呼吸道病毒感染，退热快、体征恢复迅速、缩短疗程、无

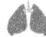

明显不良反应。雾化吸入从初乳中提取的 SIgA 治疗婴幼儿 RSV 感染也取得良好效果。此外还可试用胸腺素、转移因子等制剂。继发细菌性肺炎时应给予敏感的抗生素。

九、预后

大多数病毒性肺炎预后良好,无后遗症。但是如系流感后发生重症肺炎,或年老体弱、原有慢性病者感染病毒性肺炎后易继发细菌性肺炎,预后较差。另外 CMV 感染者治疗也颇为棘手。

十、预防

接种流感疫苗、水痘疫苗和麻疹疫苗对于预防相应病毒感染有一定效果,但免疫功能低下者禁用麻疹减毒活疫苗。口服 3、4、7 型腺病毒减毒活疫苗对预防腺病毒性肺炎有一定效果。早期较大剂量注射丙种球蛋白对于麻疹和水痘的发病有一定预防作用。应用含高滴度 CMV 抗体免疫球蛋白被动免疫对预防 CMV 肺炎也有一定作用。对于流感病毒性肺炎、CMV 肺炎、水痘疱疹病毒性肺炎患者应予隔离,减少交叉感染。

（钱　鑫）

第十节　葡萄球菌肺炎

一、定义

葡萄球菌肺炎是致病性葡萄球菌引起的急性化脓性肺部炎症,主要为原发性(吸入性)金黄色葡萄球菌肺炎和继发性(血源性)金黄色葡萄球菌肺炎。临床上化脓坏死倾向明显,病情严重,细菌耐药率高,预后多较凶险。

二、易感人群和传播途径

多见于儿童和年老体弱者,尤其是长期应用糖皮质激素、抗肿瘤药物及其他免疫抑制剂者,慢性消耗性疾病患者,如糖尿病、恶性肿瘤、再生障碍性贫血、严重肝病、急性呼吸道感染和长期应用抗生素的患者。金黄色葡萄球菌肺炎的传染源主要有葡萄球菌感染病灶,特别是感染医院内耐药菌株的患者,其次为带菌者。主要通过接触和空气传播,医务人员的手、诊疗器械、患者的生物用品及铺床、换被褥都可能是院内交叉感染的主要途径。细菌可以通过呼吸道吸入或血源播散导致肺炎。目前因介入治疗的广泛开展和各种导管的应用,为表皮葡萄球菌的入侵提供了更多的机会,其在院内感染性肺炎中的比例也在提高。

三、病因

葡萄球菌为革兰阳性球菌,兼性厌氧,分为金黄色葡萄球菌、表皮葡萄球菌、腐生葡萄球菌,其中金黄色葡萄球菌致病性最强。血浆凝固酶可以使纤维蛋白原转变成纤维蛋白,后者包绕于菌体表面,从而逃避白细胞的吞噬,与细菌的致病性密切相关。凝固酶阳性的细菌,如金黄色葡

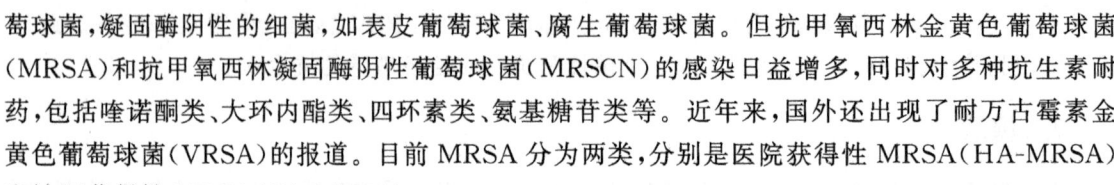

萄球菌,凝固酶阴性的细菌,如表皮葡萄球菌、腐生葡萄球菌。但抗甲氧西林金黄色葡萄球菌(MRSA)和抗甲氧西林凝固酶阴性葡萄球菌(MRSCN)的感染日益增多,同时对多种抗生素耐药,包括喹诺酮类、大环内酯类、四环素类、氨基糖苷类等。近年来,国外还出现了耐万古霉素金黄色葡萄球菌(VRSA)的报道。目前 MRSA 分为两类,分别是医院获得性 MRSA(HA-MRSA)和社区获得性 MRSA(CA-MRSA)。

四、诊断

(一)临床表现

(1)多数急性起病,血行播散者常有皮肤疖痈史,皮肤黏膜烧伤、裂伤、破损,一些患者有金黄色葡萄球菌败血症病史,部分患者找不到原发灶。

(2)通常全身中毒症状突出,衰弱、乏力、大汗、全身关节肌肉酸痛、急起高热、寒战、咳嗽、由咳黄脓痰演变为脓血痰或粉红色乳样痰、无臭味儿、胸痛和呼吸困难进行性加重、发绀,重者甚至出现呼吸窘迫及血压下降、少尿等末梢循环衰竭的表现。少部分患者肺炎症状不典型,可亚急性起病。

(3)血行播散引起者早期以中毒性表现为主,呼吸道症状不明显。有时虽无严重的呼吸系统症状和高热,而患者已发生中毒性休克,出现少尿、血压下降。

(4)早期呼吸道体征轻微与其严重的全身中毒症状不相称是其特点之一,不同病情及病期体征不同,典型大片实变少见,如有则病侧呼吸运动减弱,局部叩诊浊音,可闻及管样呼吸音。有时可闻及湿啰音,双侧或单侧。合并脓胸、脓气胸时,视程度不同可有相应的体征。部分患者可有肺外感染灶、皮疹等。

(5)社区获得性肺炎中,若出现以下情况需要高度怀疑 CA-MRSA 的可能:流感样前驱症状;严重的呼吸道症状伴迅速进展的肺炎,并发展为 ARDS;体温超过 39 ℃;咯血;低血压;白细胞计数降低;X 线显示多叶浸润阴影伴空洞;近期接触 CA-MRSA 的患者;属于 CA-MRSA 寄殖群体;近 6 个月来家庭成员中有皮肤脓肿或疖肿的病史。

(二)实验室及辅助检查

外周血白细胞在 $20×10^9$/L 左右,可高达 $50×10^9$/L,重症者白细胞可低于正常。中性粒细胞数增高,有中毒颗粒、核左移现象。血行播散者血培养阳性率可达 50%。原发吸入者阳性率低。痰涂片革兰染色可见大量成堆的葡萄球菌和脓细胞,白细胞内见到球菌有诊断价值。普通痰培养阳性有助于诊断,但有假阳性,通过保护性毛刷采样定量培养,细菌数量 $>10^3$ cfu/mL 时几乎没有假阳性。

血清胞壁酸抗体测定对早期诊断有帮助,血清滴度 $≥1:4$ 为阳性,特异性较高。

(三)影像学检查

肺浸润、肺脓肿、肺气囊肿和脓胸、脓气胸是金黄色葡萄球菌感染的四大 X 线征象,在不同类型和不同病期以不同的组合表现。早期病变发展,金黄色葡萄球菌最常见的胸片异常是支气管肺炎伴或不伴脓肿形成或胸腔积液。原发性感染者早期胸部 X 线表现为大片絮状、密度不均的阴影,可呈节段或大叶分布,也呈小叶样浸润,病变短期内变化大,可出现空洞或蜂窝状透亮区,或在阴影周围出现大小不等的气肿大泡。血源性感染者的胸部 X 线表现呈两肺多发斑片状或团块状阴影或多发性小液平空洞。

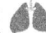

五、鉴别诊断

(一)其他细菌性肺炎

如流感嗜血杆菌、克雷伯杆菌、肺炎链球菌引起的肺炎,典型者可通过发病年龄、起病急缓、痰的颜色、痰涂片、胸部X线等检查加以初步鉴别。各型不典型肺炎的临床鉴别较困难,最终的鉴别均需病原学检查。

(二)肺结核

上叶金黄色葡萄球菌肺炎易与肺结核混淆,尤其是干酪性肺炎,也有高热、畏寒、大汗、咳嗽、胸痛,X线胸片也有相似之处,还应与发生在下叶的不典型肺结核鉴别,通过仔细询问病史及相关的实验室检查大多可以区别,还可以观察治疗反应帮助诊断。

六、治疗

(一)对症治疗

休息、祛痰、吸氧、物理或化学降温、合理饮食、防止脱水和电解质紊乱等,保护重要脏器功能。

(二)抗菌治疗

1.经验性治疗

治疗的关键是尽早选用敏感有效的抗生素,防止并发症。可根据金黄色葡萄球菌感染的来源(社区还是医院)和本地区近期药敏资料选择抗生素。社区获得性感染考虑为金黄色葡萄球菌感染,不宜选用青霉素,应选用苯唑西林和头孢唑林等第一代头孢菌素,若效果欠佳,在进一步病原学检查时可换用糖肽类抗生素治疗。怀疑医院获得性金黄色葡萄球菌肺炎,则首选糖肽类抗生素。经验性治疗中,尽可能获得病原学结果,根据药敏结果修改治疗方案。

2.针对病原菌治疗

治疗应依据痰培养及药物敏感试验结果选择抗生素。对青霉素敏感株,首选大剂量青霉素治疗,过敏者,可选大环内酯类、克林霉素、半合成四环素类、SMZco或第一代头孢菌素。甲氧西林敏感的产青霉素酶菌仍以耐酶半合成青霉素治疗为主,如甲氧西林、苯唑西林、氯唑西林,也可选头孢菌素(第一代或第二代头孢菌素)。对MRSA和MRSCN首选糖肽类抗生素。①万古霉素:1~2 g/d,(或去甲万古霉素1.6 g/d),但要将其血药浓度控制在20 μg/mL以下,防止其耳、肾毒性的发生。②替考拉宁:0.4 g,首3剂每12小时1次,以后维持剂量为0.4 g/d,肾功能不全者应调整剂量。疗程不少于3周。MRSA、MRSCN还可选择利奈唑胺,静脉或口服用药,一次600 mg,每12小时1次,疗程10~14天。

(三)治疗并发症

如并发脓胸或脓气胸时可行闭式引流,抗感染时间可延至8~12周。合并脑膜炎时,最好选用脂溶性强的抗生素,如头孢他啶、头孢哌酮、万古霉素及阿米卡星等,疗程要长。

(四)其它治疗

避免应用可导致白细胞减少的药物和糖皮质激素。

七、临床路径

(1)详细询问近期有无皮肤感染、中耳炎、进行介入性检查或治疗,有无慢性肝肾疾病、糖尿

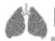

病病史,是否接受放化疗或免疫抑制剂治疗。了解起病急缓、痰的性状及演变,有无胸痛、呼吸困难、程度及全身中毒症状,尤应注意高热、全身中毒症状明显与呼吸系统症状不匹配者。

(2)体检要注意生命体征,皮肤黏膜有无感染灶和皮疹,肺部是否有实变体征,还要仔细检查心脏有无新的杂音。

(3)进行必要的辅助检查,包括血常规、血培养(发热时)、痰的涂片和培养(用抗生素之前)、胸部 X 线检查,并动态观察胸部影像学变化,必要时可行支气管镜检查及局部灌洗。

(4)处理:应用有效的抗感染治疗,加强对症支持,防止并积极治疗并发症。

(5)预防:增强体质,防止流感,可进行疫苗注射。彻底治疗皮肤及深部组织的感染,加强年老体弱者的营养支持,隔离患者和易感者,严格抗生素的使用规则,规范院内各项操作及消毒制度,减少交叉感染。

(钱 鑫)

第十一节 铜绿假单胞菌肺炎

铜绿假单胞菌是自然界普遍存在的革兰阴性需氧菌,分布广泛,几乎在任何有水的环境中均可生长,包括土壤、水的表面、植物、食物等。铜绿假单胞菌无芽孢,菌体一端单毛或多毛,有动力,能产生蓝绿色水溶性色素而形成绿色脓液。通过黏附和定植于宿主细胞,局部侵入及全身扩散而感染机体。其感染途径为皮肤、消化道、呼吸道、泌尿生殖道、骨关节、各种检查等。

一、易感因素

由于铜绿假单胞菌是人体的正常菌群之一,很少引起健康人的感染,而多发生于有基础疾病的患儿,包括严重心肺疾病、早产儿、烧伤、中性粒细胞缺乏、原发性免疫缺陷病、支气管扩张症、恶性肿瘤等。接受免疫抑制和长期(至少 7 天以上)广谱抗生素治疗、外科手术和机械通气后的儿童患铜绿假单胞杆菌肺炎的概率增加。故铜绿假单胞菌是院内获得性感染的重要病原菌。最近的研究表明在院内获得性肺炎中铜绿假单胞菌占 21%,是继金黄色葡萄球菌之后的第 2 位常见病原菌。沙特阿拉伯在 PICU 的一项研究表明,呼吸机相关肺炎中铜绿假单胞菌感染占 56.8%。虽然铜绿假单胞菌是院内获得性感染的常见病原菌,但 1.5%～5%社区获得性肺炎是铜绿假单胞菌感染引起的。

二、发病机制

铜绿假单胞菌的主要致病物质为铜绿假单胞菌外毒素 A(pseudomonas exotoxin A,PEA)及内毒素,后者包括脂多糖及原内毒素蛋白(original endotoxin protein,OEP),OEP 具有神经毒作用。PEA 对巨噬细胞吞噬功能有抑制作用。铜绿假单胞菌肺炎的发病机制较复杂,引起感染的原因包括微生物及宿主两方面。而宿主的局部和全身免疫功能低下为主要因素。当人体细胞损伤或出现病毒感染时有利于铜绿假单胞菌的黏附。感染的严重程度依赖于细菌致病因子和宿主的反应。铜绿假单胞菌可以仅仅是定植,存在于碳水化合物的生物被膜中,偶尔有少数具有免

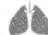

疫刺激作用的基因表达。但也可以出现侵袭性感染,附着并损害上皮细胞,注射毒素,快速触发编程性细胞死亡和上皮细胞的完整性。上皮细胞在防御铜绿假单胞菌感染中起重要作用,中性粒细胞是清除细菌的主要吞噬细胞,肺泡巨噬细胞通过激活细胞表面受体产生细胞因子而参与宿主的炎症应答。许多细胞因子在铜绿假单胞菌感染宿主的免疫应答中起重要作用,包括TNF-α、IL-4 和 IL-10。

由于抗生素的广泛应用可以引起铜绿假单胞菌定植,由于机械通气、肿瘤、前驱病毒感染,使患者气道受损,引起定植在气道的铜绿假单胞菌感染,出现肺炎、脓毒症甚至死亡。囊性纤维化(cystic fibrosis,CF)患者存在气道上皮和黏液下腺跨膜传导调节蛋白功能缺陷,因此 CF 患者对铜绿假单胞菌易感,而且可以引起逐渐加重的肺部疾病。美国对 CF 患者的研究数据表明58.7%患者存在铜绿假单胞菌感染。反复铜绿假单胞菌感染引起的慢性气道炎症是 CF 患者死亡的主要原因。在一项对儿童 CF 患者的纵列研究中表明,到 3 岁时 97% CF 儿童气道存在铜绿假单胞菌定植。接受免疫抑制剂治疗、中性粒细胞缺乏和 HIV 患者,由于丧失黏膜屏障、减少细菌的清除而感染。

当健康人暴露于严重污染的烟雾、水源时也可以感染,引起重症社区获得性肺炎。

三、病理

一些动物实验的研究表明,铜绿假单胞菌感染的家兔肺部早期病理改变为出血、渗出、中性粒细胞浸润、肺小脓肿形成等急性炎症反应。随着细菌反复吸入,逐渐出现较多的慢性炎症及在慢性炎症基础上急性发作的病理改变,如细支气管纤毛倒伏、部分脱落,管腔有脓栓形成,肺泡间隔增宽,炎细胞浸润以淋巴细胞为主。当停止吸入菌液后,这种慢性炎症改变持续存在,长时间不消失。

四、临床表现

铜绿假单胞杆菌肺炎是一种坏死性支气管肺炎。表现为寒战、中等度发热,早晨比下午高,感染中毒症状重、咳嗽、胸痛、呼吸困难和发绀;咳出大量绿色脓痰,可有咯血;脉搏与体温相对缓慢;肺部无明显大片实变的体征,有弥漫性细湿啰音及喘鸣音;如合并胸腔积液可出现病变侧肺部叩浊音,呼吸音减低或出现胸膜摩擦音;可有低血压、意识障碍、多系统损害表现,出现坏疽性深脓疱病、败血症、感染中毒性休克、DIC。一半患者有吸入病史。

在北京儿童医院收治的铜绿假单胞菌肺炎患儿中部分是社区获得性感染,往往为败血症的一部分。部分患儿存在基础疾病。是否存在感染性休克与肺出血对预测铜绿假单胞菌感染的预后至关重要。根据北京儿童医院对 8 例社区获得性铜绿假单胞菌败血症的研究发现,5 例死亡患儿均死于感染性休克,或合并肺出血。

五、实验室检查

多数患者白细胞轻-中度增高,但 1/3 患者白细胞计数可减少,并可见贫血、血小板计数减少及黄疸。根据北京儿童医院临床观察铜绿假单胞菌感染患儿外周血白细胞最高可达 $71.9 \times 10^9/L$,最低 $1.0 \times 10^9/L$,血小板最低 $24 \times 10^9/L$。CRP 显著增高,大部分患儿>100 mg/L;痰或胸腔积液中可找到大量革兰阴性杆菌,培养阳性。部分患儿血培养阳性。

六、影像学表现

胸部 X 线和 CT:可见结节状浸润阴影及许多细小脓肿,后可融合成大脓肿;一侧或双侧出现,但以双侧或多叶病变为多,多伴有胸腔积液或脓胸。

Winer-Muram 等对呼吸机相关铜绿假单胞菌肺炎的影像学研究显示:83%有肺内局限性透光度降低,多为多部位或双侧弥漫性病变;89.7%有胸腔积液,其中约 1/4 为脓胸;10.3%出现肺气肿;23%患者出现空洞,可单发或多发,可以是薄壁空洞或厚壁空洞,以大空洞(直径>3 cm)多见。Shah 等对铜绿假单胞菌肺炎的胸部 CT 研究显示:肺内实变见于所有患者,82%为多叶病变或上叶病变;50%为结节状病变,32%呈小叶中心芽孢状分布,18%为随机分布的大结节;31%可见毛玻璃样改变,57%为支气管周围渗出病变,46%双侧、18%单侧胸腔积液,29%为坏死病变(图 7-1、图 7-2、图 7-3)。

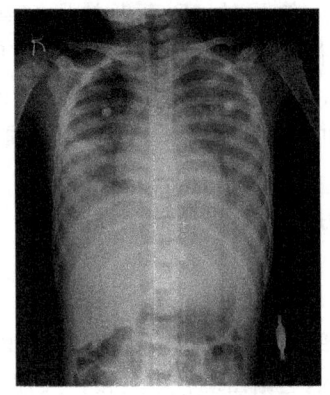

图 7-1　铜绿假单胞菌肺炎胸部 X 线(一)

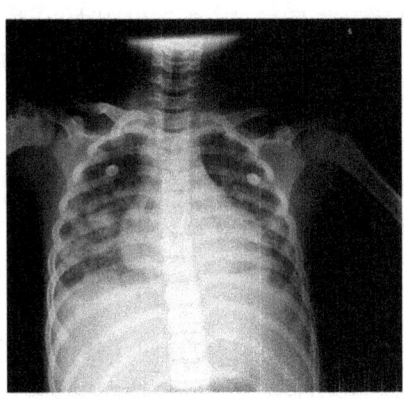

图 7-2　铜绿假单胞菌肺炎胸部 X 线(二)

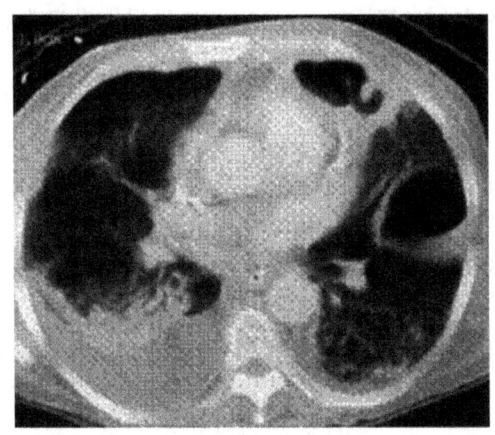

图 7-3　胸部 CT

肺内实变,毛玻璃样改变,左舌、下叶空洞,右侧胸腔积液和右下叶肺不张

七、鉴别诊断

(1)其他细菌性肺炎:临床和影像学表现与其他细菌性肺炎相似。但如果在高危人群中出现上述表现,应考虑到铜绿假单胞菌肺炎,确诊需要依靠痰、胸腔积液或血培养。

(2)小叶性干酪性肺炎。

八、治疗

提倡早期、及时应用敏感抗生素联合治疗,保护重要脏器功能和加强支持治疗。

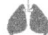

美国胸科学会(ATS)发表的关于《成人医院获得性肺炎经验性治疗指南》,推荐对于有铜绿假单胞菌感染可能的患者使用:氨基糖苷类(阿米卡星、庆大霉素或妥布霉素)或氟喹诺酮类(环丙沙星或左氧氟沙星),联合以下药物中的一种:抗假单胞菌的头孢菌素(头孢吡肟或头孢他啶)或抗假单胞菌的碳青酶烯类(亚胺培南或美罗培南)或β-内酰胺类加酶抑制剂(哌拉西林/他唑巴坦),作为经验性治疗的抗生素选择。但由于喹诺酮类和氨基糖苷类抗生素不良反应严重或可以引起未成熟动物的软骨发育不良,在儿童患者中慎用或禁用。

由于铜绿假单胞菌在自然界普遍存在,具有天然和获得性耐药性,目前耐药菌株有随抗生素使用频率的增加而逐年增多的趋势,存在较严重的交叉耐药现象,因此常给治疗带来困难。有研究表明静脉使用多黏菌素E治疗多重耐药铜绿假单胞菌感染效果良好(有效率61%)。对铜绿假单胞菌无抗菌活性的罗红霉素与β-内酰胺类药物联合治疗后疗效明显增强。阿奇霉素也可以在治疗铜绿假单胞菌生物被膜感染中对亚胺培南起到协同作用。

在成人患者中有雾化吸入妥布霉素和多黏菌素E预防和治疗多重耐药铜绿假单胞菌感染的研究,但缺乏儿童中安全性和有效性的研究。

对铜绿假单胞菌感染的免疫治疗越来越被重视,静脉注射丙种球蛋白可提高重症患者的治愈率。

九、预后

本病的预后与机体的免疫状态、是否存在基础疾病、细菌的接种量、对抗生素的敏感性及是否早期使用有效抗生素治疗有关。社区获得性铜绿假单胞菌肺炎病死率相对较低,约8%,院内获得性感染死亡率较高,铜绿假单胞菌引起的呼吸机相关肺炎的病死率达50%~70%。免疫缺陷患者中铜绿假单胞菌肺炎的死亡率高达40%。

(钱 鑫)

第十二节 流感嗜血杆菌肺炎

一、定义

流感嗜血杆菌肺炎是由流感嗜血杆菌引起的肺炎,易发生于3岁以下婴幼儿,近年成人发病逐渐增多,发病率仅次于肺炎链球菌肺炎,位居第二位。

二、病因

(1)人群中流感嗜血杆菌的带菌率很高,多寄生于上呼吸道(鼻咽部),为条件致病菌,通常并不致病,在6个月至5岁的婴幼儿和慢性肺部疾病患者中易诱发肺炎,秋冬季节为发病高峰季节,常发生于上呼吸道感染之后。

(2)流感嗜血杆菌肺炎的传染源为本病患者、恢复期患者及带菌者,主要通过呼吸道在人与人之间进行传播。

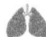

三、诊断

流感嗜血杆菌肺炎的临床表现及胸部 X 线征象与其他病原体引起的肺炎相似。因此,本病的诊断主要依据流感嗜血杆菌的分离。

(一)病史

(1)常见有慢性肺部疾病的患者或者有基础免疫缺陷的患者。

(2)有上呼吸道感染史。

(二)临床表现

(1)起病前多有上呼吸道感染,有高热、咳嗽、咳脓痰,伴气急、胸痛,偶有肌肉疼痛、关节痛。原有慢性阻塞性肺疾病的患者通常起病较为缓慢,表现为咳嗽、咳痰加重,可出现呼吸困难和发绀。严重患者有呼吸衰竭的临床表现。在免疫功能低下患者多数起病急,临床表现与肺炎链球菌肺炎相似。但本病并发脓胸较肺炎链球菌肺炎多见。75%可出现胸腔积液,少数患者并发脑膜炎、败血症。

(2)体征与一般肺炎相似,有实变时可有轻度叩诊浊音,听诊呼吸音减低,可闻及支气管呼吸音、散在或局限的干湿啰音,偶有胸膜摩擦音。

(3)胸部 X 线检查:3/4 的患者可呈斑片状支气管肺炎表现,1/4 的患者显示肺段或肺叶实变,很少形成脓肿,但可伴有类肺炎样胸腔积液,肺炎吸收后形成肺气囊。

(三)实验室检查

1.血液检查

白细胞计数总数大多增高,重症患者白细胞计数可减低。

2.病原学检查

用痰液或胸腔积液做细菌培养,分离出流感嗜血杆菌可确诊。近年来,应用 DNA 探针与外膜蛋白特异性单克隆抗体技术检测流感嗜血杆菌,阳性率与特异性均较高。

四、鉴别诊断

(一)肺炎链球菌肺炎

(1)起病急骤,寒战、高热、咳嗽、咳铁锈色痰。

(2)胸部 X 线表现大叶性,肺段或亚段分布的均匀密度增高阴影。

(3)病原菌检查:痰直接涂片染色,发现典型的革兰染色阳性、带荚膜的双球菌即可初步诊断。痰培养分离出典型的菌落是确诊的主要依据。

(二)军团菌肺炎

(1)典型症状有高热、相对缓脉、肌肉痛、乏力。

(2)肺外表现:恶心、呕吐、腹痛、腹泻、头痛、嗜睡等神经系统症状及肾功能损害。

(3)胸部 X 线表现:肺外周的斑片状实质浸润阴影,可多叶受累,少数可有空洞形成。

(4)实验室检查:低钠血症,可有血肌酐、转氨酶及乳酸脱氢酶升高。

(5)抗体测定:血清军团菌抗体滴度升高达 4 倍或 4 倍以上。

(6)病原菌检查:痰培养,分离出军团杆菌,对本病诊断有决定意义。

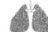

五、治疗

(一)抗生素治疗

(1)首选头孢噻肟、头孢曲松或其他第二、三代头孢菌素。

(2)次选大环内酯类、环丙沙星、氧氟沙星、左氧氟沙星、亚胺培南或美罗培南。

(3)对青霉素一般不敏感,非产 β-内酰胺酶者经典用药为氨苄西林 6～12 g/d,分 2～3 次静脉滴注;或用阿莫西林 1.5～3 g,分 3 次静脉滴注。

(4)β-内酰胺类药物与 β-内酰胺酶抑制剂的复合制剂,如替卡西林-克拉维酸复合制剂(每次 3.2 g,每天 3～4 次静脉滴注),对 β-内酰胺酶稳定,目前可作为优先选用的药物。

(二)对症治疗

严重患者应卧床休息,高热者给予退热治疗,气急者给予吸氧,加强营养,维持水、电解质平衡。

(钱 鑫)

第八章

通气调节功能障碍性疾病

第一节 原发性肺泡低通气综合征

原发性肺泡低通气综合征(primary alveolar hypoventilation,PAH)是一种原因不明的呼吸调节异常。健康人自主呼吸是借助化学感受器和呼吸中枢的调节,使 $PaCO_2$ 和 pH 保持在狭窄的生理范围内。PAH 患者存在某些尚未发现的呼吸调节系统缺陷,呼吸中枢对 CO_2 刺激的敏感性和反应性均降低,致使肺泡通气减少,持续存在高碳酸血症和低氧血症。

PAH 可发生在任何年龄,主要累及 20～50 岁的男性。典型者呈隐袭发展,常在应用常规剂量镇静或麻醉药出现严重的呼吸抑制后才首先被发现。通气不足至一定程度可出现睡眠紊乱、清晨头痛、白天嗜睡及易疲劳、记忆力减退、严重者可出现发绀、红细胞计数增多、肺动脉高压和充血性心力衰竭。尽管动脉血气分析提示严重的低氧和 CO_2 潴留,但少见呼吸困难,可能因为化学感受器和通气驱动受损。屏气时间可明显延长而没有任何呼吸困难感觉。尽管患者清醒时可保持节律性呼吸,但通气水平已低于正常,并且在睡眠时进一步恶化,伴随着频繁的中枢性低通气或呼吸暂停。如不治疗,通常可在数月或数年内出现病情进行性加重,最终死亡。

PAH 诊断的依据是患者存在慢性呼吸隆酸中毒而无呼吸肌力不足或通气机制受损证据。由于患者能有意识地过度通气,进而使 $PaCO_2$ 降至正常甚至更低水平,所以单次动脉血气分析不一定能揭示高碳酸血症,但可揭示 HCO_3^- 增加。实验室检查可发现,尽管呼吸力学和呼吸肌力量无异常,但对高 CO_2 和低氧刺激的通气反应可明显减弱或丧失。

PAH 应与其他继发于脑干或化学感受器病变的低通气相区别。临床资料包括神经系统检查可提供线索,肺功能和睡眠呼吸监测对诊断和鉴别诊断具有重要价值。部分 PAH 患者对茶碱、黄体酮等具有较好的药物反应。由于许多 PAH 患者存在高碳酸血症和低氧血症,因此,在改善通气的同时,应给予合理的氧疗,能防止长期低氧血症导致的组织损害,降低肺动脉高压,降低死亡率,对于经上述方法治疗效果不佳者,需给予机械通气呼吸支持,常用无创正压通气。其适应证为:①具有夜间低通气症状如白天嗜睡、早晨头痛、疲乏、噩梦及遗尿;②休息时呼吸困难;③导致肺动脉高压和肺源性心脏病时的低通气;④吸氧时存在夜间低氧血症(动脉血氧饱和度低

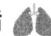

于 88%)。植入性膈神经起搏及体外负压通气也可试用。

（王卫兵）

第二节　肥胖低通气综合征

肥胖低通气综合征(obesity hypoventilation syndrome,OHS)是一种以肥胖和高碳酸血症为特征的综合征,亦称匹克威克综合征(Pickwickian syndrome)。临床主要表现为病态肥胖,静息状态下的低氧血症、高碳酸血症、重度嗜睡、肺动脉高压和慢性右心衰竭,通常与 OSA HS 合并存在。但较单纯 OSA HS 有更高的并发症发生率和死亡率。

OHS 在普通人群中的准确发病率不清楚,有报道在肥胖 OSA HS 患者中发病率为 10%～20%,而在 BMI>35 kg/m² 的住院人群中发病率为 31%。

一、病因及发病机制

其发病机制可能与呼吸系统负荷过重、呼吸中枢调节异常、睡眠呼吸疾病、神经激素等有关。OHS 患者有特征性的持续夜间低氧血症,这一点与 OSA HS 不同。OSA HS 患者的夜间低氧血症只是频繁的、间歇性的,并与 AHI 相关。在 OHS 中,大约 90% 的患者同时存在阻塞性睡眠呼吸暂停综合征(AHI≥5,有或没有睡眠低通气综合征);而 10% 的患者则伴有睡眠低通气综合征(AHI<5),睡眠低通气综合征患者的特点为睡眠时的 $PaCO_2$ 较清醒时的增加 1.3 kPa(10 mmHg),而同时存在的氧饱和度持续减低不能用阻塞性呼吸暂停和低通气事件解释。值得注意的是,低通气不同于换气不足,低通气是指 OSA HS 患者在多导睡眠图上所出现的阻塞性呼吸事件,表现为气流幅度的降低。

二、诊断

OHS 的诊断包括以下内容。

(1)肥胖(BMI≥30 kg/m²)和清醒时的二氧化碳潴留[$PaCO_2$≥6.0 kPa(45 mmHg)],是诊断的必备条件,通常伴有 PaO_2<9.3 kPa(70 mmHg)。需要指出的是,BMI 在亚洲人或中国人诊断 OHS 所需的标准(BMI≥30 kg/m²)尚需更多的流行病学资料以明确。

(2)大多数患者(约 90%)同时存在睡眠呼吸疾病。

(3)如果患者的夜间动脉血 $PaCO_2$ 较白日升高超过 1.3 kPa(10 mmHg),则更有意义。

(4)排除其他疾病引起的高碳酸血症,如严重的阻塞性气道疾病;严重的间质性肺疾病;严重的胸壁疾病;严重的甲状腺功能减退;肢端肥大症;神经肌肉疾病和先天性中枢性肺泡低通气综合征。

三、鉴别诊断

需要排除其他疾病的引起高碳酸血症,如严重的阻塞性气道疾病;严重的间质性肺疾病;严重的胸壁疾病;严重的甲状腺功能减退;肢端肥大症;神经肌肉疾病和先天性中枢性肺泡低通气综合征。通过病史、体格检查及辅助检查(血液甲状腺功能、生长激素检测、胸部影像、肺功能、头颅影像及肌电图等)不难鉴别。

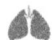

四、治疗

OHS 的治疗包括以下内容。

(一)减重

必要时外科手术辅助减重。体重减低将会有效的逆转 OHS,会改善睡眠呼吸疾病、减轻清醒时的呼吸衰竭并且改善肺功能。

(二)气道内正压通气

无创或有创通气可用于呼吸支持并逆转低通气。对由于急慢性呼吸衰竭而住院的 OHS 患者,及时而正确的正压通气治疗是重要的。稳定的 OHS 患者首先应该使用 nCPAP,CPAP 压力增加可消除所有的呼吸暂停、低通气、气流受限;如果气道阻塞解除,仍存在持续的中度低氧,应该考虑使用 BiPAP。增加 IPAP 压力使氧饱和度维持在 90% 以上。如果 IPAP 和 EPAP 之差在 0.8~1.0 kPa(8~10 cmH$_2$O),氧饱和度仍然持续低于 90%,考虑 BiPAP 治疗的同时给氧或选用定容压力支持模式治疗。为了长期改善白天的低氧和高碳酸血症,大多数 OHS 患者需要 IPAP 在 1.6~2.0 kPa(16~20 cmH$_2$O),EPAP 需要在 0.6~1.0 kPa(6~10 cmH$_2$O);两者之间的差为 0.8~1.0 kPa(8~10 cmH$_2$O)。没有 OSA 的 OHS 患者,EPAP 压力可置于 0.5 kPa(5 cmH$_2$O),而增加 IPAP 压力用以改善通气。OHS 患者使用正压通气治疗可改善晨起头痛、白天嗜睡、呼吸困难、动脉血气、肺动脉高压、下肢水肿和继发性红细胞增多症。

(三)气管切开术

上气道阻塞在 OHS 发病中是重要的因素,并且有证据表明气管切开术能有效解决上气道阻塞。因气管切开术严重影响患者的生活质量,须严格掌握适应证。此方法仅为气道内正压通气及吸氧治疗无效时的最后手段。

(四)药物

药物治疗可用来刺激呼吸中枢,但目前治疗上进展不大。

(五)氧疗

大约有一半的 OHS 患者在正压通气治疗的同时需要夜间吸氧治疗,夜间或白天吸氧可显著减少患者对正压通气治疗的依赖。但单纯氧疗而没有正压通气治疗是不够的,不能改善低通气。

(王卫兵)

第三节 睡眠呼吸暂停综合征

一、概述

睡眠呼吸暂停综合征(sleep apnea syndrome,SAS)是指各种原因导致的睡眠状态时发生的呼吸暂停和/或低通气,引起低氧血症、高碳酸血症及睡眠结构紊乱,进而产生一系列病理生理改变的临床综合征。SAS 是发病率较高并具有一定潜在危险的疾病。SAS 多出现中年以后,患病率为 2%~4%,男性多于女性,女性多发生于绝经期后。患病率随着年龄增加而增高。老年人口可达到 22%~24%,儿童患者也很常见。我国上海 30 岁以上人群患病率约为 3.6%,随着病

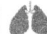

情进展可以导致肺动脉高压、肺源性心脏病、高血压及严重的心脑损害,甚至发生猝死。

二、定义及分型

呼吸暂停系指口鼻呼吸气流均停止 10 秒以上;低通气是指呼吸气流降低超过正常气流强度的 50% 以上,并伴有 4% 或以上氧饱和度下降。正常人睡眠时也有呼吸暂停现象,而部分老年人或婴儿睡眠时可观察到周期性低通气,正常成年人在快速眼动睡眠时或在高原也可见到中枢性睡眠呼吸暂停。睡眠呼吸暂综合征是指每晚 7 小时睡眠中,呼吸暂停反复发作在 30 次以上或睡眠呼吸紊乱指数(AHI,平均每小时睡眠呼吸的暂停＋低通气次数)超过 5 次。

睡眠呼吸暂停综合征分 3 型:①阻塞型,指鼻和口腔无气流,但胸腹式呼吸仍然存在。②中枢型,指鼻和口腔气流与胸腹式呼吸运动同时暂停。③混合型,指一次呼吸暂停过程中,开始时出现中枢暂停,继之或同时出现阻塞型呼吸暂停,或开始出现阻塞型呼吸暂停,继之或同时出现中枢型呼吸暂停。

三、病因及发病机制

(一)中枢型睡眠呼吸暂停综合征(CSAS)

CSAS 可见于多种疾病,如神经系统的病变、脊髓前侧切断术、血管栓塞或变性病变引起的双侧后侧脊髓病变;自主神经功能异常如家族性自主神经异常、胰岛素相关的糖尿病、Shy-Drager综合征、脑炎。其他如肌肉的疾病,如膈肌的病变、肌强直性营养不良、肌病等,脑脊髓的异常、OndineCurse 综合征(呼吸自主调节对正常呼吸刺激反应衰竭)、枕骨大孔发育畸形、脊髓灰质炎、外侧延髓综合征,某些肥胖者、充血性心力衰竭、鼻阻塞等,发作性睡眠猝倒和一些阻塞性睡眠呼吸暂停综合征患者行气管切开或腭垂腭咽成形术后等。

CSAS 发病机制:呼吸中枢位于延髓和脑干,并受控制意识和情绪的高级中枢影响,也受体液和感受性神经反射调节。位于延髓的呼吸神经元可产生呼吸的基本节律,位于脑干的呼吸中枢对调节和维持正常的节律性呼吸有重要作用。由醒觉转入睡眠时,高级中枢对呼吸的影响减弱,呼吸中枢对各种不同的刺激(如对高碳酸血症、低氧血症、上气道及肺和胸壁的反射性调节信号)反应性也减低,尤以在快速眼动睡眠期明显。这样在呼吸中枢及神经-呼吸肌系统出现病变时,虽然醒觉时可维持正常节律呼吸,睡眠时即可出现呼吸暂停。

(二)阻塞型睡眠呼吸暂停低通气综合征(OSAHS)

OSAHS 可见于肥胖、鼻部疾病(鼻瓣的弹性下降、抵抗力减低、过敏性鼻炎、鼻中隔偏曲、鼻息肉、鼻中隔血肿等,鼻咽部癌瘤、腺样体增生、淋巴瘤)、咽壁肥大、扁桃体肥大、肢端肥大症、甲状腺功能减退症、巨舌、颈脂肪瘤、Hurter 综合征、头和颈烧伤、乳头状瘤病和颈部肿瘤的压迫、会厌水肿、声带麻痹、喉功能不全、颌面骨性结构异常(上颌前后径短,下颌后缩,舌骨下移)等。

OSAHS 发病机制:OSAHS 的阻塞部位在咽腔。咽腔是上呼吸道和上食管的交叉路口,在生理上有重要意义。作为上气道的咽腔,从后鼻孔至会厌,缺乏完整的骨性结构支撑,主要靠咽腔周围肌的收缩来调节咽腔大小。咽周围肌主要包括翼状肌、腭帆张肌、颏舌肌、颏舌骨肌和胸骨舌骨肌,这些肌肉的收缩倾向于引起咽腔的开放。与躯干骨骼肌相比,咽腔周围肌的肌纤维少,血供丰富,三磷酸腺苷利用率高,收缩迅速,但易疲劳松弛。由觉醒转入睡眠时,咽腔周围肌紧张性降低,加之平卧睡眠时,由于重力的关系更易引起舌根与软腭后移,咽腔相对狭小。这样在有咽壁增厚、扁桃体肥大、巨舌、下颌后缩、颈部受压及咽部气流减少(鼻塞、咽腔入口狭窄等引起)等病理因素存

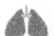

在时,使咽腔闭合的压力大于开放的压力,即可引起咽腔完全闭塞,引起睡眠呼吸暂停。

中枢或阻塞因素导致呼吸停止后,可因缺氧或加深的呼吸运动等因素唤醒患者,呼吸恢复后又可入睡。总之,SAS 的发病有多种因素参与,具体机制尚不完全清楚。

四、病理生理

SAS 患者睡眠时可反复发生低氧血症及高碳酸血症,pH 下降失代偿。OSAHS 在发生咽腔闭塞时,可出现迷走性心动过缓,心率在 30～50 次/分,少数患者可出现严重的心动过缓伴 8～12 秒停搏,甚至发生猝死。通气恢复后心率加快,可达 90～120 次/分。另外,肥胖的 OSAHS 患者由于胸腔负压增加,可引起胃食管反流。睡眠时反复的呼吸暂停及低通气,导致低氧血症和高碳酸血症,严重者可导致神经调节功能失衡,儿茶酚胺、肾素-血管紧张素、内皮缩血管肽分泌增加,内分泌功能紊乱及血流动力学等改变,造成组织器官缺血、缺氧,多系统多器官功能障碍。反复、急剧的低氧血症、高碳酸症和 pH 改变对机体可产生多方面的影响(图 8-1)。

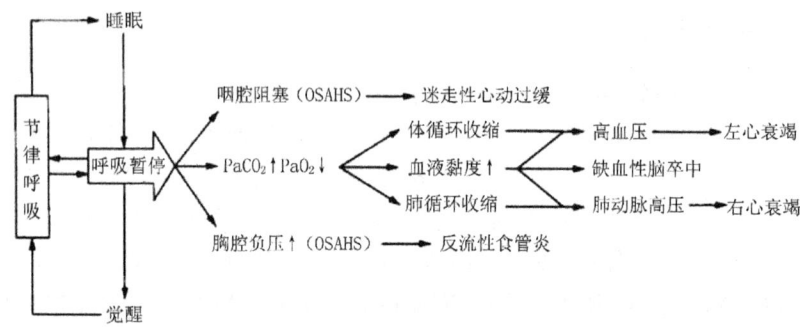

图 8-1 睡眠呼吸暂停综合征的病理生理

反复出现的呼吸暂停伴随血氧饱和度下降,可导致频繁的觉醒,脑电图出现醒觉图形,表现为睡眠片断,睡眠结构紊乱,非快速眼动睡眠(N-REM 睡眠)Ⅲ、Ⅳ期及快速眼动睡眠(REM 睡眠)等深睡状态减少或缺如,导致患者白天嗜睡、困倦,并引起脑功能障碍,可造成智力减低、记忆力下降、性格改变或行为异常等。

五、临床表现

中枢性与阻塞性睡眠呼吸暂停除因原发病不同而有不同的临床表现外,两型的临床表现也有不同(表 8-1)。OSAHS 患者睡眠时常打鼾,鼾声大,打鼾与呼吸暂停交替出现,鼾声极不规则。多数患者呼吸暂停持续 20～30 秒,甚至达 2～3 分钟,每夜可发作数十至数百次。有些患者可发生憋醒,憋醒后常感心慌、胸闷或心前区不适。患者本人常不知睡眠时有打鼾和呼吸暂停,往往首先被同居室的人观察到。有的患者睡眠呼吸暂停窒息时间较长后,身体常翻动或四肢乱动或突然坐起。

表 8-1 SAS 患者的临床特征

项目	体型	白天嗜睡	夜间觉醒	鼻鼾	性功能障碍
中枢性	正常	少见	多见	中等	轻微
阻塞性	多肥胖	多见	少见	很大	明显

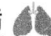

由于夜间睡眠质量不好,患者睡后仍不解乏,因而白天常常嗜睡和困倦。严重的患者在吃饭、与人谈话和看电视时也经常打瞌睡;骑自行车时可因打瞌睡而摔倒受伤;职业为汽车司机的患者,开车时可因打瞌睡而招致车祸。患者由于夜间血压增高常有晨起头痛,张口呼吸而引起咽喉干燥等。CSAS患者由于呼吸调控或神经肌肉功能障碍,可出现反复发作的呼吸衰竭和肺泡低通气综合征。

因低氧血症及唤醒反应可引起患者夜间血压增高。起床活动后恢复正常,以后进而发展为持续性高血压;部分患者可因肺动脉高压而导致右心室肥大、右心衰竭。

SAS中有超过10%的患者合并有慢性阻塞性肺疾病,常常存在呼吸中枢和呼吸功能失调,临床上可反复出现呼吸困难,发绀,严重低氧和高碳酸血症等呼吸衰竭症状。甚至因呼吸暂停时间过长而发生急性呼吸衰竭。

反复低氧及睡眠结构的紊乱可引起脑功能障碍,可出现记忆力、定向力减退,精神症状以抑郁、焦虑,疑病为明显。部分患者会出现幻觉,性功能障碍或阳痿等。

六、诊断

根据病史、体征和入睡后观察15分钟以上可做出推测性诊断。临床上对SAS的并发症如高血压、右心扩大、夜间心动过缓、心律失常、红细胞增多和憋醒、白天嗜睡等易于发现,但是,往往漏诊了引起上述改变的原发性原因SAS的诊断,从而不能对SAS进行合理的治疗,临床医师应当引起高度的重视。

确诊分型、病情轻重和疗效判断均需进行多导睡眠图(polysomnography,PSG)检查,睡眠时整夜监测记录脑电图、眼动图、肌电图、鼻和口腔气流、胸腹式呼吸、心电、脉搏血氧饱和度等。近年来,由于电子计算机及传感技术的进步,多导睡眠图还可以记录鼾音、pH及CPAP压力改变等,且全部材料均可由计算机储存记录和分析,PSG检查也也可携机回家,使检查在更自然的睡眠环境中进行。

在分型的基础上,应进一步明确病情的轻重程度。睡眠呼吸紊乱指数(AHI)在5~15者为轻度,AHI在15~30者为中度,AHI在30以上为重度。但临床上往往存在打鼾、白天嗜睡、困倦而AHI<5者,这类患者可能属于气道高阻力综合征。

在明确SAS诊断及分型的基础上,还需进一步查明引起该病的病因。对于OSAS患者,上气道CT断层扫描可测定咽腔的横断面积,X线头颅、咽结构测量可显示气道的宽度、颅底的角度、下颌骨和甲状舌骨的位置,可为外科手术提供确切的依据。对于CSAS患者,应进一步分析引起呼吸调节异常的环节。

多次小睡潜伏间(multiple sleep latency test,MSLT)检查可用于评估嗜睡的严重程度,并与其他嗜睡疾病相鉴别。

七、鉴别诊断

(一)原发性鼾症
有明显的鼾声,PSG检查无气道阻力增加,无呼吸暂停和低通气,无低氧血症。

(二)上气道阻力综合征
气道阻力增加,PSG检查反复出现α觉醒波,夜间觉醒超过10次/小时,睡眠连续性中断,有疲倦及白天嗜睡,可有或无明显鼾声。无呼吸暂停和低氧血症。

（三）发作性睡病

白天过度嗜睡、发作性猝倒、睡眠瘫痪、入睡时产生幻觉是发作性睡病的四大典型症状，同时多导睡眠图（PSG）显示下面1个或多个特征：睡眠潜伏期<10分钟；REM睡眠潜伏期<20分钟；多次睡眠潜伏期试验（MSLT）平均潜伏期<5分钟；出现≥2次的睡眠始发的REM睡眠。

八、治疗

SAS治疗应根据其病因、类型、病情轻重而采用相应的治疗方法，治疗的主要目的是消除临床症状、减少并发症及降低死亡率。

（一）一般治疗

1.治疗原发病

治疗首先应考虑原发病的处理，CSAS患者如重症肌无力可给予溴吡斯的明等药治疗，膈肌瘫痪可行体外膈肌起搏；减肥可使OSAS患者咽部脂肪沉积减少，增加咽腔的横截面积，患者体重减轻10%，呼吸暂停次数减少近50%；对于原发性甲状腺功能减退合并OSAS患者予以补充甲状腺素治疗后，睡眠呼吸暂停可显著改善或完全消失；对肢端肥大症患者，手术切除垂体肿瘤或服用抑制生长激素的药物后，睡眠呼吸暂停也有不同程度的缓解；上呼吸道感染可给予抗生素治疗。总之，引起SAS的原发疾病很多，对原发病的准确及时治疗，对SAS症状的缓解具有重要的意义。

2.吸氧治疗

对CSAS患者，吸氧治疗可消除或减少中枢性睡眠呼吸暂停，尤以在高原伴有低氧过度通气和酸中毒者适用。吸氧后可消除对呼吸控制通气不稳定性的影响、消除低氧血症对通气的抑制以及低氧血症引起周期性呼吸的改变，因此低流量吸氧是治疗中枢性睡眠呼吸暂停有效的治疗方法。对OSAS患者，单纯经鼻吸氧尽管可以暂时改善低氧症状，但抵消低氧对呼吸中枢的刺激，可延长呼吸暂停的时间。但是，如果对严重的OSAS患者供氧加上持续气道正压通气（CPAP），则可明显减少呼吸暂停的次数，明显改善低氧血症。

3.其他

睡眠时应避免仰卧位，注意体位及枕头的高低，以维持上气道通畅为宜。睡前勿饱食、勿服安眠药，停止注射睾酮等。

（二）药物治疗

氨茶碱可兴奋呼吸中枢，对脑干损害引起的睡眠呼吸暂停可能有效。

（1）乙酰唑胺125～250 mg，2～4次/天，1～2周，可增加颈动脉体活动，个别报道可减少中枢性睡眠呼吸暂停。

（2）甲羟孕酮20 mg，每天1～3次/天，可兴奋呼吸中枢，对部分低通气及睡眠呼吸暂停者可增加通气、减少呼吸暂停次数，不良反应有性欲减退、体液潴留和经绝期后妇女撤药后月经可再来潮等，长期用药需要注意。

（3）普罗替林和氯丙咪嗪为抗抑郁药，对抑制快速眼动睡眠（REM睡眠）有效，可减轻REM睡眠时出现的呼吸暂停和低氧血症。氯丙咪嗪常用剂量每次25 mg，1～2次/天，普罗替林常用剂量10～20 mg/d。本类药物经动物试验表明可提高颏舌肌活性，有助于上气道开放，服药后个别患者可发生口干、尿潴留、心律失常等不良反应，临床使用受到一定限制。

药物治疗主要是针对CSAS患者，但OSAS患者往往也有呼吸中枢障碍，故临床上药物治

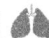

疗也有一定效果。

(三)机械治疗

1.经鼻持续气道正压通气(nasal continuous positive airway pressure,nCPAP)

其原理系使用一个空气泵,空气经滤过、湿化后经面罩与患者相连,输送的正压范围在0.2~2 kPa(2~20 cmH$_2$O),一般压力维持在 1 kPa(10 cmH$_2$O)左右患者较易接受,压力太大时患者会感到发憋而不适应,近年来人工通气机已小型化、便携式,患者携机长期在家中应用,已获得较好的临床治疗效果。

(1)nCPAP 治疗能减少 CSAS 患者的呼吸暂停,可明显改善 CSAS 患者的症状和低氧血症,改善周期性呼吸和陈-施呼吸。原理在于改善上气道受体的反射作用,促进氧合作用和改善循环机制。据报道 CPAP 治疗能直接减少中枢睡眠呼吸暂停的频率或者通过改善心脏功能而间接地减少呼吸暂停。

(2)对中、重度 OSAS 患者,经鼻持续气道内正压通气(nCPAP)是一个常用有效的治疗方法。在外科治疗前、后,减肥等尚未达到理想效果时,可给患者使用。由于一定正压的空气进入呼吸道,可使患者功能残气增加,减少上气道阻力,刺激上气道机械受体,增加咽腔周围肌张力,阻止睡眠时上气道塌陷,使患者保持上气道开放,如醒觉状态时一样的口径。CPAP 治疗的近期疗效表现为治疗后患者的呼吸暂停次数明显减少或消失,血氧饱和度上升,睡眠结构改善,减轻白天嗜睡症状,降低二氧化碳浓度,降低心率和肺动脉压。长期应用 nCPAP 治疗可降低红细胞比积和改善心射血分数,减轻气道周围软组织水肿,降低 OSAS 的病死率。治疗前、后必须用多导睡眠图监测对比,以调整到理想的正压水平并确定治疗效果。如患者感到鼻塞,用机前可适当用缩血管药或色甘酸滴鼻剂等滴鼻。

2.体外膈肌起搏

体外膈肌起搏可用于因膈肌瘫痪或疲劳而引起呼吸暂停的患者。

3.气道开放装置

如舌保留装置可阻止舌根后坠,鼻咽导管可保持咽腔通畅,畸齿校正装置可使下颌前移,扩大咽腔,但共同缺点是患者耐受差,同样可影响睡眠质量,限制了临床使用。

(四)手术治疗

1.悬腭垂软腭咽成形术(uvulopalatopharyngoplasty,UPPP)

此法经口摘除扁桃体,切除部分扁桃体的前后弓、部分软腭后缘及腭垂,增大口咽和鼻咽入口直径,以防止睡眠时的上气道阻塞。术前对患者的手术适应证不加选择,术后的有效率(呼吸暂停指数较术前降低至少达到 50%者)约为 50%。术后多导睡眠图复查无明显效果者,70%患者可主观感觉日间有所改善。

2.舌成形术

此法适用于巨舌、舌根后移、会厌过长或增厚患者,手术行中线舌根部分切除、会厌部分切除、会厌披裂黏膜部分切除,以打开下咽部中央通道,减少呼吸阻力,消除呼吸暂停。

3.气管造口术

对严重的 OSAS 伴严重的低氧血症,导致昏迷、心力衰竭或心律失常的患者,实行气管切开保留导管术,是防止上气道阻塞、解除致命性窒息最有效的救命性措施;也可用于拟行咽成形术的严重 OSAS;严重肥胖患者未达到治疗效果前也可先行气管切开保留导管术救治生命,待其他治疗方法证明有效后再拔除气管导管。其主要缺点是长期保留导管会造成患者的心理负担,容

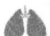

易造成气管切口周围及下呼吸道的感染。

4.其他

如下颌骨前移术、鼻中隔矫正术、舌骨悬吊术等。

(五)阻鼾器治疗

阻鼾器治疗适用于单纯性鼾症、轻度 OSAHS,以及不能耐受持续正压通气治疗及手术治疗者,其优点是简单、温和、费用低。

九、预后

轻症预后较好,重症可引起严重的心脑血管并发症,病死率较高,据报道,未经治疗的患者,8 年内有 37% 死亡。有报道 AHI>20 者的病率明显高于 AHI<20 者。

（王卫兵）

第四节 高通气综合征

高通气综合征指以呼吸困难为突出表现,没有器质性心肺疾病,伴随焦虑和过度通气的一组综合征。过度通气状态,即血气 $PaCO_2$ 的降低,与高通气综合征不同。很多器质性疾病,尤其是支气管哮喘、肺栓塞、甲状腺功能异常等,都可伴随过度通气状态,血气 $PaCO_2$ 降低,后者不属于高通气综合征的范畴。诊断中应注意鉴别。

一、与焦虑的关系

焦虑是高通气综合征患者的一大特征,约 70% 的患者同时符合精神疾病分类标准(DSM-Ⅳ)中焦虑障碍的诊断标准。所不同的是,焦虑障碍的诊断强调精神焦虑,同时要求伴随躯体症状;而高通气综合征的诊断更加偏重躯体症状和呼吸生理改变。

二、发病机制

尚不完全清楚,学术界倾向认为精神焦虑使皮质呼吸调节异常,丧失了呼吸调节的稳定性,发生一过性过度通气,导致症状的发生。

三、临床表现

高通气综合征的典型症状详见表 8-2,具有诊断的特异性。临床多为慢性过程,伴急性发作。急性发作时间多为 10～30 分钟,严重时长达 1 个多小时,多自然缓解。临床上可以表现为短期内频繁的症状发作,而另一时期又有较长的相对缓解期,迁延为慢性。严重发作时患者有濒临死亡的感觉,常急诊就医。尽管症状很重,但是尚未见到由于高通气综合征而死亡的报道。经过正确的诊断和处理,预后常较好。

四、诊断

有经验的医师常根据病史和症状描述就可以诊断。面对突出的呼吸困难,系统体格检查、胸

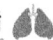

部 X 线片、动脉血气、肺功能、心电图、超声心动图等实验室检查没有发现明显异常,应考虑到高通气综合征。应注意与支气管哮喘、肺栓塞、甲状腺功能异常进行鉴别,必要时进行支气管激发试验、V/Q 显像以减少误诊。

表 8-2　高通气综合征的典型症状

项目	典型症状
呼吸渴求	长吸气、上不来气、吸不到底、有意识辅助呼吸
胸部发紧	胸部发紧、气堵在胸部、胸闷、胸部压迫感
肢体发麻	肢体麻木或针刺感、抽搐、头晕
焦虑	精神紧张、心烦意乱、坐卧不宁、烦躁、恐惧、濒死感

五、治疗

(一)腹式呼吸训练治疗

分 3 个步骤。

(1)向患者解释症状与过度通气之间的联系,告知该疾病的性质和预后,解除患者的疑病观念,消除恐惧心理。

(2)学习腹式呼吸,通过减慢呼吸频率,减少或消除过度通气的倾向。

(3)患者需要接受 20 次呼吸训练,在 2～3 个月内完成。该治疗措施在缓解症状、减少发作频率和降低强度方面有很好的疗效,经过 2～3 个月的治疗,60%～70%的患者症状得以缓解。1～2 年随访,远期疗效很稳定,复发率较低。急性发作期的治疗是大家熟悉的面罩(或袋囊)重呼吸疗法,通过增加呼吸无效腔,使 $PaCO_2$ 增加,通气减低,症状迅速得到缓解。

(二)药物治疗

高通气综合征一经诊断,首选腹式呼吸训练治疗,尤其是躯体症状突出的患者,青少年患者应该尽可能避免精神药物治疗。精神药物治疗与腹式呼吸训练治疗相比具有疗程长、容易形成心理依赖、撤药反跳和复发率高的缺点。对焦虑突出、躯体症状不明显,伴有抑郁的患者,应该在精神专科医师的指导下使用精神药物。常用药物有以下几种。

1.苯二氮䓬类(BZD)

苯二氮䓬类药物能有效地减轻焦虑,其中的阿普唑仑被认为是有效抗惊恐药物。用量由低剂量开始,过 4～6 天,依病情需要和耐受状况调整用量。其他常用药有地西泮、艾司唑仑、劳拉西泮。BZD 治疗焦虑简便易行,疗程充分后疗效明确。但 BZD 存在许多缺点难以克服。突出缺点是镇静性强、依赖潜力高,连续服用 4～8 周后即出现撤药反应。因此,在治疗显效后即刻拟定减药方案。即便如此,减药过程中仍有近 1/3 的患者出现症状反跳。少数患者难以彻底摆脱 BZD,终身服药。此外,高龄患者难以耐受较大剂量的 BZD,在治疗中易出现食欲下降、注意力难以集中、记忆障碍、全身软弱,甚至摔倒等。

2.选择性 5-羟色氨再摄取抑制剂(SSRI)

(1)帕罗西汀:用药从低剂量开始,在 6 周内增至充分治疗日用量,即帕罗西汀20～60 mg。帕罗西汀对惊恐障碍疗效明确且耐受良好,可以减少发作频率,改善焦虑不安、抑郁等症状。帕罗西汀的优点在于不良反应轻,耐受良好。与传统的阿普唑仑比较,帕罗西汀依赖潜力低,但是复发率仍较高。

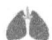

（2）西酞普兰：是近一段时间综合医院使用较多的 SSRI 类药，由于西酞普兰的抗焦虑疗效较差，躯体症状突出的患者尤其适宜。西酞普兰的治疗量为 20 mg，每天 1 次，服药方便，半衰期长约15 天，起效慢，多数患者服药 1 个月后症状开始改善。不良反应小，安全性较好，患者耐受性好。建议疗程为 6～9 个月。

（三）认知行为疗法

作为一种独立的治疗方法，已用于治疗高通气综合征，无论单独或是与其他治疗合用，都是一种有效的治疗方法。认知行为治疗是在对患者进行疾病知识的系统教育后，让患者逐渐暴露于使其焦虑的实际场景并学会一种自控。

（王卫兵）

第五节　过度通气综合征

过度通气综合征是由于通气过度超过生理代谢需要而引起的一组综合征，本征所指的是没有器质性病变的任何原因，而发作时有呼吸运动加快，产生动脉血二氧化碳分压降低（低于5.0 kPa），呼吸性碱中毒，并有交感神经系统兴奋，临床上表现各种各样的症状。所有症状都可以用过度通气和呼吸性碱中毒来解释，症状的发生与呼吸控制系统异常、自主呼吸调节丧失了稳定性（很可能是脑于以上的高位神经结构，如下丘脑）有关。过度通气综合征的概念包括以下3 个含义：①有躯体症状；②有可以导致过度通气的呼吸调节异常；③躯体症状与呼吸调节异常之间存在因果联系，也就是说躯体症状是由呼吸调节异常引起的。很多器质性疾病，如低氧血症、肺炎、肺间质纤维化、肺栓塞、充血性心力衰竭、代谢性酸中毒、发热等，都可伴随过度通气状态，血气分析示 $PaCO_2$ 降低，但不属于过度通气综合征的范畴。过度通气与呼吸深快不一样，呼吸深快是指每分通气量增加而不涉及 $PaCO_2$ 的变化。

一、诊断

（一）临床表现

本征常见于女性，具有神经官能症的表现或有诱发精神紧张的因素。常伴呼吸驱动力、肌肉做功、每分通气量都增加，气急和胸痛是其最常见的表现。文献报道 51%～90% 的非心脏性胸痛与过度通气相关。若伴有碱中毒，则可出现一系列神经症状，如头昏、视力障碍、晕厥、癫痫样发作、感觉异常、手足痉挛和僵直、肌力下降。严重碱中毒还可诱发心律失常和心肌缺血。通过对病史、查体和合并疾病的分析可初步知其病因。

（二）动脉血气分析

动脉血气分析可明确是否存在过度通气及其严重程度。主要表现为 $PaCO_2$ 降低，pH 升高。测定 pH 可明确原发性碱中毒或原发性酸中毒，同时肺泡动脉血氧分压差（DA-aPO_2）增大常提示肺部疾病可能是其基础病因。夜间测定通气和动脉血氧饱和度对疑为精神性过度通气有较高的价值，这部分患者睡眠时过度通气就消失了。

（三）Nijmegen 调查表

Nijmegen 调查表包括如下 16 项内容：紧张感，呼吸短促，深快呼吸，感觉无法深吸气，心悸，

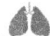

手足冷厥,焦虑,胸痛,头晕,胸部压榨感,手指麻刺感,视力模糊,思维混乱,手指或手臂僵硬,腹胀感,口周发紧。每一项分 5 级计分,0 分表示从未出现过,1 分表示极少出现,2 分表示时有时无,3 分表示经常出现,4 分表示频繁出现。任一项计 3 分则表示已影响其生活,累计超过 23 分则为阳性。

(四)试验治疗

试用含二氧化碳的气体让其吸入,可阻止症状的发生。

(五)鉴别诊断

除外癫痫、甲状腺功能低下、低血糖反应等疾病。

二、治疗

(一)一般处理

向患者解释清楚症状与过度通气之间的联系,进行细心的心理疏导,解除患者精神负担,消除恐惧心理。必要时给予谷维素、镇静药如地西泮(安定)、三环类抗焦虑药如三唑仑等药物配合。

(二)掌握正确的呼吸方法

即腹式呼吸、缓慢呼吸,通过减慢呼吸频率减少或消除过度通气的倾向性。

(三)重复呼吸疗法

急性发作时采用面罩(或袋囊)重复呼吸疗法,使吸入气体中 CO_2 提高而减轻症状。

(王卫兵)

第九章

肉芽肿性疾病

第一节　浆细胞肉芽肿

浆细胞肉芽肿是炎性假瘤的一种，是一种炎症性肉芽肿。

一、病因及病理

浆细胞肉芽肿发生原因不明，伴有明显感染症状的也有，但更多的是没有明显的临床炎症表现。考虑是浸润的浆细胞，淋巴细胞和组织细胞在炎症过程中有免疫反应与炎症的修复而形成的。以前根据瘤内所含细胞的种类及多少不同而又称为组织细胞瘤、黄色瘤、纤维黄色瘤和浆细胞瘤等。

二、临床表现

从一学者收集的 181 例看，发病年龄 1～73 岁，平均 29.5 岁，比恶性肿瘤年轻，男女各半。日本 64 例的发病年龄是 5～71 岁，平均 40.2 岁，男性 45 例，女性 19 例，男性明显的多。在肺的发生部位，左右没有明显差别。其症状有咳嗽、咳痰、发热、胸痛和咯血等，约半数病例有这些症状。另半数没有症状，多为体检发现。

胸片表现为边缘清晰的单发性均匀球状阴影的多，但也有与恶性肿块相似的毛刺和胸膜牵引征的，也有呈浸润样影的。肿块内也有钙化或空洞的。尚未见有胸腔积液报告的。

少见的也有，有学者报告 1 例 11 个月间发展为 2 cm 大小肿块。还有报告，6 个月间迅速长大且有血痰的，呈浸润影及广泛的病例，在部分切除后 1 个月或 5 年自然消退的也有。

三、实验室检查

血白细胞上升、血沉升高。CRP 阳性的病例只是少数。从免疫学检查看，淋巴细胞亚群，PHA 幼化率、NK 活性均无异常，只见 IL-2 水平低。

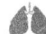

四、诊断

经支气管肺活检往往因标本小,难以诊断。因此,常需要开胸肺活检或胸腔镜下活检才行。

五、治疗

(一)轻中度患者

轻中度患者单独口服免疫抑制剂,首选烷化剂。

1.苯丁酸氮芥(瘤可宁)

苯丁酸氮芥(瘤可宁)对淋巴细胞有较高的选择性抑制作用,口服 3～6 mg/d,早饭前 1 小时或晚饭后 2 小时服用,持续至出现疗效后 1 周开始减量,这一过程需要 1～3 个月,总量为 350～500 mg。

2.硫唑嘌呤

硫唑嘌呤通常不作为首选用药,患者不能耐受苯丁酸氮芥或者单纯肾上腺皮质激素不能控制病情时应用。口服 1～4 mg/(kg·d),连用 1～3 个月后改为维持量 0.5～2 mg/(kg·d)。

(二)中重度患者

中重度患者需要免疫抑制剂和肾上腺皮质激素联合应用。

1.环磷酰胺

口服 1～2 mg/(kg·d),应用 3～6 个月。病情缓解后仍应维持治疗满 1 年,剂量递减,每 2～3 个月减 25 mg。

2.肾上腺皮质激素

泼尼松口服 1～2 mg/(kg·d),见效后逐渐减量,至 6 个月时减至 10 mg/d。

3.维持治疗

维持治疗对环磷酰胺不能耐受的患者维持治疗可以改为硫唑嘌呤 2 mg/(kg·d)和泼尼松 5～10 mg/d联合应用,疗程 6～12 个月。

六、预后

尚未见恶性变的报告。

（王丽娜）

第二节 肺嗜酸性肉芽肿

一、定义及概况

Lichtenstein 把一组单核-巨噬细胞系统疾病包括骨嗜酸细胞肉芽肿、汉-许-克病和累-赛病统一命名为组织细胞增多病X,以 X 表示病因不明。这三种疾病的组织病理方面相同,主要为组织细胞浸润,而临床表现有很大差异。

肺嗜酸性肉芽肿又称之为原发性肺组织细胞增多症 X。如同时有骨病变或发展过程中出现骨病变,则不应列入原发性。故原发性肺组织细胞增多症 X 是指局限于肺部的病变,多发生在 20～40 岁,为成人型。

二、病因

此病的病因不明,但可能与下列因素有关,在诊断上要给予注意。研究认为,约有 93.4％患者吸烟,因此认为该病与吸烟关系密切;此外可能与感染、免疫反应有关。

三、病理

病肺大体标本可见不规则结节播散于肺的周边,呈灰白色或黄色,直径<20 mm,结节剖面有空腔形成。

显微镜下肺组织随病变程度而异。早期肉芽肿为细胞性,以组织细胞、巨噬细胞、嗜酸细胞和淋巴细胞,沿肺泡间隔浸润蔓延,呈星状肉芽肿,主要局限在支气管周围,管壁增厚;进而因闭塞性细支气管炎导致开放性的支气管显著减少。肺泡腔内亦填充了大量的组织细胞,巨噬细胞和淋巴细胞,类似脱屑性间质肺炎的表现。其中,具有诊断特征的细胞是含有细致皱褶或锯齿状核仁的嗜酸性胞质的细胞。

肺血管呈不同程度的肉芽肿反应,轻者仅表现为少量的内膜增殖,严重明显的病灶浸润,可引起小动静脉闭塞,使开放的血管腔广泛丢失,肺组织坏死,囊性改变,继而发生肺心病。

肺嗜酸性肉芽肿的炎症和纤维化的不同时期,均可出现大量的星状结节,纤维化牵缩引起的肺气肿和蜂窝肿,星状瘢痕具有诊断意义。

电镜可见组织细胞呈网球拍样的 X 小体,X 小体并非肺嗜酸性肉芽肿的特异表现。但是,结合临床症状与病理特征的综合分析,有助于嗜酸性肉芽肿的诊断。

四、临床表现

本病好发于 20～40 岁年龄的人,男性多于女性(男:女为 5:1)。但也有老年人原发性肺组织细胞增多症 X 的报告。常见的胸部症状为:咳嗽、咳脓性痰和气急,可伴有咯血,14％的患者可发生自发性气胸。晚期有呼吸困难、发绀、肺动脉高压、肺心病体征,偶有杵状指、全身症状有发热、消瘦和乏力等。

五、诊断

(一)X 射线改变

X 射线改变典型表现为两肺弥漫分布的网状阴影(82％),结节阴影(76％),空腔阴影(55％)。早期在炎症细胞浸润期可表现绒毛状阴影;中期两肺弥漫性结节性或网状结节性阴影,病变以两肺的上、中野为明显,两侧肋膈角很少受累,病变可以一侧肺或双肺。晚期两肺呈粗大的条索状阴影,有明显的囊泡形成,最后变为“蜂窝肺”,偶尔表现为肺不张,伴有空洞的结节或肿块,可并发胸腔积液或肺门淋巴结肿大。

(二)CT 及高分辨 CT

CT 片比 X 射线片更能显示空腔及小结节阴影,而其为肺嗜酸性肉芽肿主要及特征性表现,具有较大的诊断价值。高分辨 CT 的结果还反映了组织病理学改变,肺组织细胞增多病 X 的特征是不同病变期的囊性和结节性改变同时存在,与平片相比,高分辨 CT 能证实 5 mm 以下的结

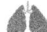

节更有价值,胸片因叠加效应呈现网状结节或气肿样改变,而高分辨 CT 呈现囊状阴影。

(三)肺功能

病变早期,肺容量缩小,弥散功能降低,肺顺应性降低。晚期病变,囊性纤维化,蜂窝肺发生,可出现阻塞性通气功能障碍。

六、鉴别诊断

(一)肺结节病

本病应首先与具有弥漫性结节类型的肺结节病相鉴别,其相似处较多,两者的呼吸道症状与全身症状都十分轻微或无症状,往往于体格检查拍 X 射线胸片时发现,发展比较缓慢,早期两者都有自行缓解或痊愈的可能。两者虽为弥漫性阴影,但肺体积都不缩小。本病胸部 X 射线阴影分布较均匀,结病以中上肺病变明显,且绝大多数伴两侧对称性肺门淋巴结肿大,其他脏器常同时受累。实验室检查有血清清蛋白、球蛋白倒置、γ 球蛋白升高、血管紧张素转换酶阳性,如有皮肤和浅表淋巴结受累,活检即可诊断。而前者病变局限于肺部,没有阳性实验结果,必须依靠支气管肺泡灌洗或肺活检才能确诊。

(二)特发性肺间质纤维化

虽然两者都为局限性肺部病变,但临床症状与预后迥然不同。两者虽有弥漫性阴影,但前者早期为小点,片状阴影混杂,分布比较均匀,纤维化程度较轻,肺体积无明显缩小,而特发性肺间质纤维化阴影首先出现在中下肺野外带,病变集中在中下肺,使下肺缩小,肺门下降并向纵隔靠拢,病变持续加重,晚期形成蜂窝肺,肺体积明显缩小,膈肌上抬。此外,临床症状亦有巨大差别,前者症状轻微,有自愈倾向;而后者持续恶化,自起病早期即出现进行性加重的运动性呼吸困难,可出现杵状指,肺部常听到细撕裂音。皮质激素虽有一定疗效,亦多限于临床症状的好转,两者实验室检查皆无阳性改变,故诊断都依靠肺活检。

(三)慢性外源性过敏性肺泡炎

慢性外源性过敏性肺泡炎是由于长期小量有机尘埃的吸入刺激所引起,此病往往仅有轻微咳嗽,于劳动后出现轻微的呼吸困难,少数无呼吸道症状,并无急性期的典型症状,脱离接触尘埃抗原后,于数月内呼吸道症状逐渐消退,因此常不引起患者重视,胸部 X 射线检查可见散在的弥漫性结节阴影,分布较均匀,两者有不少相似之处,但后者必须有长期接触变应原的历史,再次接触病情可复发。

(四)弥漫性肺泡细胞癌

此病早期症状很轻微,随病情发展出现咳嗽、呼吸困难,并逐渐加重不能缓解,少数患者咳大量白色泡沫痰,每天多达 200 mL。胸部 X 射线阴影早期可发生在一侧肺,然后逐渐向对侧发展。而原发性肺组织细胞增多症 X 射线开始即为对称性阴影,其 X 射线阴影虽增多,而呼吸道症状仍十分轻微。肺泡细胞癌痰中可找到癌细胞,两者均可通过肺泡灌洗找到癌细胞或组织细胞(X 细胞),必要时需经肺活检。

七、治疗

本病治疗较好的药物为皮质激素,早期应用可取得良好的效果。泼尼松常规用量基本与特发性肺间质纤维化相似,开始 30 mg/d,可以顿服,或分 3 次口服。视病情及 X 射线阴影吸收的情况,可逐渐减量,其维持量在 7.5 mg/d 左右,疗程 1～2 年。通过治疗,特别早期病变,应用激素后,可促使肺部病变吸收,防止肺间质纤维化。但病变的中、晚期疗效并不理想。对激素治疗无效后,应用青霉胺可使部分患者呼吸功能及其症状得以改善。雷公藤有抗炎及免疫抑制作用,部分患者也可应用。胸腺浸出液对伴免疫功能低下者有效。在疾病进展期也有部分患者应用细胞毒药物,如环磷酰胺、苯丁酸氮芥。局部病灶放射治疗可延缓病情。

此病多数预后良好,其中有部分患者不经任何治疗即能自行缓解。经过治疗部分患者可获得痊愈,部分患者可吸收好转,治疗可防止病情继续恶化。也有部分患者逐渐向弥漫性肺间质纤维化发展致呼吸衰竭,最后死于呼衰。

(王丽娜)

第三节　Wegener 肉芽肿

Wegener 肉芽肿(Wegener granulomatosis,WG)是一种原因不明、累及全身多个系统的坏死性、肉芽肿性血管炎,属自身免疫性疾病,主要侵犯上、下呼吸道和肾脏。WG 通常以鼻黏膜和肺组织的局灶性肉芽肿性炎症为开始,继而进展为血管的弥漫性坏死性肉芽肿性炎症。临床常表现为鼻和鼻窦炎、肺部病变和进行性肾衰竭。可累及关节、眼、皮肤,亦可侵及眼、心脏、神经系统及耳等。WG 分为局限型和危重型,局限型常见,病变只限于上、下呼吸道,预后好。但实际上许多患者在其疾病过程中,终将累及到肾脏。危重型可表现为系统性血管炎,肾组织病理呈坏死性新月体肾小球肾炎,肺毛细血管炎及其伴随的临床综合征,多因急性肾衰竭而死亡。

一、流行病学

该病从儿童到老年人均可发病,年龄范围 5～91 岁,但 30～50 岁是本病的高发年龄,平均年龄为41 岁。男性略多于女性,男女比例约 1.6∶1.0。平均发病率为 0.4/10 万,未经治疗的 WG 病死率高达 90%以上,经激素和免疫抑制剂治疗后,WG 的预后明显改善。

二、病因

WG 病因至今未明,目前认为 WG 的发病可能与下列因素有关。

(一)遗传因素

有研究表明 WG 患者人类白细胞抗原(HLA)-B50 和 B55,以及 DR1、DR2、DR4、DR8、DR9和 DQ7 表达的频率明显增加,而 HLA-DR3、DR6、DR13 和 DRB1-13 表达的频率减少。遗传因素可能与 WG 有一定关系。

(二)感染因素

有学者发现,63%的 WG 患者鼻腔内长期携带金黄色葡萄球菌,而且携带金黄色葡萄球菌的患者 WG 复发率明显高于鼻腔金黄色葡萄球菌阴性的患者。但由于不能直接在病变部位找到病原体,认为感染因素在 WG 发病中的作用不是直接病因,可能是 WG 发病的促发因素。

(三)免疫因素

多数 WG 患者的自身免疫抗体中抗中性粒细胞胞质抗体(ANCA)阳性,且糖皮质激素和细胞毒性药物等免疫抑制剂治疗有效,因而认为该病的发生与免疫功能紊乱有关。

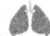

三、发病机制

WG 可能的发病机制如下:感染或其他原因等因素激活淋巴细胞释放淋巴因子,如肿瘤坏死因子(TNF)、白细胞介素(IL)-1、IL-2、IL-8 和干扰素(IFN)等,淋巴因子作用于中性粒细胞,使中性粒细胞内的蛋白酶 3 和髓过氧化物酶(MPO)等转移到细胞表面。

诱导机体产生抗体(ANCA)的机制如下。

(1)ANCA 活化中性粒细胞,使后者释放蛋白酶 3 和 MPO 及其他氧自由基。蛋白酶 3 能降解细胞外基质蛋白,如弹性蛋白、纤连蛋白、Ⅵ型胶原、层连蛋白等;MPO 可以催化过氧化氢(H_2O_2),产生超氧阴离子。上述过程循环放大,最终结果是损伤血管内皮,引起血管炎。

(2)血管内皮细胞在特定条件下,也可合成蛋白酶 3,ANCA 直接与内皮细胞结合,导致内皮细胞功能失调或溶解。

(3)活化中性粒细胞表面的抗原蛋白酶 3 和 MPO 等带有阳电荷,可吸附于带有阴电荷的血管内皮如肾小球基底膜。ANCA 与蛋白酶 3 结合后,一方面可在肾脏局部形成免疫复合物,激活补体,引起组织损伤;另一方面促进溶酶体酶释放,对细胞本身广泛溶解引起严重而持久的损伤。

(4)ANCA 可抑制对活化中性粒细胞释放毒性产物的中和反应,加重细胞损害。

四、病理

典型 WG 受累器官的基本病理改变有三种:①小、中等口径动静脉的坏死性血管炎;②坏死性肉芽肿;③炎症细胞浸润。炎症细胞以中性粒细胞、淋巴细胞和单核细胞为主,嗜酸性粒细胞较少。炎症细胞浸润最常见,见于所有病例;坏死性血管炎或肉芽肿见于 $90\%\sim95\%$ 的病例。不同的病例中,三种病理改变可以呈现不同组合,即可以表现为其中任两种病理改变或三种病理改变同时存在。

(一)上呼吸道

病变可以侵犯鼻、鼻旁窦、喉、咽、口腔和耳,眼眶也可受累。病变初期为鼻旁窦黏膜增厚、鼻甲肥大和鼻旁窦软组织增生,随病情发展,可以出现坏死性溃疡和骨质破坏,少数病例鼻中隔穿孔。病理改变可见血管炎、肉芽肿或炎症细胞浸润。

(二)支气管和肺

病变可以侵犯支气管壁、支气管黏膜,也可以侵犯肺实质。可见 WG 的三种基本病理改变中两种或三种病理改变同时存在。

(三)肾脏

肾脏的主要病理变化是局灶性、坏死性和节段性肾小球肾炎,呈急进性、新月体形成肾小球肾炎改变。肉芽肿少见。

五、临床表现

WG 可累及多个系统,起病可急可缓,临床表现呈多样性。典型的 WG 有三联征:上呼吸道、下呼吸道和肾脏病变。

(一)一般症状

病初症状包括发热、疲劳、抑郁、食欲缺乏、体重下降、关节痛、盗汗、尿色改变和虚弱。其中,

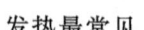

发热最常见。

（二）上呼吸道症状

大部分患者以上呼吸道病变为首发症状。通常表现是持续地流清涕或脓涕，且不断加重。有时有上呼吸道的阻塞和疼痛症状，也可伴有鼻黏膜溃疡和结痂，鼻出血、唾液中带血丝。严重者可出现鼻中隔穿孔，鼻骨破坏，出现鞍鼻。咽鼓管的阻塞能引发中耳炎，导致听力减退或听力丧失。部分患者可因声门下狭窄出现声音嘶哑及呼吸喘鸣。

（三）下呼吸道症状

肺部受累是 WG 基本特征之一。约 50% 的患者在起病时即有肺部表现，80% 以上的患者将在整个病程中出现肺部病变。

胸闷、气短、咳嗽、咯血以及胸闷、胸痛是最常见的症状，可出现胸腔积液及肺内阴影。约1/3 的患者肺部影像学检查有肺内阴影，但无临床症状。严重者可发生弥漫性肺泡出血，出现呼吸困难和呼吸衰竭。查体可有叩诊浊音、呼吸音减低以及湿啰音等体征。

（四）肾脏损害

大部分病例有肾脏病变，出现蛋白尿，红、白细胞及管型尿，严重者伴有高血压和肾病综合征，导致肾衰竭，是 WG 的重要死因之一。无肾脏受累者称为局限型 WG，应警惕部分患者在起病时无肾脏病变，随病情进展可逐渐发展至肾小球肾炎。

（五）眼部受累

眼受累的最高比例可至 50% 以上，约 15% 的患者为首发症状。WG 可累及眼的任何区域，表现为眼球突出、视神经及眼肌损伤、结膜炎、角膜溃疡、巩膜外层炎、虹膜炎、视网膜血管炎和视力障碍等。

（六）皮肤黏膜表现

多数患者有皮肤黏膜损伤，表现为下肢可触性紫癜、多形红斑、斑疹、瘀点（斑）、丘疹、皮下结节、坏死性溃疡形成以及浅表皮肤糜烂等。皮肤紫癜最为常见。

（七）神经系统表现

很少有 WG 患者以神经系统病变为首发症状。约 1/3 的患者在病程中出现神经系统病变。以外周神经病变为常见，多发性单神经炎是主要的病变类型，临床表现为对称性的末梢神经病变。肌电图以及神经传导检查有助于外周神经病变的诊断。少部分患者出现癫痫或精神异常。

（八）关节病变

关节病变在 WG 中较为常见，发病时约 30% 的患者有关节病变，约 70% 患者病程中可有关节受累。多数表现为关节疼痛以及肌痛，1/3 的患者可出现对称性或非对称性以及游走性关节炎（可为单关节或多关节的肿胀和疼痛）。

（九）其他

WG 也可累及心脏而出现心包炎、心肌炎。胃肠道受累时可出现腹痛、腹泻以及消化道出血；罕见病例以急性胰腺炎为首发症状。尸检时可发现脾脏受损（包括坏死、血管炎以及肉芽肿形成）。泌尿生殖系统（不包括肾脏）如膀胱炎、睾丸炎和附睾炎等受累较少见。

六、实验室和其他检查

（一）影像学检查

上呼吸道影像学检查可见鼻旁窦黏膜增厚、鼻旁窦骨质破坏等改变。胸部影像学表现多种

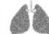

多样,典型的 WG 表现为两肺多发、大小不等的结节状影,以两下肺多见。肺结节大小多在 2～10 cm,多分布在支气管血管周围,结节外缘不规则,有时在结节与肺门之间可见"滋养血管"影、长毛刺征和胸膜牵拉征。约 50% 的患者可以发现有厚壁空洞,洞壁内缘不规则,极少有液平和钙化。少部分患者可见弥漫性粟粒样表现或弥漫性磨玻璃影。

(二)肺功能检查

因为支气管内膜受累以及瘢痕形成,55% 以上的患者在肺功能检测时可出现阻塞性通气功能障碍,另有 30%～40% 的患者可出现限制性通气功能障碍以及弥散功能障碍。

(三)纤维支气管镜检查

纤维支气管镜检查主要是用于发现气道内病变,包括声门下狭窄和溃疡性气管-支气管炎。由于 WG 病变分布常为局灶性,而且纤维支气管镜下经支气管肺活检所获组织标本量小,所以肺活检意义有限。

(四)组织活检

活体组织病理检查是诊断 WG 的主要措施。WG 的主要组织学特点是血管炎、肉芽肿和坏死。其典型的血管炎改变为累及小、中动脉的坏死性或肉芽肿型血管炎;有时有血管阻塞或血管腔内血栓形成;少见的表现有小动脉、静脉、毛细血管中性粒细胞浸润和管壁破坏。上呼吸道活体组织病理检查创伤性相对较小,常作为首选,但阳性率较低:具有血管炎和肉芽肿 2 项病变者21%～23%,具有血管炎、肉芽肿和坏死 3 项病变者 16%。肺活体组织病理检查室诊断 WG 阳性率较高。纤维支气管镜下经支气管肺活体组织病理检查虽然创伤小,但阳性率仅 7% 左右;开胸肺活检阳性率可达 91%,其缺点是创伤性较大;电视辅助胸腔镜外科肺活检也可获得较高阳性率。肾脏活检主要用于除外其他肾脏疾病。肾脏活检主要病变为 80% 的患者呈节段性坏死性肾小球炎,仅 8% 的患者可以发现血管炎改变。皮肤活检可见到三种病理改变,即坏死性血管炎或白细胞碎片性血管炎、坏死性肉芽肿以及肉芽肿性血管炎。

(五)血液检查

少数患者红细胞和血红蛋白降低,白细胞和血小板增多。活动性 WG 患者可见血沉增快、C 反应蛋白增高,抗核抗体和类风湿因子阳性。所有这些改变都没有特异性。肾脏受累导致肾功能受损时,血肌酐、尿素氮升高,并可以发生水电解质紊乱和酸碱平衡失调。

(六)尿常规检查

所有 WG 患者都应进行尿液检查,以期发现肾脏受损情况。肾脏受累时可以有蛋白尿和/或镜下血尿、细胞管型等。

七、诊断

对有典型上、下呼吸道和肾脏受损的"三联征"患者,诊断并不困难。如只有一个或两个部位累及时,常易误诊或漏诊。WG 的诊断时间为 5～15 个月。有报道显示 40% 的诊断是在不到3 个月的时间里得出的,10% 可长达 5～15 年才被确诊。WG 早期诊断至关重要。无症状患者可通过血清学检查 ANCA 以及鼻旁窦和肺脏的影像学检查有助于诊断。皮肤、上呼吸道、肺及肾脏活检可提供诊断依据,病理显示纤维蛋白变性、血管壁有中性粒细胞浸润、局灶性坏死性血管炎,上、下呼吸道有坏死性肉芽肿形成,以及肾脏病理为局灶性、节段性、新月体性、坏死性肾小球肾炎,免疫荧光检测无或很少免疫球蛋白以及补体沉积。必要时,可进行胸腔镜或开胸活检以提供诊断的病理依据。

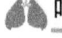

八、鉴别诊断

WG主要与以下几种疾病鉴别。

(一)显微镜下多血管炎(MPA)

以前将显微镜下多血管炎作为韦格纳肉芽肿的一个亚型,现认为显微镜下多血管炎为一独立的系统性血管炎,是一种主要累及小血管的系统性坏死性血管炎,可侵犯肾脏、皮肤和肺等脏器的小动脉、微动脉、毛细血管和小静脉。常表现为坏死性肾小球肾炎和肺毛细血管炎。累及肾脏时出现蛋白尿、镜下血尿和红细胞管型。ANCA阳性是MPA的重要诊断依据,60%~80%为p-ANCA阳性,胸部X射线检查在早期可发现无特征性肺部浸润影或小片状浸润影,中晚期可出现肺间质纤维化。

(二)变应性肉芽肿性血管炎[Churg-Strauss综合征(CSS)]

变应性肉芽肿性血管炎常有重度哮喘;肺和肺外脏器有中小动脉、静脉炎及坏死性肉芽肿;外周血嗜酸性粒细胞增高。WG与CSS均可累及上呼吸道,但WG常有上呼吸道溃疡,胸片显示肺内有结节、空洞形成,CSS则不多见。WG病灶中很少有嗜酸性粒细胞浸润,周围血嗜酸性粒细胞增高不明显,也无哮喘发作。

(三)淋巴瘤样肉芽肿病

淋巴瘤样肉芽肿病系多形细胞浸润性血管炎和血管中心性坏死性肉芽肿病,病变浸润细胞多为小淋巴细胞、浆细胞、组织细胞等,主要累及肺、皮肤、神经系统及肾间质,不侵犯上呼吸道。

(四)肺出血-肾炎综合征(Goodpasture syndrome)

肺出血-肾炎综合征以肺出血和急进性肾小球肾炎为特征的综合征,常有抗肾小球基底膜抗体阳性,并由此引致弥漫性肺泡出血及肾小球肾炎综合征,临床突出表现为发热、咳嗽、咯血及肾炎改变,一般无其他血管炎征象。常缺乏上呼吸道病变,肾病理可见基底膜有免疫复合物沉积。

(五)复发性多软骨炎

复发性多软骨炎以软骨受累为主要表现,临床表现可有鼻塌陷、听力障碍和气管狭窄等,一般均有耳郭受累,而无鼻旁窦受累。实验检查ANCA阴性,抗Ⅱ型胶原抗体阳性有助诊断。

九、治疗

未经治疗的WG患者的预后很差,90%以上的患者在2年内死亡,死因通常是呼吸衰竭和/或肾衰竭。早期诊断、早期治疗,对预后有明显改善。通常治疗可分为3期,即诱导缓解、维持缓解以及控制复发。循证医学(EBM)显示糖皮质激素+环磷酰胺(CTX)联合治疗有显著疗效,特别是累及肾脏以及具有严重呼吸系统疾病的患者,应作为首选治疗方案。

(一)糖皮质激素

活动期时泼尼松1.0~1.5 mg/(kg·d),用4~6周或病情缓解后减量并以小剂量维持。对严重病例如中枢神经系统血管炎、弥漫性肺泡出血、进行性肾衰竭,可冲击疗法;甲泼尼龙1.0 g/d,3天;第4天改口服泼尼松1.0~1.5 mg/(kg·d),然后根据病情逐渐减量。

(二)免疫抑制剂

1.环磷酰胺

环磷酰胺为首选免疫抑制剂,每天口服CTX 1.5~2 mg/kg,也可用CTX 200 mg,隔天1次。

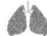

病情平稳时可用 1 mg/kg 维持。严重病例可给予 CTX 1.0 g 冲击治疗,每 3～4 周 1 次,同时给予每天口服 CTX 100 mg。可使用 1 年或数年,撤药后患者可长期缓解。用药期间注意观察不良反应,如骨髓抑制等。研究显示,CTX 能显著改善 WG 患者的生存期,但不能完全控制肾脏等器官损害的进展。

2.硫唑嘌呤

硫唑嘌呤有抗炎和免疫抑制双重作用,有时可替代 CTX。用量为 1～4 mg/(kg·d),总量不超过200 mg/d。需根据病情及个体差异而定。用药期间应监测不良反应。

3.甲氨蝶呤(MTX)

MTX 一般用量为 10～25 mg,1 周 1 次,口服、肌内注射或静脉注射疗效相同,如 CTX 不能控制可合并使用 MTX。

4.环孢素(CsA)

CsA 作用机制为抑制 IL-2 合成,抑制 T 细胞活化。常用剂量为 3～5 mg/(kg·d),但免疫抑制作用也较弱。

(三)其他治疗

1.复方磺胺甲噁唑片

对于病变局限于上呼吸道以及用泼尼松和 CTX 控制病情者,可用复方磺胺甲噁唑片进行抗感染治疗(2～6 片/天),能预防复发,延长生存时间。特别具有预防卡氏肺囊虫感染作用。

2.生物制剂

新近研究发现 TNF-α 受体阻滞剂与泼尼松和/或 CTX 联合治疗能增加疗效,减少后者的毒副作用;有报道,对泼尼松和 CTX 治疗无效的患者可试用 TNF-α 受体阻滞剂,能收到理想的疗效。

3.血浆置换

对活动期或危重型病例,可用血浆置换治疗作为临时治疗。但需与激素及其他免疫抑制剂合用。

4.透析治疗

急性期患者如出现肾衰竭时需要透析治疗。

5.外科治疗

对于声门下狭窄、支气管狭窄等患者可以考虑外科治疗。

十、预后

WG 通过药物治疗,尤其是糖皮质激素加 CTX 联合治疗,以及严密的随诊,能诱导和维持长期的缓解。以往,未经治疗的 WG 平均生存期是 5 个月,82% 的患者 1 年内死亡,90% 多的患者两年内死亡。目前,大部分患者在正确治疗下能维持长期缓解。影响预后的主要因素是难以控制的感染和不可逆的肾脏损害。早期诊断、早期治疗,力争在肾功能损害之前给予积极治疗,可明显改善预后。

(王丽娜)

第十章

结　核　病

第一节　支气管结核

支气管结核是发生在气管、支气管黏膜或黏膜下层的结核病,因此也称支气管内膜结核。

支气管结核在抗结核化疗前时代发病率很高。Auerbach 曾报道对 1 000 例肺结核尸体解剖,发现有 41.0％患者有支气管结核。黄家驷亦曾报道,肺结核患者中 42.7％有支气管结核。但是在抗结核化疗时代,支气管结核的发病率较前明显减少。有学者报告对 1 000 例结核病患者尸检中发现支气管结核者仅 42 例,占 4.2％。值得指出的是,支气管结核的发病率与病例选择有明显关系。如果对结核患者无选择性地进行支气管镜检查,则支气管结核的发病率低,如选择有支气管结核症状的患者作检查,则发病率高。支气管结核的发病率又与肺结核病情有关,重症结核、有空洞者及痰结核菌阳性的肺结核患者,支气管结核的发病率较轻症、无空洞,痰菌阴性者高了 3 倍。另据国外统计,支气管结核发病率农村高于城郊,城郊高于城市,这可能与农村重症结核患者较多,且治疗不规则有关。

支气管结核女性多于男性,男女比例为 1：4.2,各年龄组均可发生。多数支气管结核继发于肺结核,以 20～29 岁年龄组占多数,少数继发于支气管淋巴结结核,以儿童及青年为多。近年由于肺结核患病趋向老年化,老年患支气管结核有增加的趋势。

一、发病机制及病理

(一)发病机制

支气管结核均为继发性,多数继发于肺结核,少数继发于支气管淋巴结结核,经淋巴和血行播散引起支气管内膜结核者极少见。

1.结核菌接触感染

此为支气管结核最常见的感染途径。气管支气管是呼吸通道,结核患者含有大量结核菌的痰液通过气管,或空洞、病灶内的含结核菌的干酪样物质通过引流支气管时,直接侵及支气管黏膜,或经黏液腺管口侵及支气管壁。

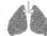

2.邻近脏器结核病波及支气管

肺实质结核病进展播散时波及支气管,肺门及纵隔淋巴结发生结核性干酪样坏死时,可浸润穿破邻近支气管壁,形成支气管结核或支气管淋巴瘘,个别脊柱结核患者的椎旁脓肿可波及气管、支气管,形成脓肿支气管瘘。

3.淋巴血行感染

结核菌沿支气管周围的淋巴管、血管侵及支气管,病变首先发生在黏膜下层,然后累及黏膜层,但这种淋巴血行感染的发生机会较少。

(二)病理改变

支气管结核早期组织学改变为黏膜表面充血、水肿,分泌物增加,黏膜下形成结核结节和淋巴细胞浸润。此种改变与一般非特异性炎症不易区别。当病变继续发展,可产生支气管黏膜萎缩及纤维组织增生,当病变发生干酪样坏死时,可形成深浅不一、大小不等的结核性溃疡,底部充满肉芽组织,表面覆以黄白色干酪样物,肉芽组织向管腔内生长,可造成管腔狭窄或阻塞。

通过合理有效的抗结核治疗,随着炎症消退,溃疡愈合,少数狭窄或阻塞的支气管可获得缓解,但多数随着支气管壁弹性组织破坏和纤维组织增生,狭窄或阻塞情况反而加重,引起肺不张、肺气肿、张力性空洞及支气管扩张等并发症。

当气管支气管旁淋巴结干酪样坏死时,淋巴结可发生破溃穿透支气管壁,形成支气管—淋巴瘘,瘘孔多为单发,亦可数个同时或相继发生。干酪样物排空后,淋巴结可形成空洞,成为排菌源泉。

二、临床表现

支气管结核患者的临床症状视病变范围、程度及部位有所不同。

(一)咳嗽

几乎所有的支气管结核患者都有不同程度的咳嗽。典型的支气管结核的咳嗽是剧烈的阵发性干咳。镇咳药物不易制止。

(二)喘鸣

支气管结核时,黏膜可发生充血、水肿、肥厚等改变,常造成局部的管腔狭窄,气流通过狭窄部时,便会发生喘鸣。发生于小支气管狭窄所致的喘鸣,只有用听诊器才能听到,发生于较大支气管的喘鸣,患者自己就能听到。

(三)咯血

气管支气管黏膜有丰富的血管供血。支气管结核时,黏膜充血,毛细血管扩张,通透性增加。患者剧烈咳嗽时,常有痰中带血或少量咯血,溃疡型支气管结核或支气管淋巴瘘患者可因黏膜上的小血管破溃而发生少量或中等量咯血,个别患者发生大咯血。

(四)阵发性呼吸困难

呼吸困难程度因病情而异。有支气管狭窄的患者,如有黏稠痰液阻塞了狭窄的管腔,患者可发生一时性的呼吸困难。当痰液咯出后,支气管又通畅,呼吸困难即可解除。淋巴结内干酪样物质突然大量破入气管内腔时,可导致严重呼吸困难,甚至可发生窒息。

三、各项检查

(一)纤维支气管镜检查

纤维支气管镜检查是诊断支气管结核的主要方法。支气管镜不但能直接窥视支气管黏膜的各种病理改变,而且通过活检、刷检、灌洗等检查手段,可获得病因学诊断的依据。但是支气管镜检查时支气管结核的发现率各学者的报告有很大的差别。造成这种情况的原因很多,其中一个很重要的原因是不同学者对纤维支气管镜下支气管结核诊断标准的认识和理解常有很大的不同。例如,同样的支气管黏膜充血、水肿、不同医师可能作出不同的诊断。因此每个进行支气管镜检查的医师应当认真考虑自己在支气管镜检查时所采用的诊断标准,其正确性到底如何?最好的鉴定办法是肺切除标本病理检查和/或支气管黏膜活体组织检查与支气管镜诊断作对照。北京市结核病研究所气管镜室曾对 208 例患者进行了肺切除标本病理检查与气管镜诊断的对照研究,结果显示,支气管镜诊断正确率为 62.9%,诊断不正确者 37.1%,其中结核误诊率为 4.3%,而结核漏诊率为 32.8%。分析漏诊的原因主要为:支气管结核的结核病变位于黏膜下,而黏膜完全正常,因此支气管镜无法发现病变(占有 28.9%);黏膜及黏膜下均有结核病变,但黏膜病变是微小结核结节,而主要病变位于黏膜下层(占 13.2%);仅黏膜有微小、局限的结核结节(占 57.9%)。国内外文献曾有学者称这种支气管镜难以发现的微小黏膜或黏膜下结核病变为"隐性支气管结核"。

支气管结核的纤支镜所见通常可分为以下五种类型。

1.浸润型

表现为局限性或弥漫性黏膜下浸润。急性期黏膜高度充血、水肿、易出血,慢性期黏膜苍白、粗糙呈颗粒状增厚,软骨环模糊不清,可产生不同程度的狭窄,黏膜下结核结节或斑块常呈黄白色乳头状隆起突入管腔,可破溃坏死,也可痊愈而遗留瘢痕。

2.溃疡型

可继发于浸润型支气管结核或由支气管淋巴结核溃破而引起,黏膜表面有散在或孤立的溃疡,溃疡底部有肉芽组织,有时溃疡被一层黄白色干酪样坏死物覆盖,如坏死物质阻塞管腔或溃疡底部肉芽组织增生,常可引起管腔阻塞。

3.增殖型

主要是增生的肉芽组织呈颗粒状或菜花状向管腔凸出,易出血,可发生支气管阻塞或愈合而形成瘢痕。

4.纤维狭窄型

为支气管结核病变的愈合阶段。支气管黏膜纤维性病变,常造成管腔狭窄,严重者管腔完全闭塞。

5.淋巴结支气管瘘

(1)穿孔前期:支气管镜下可见局部支气管因淋巴结管外压迫而管壁膨隆,管腔狭窄,局部黏膜充血、水肿或增厚。

(2)穿孔期:淋巴结溃破入支气管腔,形成瘘孔,支气管腔除有管外压迫外,局部黏膜可见小米粒大小的白色干酪样物质冒出,犹如挤牙膏状,用吸引器吸除干酪样物后,随着咳嗽又不断有干酪样物从此处冒出,瘘孔周围黏膜可有严重的充血水肿。

(3)穿孔后期:原瘘孔处已无干酪样物冒出,呈光滑的凹点,周围黏膜大致正常,有时瘘孔及

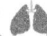

周围黏膜有黑灰色炭疽样物沉着,呈现"炭疽样"瘘孔,此种陈旧性瘘孔可持续数年不变。

(二)X 线检查

1.直接影像

胸部透视或 X 线平片不易显示气管、支气管结核。断层摄影可能显示支气管内有肉芽、息肉。管腔狭窄等改变。支气管造影术不但可以清晰显示上述改变,有时还可显示溃疡性病变及淋巴结支气管瘘。

2.间接影像

胸部 X 线检查发现张力性空洞、肺不张、局限性阻塞性肺气肿、不规则支气管播散病变,提示可能有支气管结核。

四、诊断

根据病史、症状、体征、X 线胸片及痰结核菌检查,多数患者可以确诊支气管结核。对于尚不能确诊的病例,可作纤维支气管镜检查,必要时通过活检,刷检及支气管灌洗等检查进一步明确诊断。

凡是原因不明的咯血、咳嗽持续 2 周以上或胸部经常出现局限性或一侧性哮鸣音,或胸片上出现肺不张、肺门浸润、肺门肿块影、肺门附近张力性空洞或不规则支气管播散病灶者,应做痰涂片检查和进一步的选择性 X 线检查,除外支气管结核。

原因不明的下列患者应作纤维支气管镜检查以了解有无支气管结核存在:①剧烈干咳或伴有少量粘稠痰超过 1 个月,胸片上无活动性病灶,抗生素、平喘药治疗无效者;②反复咯血超过 1 个月,尤其是肺门有钙化灶者;③经常出现局限性或一侧性哮鸣音者;④反复在肺部同一部位发生炎症者;⑤肺不张者。

五、治疗

(一)全身抗结核治疗

无论是单纯的或并发于肺结核的气管、支气管结核均应进行有效的、合理的全身抗结核药物治疗。

(二)局部治疗

由于支气管黏膜有丰富的血运供应,因此全身治疗时,支气管黏膜多能达到有效的药物浓度,因此局部治疗并不是必须的。但如经一定时期的常规抗结核药物治疗而效果不够理想,病变仍较严重,或临床症状明显时,可并用下述局部治疗:

1.雾化吸入

可选用局部刺激性较小的药物,如异烟肼 0.2 g 和链霉素 0.25～0.5 g 溶于生理盐水 3～5 mL 进行雾化吸入,每天 1～2 次,疗程 1～2 个月。

2.支气管镜下治疗

深而广泛的溃疡型和肉芽肿型支气管结核,可在全身化疗的同时配合纤支镜下局部给药治疗,每周1次,纤支镜下用活检钳或刮匙,分次清除局部干酪样坏死物和部分肉芽组织,局部病灶黏膜下注入利福霉素每次 125 mg,8～12 次为 1 个疗程。

北京市结核病胸部肿瘤研究所对 62 例支气管内膜结核患者给予全身化疗合并支气管镜下局部给药治疗,取得较好的疗效。其中溃疡型内膜结核 18 例,肉芽肿型内膜结核 44 例,气管内

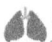

注入利福霉素每周每次 125 mg,经注药 5~12 次,62 例患者中 50 例(82.5%)管腔阻塞解除或改善,12 例(17.5%)无效。本组患者中 17 例患者气管内给药前痰菌阳性已持续 1 年以上,经气管内注药治疗后12 例管腔复通,痰菌阴转。

3.其他

近年来,对于瘢痕狭窄型支气管内膜结核,国内外开展安置镍钛合金支气管支架的治疗方法,对于缓解阻塞性炎症及肺不张,改善肺功能有一定疗效。

(郭拥军)

第二节 肺 结 核

一、病原学

结核菌在分类学上属于放线菌目、分枝杆菌科、分枝杆菌属,分人型、牛型、非洲型和鼠型 4 型。对人类致病的主要为人型结核菌,牛型菌很少,非洲分枝杆菌见于赤道非洲,是一种过度类型,西非国家分离菌株倾向于牛型分枝杆菌,而东非国家分离株更类似于人型分枝杆菌。田鼠分枝杆菌对人无致病力。结核菌细长而稍弯,约 0.4 μm×4.0 μm,两端微钝,不能运动,无荚膜、鞭毛或芽孢;严格需氧;不易染色,但经品红加热染色后不能被酸性乙醇脱色,故称抗酸杆菌。结核菌对不利环境和某些理化因子有抵抗力。在阴湿处能生存 5 个月以上,干燥痰标本内可存活 6~8 个月,−8~−6 ℃下能存活 4~5 个月。结核菌不耐热,对紫外线亦甚敏感,故常采用加热或紫外线进行消毒,而高压蒸汽(120 ℃)持续 30 分钟是最佳的灭菌方法。结核菌培养的营养要求较高、生长缓慢,人型菌的增殖周期约 15~20 小时,至少需 2 周才有可见菌落。菌落多呈粗糙型,光滑型菌落大多表示毒力减低。结核菌细胞壁富含脂质,约占细胞壁的 60%,是抗酸着色反应的主要物质基础,具有介导肉芽肿形成和促进细菌在吞噬细胞内存活的作用。细胞壁中尚含脂多糖,其中脂阿拉伯甘露聚糖(lipoarabanmannan,LAM)具有广泛的免疫原性,生长中的结核菌能大量产生,是血清学诊断中应用较多的一类抗原物质。结核菌的菌体主要是蛋白质,占菌体干重的 50%。依据蛋白抗原定位结核蛋白可区分为分泌蛋白、胞壁蛋白和热休克蛋白。结核蛋白被认为是变态反应的反应原,已鉴定出数十个蛋白抗原,部分已用于免疫血清学诊断,但迄今尚缺少特异性很高的蛋白抗原。目前结核菌标准菌株 H37RV 全染色体测序已经完成,全基因组约由 4 411 532 个碱基对组成,鸟嘌呤/胞嘧啶(G+C)高达 65.6%,约含 4 000 个基因,但病原性的分子基础即病原性基因及其编码的致病因子(蛋白质表型)尚不清楚。

二、流行病学

(一)流行环节

1.传染源

传染性肺结核患者排菌是结核传播的主要来源。带菌牛乳曾是重要传染源,现已很少见。但我国牧区仍需重视牛乳的卫生消毒和管理。

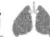

2.传播途径

主要为患者与健康人之间经飞沫传播。排菌量愈多,接触时间愈长,危害愈大;直径 1～5 μm大小的飞沫最易在肺泡沉积,情绪激昂的讲话、用力咳嗽,特别是打喷嚏所产生的飞沫直径小、影响大。患者随地吐痰,痰液干燥后结核菌随尘埃飞扬,亦可造成吸入感染。经消化道、胎盘、皮肤伤口感染均属罕见。

3.易感人群

生活贫困、居住拥挤、营养不良等是经济不发达社会中人群结核病高发的原因。婴幼儿、青春后期和成人早期尤其是该年龄期的女性以及老年人结核病发病率较高,可能与免疫功能不全或改变有关。某些疾病如糖尿病、矽肺、胃大部分切除后、麻疹、百日咳等常易诱发结核病;免疫抑制者,尤其好发结核病。

(二)流行现状

目前估计全球有 20 亿结核菌感染者,现患结核病例 2 000 万人,年新发病例 800 万～900 万人,其中半数以上为传染性肺结核,每年约有 300 万人死于结核病,占各种原因死亡数的 7%、各类传染病死亡数的 19%。目前我国结核病控制取得了很大成绩,但仍然是世界结核病的高负担国家。目前我国正面临 HIV/AIDS 流行,与结核病形成双重夹击的严重威胁,加之在管理方面还存在不足,形势非常严峻。我国政府正履行承诺,运用现代控制技术,并实施治疗费用的减免政策,推进全国防治工作。

三、发病机制

(一)结核菌感染的宿主反应及其生物学过程

结核菌入侵宿主体内,从感染、发病到转归均与多数细菌性疾病有显著不同,宿主反应具有特殊意义。结核菌感染引起的宿主反应分为 4 期。①起始期:入侵呼吸道的结核菌被肺泡巨噬细胞吞噬,因菌量、毒力和巨噬细胞非特异性杀菌能力的不同,被吞噬结核菌的命运各异,若在出现有意义的细菌增殖和宿主细胞反应之前结核菌即被非特异性防御机制清除或杀灭,则不留任何痕迹或感染证据,如果细菌在肺泡巨噬细胞内存活和复制,便扩散至邻近非活化的肺泡巨噬细胞,形成早期感染灶。②T 细胞反应期:由 T 细胞介导的细胞免疫(cell mediated immunity,CMI)和迟发型变态反应(delay type hypersensitivity,DTH)在此期形成,从而对结核病发病、演变及转归产生决定性影响。③共生期:生活在流行区的多数感染者发展至 T 细胞反应期,仅少数发生原发性结核病,大部分感染者结核菌可以持续存活,细菌与宿主处于共生状态,纤维包裹的坏死灶干酪样中央部位被认为是结核杆菌持续存在的主要场所,低氧、低 pH 和抑制性脂肪酸的存在使细菌不能增殖。宿主的免疫机制亦是抑制细菌增殖的重要因素,倘若免疫受到损害便可引起受抑制结核菌的重新活动和增殖。④细胞外增殖和传播期:固体干酪灶中包含具有生长能力但不繁殖的结核菌,干酪灶一旦液化便给细菌增殖提供了理想环境,即使免疫功能健全的宿主,从液化干酪灶释放的大量结核杆菌亦足以突破局部免疫防御机制,引起播散。

(二)CMI 和 DTH

CMI 是宿主获得性抗结核保护作用的最主要机制。结核杆菌经 C_3 调理作用而被巨噬细胞吞噬,在细胞内酸性环境下其抗原大部分被降解,一部分则与胞体内的 Ⅰa 分子耦联成复合物而被溶酶体酶消化,并被转移至细胞膜和递呈给 Th 细胞,作为第一信号。在这一过程中伴随产生的淋巴细胞激活因子(LAF)即 IL-1 成为第二信号,两者共同启动 T 细胞应答反应。CMI 以

CD4$^+$细胞最重要,它产生和释放多种细胞因子放大免疫反应。CD8$^+$参与 Th1/Th2 调节。与 CMI 相伴的 DTH 是结核病免疫反应另一种形式,长期以来认为两者密不可分,只是表现形式不同。近年来大量的研究表明,DTH 和 CMI 虽然有些过程和现象相似,但两者本质不同:①刺激两种反应的抗原不同,结核菌核糖体 RNA 能激发 CMI,但无 DTH;结核蛋白及脂质 D 仅引起 DTH,而不产生 CMI。②介导两种反应的 T 细胞亚群不同,DTH 是由 TDTH 细胞介导的,而介导 CMI 的主要是 Th 细胞,Tc 在两种反应都可以参与作用。③菌量或抗原负荷差异和 Th1/Th2 偏移,感染结核菌后机体同时产生 Th1+Th2 介导的免疫反应,在菌量少、毒力低或感染早期 Th1 型反应起主导作用,表现为 CMI 为主;而菌量大、毒力强或感染后期,则向 Th2 型反应方向偏移,出现以 DTH 为主的反应。④起调节作用的细胞因子(cytokines,CKs)不同,调节 CMI 效应的 CKs 很多,而 DTH 引起组织坏死的主要是 TNF。⑤对结核菌的作用方式不同,CMI 通过激活巨噬细胞来杀灭细胞内吞噬的结核菌,而 DTH 则通过杀死含菌而未被激活的巨噬细胞及其邻近的细胞组织,以消除十分有利于细菌生长的细胞内环境。关于 DTH 是否对抗结核保护反应负责或参与作用,在很大程度上取决于 DTH 反应的程度。轻度 DTH 可以动员和活化免疫活性细胞,并能直接杀伤靶细胞,使感染有结核菌的宿主细胞死亡而达到杀菌功效。比较剧烈的 DTH 则造成组织溃烂、坏死液化和空洞形成,已被吞噬的结核菌释放至细胞外,取得养料,从而进行复制和增殖,并引起播散。总体上 DTH 的免疫损伤超过免疫保护作用。

四、病理

(一)渗出型病变

表现为组织充血、水肿,随之有中性粒细胞、淋巴细胞、单核细胞浸润和纤维蛋白渗出,可有少量类上皮细胞和多核巨细胞,抗酸染色可见到结核菌。其发展演变取决于 DTH 和 CMI,剧烈 DTH 可导致病变坏死,进而液化,若 CMI 强或经有效治疗,病变可完全吸收,不留痕迹或残留纤维化,或演变为增生型病变。

(二)增生型病变

典型表现为结核结节,其中央为巨噬细胞衍生而来的朗罕巨细胞,周围由巨噬细胞转化来的类上皮细胞成层排列包绕。在类上皮细胞外围还有淋巴细胞和浆细胞散在分布与覆盖。增生型病变另一种表现是结核性肉芽肿,多见于空洞壁、窦道及其周围以及干酪坏死灶周围,由类上皮细胞和新生毛细血管构成,其中散布有朗罕巨细胞、淋巴细胞及少量中性粒细胞。

(三)干酪样坏死

为病变恶化的表现。干酪样坏死灶可以多年不变,坏死病变中结核菌很少。倘若局部组织变态反应剧烈,干酪样坏死组织发生液化,经支气管排出即形成空洞,其内壁含有大量代谢活跃、生长旺盛的细胞外结核菌,成为支气管播散的来源。在有效化疗作用下,空洞内结核菌的消灭和病灶的吸收使空洞壁变薄并逐渐缩小,最后空洞完全闭合。有些空洞不能完全关闭,但结核的特异性病变均告消失,支气管上皮细胞向洞壁内伸展,成为净化空洞,亦是空洞愈合的良好形式。有时空洞引流支气管阻塞,其中坏死物浓缩,空气被吸收,周围逐渐为纤维组织所包绕,形成结核球,病灶较前缩小并可以保持稳定,但一旦支气管再通,空洞出现,病灶重新活动。

由于机体反应性、免疫状态、局部组织抵抗力的不同,入侵菌量、毒力、类型和感染方式的差别,以及治疗措施的影响,上述 3 种基本病理改变可以互相转化、交错存在,很少单一病变独立存在,而以某一种改变为主。

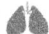

五、临床表现

(一)发病过程和临床类型

1.原发型肺结核

指初次感染即发病的肺结核,又称初染结核。典型病变包括肺部原发灶、引流淋巴管和肺门或纵隔淋巴结的结核性炎症,三者联合称为原发复合征。有时 X 线上仅显示肺门或纵隔淋巴结肿大,也称支气管淋巴结结核。多见于儿童,偶尔见于未受感染的成年人。原发性病灶多好发于胸膜下通气良好的肺区如上叶下部和下叶上部。其时机体尚未形成特异性免疫力,病菌沿所属淋巴管到肺门淋巴结,进而可出现早期菌血症。4~6 周后免疫力形成,原发灶和肺门淋巴结炎消退,90%以上不治自愈。倘若原发感染机体不能建立足够免疫力或变态反应强烈,则发展为临床原发性肺结核。少数严重者肺内原发灶可成为干酪性肺炎;淋巴结干酪样坏死破入支气管引起支气管结核和沿支气管的播散;肿大淋巴结压迫或大量坏死物破入和阻塞支气管可出现肺不张;早期菌血症或干酪性病变蚀及血管可演进为血行播散性结核病。

2.血行播散型肺结核

大多伴随于原发性肺结核,儿童较多见。在成人,原发感染后隐潜性病灶中的结核菌破溃进入血行,偶尔由于肺或其他脏器继发性活动性结核病灶侵蚀邻近淋巴血道而引起。本型肺结核发生于免疫力极度低下者。急性血行播散型肺结核常伴有结核性脑膜炎和其他脏器结核。

3.继发型肺结核

由于初染后体内潜伏病灶中的结核菌重新活动和释放而发病,少数可以为外源性再感染,特别是 HIV/AIDS 时。本型是成人肺结核的最常见类型。常呈慢性起病和经过,但也有呈急性发病和急性临床过程者。由于免疫和变态反应的相互关系及治疗措施等因素影响,继发型肺结核在病理和 X 线形态上又有渗出浸润型肺结核、增生型肺结核、纤维干酪型肺结核、干酪型肺炎、空洞型肺结核、结核球(瘤)、慢性纤维空洞型肺结核等区分。继发型肺结核好发于两肺上叶尖后段或下叶尖段,肺门淋巴结很少肿大,病灶趋于局限,但易有干酪坏死和空洞形成,排菌较多,在流行病学上更具重要性。

(二)症状和体征

1.全身症状

发热为肺结核最常见的全身性毒性症状,多数为长期低热,每于午后或傍晚开始,次晨降至正常,可伴有倦怠、乏力、夜间盗汗。当病灶急剧进展扩散时则出现高热,呈稽留热或弛张热热型,可以有畏寒,但很少寒战。其他全身症状有食欲减退、体重减轻、妇女月经不调、易激惹、心悸、面颊潮红等轻度毒性和自主神经功能紊乱症状。

2.呼吸系统症状

(1)咳嗽、咳痰:浸润性病灶咳嗽轻微,干咳或仅有少量黏液痰。有空洞形成时痰量增加,若伴继发感染,痰呈脓性。合并支气管结核时则咳嗽加剧,可出现刺激性呛咳,伴局限性哮鸣或喘鸣。

(2)咯血:1/3~1/2 患者在不同病期有咯血。结核性炎症使毛细血管通透性增高,常表现血痰;病变损伤小血管则血量增加;若空洞壁的动脉瘤破裂则引起大咯血,出血可以源自肺动脉,亦可来自支气管动脉。凡合并慢性气道疾病、心肺功能损害、年迈、咳嗽反射抑制、全身衰竭等,使气道清除能力减弱,咯血容易导致窒息。咯血易引起结核播散,特别是中大量咯血时,咯血后的持续高热常是有力提示。

（3）胸痛：部位不定的隐痛为神经反射引起。固定性针刺样痛随呼吸和咳嗽加重，而患侧卧位症状减轻，常是胸膜受累的缘故。

（4）气急：重度毒血症状和高热可引起呼吸频率增加。真正气急仅见于广泛肺组织破坏、胸膜增厚和肺气肿，特别是并发肺心病和心肺功能不全时。

3.体征

取决于病变性质、部位、范围或程度。病灶以渗出型病变为主的肺实变且范围较广或干酪性肺炎时，叩诊浊音，听诊闻及支气管呼吸音和细湿音。继发型肺结核好发于上叶尖后段，于肩胛间区闻及细湿啰音，极大提示有诊断价值。空洞性病变位置浅表而引流支气管通畅时，有支气管呼吸音或伴湿啰音；巨大空洞可出现带金属调的空瓮音，现已很少见。慢性纤维空洞性肺结核的体征有患侧胸廓塌陷、气管和纵隔间向患侧移位、叩诊音浊、听诊呼吸音降低或闻及湿啰音，以及肺气肿征象。支气管结核有局限性哮鸣音，特别是于呼气或咳嗽末。

4.特殊表现

（1）变态反应：多见于青少年女性。临床表现类似风湿热，故有人称其为结核性风湿症。多发性关节痛或关节炎，以四肢大关节较常受累。皮肤损害表现为结节性红斑及环形红斑，前者多见，好发于四肢尤其是四肢伸侧面及踝关节附近，此起彼伏，间歇性地出现。常伴有长期低热。水杨酸制剂治疗无效。其他变态反应表现有类白塞病、滤泡性结膜角膜炎等。

（2）无反应性结核：一种严重的单核-吞噬细胞系统结核病，亦称结核性败血症。肝、脾、淋巴结或骨髓以及肺、肾等呈严重干酪样坏死，其中有大量成簇结核菌，而缺乏类上皮细胞和巨细胞反应，渗出性反应亦极轻微，见于极度免疫抑制的患者。临床表现为持续高热、骨髓抑制或见类白血病反应。呼吸道症状和胸部 X 线表现往往很不明显或者缺如。无反应性结核病易误诊为败血症、白血病、伤寒、结缔组织疾病等。

六、实验室和辅助检查

（一）病原学检查

1.痰涂片显微镜检查

痰标本涂片萋-尼染色找抗酸杆菌具有快速、简便等优点。厚涂片可提高检测阳性率。荧光染色检查不需油镜，视野范围广、敏感性高，但容易有假阳性。抗酸染色直接镜检不能区分结核和非结核分枝杆菌（nontuberculous mycobacteria，NTM），但在我国非结核分枝杆菌病相对较少，涂片找到抗酸杆菌绝大多数为结核杆菌，可以提示诊断。

2.结核菌培养

敏感性和特异性高。培养后可进行药敏测试，随着耐多药结核菌增多，药敏愈显重要。结核菌培养传统方法至少 1 个月，近来应用 BactecTB 系统进行培养和早期鉴定，可以缩短至两周左右，药敏通常在培养阳性后的 4～6 天即可完成。

3.分子生物学检测

聚合酶链反应（PCR）技术可以将标本中微量的结核菌 DNA 加以扩增。一般镜检仅能检测每毫升 104～105 条菌，而 PCR 可检出 1～100 fg 结核菌 DNA（相当于每毫升 1～20 条菌）。但 DNA 提取过程遭遇污染等技术原因可以出现假阳性，而且 PCR 无法区别活菌和死菌，故不能用于结核病的治疗效果评估、流行病学调查等。目前 PCR 检测仅推荐在非结核分枝杆菌病高发地区涂片抗酸杆菌阳性病例，用来快速区分结核与非结核分枝杆菌。

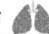

4.结核菌抗原和抗体检测

采用 ELISA 方法检测痰标本中结核菌抗原的结果差异甚大,可能与痰标本中结核菌抗原分布不甚均匀有关。采用不同的抗原(如 A60、LAM 等)检测肺结核患者血标本中结核菌 IgG 的诊断价值尚不肯定。

5.γ-干扰素释放试验(interferon-gamma release assays,IGRA)

采用结核杆菌比较特异性抗原(卡介苗和绝大多数非结核分枝杆菌所不具有),包括早期分泌性抗原靶 6(ESAT-6)和培养滤过蛋白-10(CFP-10),在体外刺激血液单核细胞释放干扰素-γ,对后者加以测定。操作过程很少受干扰,报告结果快(24 小时)。IGRA 敏感性 70% 左右,虽然尚欠理想,但特异性大多在 95% 以上。

(二)影像学检查

后前位普通胸部 X 线片是诊断肺结核十分有用的辅助方法。它对了解病变部位、范围、性质及其演变有帮助,典型 X 线改变有重要诊断参考价值。胸部 X 线片诊断肺结核缺乏特异性,尤其病变在非好发部位及形态不典型时更是如此。胸部 CT 检查有助于微小或隐蔽性肺结核病灶的发现和结节性病灶的鉴别诊断。耐多药肺结核病考虑外科手术治疗时,需要比较精确地了解病变累及范围,可考虑胸部 CT 检查。

(三)结核菌素(简称结素)皮肤试验(tuberculin skin test,TST)

结素是结核菌的代谢产物,从长出结核菌的液体培养基提炼而成,主要成分为结核蛋白,目前国内均采用国产结素纯蛋白衍生物(purified protein derivative,PPD)。我国推广的试验方法是国际通用的皮内注射法(Mantoux 法)。将 PPD 5 U(0.1 mL)注入左前臂内侧上中 1/3 交界处皮内,使局部形成皮丘。48~96 小时(一般为 72 小时)观察局部硬结大小。判断标准为硬结直径<5 mm 为阴性反应,5~9 mm 为一般阳性反应,10~19 mm 为中度阳性反应,≥20 mm 或不足 20 mm 但有水疱或坏死为强阳性反应。美国则根据不同年龄、免疫状态、本土居民还是移民(来自何地)等对 TST 判断有不同标准。结素试验的主要用途:①社区结核菌感染的流行病学调查或接触者的随访。②监测阳转者,适用于儿童和易感高危对象。③协助诊断。目前所用结素(抗原)并非高度特异。许多因素可以影响反应结果,如急性病毒感染或疫苗注射、免疫抑制性疾病或药物、营养不良、结节病、肿瘤、其他难治性感染、老年人迟发变态反应衰退者,可以出现假阴性。尚有少数患者已证明活动性结核病,并无前述因素影响,但结素反应阴性,即"无反应性"。尽管结素试验在理论和解释上尚存在困惑,但在流行病学和临床上仍是有用的。阳性反应表示感染,在 3 岁以下婴幼儿按活动性结核病论;成人强阳性反应提示活动性结核病可能,应进一步检查;阴性反应特别是较高浓度试验仍阴性则可排除结核病;菌阴肺结核诊断除典型 X 线征象外,必须辅以结素试验阳性以佐证。

(四)纤维支气管镜检查

经纤支镜对支气管或肺内病灶钳取活组织作病理学检查,同时采取刷检、冲洗或吸引标本用于结核菌涂片和培养,有利于提高肺结核的诊断敏感性和特异性,尤其适用于痰涂阴性等诊断困难患者。纤支镜对于支气管结核的诊断和鉴别诊断尤其具有价值。

七、诊断与鉴别诊断

(一)病史和临床表现

轻症肺结核病例可以无症状而仅在 X 线检查时发现,即使出现症状亦大多缺少特异性,但

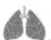

病史和临床表现仍是诊断的基础,凡遇下列情况者应高度警惕结核病的可能性:①反复发作或迁延不愈的咳嗽咳痰,或呼吸道感染经抗生素治疗3～4周仍无改善。②痰中带血或咯血。③长期低热或所谓"发热待查"。④体检肩胛间区有湿啰音或局限性哮鸣音。⑤有结核病诱因或好发因素,尤其是糖尿病、免疫抑制性疾病和接受激素或免疫抑制剂治疗者。⑥有关节疼痛和皮肤结节性红斑、滤泡性结膜角膜炎等变态反应性表现。⑦有渗出性胸膜炎、肛瘘、长期淋巴结肿大既往史以及婴幼儿和儿童有家庭开放性肺结核密切接触史者。

(二)诊断依据

1.菌阳肺结核

痰涂片和/或培养阳性,并具有相应临床和X线表现,确诊肺结核。

2.菌阴肺结核

符合以下4项中至少3项临床诊断成立:①典型肺结核临床症状和肺部X线表现。②临床可排除其他非结核性肺部病患。③PPD(5 U)阳性或血清抗结核抗体阳性。④诊断性抗结核治疗有效。必要时应作纤维支气管镜采集微生物标本和活检标本通过微生物学和/或组织病理学确诊。

(三)活动性判定

确定肺结核有无活动性对治疗和管理十分重要,是诊断的一个重要内容。活动性判断应综合临床、X线表现和痰菌决定,而主要依据是痰菌和X线。痰菌阳性肯定属活动性。胸部X线片上凡渗出型和渗出增生型病灶、干酪型肺炎、干酪灶和空洞(除净化空洞外)都是活动性的征象;增生型病灶、纤维包裹紧密的干酪硬结灶和纤维钙化灶属非活动性病变。由于肺结核病变多为混合性,在未达到完全性增生或纤维钙化时仍属活动性。在X线上非活动性应使病变达到最大限度吸收,这就需要有旧片对比或经随访观察才能确定。初次胸部X线片不能肯定活动性的病例可作为"活动性未定",给予动态观察。

(四)分类和记录程序

为适应我国目前结核病控制和临床工作的实际,中华医学会结核病学分会《结核病新分类法》将结核病分为原发型肺结核、血行播散型肺结核、继发型肺结核、结核性胸膜炎和其他肺外结核5型。在诊断时应按分类书写诊断,并注明范围(左侧、右侧、双侧)、痰菌和初治、复治情况。

(五)鉴别诊断

肺结核临床和X线表现可以酷似许多疾病,必须详细搜集临床及实验室和辅助检查资料,综合分析,并根据需要选择侵袭性诊断措施如纤维支气管镜采集微生物标本和活组织检查。不同类型和X线表现的肺结核需要鉴别的疾病不同。

1.肺癌

中央型肺癌常有痰中带血,肺门附近有阴影,与肺门淋巴结结核相似。周围型肺癌可呈球状、分叶状块影,需与结核球鉴别。肺癌多见于40岁以上嗜烟男性,常无明显毒性症状,多有刺激性咳嗽、胸痛及进行性消瘦。在胸部X线片上结核球周围可有卫星灶、钙化,而肺癌病灶边缘常有切迹、毛刺。胸部CT扫描对鉴别诊断常有帮助。结合痰结核菌、脱落细胞检查及通过纤支镜检查与活检等,常能及时鉴别。肺癌与肺结核可以并存,亦需注意发现。

2.肺炎

原发复合征的肺门淋巴结结核不明显或原发灶周围存在大片渗出,病变波及整个肺叶并将肺门掩盖时,以及继发型肺结核主要表现为渗出性病变或干酪性肺炎时,需与肺炎特别是肺炎链

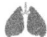

球菌肺炎鉴别。细菌性肺炎起病急骤、高热、寒战、胸痛伴气急,X线上病变常局限于一个肺叶或肺段,血白细胞总数及中性粒细胞增多,抗生素治疗有效,可资鉴别;肺结核尚需注意与其他病原体肺炎进行鉴别,关键是病原学检测有阳性证据。

3.肺脓肿

肺脓肿空洞多见于肺下叶,脓肿周围的炎症浸润较严重,空洞内常有液平面。肺结核空洞则多发生在肺上叶,空洞壁较薄,洞内很少有液平面或仅见浅液平面。此外,肺脓肿起病较急、高热、大量脓痰,痰中无结核菌,但有多种其他细菌,血白细胞总数及中性粒细胞增多,抗生素治疗有效。慢性纤维空洞合并感染时易与慢性肺脓肿混淆,后者痰结核菌阴性。

4.支气管扩张

有慢性咳嗽、咳脓痰及反复咯血史,需与继发型肺结核鉴别。胸部X线片多无异常发现或仅见局部肺纹理增粗或卷发状阴影,CT有助确诊。应当警惕的是化脓性支气管扩张症可以并发结核感染,在细菌学检测时应予顾及。

5.慢性支气管炎

症状酷似继发型肺结核。近年来老年人肺结核的发病率增高,与慢性支气管炎的高发年龄趋近,需认真鉴别,及时X线检查和痰检有助确诊。

6.非结核分枝杆菌肺病

非结核分枝杆菌(nontuberculous mycobacteria,NTM)指结核和麻风分枝杆菌以外的所有分枝杆菌,可引起各组织器官病变,其中NTM肺病临床和X线表现类似肺结核。鉴别诊断依据菌种鉴定。

7.其他发热性疾病

伤寒、败血症、白血病、纵隔淋巴瘤等与结核病有诸多相似之处。伤寒有高热、血白细胞计数减少及肝脾大等临床表现,易与急性血行播散型肺结核混淆。但伤寒热型常呈稽留热,有相对缓脉、皮肤玫瑰疹,血清肥达试验阳性,血、粪便培养伤寒杆菌生长。败血症起病急,有寒战及弛张热型,白细胞及中性粒细胞增多,常有近期皮肤感染,疖疮挤压史或尿路、胆道等感染史,皮肤常见瘀点,病程中出现迁徙病灶或感染性休克,血或骨髓培养可发现致病菌。结核病偶见血象呈类白血病反应或单核细胞异常增多,需与白血病鉴别。后者多有明显出血倾向,骨髓涂片及动态胸部X线片随访有助确立诊断。支气管淋巴结结核表现为发热及肺门淋巴结肿大,应与结节病、纵隔淋巴瘤等鉴别。结节病患者结素试验阴性,肺门淋巴结肿大常呈对称性,状如"土豆";而淋巴瘤发展迅速,常有肝脾及浅表淋巴结肿大,确诊需组织活检。

八、治疗

(一)抗结核化学治疗

1.化疗药物

(1)异烟肼(isoniazid,INH):具有强杀菌作用、价格低廉、不良反应少、可口服等特点,是治疗肺结核病的基本药物之一。INH抑制结核菌叶酸合成,包括3个环节:①INH被结核菌摄取。②INH被结核菌内触酶-过氧化酶活化。③活化的INH阻止结核菌叶酸合成。它对于胞内和胞外代谢活跃、持续繁殖或近乎静止的结核菌均有杀菌作用。INH可渗入全身各组织中,容易通过血-脑屏障,胸腔积液、干酪样病灶中药物浓度很高。成人剂量每天300 mg(或每天4~8 mg/kg),一次口服;儿童每天5~10 mg/kg(每天不超过300 mg)。急性血行播散型肺结核和结核性脑膜炎,剂量可以加倍。主要不良反应有周围神经炎、中枢神经系统中毒,采用维生素 B_6 能缓解或消除中毒症状。但维生素 B_6 可影响 INH 疗效;常规剂量时神经系统不良反应很少,故无需服用维生素 B_6。肝脏损害(血清 ALT 升高等)与药物的代谢毒性有关,如果 ALT 高于正常值上限 3 倍则需停药。通常每月随访一次肝功能,对于肝功能已有异常者应增加随访次数,且需与病毒性肝炎相鉴别。

(2)利福平(rifampin,RFP):对胞内和胞外代谢旺盛、偶尔繁殖的结核菌均有杀菌作用。它属于利福霉素的半合成衍生物,通过抑制 RNA 聚合酶,阻止 RNA 合成发挥杀菌活性。RFP 主要在肝脏代谢,胆汁排泄。仅有 30% 通过肾脏排泄,肾功能损害一般不需减量。RFP 能穿透干酪样病灶和进入巨噬细胞内。在正常情况下不通过血-脑脊液屏障,而脑膜炎症可增加其渗透能力。RFP 在组织中浓度高,在尿、泪、汗和其他体液中均可检测到。成人剂量空腹 450～600 mg,每天 1 次。主要不良反应有胃肠道不适、肝功能损害(ALT 升高、黄疸等)、皮疹和发热等。间歇疗法应用高剂量(600～1 200 mg/d)易产生免疫介导的流感样反应、溶血性贫血、进行肾衰竭和血小板减少症,一旦发生,应予以停药。

(3)吡嗪酰胺(pyrazinamide,PZA):类似于 INH 的烟酸衍生物,但与 INH 之间无交叉耐药性。PZA 能杀灭巨噬细胞内尤其酸性环境中的结核菌,已成为结核病短程化疗中不可缺少的主要药物。胃肠道吸收好,全身各部位均可到达,包括中枢神经系统。PZA 由肾脏排泄。最常见的不良反应为肝毒性反应(ALT 升高和黄疸等)、高尿酸血症,皮疹和胃肠道症状少见。

(4)链霉素(streptomycin,SM)和其他氨基糖苷类:通过抑制蛋白质合成来杀灭结核菌。对于空洞内胞外结核菌作用强,pH 中性时起效。尽管链霉素具有很强的组织穿透力,而对于血-脑脊液屏障仅在脑膜炎时才能透入。主要不良反应为不可逆的第Ⅷ对脑神经损害,包括共济失调、眩晕、耳鸣、耳聋等。与其他氨基糖苷类相似,可引起肾脏毒性反应。变态反应少见。成人每天 15～20 mg/kg,或每天 0.75～1.0 g(50 岁以上或肾功能减退者可用 0.5～0.75 g),分 1～2 次肌内注射。目前已经少用,仅用于怀疑 INH 初始耐药者。其他氨基糖苷类如阿米卡星(AMK)、卡那霉素(KM)也有一定抗结核作用,但不用作一线药物。

(5)乙胺丁醇(ethambutol,EMB):通过抑制结核菌 RNA 合成发挥抗菌作用,与其他抗结核药物无交叉耐药性,且产生耐药性较为缓慢。成人与儿童剂量均为每天 15～25 mg/kg,开始时可以每天 25 mg/kg,2 个月后减至每天 15 mg/kg。可与 INH、RFP 同时一次顿服。常见不良反应有球后视神经炎、变态反应、药物性皮疹、皮肤黏膜损伤等。球后视神经炎可用大剂量维生素 B_1 和血管扩张药物治疗,必要时可采用烟酰胺球后注射治疗,大多能在 6 个月内恢复。

(6)对氨基水杨酸(para-aminosalicylic acid,PAS):对结核菌抑菌作用较弱,仅作为辅助抗结核治疗药物。可能通过与对氨苯甲酸竞争影响叶酸合成,或干扰结核菌生长素合成,使之丧失摄取铁的作用而达到抑菌作用。成人 8～12 g/d,分 2～3 次口服。静脉给药一般用 8～12 g,溶于 5% 葡萄糖液 500 mL 中滴注。本药需新鲜配制和避光静脉滴注。肾功能不全患者慎用。主要不良反应有胃肠道刺激、肝功能损害、溶血性贫血及变态反应(皮疹、剥脱性皮炎)等。

(7)其他:氨硫脲(thiosemicarbazone,TB1),卷曲霉素(capreomycin,CPM),环丝霉素(cycloserinum,CS),乙硫异烟胺(ethionamade,1314Th)和丙硫异烟胺(prothionamide,1321Th)为第二线抗结核药物,作用相对较弱,不良反应多,故目前仅用于 MDR-TB。氟喹诺酮类抗菌药物(FQs)对结核杆菌有良好的抑制作用。这些药物仅用于 MDR-TB 的治疗。

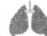

2.标准化治疗方案

(1)初治:肺结核(包括肺外结核)必须采用标准化治疗方案。对于新病例其方案分两个阶段,即 2 个月强化(初始)期和 4～6 个月的巩固期。强化期通常联合用 3～4 个杀菌药,约在 2 周之内传染性患者经治疗转为非传染性,症状得以改善。巩固期药物减少,但仍需灭菌药,以清除残余菌并防止复发。

WHO 推荐的治疗方案如下。

初治标准化疗方案:2HRZ/4HR(异烟肼、利福平、吡嗪酰胺 2 个月强化期/异烟肼、利福平 4 个月巩固期)。

衍生方案。

全程督导化疗:①2HRZ/4H$_3$R$_3$(下角阿拉伯数字表示每周服药次数)。②2HRZ/4H$_2$R$_2$。③2E$_3$H$_3$R$_3$Z$_3$/4H$_3$R$_3$。④2S$_3$H$_3$R$_3$Z$_3$/4H$_3$R$_3$。

用于高初始耐药地区方案:①2EHRZ/4HR。②2SHRZ/4HR。

我国卫健委推荐的化疗方案如下。

初治菌阳肺结核(含初治菌阴空洞肺结核或粟粒型肺结核):① 2HRZE(S)/4HR。②2HRZE(S)/4H$_3$R$_3$。③2H$_3$R$_3$Z$_3$(S$_3$)/4H$_3$R$_3$。如果第二个月末痰菌仍阳性,则延长 1 个月强化期,相应缩短 1 个月巩固期。

初治菌阴肺结核(除外有空洞、粟粒型肺结核):① 2HRZ/4HR。② 2HRZ/4H$_3$R$_3$。③2H$_3$R$_3$Z$_3$/4H$_3$R$_3$。

(2)复治:有下列情况之一者为复治:①初治失败的患者。②规则用药满疗程后痰菌又转阳的患者。③不规则化疗超过 1 个月的患者。④慢性排菌患者。获得性耐药是复治中的难题,推荐强化期 5 药和巩固期 3 药的联合方案。强化期能够至少有 2 个仍然有效的药物,疗程亦需适当延长。

(3)MDR-TB 的治疗:MDR-TB 是被 WHO 认定的全球结核病疫情回升的第三个主要原因。治疗有赖于通过药敏测定筛选敏感药物。疑有多耐药而无药敏试验条件时可以分析用药史进行估计。强化期选用 4～5 种药物,其中至少包括 3 种从未使用过的药物或仍然敏感的药物如 PZA、KM、CPM、1321Th、PAS(静脉)、FQs,推荐的药物尚有 CS、氯苯酚嗪(clofazimine)等。强化期治疗至少 3 个月。巩固期减至 2～3 种药物,至少应用 18 个月。

(二)手术治疗

化疗的发展使外科治疗在肺结核治疗中的比重和地位显著降低。但对药物治疗失败或威胁生命的单侧肺结核病特别是局限性病变,外科治疗仍是可选择的重要治疗方法。其指征:①化疗尤其是经过规则的强有力化疗药物治疗 9～12 个月,痰菌仍阳性的干酪样病灶、厚壁空洞、阻塞型空洞。②一侧毁损肺、支气管结核管腔狭窄伴远端肺不张或肺化脓症。③结核脓胸或伴支气管胸膜瘘。④不能控制的大咯血。⑤疑似肺癌或并发肺癌可能。这些患者大多病情严重、有过反复播散、病变范围广泛,因此是否适宜手术尚须参考心肺功能、播散灶控制与否等,就手术效果、风险程度及康复诸方面全面衡量,以作出合理选择。

(三)症状治疗

1.发热

随着有效抗结核治疗,肺结核患者的发热大多在 1 周内消退,少数发热不退者可应用小剂量非类固醇类退热剂。急性血行播散型肺结核和浆膜渗出性结核伴有高热等严重毒性症状或高热

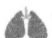

持续时,激素可能有助于改善症状,亦可促进渗液吸收、减少粘连,但必须在充分有效抗结核药物保护下早期应用,疗程1个月左右即应逐步撤停。

2.大咯血

大咯血是肺结核患者的重要威胁,应特别警惕和尽早发现窒息先兆征象,如咯血过程突然中断,出现呼吸急促、发绀、烦躁不安、精神极度紧张、有濒死感或口中有血块等。抢救窒息的主要措施是畅通气道(体位引流、支气管镜吸引气管插管)。止血药物治疗可以应用神经垂体素。对于药物难以控制而肺结核病变本身具备手术指征且心肺功能可胜任者,手术治疗可以显著降低大咯血病死率。对于不能耐受手术和病变不适宜手术的大咯血,支气管动脉栓塞止血有良效。

(四)食疗

1.食疗原则

对结核病治疗用药物攻邪,用食物补益形体,以祛邪、恢复正气。故给予高能量、高蛋白质、高维生素,适量矿物质和微量元素的平衡饮食。要注意食物色、香、味、形和患者个人喜好,并照顾其消化和吸收功能,随时调节饮食食物质和量。能量每天按 $167.2\sim209.9$ kJ($40\sim50$ kcal)/kg,蛋白质为 $1.5\sim2$ g/kg,可多选食蛋白质营养价值高的肉类、蛋类和奶类,但应避免过分甘肥油腻,以妨碍食物消化吸收。滋阴和补益精气食品,如鳗鱼、黑鱼、甲鱼、猪肝、猪肺、猪瘦肉、鸡蛋、鸭蛋、牛肉、羊肉等都富含优质蛋白质。蔬菜类,如青菜、胡萝卜、土豆等。豆类,特别是黄豆及其制品。果品类如柿、梨、橘子、苹果、番茄、百合、莲子、藕、菱、荸荠等,芡实、银耳等也都可选用。结核患者应忌烟、酒及辛辣等生痰助火食物,因食用之后可能使病情加重,甚至引起大咯血等意外并发症。

2.食疗方选

(1)潮热:取鳗鱼数条清水洗净,先在锅中煮沸清水,再将活鳗投入,加盖煮 $2\sim3$ 小时,鳗油浮于水面,捞取鳗油后加食盐适量,每次服 10 mL,1 天 2 次,饭后服用。或将鳗鱼切成寸段,放于铁皮筒内,一端用泥封固,另一端用铁丝绕成团塞住,铁皮筒在炭火上烧烤,塞铁丝端向下,筒口用碗承接,待烧至鳗鱼焦时,鳗油即自下端流入碗中,烧至油尽鳗枯成炭为止;鳗油可用,同时可将鳗炭研细,每天服 2 次,每服 $3\sim6$ g。初期低热,用枸杞根 15 g;或嫩苗及叶常煎服,代茶饮用,对退潮热有益。如加用枸杞子,则更有补肾强壮作用。

用啤酒花 $10\sim12$ g,泡水代茶饮用,可促进食欲并能退虚热;也有用鲜李子,捣汁冷饮以治骨蒸劳热,但多食可生痰,脾胃虚弱者不宜多食。五汁蜜膏为去核鸭梨、白萝卜各 1 000 g,生姜250 g,洗净切碎,分别以洁净纱布绞汁。取梨汁和萝卜汁放入锅中,先用大火烧开,后以小火煎熬成膏状,加入姜汁及炼乳、蜂蜜各 250 g 搅匀,继续加热至沸,停火冷却,装瓶备用。服用时每次 20 mL,以沸水冲化,或再加黄酒适量饮服,每天 2 次。可治虚劳、肺结核、低热、久咳不止等症。

(2)盗汗:以蛤蜊肉加韭菜做成菜肴,用韭黄更好;常食可治疗肺结核盗汗。或者以牡蛎壳 $30\sim60$ g 煎汤;用于治疗盗汗。甲鱼 1 只取血,用热黄酒适量冲服,应当天服完,持续服用。未熟桃干称为碧桃干,用其 15 g,加水煎服。

(3)咳嗽咯血:木瓜15 g,草30 g,甘草6 g 同煎,可治肺结核咳嗽,若用鱼腥草 $30\sim40$ g 代替茜草,其清肺热效果更为显著。咳嗽剧烈,可每天用生梨加冰糖蒸食,或常含化柿霜饼。如有咯血,用鲜百合 $2\sim3$ 个洗净,捣汁以温开水冲服,每天 2 次。也可喝藕汁或以生藕片蘸糖吃或用乌贼骨 12 g,藕节 15 g,白及 10 g,水煎去渣,加蜂蜜调服,1 天 3 次,饮服。紫皮大蒜瓣 $15\sim20$ 片,去皮后放入沸水中煮 $1\sim2$ 分钟,取出备用。用煮蒜水与糯米 50 g 煮成稀粥,然后将原蒜瓣放入

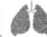

粥内拌匀食用。在食粥同时,可加白及粉 3 g,早晚各 1 次,连吃 10～15 天,停 3 天后再食。治肺结核、胸膜炎、咯血。油浸白果是传统单方,将去外皮带壳鲜白果放于瓶内,加入菜油,以浸没为度,将瓶密封埋于土中,5 个月后取用,以越陈越好,每次取白果 1 枚剥取其肉,温水送服,可治肺结核咳嗽,并有平喘作用。

(4)食少便溏:用生山药 120 g 切片煮汁 1 000 mL,当茶饮用;或用山药粉 20～30 g 以凉水调于锅内,不时以筷搅拌,煮 2～3 沸即成粥,或在山药粥中加熟鸡蛋黄 3 枚调入后用,均可治疗阴虚且损及脾胃者。称等量薏苡仁、芡实、淮山药,加水后煮食。本方适用于肺病久咳、脾虚、大便不实者。

(5)腰酸膝软无力:取 2 500 g 黄精熬制成 500 g 浸膏,每天 4 次,每次 10 mL,每 1 mL 相当于黄精 5 g,治疗浸润型肺结核。不加用西药,可使部分患者病灶完全吸收,大部分症状好转,并有体重增加和症状改善。脾胃虚寒者不宜食用。取适量鲍鱼做成菜肴,每天食用,可治肺结核低热、盗汗、骨蒸,且有滋阴壮体功能。以乌龟壳烧存性研细末,用枣泥或炼蜜为丸。每次服 6 g,每天 2 次,通常连服 1～2 个月后,可显示效果,复查时病灶可见钙化现象提早出现。用于治疗小儿骨结核,效果更佳。

(五)心理治疗

心理社会因素在肺结核的发生、发展中有一定影响。早在 20 世纪初就已注意到这种传染病的心理因素。Racamier 观察了 150 名肺结核患者,发现他们存在着孤独与深深的不安全感,童年早期存在与父母的情感关系障碍,其中 2/3 是怀疑,1/3 是溺爱。Brautigam 强调患者存在对联络的敏感性以及自尊的易变性。同年 Melytr 用罗夏墨迹图测得结核病患者精神稳定性低,对情感及自我中心方面激惹性强,患者需要更多的理解,还存在受压抑的冲突、深藏的恐惧以及感情易变、烦躁,自我约束减退。谢云锦等对结核患者做 MMPI 测定,发现 74% D 分高(抑郁分值)、36% Hs 分高(疑病分高)、27% Hy 分高(癔症患者得分高)。近年来通过 HAD 测得 142 例肺结核住院患者有焦虑或抑郁可疑症状者 73 人,有明显症状者 43 人,无症状者 26 人,这说明肺结核患者心理压力较大,进而会导致免疫功能低水平,易于发病。临床资料证实,肺结核伴焦虑、抑郁明显者植物血凝素皮肤试验反应低于无情绪障碍者;淋巴细胞转化率低于无情绪症状者;有情绪症者 IgG 偏低。

曾经写过《心身医学》这一古典名著的作者亚历山大(Alex ander)认为,结核病也属于心身医学的一种疾病,他说:"如果只考虑是由结核杆菌引起的是不够的,还应考虑到机体本身具有的特异的、非特异的免疫力和机体对感染的抵抗力的问题,此外,情感因素也是构成结核病的一部分原因。"

结核杆菌含有类脂质、蛋白质和多糖类。在人体内类脂质引起淋巴细胞浸润而形成结核结节;蛋白质引起变态反应;多肽与多糖复合物与免疫的产生有关。结核病的发生、发展与转归取决于结核菌入侵的数量、毒力和人体免疫力、变态反应的高低。当人体免疫力低下,抵抗力处于劣势时,结核病就容易发生;反之,感染后不易发病,即使发病也较轻而且容易康复。情感因素也是构成结核病的一个重要原因。根据现代心理免疫学理论,情绪压抑时,淋巴细胞的致敏性和巨噬细胞的吞噬作用严重削弱,T 细胞与绵羊红细胞结合呈现玫瑰花环反应大大减弱,而受植物血凝素(PHA)刺激后转化为母细胞的能力也明显减退,这就是说,机体的细胞免疫能力处于低下状态,因而结核病易罹性显著增强。

结核病的治疗已历经了四个阶段,从历史回顾的角度可分为卫生营养疗法阶段、人工气胸腹疗法阶段、综合治疗阶段以及崭新化疗阶段。其中抗结核化学药物治疗对结核病的控制起着决定性的作用,可使病灶愈合、症状消除并防止复发,但卫生营养疗法也决非无足轻重,它作为一种基础疗法日益显得重要。世界上的事物总是波浪式前进、螺旋式上升的,如今,卫生营养疗法应从心理治疗的高度重新认识与评价。结核病常用的心理疗法如下。

1.简易精神疗法

通过接受、支持、保证三步骤使患者明确:随着社会的进步、科学的发展、诊治疾病手段的先进,总体上讲结核病处于少见与散发状态,结核病患病率、发病率和死亡率分别不超过千分之一、万分之一、十万分之一。经近 30 年推行合理化疗以来,疗程一再缩短、治愈率超过95%,治愈后五年复发率仅为 1%～2%,并防止了耐药性的产生,从而使患者增强信心,促进早日康复。

2.认知疗法

结核病是人类最古老的传染病之一,人类与之斗争了数千年,但由于各地区疫情控制尚不平衡、不规则用药或管理不善以及难民、移民、民工的流动性与特殊性,一旦发病通常难以接受合理治疗,因此结核病疫情仍然相当严重,流行形势也相当严峻,以至 WHO 将每年的 3 月 24 日定为世界抗结核日。其实只要理智地认识到结核病病因明确、治有方法、防有措施,只要认真做好治疗、管理、预防及检查的各个环节的工作,只要高度关注结核病的疫情,切实做到查出必治、治必彻底,就完全可能使结核病流行情况改善,直至控制。

3.行为指导法

患者应注意适当休息疗养、生活起居合理、丰富的营养、必要的日光浴以及克服多愁善感、郁郁寡欢等易感性人格。

4.想象-信念疗法

想象 T 细胞与结核杆菌浴血大战并战而胜之;想象玫瑰花环试验明显增强;想象淋巴细胞转化能力增强。

5.气功疗法

肺结核中医辨证多属肺阴虚,先做放松功,行三线放松 2～3 个循环,再行内养功,意守丹田形成腹式呼吸,肺气虚者与气阴两虚患者也大同小异,在进行气功疗法的同时还应适当进行体育锻炼、增强体质、提高自然免疫力。

6.音乐疗法

(1)音乐安神法:本法以清幽柔绵、怡情悦志之曲,消除肺结核患者的焦虑烦躁状态。代表乐曲有梁代古曲《幽兰》、晋代古曲《梅花三弄》等。此外门德尔松的《小提琴协奏曲》,充满了甜美感情和温馨,可让思绪安定而平静;尤其是门德尔松的《乘着那歌声的翅膀》,这首歌曲充满了迷人的色彩,让人沉浸在"甜蜜、幸福的梦"之中。

(2)音乐开郁法:本法以爽快鲜明、激情洋溢之曲,疏泄患者的抑郁与忧虑。代表乐曲如春秋古曲《高山流水》、唐代古曲《阳关三迭》等,再如南派笛奏《姑苏行》、广东音乐《彩云追月》以及老约翰的《拉德斯基进行曲》、贝多芬的《欢乐颂》等。

(3)音乐激励法:本法以激昂悲壮、荡气回肠之曲治疗患者的忧思郁结。代表乐曲有汉代琵琶曲《十面埋伏》、宋元词曲《满江红》以及贝多芬《命运交响曲》、俄罗斯民歌《三套车》等。

(4)音乐愉悦法:本法以轻松喜悦、优美动人之曲排遣患者的悲哀郁闷。代表乐曲有唢呐独奏《百鸟朝凤》、民乐合奏曲《春江花月夜》以及小约翰的《蓝色多瑙河》、莫扎特《G 大调弦乐小夜

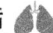

曲》等。

（5）名曲情绪转变法：本法是日本山本直纯所著《音乐灵药》中介绍的方法，本法令人在不知不觉中身心好转，可以让音乐创造 24 小时的快乐。如巴赫名曲让人在早晨头脑清醒地醒来；午休时听舒伯特的《军队进行曲》振奋精神；以斯特拉文斯基的音乐缓解焦虑；以贝多芬的交响曲对抗抑郁；以勃拉姆斯的音乐安抚失落等。上述名曲有助于克服肺结核患者多愁善感、郁郁寡欢的易感性人格。

（6）辨证施乐法：肺结核中医辨证多属肺阴虚患者，患者免疫力差，常有咳嗽、盗汗、乏力等症状，易患外感病，而音乐能增强免疫功能与抵抗力，有助于肺结核的康复。乐曲应选气息宽广、刚劲有力、旋律明快坚定、节奏富有弹性的乐曲，如二胡曲《光明行》《听松》，广东音乐《旱天雷》《金蛇狂舞》等。还要注意对肺结核的音乐调理，以早晨进行较好。

九、预防

（一）DOTS 战略

WHO 结核病对策部总结近 20 余年来的经验，将 DOTS 上升为一种保证结核病控制对策获得成功的战略，主要是：①政府的支持和承诺。②通过对因症就诊进行痰涂片镜检发现患者。③对涂阳患者给予标准短程化疗（6～8 个月）并至少初治两个月在直接督视下服药。④保证抗结核药物供应。⑤可以用来评估治疗效果和全部规划实施的标准化病例登记和报告系统。DOTS 是当今降低和防止结核菌感染、结核病死亡、控制耐多药结核病最有效、最可能实施的战略。DOTS 的核心是规则、全程治疗。目标是有效地治疗患者，大幅度降低传染源密度，从而有效降低感染率和减少发病，防治结合，"寓预防于治疗"。

（二）卡介苗接种

机体获得性特异性免疫只产生在活菌感染之后。卡介苗（bacillus calmette-guérin，BCG）是一种无毒牛型结核菌活菌疫苗，接种后机体反应与低毒结核菌原发感染相同，产生变态反应同时获得免疫力。目前比较普遍的看法是 BCG 尚不足以预防感染，但可以显著降低儿童发病及其严重性，特别是结核性脑膜炎等严重结核病减少，并可减少此后内源性恶化的可能性。WHO 已将BCG 列入儿童扩大免疫计划。我国推行 BCG 接种仍规定新生儿出生时即接种 BCG，每隔 5 年左右对结素转阴者补种，直至 15 岁。

（三）治疗潜伏结核感染（化学预防）

任何年龄结素新近转阳者第一年发病危险性是 3.3％，5 年内为 5％～15％。业已证明 INH可以有效预防感染者的发病。在低感染率的发达国家主张对潜伏结核感染进行 INH 化学预防。方法为 INH 300 mg/d，持续 9 个月，适用于所有潜伏结核感染，包括 HIV 感染者和孕妇；INH900 mg，每周 2 次，疗程 9 个月；以及 RFP 600 mg/d，持续 4 个月方案，在选择性对象亦可使用，但前者需要督导，后者不够经济。INH 联合 PZA 方案可缩短疗程至 2 个月，因不良反应发生率高，不予推荐。

（郭拥军）

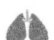

第三节　结核性脓胸

一、概述

结核性脓胸是由于结核分枝杆菌及其分泌物进入胸腔引起的胸腔特异性、化脓性炎症。结核分枝杆菌经淋巴或血液循环引起胸腔感染；或肺内结核病灶直接侵犯胸膜；或病灶破裂将结核分枝杆菌直接带入胸腔，并同时使气体进入胸腔而形成脓气胸，甚至支气管胸膜瘘；淋巴结结核或骨结核的脓肿破溃也可形成脓胸。

有研究显示，结核性脓胸大多为肺结核的并发症，近 90％的结核性脓胸有结核性胸膜炎的病史。发生脓胸的原因多系胸穿抽液不彻底，或因胸腔积液少未做胸穿抽液而造成脓胸，可见急性结核性胸膜炎延误诊治或治疗不当是结核性脓胸形成的重要原因。

二、治疗方法

结核性脓胸早期治疗应给予全身的营养支持及合理的化学治疗，局部行胸腔穿刺抽液、胸腔闭式引流及冲洗给药等，有手术条件时选择手术治疗。

（一）全身治疗

1.化学治疗

结核性脓胸的治疗原则同结核性胸膜炎，但由于多数患者在形成结核性脓胸之前服用过抗结核药品，因此，结核性脓胸在急性期可选择 4～5 种可能敏感的药品治疗，强化期治疗 2～3 个月，继续期用 3～4 种药治疗 6～9 个月。总疗程不少于 12 个月。

2.营养支持

结核性脓胸是一种消耗性疾病，常有混合感染，在抗感染的同时予以补液，注意水、电解质平衡。慢性结核性脓胸常伴有不同程度的营养不良、贫血，应补充蛋白质丰富的膳食，必要时可补充氨基酸等。

（二）局部治疗

1.胸腔穿刺

胸腔穿刺是结核性脓胸治疗的主要措施。结核性脓胸在化疗的同时，隔天或每 2～3 天胸腔穿刺抽液 1 次，胸腔积液争取一次抽尽。抽液后胸腔内给药，如异烟肼 0.1～0.3 g，利福平0.15～0.3 g 等药品。

2.胸腔引流术

胸腔闭式引流术是一种创伤小且简便易行的治疗方法，可使少数结核性脓胸患者得到治愈，又可为必要的根治性手术创造条件。

对少数年龄大、体质差、中毒症状严重而又不能耐受进一步手术的结核性脓胸患者，胸腔闭式引流术不仅能迅速缓解中毒症状、终止病情进一步发展而且可作为永久性的治疗方法；对反复胸穿效果不好、中毒症状严重、混合感染、心肺压迫症状明显以及合并支气管胸膜瘘的患者，通过胸腔闭式引流术，将脓液尽快排尽，减少中毒症状，防止结核病变播散，解除心肺压迫症状，使被

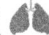

压缩的肺及时复张。

肺结核病灶破溃入胸腔致结核性脓胸者,常常伴有混合感染和肺内活动病变,应及时行胸腔闭式引流术,通过引流可减轻全身结核中毒症状,减少患者剧咳症状,有利于防止肺、支气管播散及肺部感染的控制,肺内结核病灶趋于稳定时方可考虑手术治疗。

胸腔引流分为胸腔闭式引流和开放引流两种类型。经闭式引流后胸腔脓液少于 50 mL/d 或更少时夹闭引流管,观察 1～2 天无明显引流液后拔除引流管。胸腔闭式引流适应证:①反复胸腔穿刺抽液不能缓解中毒症状或脓液黏稠不易抽吸;②作为脓胸外科手术前的过渡性治疗,一般引流 2～3 个月;③张力性脓气胸;④并发支气管胸膜瘘。目前中心静脉导管胸腔置入引流脓液的方法应用越来越广泛。将中心静脉导管置入胸腔,1 小时内引流量小于 1 000 mL,24 小时内引流量小于 1 500 mL。每周 3 次通过引流管应用 0.9％氯化钠溶液 500 mL 反复冲洗脓腔后注入药品,注入后闭管 3 小时,放开引流管将胸内液体排出。

3.胸腔冲洗

经胸腔穿刺向胸腔注入冲洗液,清洁局部,提高疗效。碳酸氢钠为碱性溶液,结核分枝杆菌在 pH 为 6.8～7.2 的条件下生长活跃,碳酸氢钠胸腔冲洗可迅速改变胸腔酸碱度,使胸腔 pH 偏碱性,破坏结核分枝杆菌及其他细菌的生长环境,有效抑制结核分枝杆菌生长。因此碳酸氢钠可通过改变微生物的酸性环境而抑菌,而且碳酸氢钠液可溶解黏蛋白,清除有机物。用 5％碳酸氢钠溶液(一般小于 500 mL)注入脓腔。冲洗液保留 6～8 小时后抽出,1 天 1 次。亦可冲洗后胸腔注入抗结核药品及抗生素。可根据脓腔大小决定胸腔冲洗的间隔时间。有支气管胸膜瘘者禁用胸腔冲洗。

4.药品注入

结核性脓胸常含有大量纤维蛋白,使积液黏稠,形成多房分隔及胸膜纤维化,常规治疗效果不佳。尿激酶为纤维蛋白溶解药,能水解蛋白,无抗原性,可直接激活纤溶酶原,同样可以降解纤维蛋白原,主要用于肺栓塞、冠状动脉血栓等的治疗。Moulton 首次成功应用尿激酶胸腔内注入治疗包裹性积液,从此该疗法推广应用。目前可单次给予尿激酶 10 万～20 万 U 注入胸腔,可较好溶解纤维分隔。根据情况,可多次注入尿激酶治疗结核性脓胸。

(郭拥军)

第四节　结核性胸膜炎

结核性胸膜炎(Ⅴ型)虽非肺部病变,但在临床上因与肺结核关系密切,在结核病防治工作中同样实行治疗管理,故此,结核病新分类法中仍将该病单独列为一型。本病为常见病。

一、病因及发病机制

结核性胸膜炎是由结核菌及其代谢产物进入正处于高度过敏状态的机体胸膜腔中所引起的胸膜炎症。为儿童和青少年原发感染或继发结核病累及胸膜的后果。此时肺内可同时有或无明显结核病灶发现。结核菌到达胸膜腔的途径有三种方式。

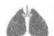

(一)病变直接蔓延

邻近胸膜的结核病变,如胸膜下干酪病变、胸壁结核或脊柱结核等病灶破溃皆可使结核菌及其代谢产物直接进入胸膜腔。

(二)淋巴播散

肺门及纵隔淋巴结结核,由于淋巴结肿胀,淋巴引流发生障碍,结核菌通过淋巴管逆流至胸膜或直接破溃于胸膜腔。

(三)血行播散

急性或亚急性血行播散型结核感染也可造成胸膜炎,多为双侧及并发腹膜等浆膜腔炎症。

结核性胸膜炎往往在结核菌素阳转后的数周或数月发生,因此,机体变态反应性增强是结核性胸膜炎发病的重要因素之一。当机体处于高度变态反应状态,结核菌及其代谢产物侵入胸膜,则引起渗出性胸膜炎,当机体对结核菌变态反应较低,则只形成局限性纤维素性胸膜炎(即干性胸膜炎)。少数患者由干性胸膜炎进展为渗出性胸膜炎。胸膜炎症早期先有胸膜充血、水肿和白细胞浸润占优势,随后淋巴细胞转为多数,胸膜内皮细胞脱落,其表面有纤维蛋白渗出,继而浆液渗出,形成胸腔积液,胸膜常有结核结节形成。

二、临床表现

结核性胸膜炎多发生于儿童和 40 岁以下的青壮年。按病理解剖可分为干性胸膜炎和渗出性胸膜炎两大类,临床表现各异。

(一)干性胸膜炎

干性胸膜炎可发生于胸膜腔的任何部分。其症状轻重不一,有些患者很少或完全没有症状,而且可以自愈。有的患者起病较急,有畏寒,轻度或中度低热,但主要症状是局限性针刺样胸痛。胸痛系因壁层和脏层胸膜互相贴近摩擦所致,故胸痛多位于胸廓呼吸运动幅度最大的腋前线或腋后线下方,深呼吸和咳嗽时胸痛更著。如病变发生于肺尖胸膜,胸痛可沿臂丛放射,使手疼痛和知觉障碍;如在膈肌中心部,疼痛可放射到同侧肩部;病变在膈肌周边部,疼痛可放射至上腹部和心窝部。由于胸痛患者多不敢深吸气,故呼吸急促而表浅,当刺激迷走神经时可引起顽固性咳嗽。查体可见呼吸运动受限,局部有压痛,呼吸音减低。触到或听到胸膜摩擦音,此音不论呼气或吸气时均可听到而咳嗽后不变为其特点。此时,胸膜摩擦音为重要体征。

(二)结核性渗出性胸膜炎

病变多为单侧,胸腔内有数量不等的渗出液,一般为浆液性,偶见血性或化脓性。

按其发生部位可分为肋胸膜炎(又称典型胸膜炎)、包裹性胸膜炎、叶间胸膜炎、纵隔胸膜炎、膈胸膜炎、肺尖胸膜炎。

典型渗出性胸膜炎起病多较急,有中度或高度发热、乏力、盗汗等结核中毒症状,发病初期有胸痛,多为刺激性剧痛,随胸腔积液出现和增多,因阻碍壁层和脏层胸膜的互相摩擦,胸痛反而减轻或消失。但可出现不同程度的气短和呼吸困难,病初多有刺激性咳嗽,痰量通常较少,转移体位因胸液刺激胸膜可引起反射性干咳。体征随胸腔积液多少而异,少量积液可无明显体征;如果急性大量积液,因肺、心、血管受压,呼吸面积减少,心搏出量减少,患者可出现呼吸困难、端坐呼吸、发绀。患侧胸廓饱满,肋间隙增宽,呼吸运动减弱,气管纵隔向健侧移位;叩诊积液部位呈浊音或实音,其顶点位于腋后线上,由此向内、向下形成弧线,构成上界内侧低外侧高的反抛物线(Ellis 线)。如胸腔积液位于右侧则肝浊音界消失,如位于左侧则 Traube 氏鼓音区下降。听诊

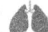

呼吸音减弱或消失。由于接近胸腔积液上界的肺被压缩,在该部听诊可发现呼吸音并不减弱反而增强。在压缩的肺区偶可听到湿啰音。积液吸收后,往往遗留胸膜粘连或增厚,此时,患侧胸廓下陷,呼吸运动受限,轻度叩浊,呼吸音减弱。

纵隔胸膜炎常和典型胸膜炎并存,除一般结核中毒症状外,大量积液可引起压迫症状,如胸骨区疼痛、咳嗽、呼吸困难、吞咽困难、心悸、胃痛、呕吐、肩痛等。膈胸膜炎(肺底积液)右侧多于左侧,偶见于双侧,常有低热、气短、咳嗽、胸痛、肩痛、上腹痛或腰痛等。

三、X线特点

干性胸膜炎:胸透时可见患侧横膈运动受限;病变局限时胸部X线片无明显异常,纤维蛋白渗出物达2~3 mm厚度时,可见肺野透亮度减低。

渗出性胸膜炎:可因部位、积液量多少不同,而有不同的X线表现。

(一)典型胸膜炎

X线表现为游离性胸腔积液。

1.小量积液

液体首先积聚于横膈后坡下部及后肋膈角,故站立后前位检查难以发现,需采取多轴透视,转动患者体位,使患者向患侧倾斜60°;行立位透视,肋膈角或侧胸壁下缘液体可易显示,或采取患侧在下的侧卧位进行水平投照,方能发现液体沿胸壁内缘形成窄带状均匀致密阴影。待积液增至300 mL以上时,可使外侧肋膈角变浅、变钝或填平。透视下液体可随呼吸及体位的变化而移动。此点可与轻微的胸膜粘连相鉴别。

2.中量积液

由于液体的重力作用而积聚于胸腔下部肺的四周,表现为均匀致密阴影,肋膈角完全消失。后前位片上有从外上方向内下方呈斜行外高内低的弧形线,膈影界限不清。

3.大量积液

液体上缘可达第二肋间或一侧胸腔完全呈均匀致密阴影,此外,纵隔向健侧移位,肋间隙增宽及膈下降等征象。

(二)包裹性胸膜炎

胸膜炎时,脏层与壁层胸膜的粘连使积液局限于胸腔的某一部位,称为包裹性积液。多发生于侧后胸壁,偶尔发生于前胸壁及肺尖部。切线位表现为自胸壁向肺野突出,大小不等的半圆形或棱形致密影,密度均匀,边缘光滑锐利。若靠近胸壁,其上下缘与胸壁夹角呈钝角。

(三)叶间积液

可以是单纯局限于叶间隙的积液或有时与游离性积液并存。可发生于水平裂与斜裂。右水平裂有积液时,后前位见水平裂增宽,略呈棱状影。斜裂有积液时,正位X线诊断较困难,可呈圆形或片状阴影,边缘模糊,似肺内病变。侧位、前弓位检查易于识别,则见典型之棱状阴影,密度均匀,边缘光滑,棱状影的两尖端延伸与叶间隙相连。液体量多时可呈球形阴影。游离性积液进入叶间裂时常在斜裂下部,表现为尖端向上的三角形阴影。

(四)肺底积液

聚积在肺底与膈肌之间的积液称为肺底积液。右侧多见,偶见于双侧。X线可见下肺野密度增高,与膈影相连,由于液体将肺下缘向上推移,可呈现向上突出的圆弧状影,易误认为膈肌升高。正位X线检查时,正常横膈顶的最高部位在内侧1/3处,而肺底积液时,形似"横膈"阴影的最高点偏于外侧 1/3 处,边缘较光滑。胸透时,当晃动患者可见积液阴影波动;若使患者向患侧倾斜 60°,可使积液流入侧胸壁而显露膈肌并可见膈肌活动,另可见同侧下肺纹理呈平直且变密集。侧位胸部 X 线片可见积液呈密度均匀的下弦月状;若采用平卧前后位,肺底的液体流到后背部胸腔,表现为患侧肺野密度均匀增高,"横膈抬高"现象消失而较直;立起时,液体又回到肺底,肺野亮度恢复正常。如侧卧于患侧行横照,积液与侧胸壁显示一清晰带状阴影,此法对诊断积液量少的流动型病例较敏感。A 型超声或 B 超检查有助于本病的诊断。如肺底面胸膜粘连而液体不能流出,可采用人工气腹确定诊断。

(五)纵隔胸腔积液

常与典型胸膜炎并存,可发生于上、下、前、后纵隔旁腔隙。上纵隔少量积液时,呈带状三角形致密影,位于纵隔两旁,基底向下,外缘锐利,向内上可达胸膜顶部。积液多时,外形可呈弧形突出或分叶状。下纵隔积液时,X 线表现为尖端向上,基底向下的三角形致密影。前下纵隔积液可鼓出于心影旁,似心脏扩大或心包积液。后纵隔脊柱旁区的纵隔积液,正位可显示一片密度较淡、边缘模糊的阴影,但当转到侧后斜位,使 X 线方向与积液的边缘一致时,则积液边缘清晰,呈现为沿脊柱旁的三角形或带状阴影,类似椎旁脓肿或扩张的食管。但定位时,下部比上部宽为其特征。

四、诊断

(1)多见于儿童及青少年。多数患者发病较急,有发热、干咳、胸痛,或先有结核中毒症状,大量胸腔积液时有呼吸困难。部分患者有结核接触史或既往史。

(2)胸膜摩擦音和胸腔积液的体征。

(3)血液白细胞计数正常或稍高,血沉快。胸腔积液为渗出液,多为草黄色,少数患者也可呈血性,其中以淋巴细胞为主。乳酸脱氢酶常增高,抗结核抗体阳性。胸腔积液中不易找到结核菌,结核菌培养约 1/5 为阳性。但胸腔积液 TB-PCR 及 TEG Ab 阳性率高。

(4)胸部 X 线检查可见有胸腔积液的影像。

(5)结核菌素试验呈阳性反应。

(6)B 超检查可见积液征象。

(7)应排除其他原因引起的胸腔积液,必要时可行胸膜穿刺活检,穿刺取胸腔积液进行 TB-RNA、TB-DNA 联合检测,或基因芯片法检测。

五、治疗

结核性胸膜炎的治疗原则:①早期正规应用抗结核药物。②积极抽液。③适当使用皮质激素。使其尽量减少胸膜肥厚粘连,减轻肺功能的损害,防止成为脓胸,预防肺内、肺外结核病的发生或发展。

化疗方案及疗程:可根据患者肺内有无结核病灶,以及初治或初治失败的复治患者的具体情况选用不同的方案。

胸腔穿刺抽液:少量胸腔积液一般不需抽液,或只做诊断性穿刺。但有中量积液应积极抽液,以减轻中毒症状,解除对肺及心血管的压迫,使肺复张,纵隔复位,防止胸膜肥厚粘连而影响肺功能。一般每周可抽液 2～3 次,直到积液甚少不易抽出为止。胸穿抽液偶尔并发"胸膜反应",患者表现头晕出汗,面色苍白,心悸脉细,四肢发凉,血压下降,应立即停止抽液,让患者平卧,多能自行缓解。必要时可皮下注射 0.1% 的肾上腺素 0.5 mL,呼吸兴奋剂,吸氧等措施,密切

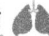

观察神志、血压变化,注意防止休克的发生。抽液应缓慢,抽液量应视患者耐受情况而定,初次抽液可在 1 000 mL 内,后酌情增加抽液量。抽液过多过快可使胸腔压力骤减,发生"肺复张后肺水肿"及循环障碍。肺水肿患者表现为咳嗽、气促、咳大量泡沫状痰,双肺遍布湿啰音,PaO_2 下降,X 线显示肺水肿征。应立即吸氧,酌情使用大量糖皮质激素和利尿剂,控制入水量,注意纠正酸碱平衡。胸腔抽液后,抗结核药物不必胸腔内注入,因全身用药后,胸腔积液药物已达有效浓度。

关于皮质激素的应用:糖皮质激素有抗炎、抗过敏、降低机体敏感性、减少胸腔积液渗出、促进吸收、防止胸膜粘连和减轻中毒症状等作用。在有急性渗出、症状明显、积液量多时,可在有效化疗和抽液的同时使用强的松或强的松龙。待体温正常,积液日渐吸收后,逐渐减量,一般疗程为 4~6 周。减量过程中须密切注意中毒症状和积液的反跳回升。

单纯的结核性脓胸可在全身应用抗结核药物的情况下,定期胸腔穿刺抽液,并以 2%~4% 碳酸氢钠溶液或生理盐水反复冲洗胸腔,然后向胸腔注入抗结核药物和抗生素。少数脓胸有时需采用开放引流法。对有支气管胸膜瘘者不宜冲洗胸腔,以免细菌播散或引起窒息。必要时可考虑外科手术。

六、预后

化疗时代以前,大约 25% 渗出性胸膜炎患者在 2 年内发生进行性肺结核,或有的发生肺外结核。进入化疗时代后,结核性胸膜炎预后一般良好。只要早期合理治疗,可使渗液完全吸收,不发生以上继发症。但若发现过晚或治疗不当,仍可形成广泛胸膜肥厚粘连,影响肺功能,或转为结核性脓胸,或发生肺结核,肺外结核病等。

(郭拥军)

第五节 纵隔淋巴结结核

一、定义

纵隔淋巴结结核为结核分枝杆菌侵入纵隔内多组淋巴结引起的慢性疾病。受累的淋巴结多为最上纵隔淋巴结、气管旁淋巴结、气管支气管淋巴结和隆突下淋巴结等。过去本病多见于儿童,但现有资料证明,成人原发性结核病仍有 25.0%~35.7% 的发病率。近年来原发性结核病的发病年龄后移,成人原发性结核病有增多趋势。临床上常见于成人原发性结核,少数为原发复合征表现。由于本病早期临床表现酷似多种疾病,影像学检查又缺乏特异征象,所以较易误诊,延误治疗。

二、病因和发病机制

结核分枝杆菌经由呼吸道感染后,在肺内形成炎性病灶,称为原发灶,病灶直径 2~3 mm,在其炎症阶段结核分枝杆菌沿淋巴管流入肺门淋巴结及纵隔淋巴结引起多组淋巴结炎性肿大或干酪样坏死,尤其是幼儿淋巴结对各种感染具有强烈的反应。此时,若机体免疫功能较强,侵入的结核分枝杆菌数量少、毒力弱,则一般不发病,肿大的淋巴结内病灶逐渐吸收或形成钙化;若机体免疫力低下,或者入侵的结核分枝杆菌数量多、毒力强,又未能及时治疗,则病情迅速发展恶化,肿大淋巴结干酪样变性坏死、液化,形成纵隔增殖性淋巴结核或结核性脓肿,肿大的淋巴结或脓肿压迫毗邻组织器官,产生相应的症状及体征。

三、病理变化

纵隔淋巴结结核从病理上可分为 4 期。

第 1 期:为淋巴组织样增生,形成结核结节和肉芽肿,大量淋巴细胞、类上皮细胞、朗格汉斯巨细胞。

第 2 期:淋巴结中央出现干酪样坏死,淋巴结包膜破坏,但其周围的脂肪层尚存在。

第 3 期:为淋巴结干酪样坏死范围扩大,淋巴结包膜破坏,多个淋巴结融合,其周围的脂肪层消失。

第 4 期:为干酪样坏死物质破裂进入周围软组织,形成融合性脓腔。

四、临床表现

纵隔淋巴结结核一般起病缓慢,少数患者可急性发病,主要症状为结核病中毒表现及纵隔肿大的淋巴结压迫症状。

(1)慢性起病者可有低热、乏力、盗汗等常见的结核病中毒表现,急性发病则可出现寒战、高热,体温可达 40 ℃,伴有头痛、周身酸痛等症状,此时往往被误诊为上感、流感等,抗炎及抗病毒治疗无效。

(2)压迫症状及体征:纵隔淋巴结结核可产生不同程度的压迫症状。气管旁、主支气管旁淋巴结肿大可压迫气管和主支气管引起呼吸困难,尤其是幼儿症状更明显,表现为吸气性呼吸困难,发绀,重者出现三凹征。气管及支气管长期受压,局部黏膜充血、水肿,气管壁缺血、软化、坏死,或淋巴结脓肿直接穿破气管壁而形成气管、支气管淋巴瘘;若瘘口较小表现为刺激性咳嗽,可咳出干酪样坏死物,瘘口较大,大量干酪样物质溃入气管可引起窒息。食管旁淋巴结肿大压迫食管可引起吞咽困难,食管吞钡检查为外压性狭窄,长期压迫可发生食管穿孔,干酪样坏死物经食管排出后,压迫症状随之缓解。肿大的淋巴结压迫喉返神经可引起同侧声带麻痹,出现声音嘶哑;压迫膈神经出现顽固性呃逆;压迫交感神经则出现 Horner 综合征;压迫大血管可出现上腔静脉压迫综合征;压迫主动脉可形成假性动脉瘤,严重者可并发主动脉穿孔;有时纵隔淋巴结结核可向上蔓延引起颈部淋巴结结核;脓肿穿破纵隔胸膜可形成脓胸,穿破胸骨或剑突下皮肤形成慢性窦道,经久不愈。

五、影像学表现

(一)X 线表现

(1)肿块多位于中纵隔,常为单侧,以右侧多见,可能为右气管旁淋巴结接受引流较左侧多,以及右侧纵隔组织松软,病变易向右侧发展所致。

(2)肿块多呈分叶或结节状,部分患者肿块内有钙化。

(3)常伴有肺部结核病灶。

(4)上纵隔淋巴结肿大:在后前位片上表现为纵隔影增宽增浓,边缘呈波浪状。

(5)气管支气管淋巴结肿大时肿块呈半圆形、椭圆形或梭形突向肺野,纵径常大于横径,密度高且均匀,少见钙化灶。

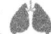

（6）隆嵴下淋巴结肿大时，在断层片上可见支气管分叉角度增大，隆嵴变钝，主支气管受压变钝等征象。

由于多种疾病均可引起纵隔淋巴结肿大，故凭 X 线影像学诊断纵隔淋巴结结核较为困难，若同时伴有肺部结核病灶或纵隔肿块内存在钙化，则有利于纵隔淋巴结结核的诊断，必要时应行肺 CT 检查。

（二）胸部 CT 检查

胸部 CT 检查是诊断纵隔淋巴结结核的重要方法。纵隔淋巴结结核多累及气管周围，尤以右侧 2R、4R 区多见，其次为气管隆嵴下 7 区。根据不同的病理分期可有不同的 CT 表现。

（1）第 1 期表现为肿大的淋巴结边缘较为模糊，密度较为均匀，增强 CT 可见明显强化，病理基础为淋巴结周围炎性反应，增殖性淋巴结含毛细血管较丰富，淋巴细胞浸润明显，干酪坏死区较少且小，此种强化淋巴结直径一般在 2.0 cm 以下。

（2）第 2 期平扫表现为肿大的淋巴结中央局限性密度略减低，边缘大多清晰。强化扫描通常呈薄壁环形强化或厚壁环形强化，中央局限性密度减低区。肿大的淋巴结一般直径在 3～5 cm 大小。此为纵隔淋巴结结核特征性表现。

（3）第 3 期表现为肿大的淋巴结多发密度减低区，边缘部分清晰。强化扫描通常呈分隔样环形强化，是由于相邻淋巴结相融合而成。肿大的淋巴结一般直径在 3～5 cm 大小。也为纵隔淋巴结结核特征性表现。

（4）第 4 期表现为巨大的淋巴结内广泛密度减低区，似巨大脓肿。此期较为少见，肿大的淋巴结直径可达 5 cm 以上。

六、其他辅助检查

（一）支气管镜检查

当纵隔淋巴结结核肿块压迫气管支气管或形成淋巴支气管瘘时，支气管镜下通常以支气管腔的外压性狭窄或嵴突的增宽为主要表现，少数也可表现为支气管腔内"新生物阻塞""黏膜粗糙"表现，易引起误诊。若合并淋巴气管瘘则在管壁上可见干酪样坏死物，用活检钳将干酪样物质清除后多能见瘘口存在。通过支气管镜刷检和活检可找到结核病的证据。

（二）经支气管针吸活检术

近年来经支气管针吸活检（transbronchialneedleaspiration，TBNA）在纵隔淋巴结结核中的诊断应用已越来越广泛。所有操作均在常规的气管镜检查过程中进行，患者术前准备同常规气管镜检查。按术前根据 CT 扫描所定的穿刺点，在管腔内明确相应点，活检针经气管镜活检通道进入气道，推出活检部，将穿刺针刺入气管壁，调整气管镜，使穿刺针尽可能与气管壁垂直，综合利用各种穿刺技术直至穿刺针透过气道壁，穿刺针尾端接一空注射器，抽吸至 30 mL，持续 20 秒左右。期间操作者在维持穿刺针不退出气道黏膜的状态下，以尽可能快的速度和尽可能大的力度来回抽动穿刺针，每个穿刺点均先用细胞学穿刺针，无血液抽出，则再用组织学穿刺针获取组织学标本。拔出穿刺针，直接将标本喷涂在玻片上，涂匀后送检找抗酸杆菌及癌细胞，组织学标本用福尔马林固定后做病理切片，所有患者均予以 2 个以上部位的穿刺。有学者对纵隔及肺门淋巴结进行活检，75% 纵隔及肺门淋巴结结核患者可获得满意的标本，得到明确的病理学诊断。有学者认为，支气管针吸活检术可对气管、支气管旁及肺门的病变进行活检，检查范围较广，为诊断纵隔及肺门淋巴结结核提供了一个简单、方便的手段。

(三)纵隔镜检查

纵隔镜检查主要用于观察气管旁、隆突下及两主支气管开始部分的淋巴结肿大,对于前或后纵隔肿块不易作此项检查。此检查主要用于活检取得病理学诊断依据,对已形成寒性脓肿的患者还可借助纵隔镜切口引流治疗。纵隔镜检查的长处在于直视下取材,所获取的组织块较大,为确保病理诊断的准确提供了保证,这是穿刺活检难以做到的;该检查创伤小,操作时间短,较安全,是明确纵隔淋巴结肿大性质最好的检查手段。但该检查需要在全麻下进行,从而限制了它在临床上的应用。

七、诊断与鉴别诊断

(一)诊断

以下几点有助于纵隔淋巴结结核的诊断。

(1)具有结核病中毒症状,如低热、乏力、盗汗等。

(2)同时伴有肺内结核病灶或肺外结核病变。

(3)CT 强化扫描呈环形强化,中央密度减低区。可有钙化灶。

(4)PPD 试验强阳性或阳性。

(5)穿刺取胸腔积液进行 TB-RNA、TB-DNA 联合检测,准确度高。

(6)取患者痰标本涂片进行 GeneXpert Mtb/RIF 检测,快速且敏感度高,尤其对耐药结核分枝杆菌能快速筛查,可提高病原学检出率,更好辅助临床医师进行诊断。

(7)取患者痰标本涂片进行 TB-LAMP 法检测,阳性率高,快速、费用低。

(8)基因芯片法检测胸腔积液标本,阳性率较高,且耗时短、准确性高,可为快速诊断结核性胸膜炎提供依据。

(9)罗氏培养法和 BACTEC MGIT960 也是临床常用检测技术,但是罗氏培养法需要周期相对较长,BACTEC MGIT960 检测对死亡的 MTB、休眠 MTB、MTB-L 等无法进行药敏检测,

(二)鉴别诊断

纵隔淋巴结核好发于中、青年,以气管周围特别是右侧和隆突下淋巴结累及多见,肿大淋巴结边缘清或不清,可有融合,中心密度减低,可有钙化等有助于诊断,但尚需和以下疾病进行鉴别。

1.恶性淋巴瘤

恶性淋巴瘤好发于前中纵隔,常有不规则发热,浅表淋巴结呈无痛性进行性增大,CT 检查纵隔肿块呈双侧性,融合成团块,边缘直或僵硬,呈花环状,肿块密度均匀,无密度减低或钙化,强化扫描多为均一性增强,轻度强化。PPD 试验和抗结核抗体常为阴性,常伴有肝、脾大,骨髓检查及浅表淋巴结活检可明确诊断。

2.肺癌纵隔淋巴结转移

影像学可表现为肺门阴影增大及纵隔增宽,多为单侧,以肺门淋巴结肿大为主,肺内可见原发病灶,肿大的淋巴结多有强化。PPD 试验多为阴性或弱阳性,痰脱落细胞学检查可发现癌细胞,纤支镜检查可明确诊断。

3.胸内结节病

结节病是原因不明的多器官系统的肉芽肿性疾病,分为全身多器官结节病和胸内结节病,后者Ⅰ、Ⅱ期的 X 线典型表现为双侧肺门淋巴结肿大,呈"马铃薯"样肿块,边界清楚,常同时伴有右气管旁淋巴结

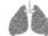

和左主动脉弓下淋巴结肿大,CT 增强扫描肿大的淋巴结强化明显,CT 值可增加 100 Hu 左右。可伴有肺内网状、结节状阴影。实验室检查可有血清血管紧张素转换酶(SACE)活性增高,高血钙,高尿钙,KveimG Siltzbach 皮肤试验阳性,PPD 阴性,浅表淋巴结活检、纤支镜或纵隔镜活检可明确诊断。

4.纵隔良性肿瘤

主要有神经纤维瘤、胸腺瘤、畸胎瘤、胸内甲状腺肿等。纵隔良性肿瘤多分布于前、后纵隔,病情发展缓慢,肿块边界清楚,密度均匀,强化扫描增强不明显,无纵隔淋巴结肿大。PPD 试验、抗结核抗体阴性。

八、治疗

(一)化学药物治疗

纵隔淋巴结结核的化学药物治疗方案推荐为 3HREZ/(9～15)HRE,由于肿大的淋巴结内有大量的干酪样坏死,3HREZ/(9～15)HRE 在坏死的酸性环境中可发挥强大的杀菌作用且对耐药结核分枝杆菌具有杀菌活性,因此必要时强化期可适当延长至半年。经过 2～3 个月抗结核治疗后若纵隔淋巴结继续增大或液化坏死范围扩大,可采取静脉强化抗结核治疗,药物包括 Am、INH、Pas、RFP、喹诺酮类药物等。

(二)外科手术治疗

纵隔淋巴结结核出现下列情况者需考虑手术治疗。

(1)重度气管、支气管压迫症:肿大的淋巴结压迫气管或支气管造成呼吸困难,经内科治疗 3 个月无效者应考虑手术,尤其是儿童形成淋巴气管瘘后,随时有发生窒息的危险,应急诊手术。

(2)食管压迫症:肿大的淋巴结压迫食管引起吞咽困难经抗结核治疗 3 个月无好转,应考虑手术治疗。

(3)纵隔淋巴结结核形成结核性脓肿穿破胸膜形成脓胸,或穿破皮肤形成慢性窦道,经引流及换药处理无效者,应考虑手术行病灶清除。

九、预后

纵隔淋巴结结核如能得到早期诊断,给予及时的抗结核治疗,常能获得较好的效果,预后良好。少数患者存在耐药结核病可能,对抗结核治疗反应差,易合并其他并发症如结核性脓胸、胸壁结核等,预后较差。

(郭拥军)

第六节　硅沉着病合并肺结核

一、概述

硅沉着病(旧称矽肺),是因长期吸入生产性粉尘并在肺内潴留而引起的以肺组织弥漫性纤维化为主的全身性疾病。硅沉着病是我国危害人数最多的职业病,发病率约占所有职业病的

80％。硅沉着病和肺结核是两种不同的肺部疾病，但两者关系密切，硅沉着病患者是肺结核的易患人群。硅沉着病并发肺结核后称为硅沉着病结核（矽肺结核）。硅沉着病合并肺结核发生率非常高，两病并发多数是在硅沉着病的基础上并发结核病，在 20％～50％。两病并存后由于受这两种疾病病理过程和结核分枝杆菌生物学特性的影响，二氧化硅和结核分枝杆菌互为佐剂，互相促进结核病和硅沉着病病变的发展，加速病情恶化。早中期硅沉着病合并结核病时，结核病变散布于硅沉着病的病灶之间，两者基本单独存在，即所谓"分离型"；发展到晚期时，往往两病融合为一体，构成独立的疾病类型，即所谓"结合型"。结核病灶可促进硅结节融合和肺纤维化进程；而大块的硅沉着病与结核融合病灶内极易出现空洞。硅沉着病病变由于合并结核，可加快其晋期过程，甚至出现"跳期"现象。硅沉着病合并结核后死亡率高，是硅沉着病患者过早死亡的主要原因之一。硅沉着病合并肺结核的严重程度与硅沉着病期别有关，以Ⅲ期最易合并结核，症状最严重、治疗最困难，死亡率也最高，预后极为不良。

硅沉着病合并肺结核的治疗包括对硅沉着病的治疗和抗结核治疗。

二、治疗

硅沉着病是慢性进展性疾病，主要病理改变是硅结节和肺间质纤维化，目前还没有找到一种药物能逆转纤维化病变。现有的治疗药物及方法仅有一定的延缓纤维化进展、改善症状的作用，无法根治。目前，应提倡对因、对症综合治疗的治疗原则，即在保健、运动、物理康复、营养饮食支持治疗等疗法的基础上，应用抗纤维化、减轻或控制非特异性炎症反应、调节免疫功能、抗脂质过氧化等药物，依患者的病情进行肺灌洗，同时预防并积极治疗并发症，达到延缓病情进展、减轻患者痛苦、延长患者寿命、提高生活质量的目的。中医中药治疗有很好的疗效与发展前景，但还需要进行大量的试验和大样本的人群研究，任重而道远。

（一）保健治疗

对已患硅沉着病的患者，应及时脱离粉尘作业，加强健康管理，适当安排好工作或休养，建立良好的生活习惯，规律生活，不吸烟，预防感冒和呼吸系统感染，定期复查、随访，及时发现并积极治疗并发症。通过各种形式向患者进行健康教育，介绍硅沉着病的特点及有关预防与治疗的知识，同时加强心理治疗，指导和鼓励患者增强战胜疾病的信心，消除恐惧心理和麻痹大意思想，积极配合医务人员进行综合治疗。

（二）运动及物理康复治疗

运动及康复治疗是硅沉着病综合治疗的重要内容。通过运动、康复治疗，可以增强机体的抵抗力，预防或减少并发症的发生、减轻症状、改善肺功能、提高生命质量、延长寿命。

1.全身康复锻炼

依病情鼓励患者进行如气功、户外行走、慢跑、打太极拳等适当的体育活动。

2.呼吸肌功能康复

包括腹式呼吸和缩唇呼吸，呼吸体操及膈肌起搏器应用，指导患者正确使用，耐心坚持，对改善肺功能、增强呼吸肌肌力会起到很好的效果。

（三）药物治疗

1.克矽平

聚 2-乙烯吡啶氮氧化物，简称 PVNO、P204。试验证明其在硅尘破坏巨噬细胞过程中起保护作用，间接增强肺对硅尘的廓清能力，阻断和延缓胶原的形成，具有延缓纤维化进展的作用。

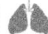

临床应用对急性硅沉着病疗效显著,对Ⅰ、Ⅱ期硅沉着病有一定疗效,Ⅲ期疗效则不明显。对改善患者的一般情况及呼吸道症状较明显。

(1)用法:以4%克矽平水溶液8~10 mL,1日喷雾吸入1次,每周6次。或将雾化吸入改为每周3次,同时肌内注射4%水溶液,每周3次,每次4~5 mL。也可单独肌内注射4%水溶液,每周6次,每次4 mL(肌内注射时可添加2%盐酸普鲁卡因数滴以减轻刺激),但单用不如同时合并雾化吸入疗效好。一般3~6个月为1个疗程,连续应用2~4个疗程,每疗程间隔1~2个月。以后每年复治2个疗程。

(2)注意事项:对肝肾疾病患者、心脏病及较严重的高血压患者,一般不宜使用。肌内注射后有刺激。偶有变态反应。部分患者可出现血清氨基转移酶暂时升高。单用雾化吸入治疗则毒不良反应甚少。

2.哌喹

又称抗矽14号。哌喹能降低肺泡巨噬细胞吞噬硅尘的能力,抑制肺泡巨噬细胞膜脂类过氧化反应,防止生物膜受损害,抑制胶原蛋白合成和胶原聚集成纤维,抑制免疫反应,具有延缓纤维化进展的作用。

(1)用法:口服,每周1次,0.5~0.75 g,6个月为1个疗程。连续应用2~4个疗程,每疗程间隔1~2个月。

(2)主要不良反应:胃肠道症状,多发生在开始几次服药后,有口苦、食欲减退、胃痛、腹泻及腹胀等,可自行缓解。少数窦性心动过缓。一过性肝功能异常,各疗程均可发生,部分病例可自然恢复,部分病例停药后恢复。皮肤色素沉着及瘙痒,多发生在1~2个疗程以后,用药时间越长,表现越明显,但停药后自行消失。

3.磷酸羟基哌喹

又称抗矽1号,简称羟哌。磷酸羟基哌喹可稳定和保护肺泡巨噬细胞溶酶体膜,阻止胶原的交联反应,抑制胶原纤维的形成,具有延缓纤维化进展的作用。

(1)用法:口服,每周1~2次,每次0.25~0.5 g,晚饭后顿服,3~6个月为1个疗程。连续应用2~4个疗程,每疗程间隔1~2个月。

(2)主要不良反应:与哌喹相似。此药与哌喹一样,有可能促使结核病灶发展,对合并肺结核者慎用。

4.柠檬酸铝

柠檬酸铝与硅尘表面有较强的亲和力,能降低硅尘的细胞毒性反应,维持肺泡巨噬细胞膜的稳定性,抑制肺泡巨噬细胞膜脂类过氧化反应,具有延缓纤维化进展的作用。

(1)用法:针剂10~20 mg,每周1次肌内注射,或水溶液每周50 mg,分3次雾化吸入,3~6个月为1疗程。连续应用2~4个疗程,每疗程间隔1~2个月。

(2)主要不良反应:肌内注射引起硬结、局部疼痛难以耐受。

5.矽宁

具有较强的亲和肺巨噬细胞的能力,对硅沉着病患者有阻止延缓病变进展的作用。

(1)用法:片剂300 mg,口服,每周服药6天,3个月为1个疗程,2个疗程间隔时间为1个月,共治疗4个疗程。

(2)主要不良反应:临床不良反应较轻。

6.色甘酸钠(咽泰)

为变态反应介质阻滞剂。其作用机制是稳定肥大细胞的细胞膜,阻止肥大细胞脱颗粒,从而抑制组胺、5-羟色胺、慢反应物质等过敏介质的释放,避免或减轻支气管非特异性炎症反应,减轻症状。

(1)用法:干粉 40 mg 经超声雾化后吸入,每次 10～15 分钟,每天 1 次,每周 6 次,3 个月为 1 个疗程,共治疗 8 个疗程。

(2)主要不良反应:未发现明显毒不良反应。

7.抗氧化剂

目前已有大量的研究证实抗氧化剂能够降低硅尘对巨噬细胞的损伤,抑制脂质过氧化反应,拮抗硅尘细胞毒性,增强肺泡巨噬细胞膜、亚细胞膜的稳定性。抗氧化剂包括 N2-乙酰半胱氨酸、氨溴索、维生素 E、维生素 C、21-氨基类固醇和硒元素等。

8.转化生长因子-β(TGF-β)

在损伤修复及纤维组织增生方面的作用引人注目,TGF-β 可能成为抑制肺及其他器官纤维化的重要靶点,从而使硅沉着病的预防与治疗成为可能。

(四)大容量肺灌洗治疗

大容量肺灌洗治疗因其可清除肺泡腔、支气管树和肺间质内的粉尘、吞尘巨噬细胞及其产生的致炎症、致纤维化因子,具有去除病因、改善呼吸功能、缓解症状等效果,对于保护患者的肺功能、维护其劳动能力、提高生活质量具有较好的效果,具有药物不可替代、病因、对症同时治疗及疗效确切满意等优势。规范化的大容量肺灌洗治疗是治疗硅沉着病的一种安全有效的实用技术。但远期疗效由于观察病例数较少,尚需进行大样本配对资料的系统研究。

通过支气管肺泡间质灌洗排尘最佳时间研究结果表明,动物染尘后持续时间和硅沉着病病变程度,是影响排尘效果的重要因素,以染尘后持续时间短者和病变轻者排出粉尘量最多,效果最好。特别是模拟减尘试验表明,染尘剂量越大,减尘后生物效应越大,效果越好。以此类推,排尘治疗以选择病变轻、脱尘早和急性硅沉着病为佳。

大容量肺灌洗可分侧进行,也可双肺同期进行,但适应证选择较严。

1.分侧大容量肺灌洗基本方法

(1)术前需进行全身检查、常规实验室检查,肺功能、心电图、肝肾功能检查,胸部 X 线、胸部 CT 和支气管镜检查以了解病变严重程度。术中监测心电图、血压、呼吸、心率与血气变化。

(2)患者仰卧位,全身麻醉等充分肌松后插入双腔支气管导管。

(3)反复听诊,确认双腔导管就位,左右分隔完全,无漏气。连接麻醉呼吸器行机械通气。

(4)用纯氧双肺通气 15 分钟后,用血管钳将通向拟灌洗侧的导管分支管夹紧,将其与灌洗液容器连接,然后行对侧单肺纯氧通气 5～7 分钟。观察血气、心率、血压、心电图等如在正常范围即可予灌洗。

(5)灌洗液一般用生理盐水加温至 37 ℃。第 1 次灌注的速度宜慢,灌注量一般男性约 1 000 mL,女性约700 mL。第 2 次及以后灌注量一般为 1 000～1 500 mL。当灌洗液进出时,应仔细听诊对侧肺有无啰音,警惕液体溢入对侧肺或逸入同侧胸腔。

(6)反复灌洗,一般灌洗一侧肺需 8～14 次,直到灌洗回收液由黑色混浊变为无色澄清为止,灌洗总量一般为 15～20 L。

(7)灌洗完毕,宜采取体位引流,开放灌洗侧导管,交替应用双肺纯氧通气与灌洗侧肺大潮气

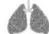

量通气,并用细硅胶管进行开放式负压吸引,使残留于肺内的灌洗液尽快排净。当患者恢复自主呼吸,潮气量达300 mL以上,频率达 12 次/分,再通过双腔导管持续吹氧(5 L/min)约 30 分钟,查血气 PaO_2 与 $PaCO_2$ 接近术前水平,方可拔除双腔导管,回病室监测,继续用鼻导管吸氧,鼓励患者深呼吸及咳嗽。

(8)术后常规应用糖皮质激素 3～5 天。5～7 天后再灌洗对侧。

2.双肺同期大容量灌洗基本方法

(1)术前检查与准备、术中监测、麻醉处理均与分侧大容量灌洗类似。

(2)顺序宜先灌洗容量较大的右肺或病变较轻侧肺。

(3)灌洗过程与分侧大容量灌洗类似,灌洗结束后第一侧肺的潴留已基本排净,听诊无啰音;肺的顺应性已恢复接近灌洗前水平,或气道峰压水平较灌洗前增高小于 0.5 kPa;用第一侧肺施行纯氧单肺通气8 分钟后 $PaO_2>13.3$ kPa 时,进行第二侧肺灌洗。

大容量肺灌洗禁忌证:靠近胸膜直径超过 2 cm 肺大疱、重度肺气肿、肺心病、活动性肺结核、支气管结核,近期内伴有咯血、气胸病史;或患有严重心血管疾病、血液病有明显出血倾向;或肝、肾、脑等器质性疾病;或气管与主支气管畸形,妨碍双腔支气管插管正确就位。

尽管支气管肺泡间质灌洗病因治疗具有排尘的优越性,但不可否认,它是在全麻下进行,其潜存危险性和可能产生的并发症尚不可完全避免,特别是在远期疗效尚未肯定前,谨慎应用仍是必要的。大容量肺灌洗是风险性较高的操作技术,治疗小组应由富有经验的胸科麻醉医师、肺内科医师与训练有素的护士组成。灌洗应在各种麻醉用具、监护设施和急救器械齐全的手术室内实施,以保证安全。预防和处理术中及术后并发症是重点,包括低氧血症、心律失常、肺不张、支气管痉挛、肺感染等。

(五)小容量肺叶灌洗治疗

肺灌洗治疗作为硅沉着病的病因治疗之一,逐渐推广普及,但大容量全肺灌洗治疗需严格的病例选择及特殊医疗设备,患者需要全麻和较复杂的技术操作,且有并发症较多的缺点。随着支气管镜的广泛临床应用,采用支气管镜下小容量肺叶灌洗术治疗硅沉着病逐渐受到重视。

小容量肺叶灌洗基本方法。①治疗前准备:治疗前常规使用地西泮注射液 10 mg 肌内注射、阿托品0.5 mg皮下注射,以镇静及减少气道分泌。②气道麻醉:用 1% 丁卡因溶液喷咽喉部,每次 3～4 喷,间隔3～4 分钟喷 1 次,共喷 3 次;1%丁卡因溶液 5 mL 分 3 次咽部含药 3 分钟后吐出。③操作步骤:患者仰卧,吸氧,心电监护下将支气管镜自鼻腔进入,经咽腔、声门进入气管、支气管直至所需灌洗治疗的各肺段及部分亚段内,在进镜过程中分别在声门下、隆嵴上及各肺叶支气管、段支气管视患者反应情况追加 2% 利多卡因,每次约 2 mL,然后用37 ℃生理盐水,每次50～100 mL,通过支气管镜注入灌洗的肺段;并借助吸引器负压抽出,如此反复。灌洗液总用量一般为300～500 mL。在治疗中可根据患者情况局部给予氨茶碱、氧氟沙星、地塞米松等药物加强治疗效果。

大部分患者灌洗治疗前有咳嗽、咳痰、胸痛、胸闷、气促、活动后症状加重等症状。灌洗治疗后1～2 天内咳嗽增多,25%的病例有黑灰色黏液及"蝌蚪"状痰栓及异物排出。3 天后上述症状逐渐减轻或消失。尤以胸痛、胸闷、气促症状减轻最为明显,75%的病例感到胸部"出气顺畅、轻松"。1～2 周后肺通气功能可提高 5%～10%。

小容量肺叶灌洗治疗未发现明显并发症。据报道有轻度咽部不适或疼痛、一过性低氧血症、支气管痉挛、寒战、低热等,但发生率低于 5%。故小容量肺叶灌洗治疗是一种实用、有效、安全的临床治疗方法。

小容量肺叶灌洗对抑制硅沉着病的发展起到一定的作用,至于影响程度有多大,尚需要进一步更长时间的系统观察。

三、抗结核治疗

硅沉着病合并的肺结核的治疗以化学治疗为主,化疗原则与单纯结核基本相同,但由于硅沉着病结核的化疗效果比单纯肺结核差,常需联用免疫治疗、经支气管镜介入治疗、人工气腹治疗、中医中药治疗、外科手术治疗等其他治疗手段以取得良好的效果。

(一)化学治疗

1.化疗原则

合理化疗遵循"早期、规律、全程、联用、适量"这一抗结核原则。据统计硅沉着病结核70%的病例有不规则化疗史。这说明对此类患者的治疗管理工作十分艰巨。全程督导治疗是必要的选择。最好全程住院治疗,起码做到强化期住院治疗。总疗程及强化期都应较单纯结核适当延长。联合用药是缩短疗程、减少耐药、降低复发的重要措施,用药种数应较单纯结核多。但要避免每次加一种药,根本没有起到联用的目的,既浪费了药品,又增加了耐药机会。用药剂量需较单纯结核大,但由于硅沉着病结核患者多为老年人,故在制订化疗方案时应充分认识到老年人组织修复能力差、肝肾功能减退、免疫力降低等特点,根据患者个体的不同情况,因人、因时而异,选用最佳组合和剂量。硅沉着病的纤维化及血管支气管间质改变,病灶药物浓度不足,且易产生耐药性及用量大、时间长,易致毒不良反应,故应密切监测肝肾功能。

硅沉着病结核的化学治疗效果较差,痰菌阴转率低,易复发,易耐药,肺内病变吸收慢,空洞不易闭合,临床症状持续存在时间长。硅沉着病结核不宜短程与间歇化疗,有些病例需长期或终生化疗。另外,由于硅沉着病结核的菌阴比例较高,故在拟订化疗方案时,对菌阴、菌阳者不应有太大区别。

2.抗结核药物与硅沉着病治疗药物合并使用的注意事项

结核病化学治疗药物与硅沉着病治疗药物同时应用,在相互作用中理化性质、药效学、药动学等方面虽无明显配伍禁忌,但应用时药物相互作用,不良反应叠加,必将增加药物的毒性,增加不良反应的发生概率,联合用药中应注意统筹兼顾,慎重加减。

结核病化学治疗药物主要在肝肾排泄,且半衰期长,治疗周期长,加之中间产物作用及酶诱导作用等因素对肝、肾有肯定的毒性,尤以肝脏损害最为明显、普遍。硅沉着病治疗药物中克矽平、哌喹、磷酸羟基哌喹等亦可引起肝脏损害。两者还常有胃肠反应、变态反应等不良反应。

在两者同时治疗的情况下出现不良反应时继续用药要特别谨慎,治疗硅沉着病抗纤维化药物,如哌喹、磷酸羟基哌喹不良反应较大,应用疗程较长,抗纤维化效果有限,并因有抑制纤维化的倾向,不利于结核病灶硬结钙化,如果治疗中一旦病情持续进展,或出现明显肝肾功能损害等不良反应,要先停止硅沉着病治疗,积极治疗结核病。或选用无肝肾毒性的药物调整治疗方案。为了减轻或避免不良反应的发生,也可采取减少用药量、改变用药途径、改变用药时间、使用对抗不良反应药物、改变用药方法等方式。

3.治疗方案

(1)初治患者:应不同于单纯肺结核,国内外文献证实,短于9个月的方案复发率高,疗效不肯定。强化期不能低于3个月。目前采用初治方案一般为12～18个月方案。如3HRZE/9HRE;

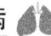

3SHRZ/9HRZ;3HRZE/15HR。

（2）复治患者：众所周知,硅沉着病结核的治疗要比单纯肺结核困难。而一旦硅沉着病结核需要复治,其疗效则更差。制订化疗方案时尽量选用敏感药,强化期不宜少于4种,强化时间以3~6个月为宜。不轻易中途改换药物。疗程18~24个月。18个月方案适用于Ⅰ、Ⅱ期硅沉着病合并结核,24个月方案适用于Ⅲ期硅沉着病合并结核。常用方案如:3HRZES/6HRZE/9HRE;6HRZES/12HRE;3HRZES/9HRZ/12HR。

（3）耐药患者：硅沉着病结核患者的耐药率大大高于单纯结核,其中耐异烟肼、链霉素占首位,其次为利福平。究其原因：①硅沉着病结核患者多数为复治,病程较长,致使耐药率增高。②硅沉着病与结核相互促进,致使人体免疫力低下,其病变区域血流循环不良,药物不能有效渗透到病变中。③治疗方案不恰当,如剂量不足、疗程过短、敏感有效药物种类不多(假联合)、不规则用药等,致使化疗失败。④已产生的耐药结核病的传播。耐药种类越多,痰菌阴转率越低,在选择治疗方案时药敏试验就显得相当重要。

治疗原则：①化疗方案应根据患者用药史、耐药情况(药敏试验)、可供选用的药物以及本地区耐药菌株的流行情况等进行综合制订。②参照抗结核药物的分组选用药物,化学治疗方案应该包括至少4种确定有效或几乎确定有效的核心药物,强化期最好由6~7种药物组成,继续期包括4~5种药物。③吡嗪酰胺、乙胺丁醇和氟喹诺酮类1日1次给药,以获得有效的峰值浓度。根据患者的耐受性,其他二线药物也可以1日使用1次。氨基糖苷类或卷曲霉素等注射剂建议治疗时间为3~6个月,甚至1年。④及时发现和处理药物的不良反应。⑤疗程为痰涂片和痰培养阴转后至少18个月。

单耐药结核病往往为初始耐药或原发性耐药,使用标准化疗方案仍然有效,但存在治愈率下降或增加复发可能性问题。因此,对于单耐药结核病,尤其是单耐利福平结核病,其化疗方案应进行适当调整,以尽量避免可能存在的治疗失败,避免获得性耐药风险。

多耐药结核病的耐药组合形式多样,对于这些患者再采用标准化疗方案治疗会产生更大的风险,应针对各种耐药组合的形式进行相应的个体化药物调整,以确保方案中有4种有效或几乎有效的核心药物。

（二）免疫治疗

化学药物联合免疫调节剂治疗硅沉着病结核疗效较好。其机制可能是通过增强机体细胞免疫功能而实现。较为成熟的免疫调节剂有卡介菌多糖核酸、母牛分枝杆菌菌苗、γ-干扰素(IFN-γ)、白细胞介素2(IL-2)等。对于Ⅰ、Ⅱ期硅沉着病结核可采用1种免疫调节剂治疗。对于Ⅲ期硅沉着病结核,特别是耐药病例选用1~2种免疫调节剂(1种细胞因子制剂和/或1种分枝杆菌疫苗)。

（三）经支气管镜介入治疗

以支气管镜引导,经气道介入治疗是硅沉着病结核的有效治疗方法。只要条件允许,对于硅沉着病结核患者可尽早积极采用介入治疗措施。

四、对症治疗

主要是止咳祛痰,扩张支气管和清除分泌物等,改善缺氧状况。家庭氧疗可延长寿命,减少住院次数,提高生命质量。家庭氧疗指征为：缓解期 $PaO_2 \leqslant 7.3$ kPa 达3周以上；PaO_2 7.3~7.8 kPa 伴右心衰竭或白细胞比容≥55%。

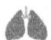

硅沉着病结核可导致营养不良,营养不良可使病情进一步恶化,因此,给予营养支持治疗很有必要。可添加维生素和微量元素。有条件者可给予氨基酸、能量合剂等,对全身情况极差、重度营养不良者可补充脂肪乳剂、清蛋白等。

五、并发症治疗

硅沉着病结核的并发症多且严重,最常见并发症为肺气肿、支气管扩张、肺部感染、气胸、肺心病等。少见的并发症有发音障碍、声音嘶哑、中叶综合征、膈肌麻痹、肺间质气肿、纵隔气肿、上腔静脉综合征。

硅沉着病结核合并肺部感染时及时应用抗生素控制感染。合并气胸时肺压缩面积≤30％予以卧床休息、吸氧处理,肺压缩面积≥50％予以卧床休息、吸氧,同时予以胸腔穿刺抽气或行闭式胸腔引流术。合并肺心病时主要予以抗心力衰竭治疗、抗呼吸衰竭治疗,氧疗或机械通气呼吸支持治疗,同时进行心力衰竭、呼吸衰竭并发症的控制。

总之,目前尚缺乏治疗硅沉着病结核的满意方法,单靠某一种治疗方法难以获得良好的临床效果。两病合并后治疗原则上两者同时进行,均须积极治疗,但应以治疗结核病为主。两病并发的后果极为严重,治疗十分困难,疗效亦不甚满意,且容易复发,应引起广大临床医师的高度重视。

（郭拥军）

第十一章

肺 部 肿 瘤

第一节 小细胞肺癌

肺癌是原发于支气管和肺的恶性肿瘤的统称,小细胞肺癌(small cell lung cancer,SCLC)是其中的一个特殊类型。经过几十年的研究和临床实践,多数学者认识到 SCLC 和其他类型的肺癌在组织发生、临床特点、对治疗的反应和治疗策略等很多方面都有一定差异。人们逐渐认识到发生于支气管带纤毛假复层柱状上皮的肿瘤是腺癌或肺泡癌;在长期各种刺激作用下支气管上皮化生后癌变成鳞状细胞癌;而 SCLC 则是发生于神经内分泌细胞恶变。因此,在临床可以发生于各个年龄,临床表现上常常可以伴有神经内分泌综合征,发展相对较快,容易通过淋巴和血行播散,尤其是颅内。但在另一方面,SCLC 对化放疗敏感,处理适当在一定病期可得治愈。

一、小细胞肺癌的病因学

和其他肿瘤相似,小细胞肺癌的发生既与环境因素相关,又与个人因素相关。环境因素是导致小细胞肺癌发生的始动因素,个人因素则决定了肿瘤的易感性。引起小细胞肺癌发生的最重要环境因素是吸烟,包括主动吸烟和被动吸烟;其次包括环境污染和职业因素。个人的因素包括遗传因素等。

(一)环境因素

1.吸烟因素

(1)主动吸烟:长达半个世纪、数据最充分的综合研究资料(包括实验和流行病学调查)证明吸烟是Ⅰ类致癌物,可导致多种癌症发生,尤其在小细胞肺癌和非小细胞鳞状细胞癌中,吸烟是最重要的诱因。来自英国剑桥大学韦尔科姆基金会桑格学院(Wellcome Trust Sanger Institute)的研究人员对一位小细胞肺癌患者骨转移灶进行了基因组测序,希望能从中发现与吸烟有关的突变。结果显示:该患者基因序列的突变与烟草的烟雾里所存在的超过 60 个致癌基因所导致的基因突变类型相符合,说明小细胞肺癌是一种典型的吸烟导致的癌症。吸烟对男、女性小细胞肺癌的相对危险度分别为 7.4 和 7.9(廖美琳、周允中主编《肺癌》)。小细胞肺癌患者中

90％以上的人有吸烟史。美国每年小细胞肺癌新发病例数超过 3 万,几乎所有患者均为吸烟者,而且都是重度吸烟者。流行病学资料显示吸烟者肺癌发生率和死亡率是非吸烟者的 5～10 倍。组织学研究结果显示吸烟者相比从不吸烟者,同时存在支气管黏膜上皮纤毛丢失、基底上皮增生和细胞核异常。重度吸烟者的支气管切片,93％可见细胞异常,戒烟 5 年后细胞异常下降到6％,而不吸烟者仅为 1.2％。

国际癌症研究机构(International Agency for Research on Cancer,IARC)认为烟草为人类明确的致癌物,没有安全烟,不论使用方法如何,对人类均有致癌性(IARC,2002)。吸烟对小细胞肺癌危险度的影响与吸烟指数(每天吸烟的数量×吸烟持续的时间)相关,此外也与开始吸烟的年龄,香烟的类型和吸入的深度(深吸入肺或口腔过堂烟)相关。平均吸烟的支数和吸烟的年数越多,吸烟开始年龄越早,使用无滤嘴烟越多,罹患肺癌的危险度越高。尽管吸雪茄和吸烟斗者(多使用空气风干的低糖烟叶)相比吸卷烟者(多用烘烤的高糖烟叶)罹患肺癌的风险下降,但相比不吸烟者,该人群患肺癌的危险也有增加,且与吸烟指数成正比。40 岁以内的年轻吸烟者,细小支气管早期就出现病理变化,在邻近的细小支气管和肺泡壁见群集的有棕色颗粒的巨噬细胞团、水肿、纤维化和上皮增生等呼吸性细支气管炎特征。

英国著名学者 Doll 随访 50 年的研究结果显示,在男性吸烟者中,持续吸烟、50 岁时戒烟、30 岁时戒烟者,75 岁死于肺癌的累计风险分别为 16％,6％和 2％,而从不吸烟者 75 岁时死于肺癌的累计风险仅为 2％(储大同主编《肺癌》)。临床确诊的肺癌病例中,每天吸烟 20 支以上且时间长达 30 年者,患肺癌的概率达到 80％。戒烟后肺癌危险度下降,戒烟 5 年后,多数癌症发生相对危险明显降低。戒烟 10 年后,患肺癌的危险度是未戒烟者的 50％。戒烟可有效降低癌的发生,但吸烟者即使戒烟 10 年以上癌症发生率仍稍高于非吸烟者。戒烟可使支气管上皮恢复正常,平均需要 13 年,此时其患肺癌的危险度与不吸烟者相同。Doll 及 Pike(1972)对英国医师的前瞻性调查表明,12 年间肺癌死亡率下降 25％,其中医师中吸烟人数下降 50％,故戒烟确实能使肺癌发病率下降。Chen 等报道小细胞肺癌患者确诊时开始戒烟者比不戒烟者或晚戒烟者的生活质量有所改善,食欲降低的患者比率下降(43％vs 58％)。

据上海和沈阳两地 20 世纪 80 年代中期全人群肺癌病例对照研究资料,上海市区男性和女性小细胞肺癌比例分别为 9.3％和 6.3％,沈阳男性和女性小细胞肺癌比例分别为 14.5％和17.2％。欧美等发达国家由于开展了全面的禁烟运动,因此肺癌所导致的死亡比例大幅度下调。在发展中国家,青少年吸烟人数增加,初次吸烟年龄减低,且女性吸烟人数也在增加。以往研究证实,男性小细胞肺癌发病率高于女性,美国国立综合癌症网络(National Comprehensive Cancer Network,NCCN)报道,美国人群男性和女性小细胞肺癌发病率为 1:1,女性发病率有上升趋势。

(2)被动吸烟:随着吸烟人群的增加,被动吸烟的人群也在扩大,被动吸烟致癌风险比主动吸烟致癌风险高 2～40 倍。香烟燃烧时释放的侧流烟雾中含有 I 类和 II A 类致癌物,导致环境性烟草暴露("二手烟")者患小细胞肺癌危险度增高。丈夫吸烟的妻子患肺癌的危险度是丈夫不吸烟妻子的 1.3 倍。Wolfson 预防医学研究所提供证据,和吸烟者生活与和不吸烟者生活其患肺癌的危险度要高出 24％。肺癌家族集聚性研究将吸烟导致肺癌的患者的非吸烟亲属与不吸烟者的非吸烟亲属比较,按性别,年龄和种族配对比较后发现,肺癌患者的非吸烟亲属的肺癌发病率和死亡率均显著升高(储大同主编《肺癌》)。我国上海市区曾进行的一项病理对照研究,发现与吸烟丈夫共同生活的非吸烟妇女,其肺癌相对危险度随共同生活年数的增加而上升,共同生活

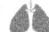

40 年及以上者与共同生活 20 年以下者比较,相对危险度大于 1.7。

(3)吸烟的致癌机制:香烟燃烧的烟雾中含有 1 200 多种物质,其中致癌物有 69 种,存在主流烟雾中的 2-萘胺、4-联苯胺、苯、氯乙烯、氧化乙烯、砷、铍、镍化合物、铬、镉和 210 钋已被国际癌症研究中心确认为人类Ⅰ类致癌物。烟草的烟雾中含有多种致癌性亚硝胺,且支流烟比主流烟中亚硝胺含量高 10～40 倍。多种致癌物质的存在,使吸烟导致的肺癌发生机制极其复杂。当苯并芘进入人体后,经代谢形成 BPDE,通常与细胞 DNA 中碱基结合,形成 BPDE-DNA 加合物。此加合物会引起 DNA 碱基的突变,从而可能引起癌基因的启动。流行病学调查显示吸烟组与非吸烟组相比,多环芳烃-DNA 加合物水平有非常显著性差异。

纸烟燃烧时产生的烟雾颗粒容易沉积在支气管和细小支气管分叉的嵴部,该部也是肺癌的好发部位。颗粒的直接毒性作用为影响支气管黏膜的清除功能,破坏黏膜纤毛和巨噬细胞,导致支气管束发生病变。烟雾的颗粒部分主要引起癌症的发生,虽然烟雾颗粒也深入肺泡,但吸烟者患肺泡癌的危险性并未增加。

烟雾对纤毛毒性作用,可诱发局部感染,导致慢性支气管炎发生。肺部炎症也是小细胞肺癌发生的诱导因素。

2.环境因素

(1)大气污染:环境污染是目前工业化发展中国家第二大肺癌发病原因。据报道空气污染导致全球 16.5 万名肺癌患者死亡,其中 10.8 万名患者为户外空气污染致癌;3.6 万名患者为使用固体燃料烹饪和取暖而致癌;2.1 万名患者为二手烟致癌。

工业发达城市肺癌的发病率要比农村高很多,北京、上海、武汉等地肺癌的发病率和死亡率均高于经济相对落后的西藏地区,大气污染可能是造成这一现象的主要原因。大气污染物包括各种工业废气、粉尘、汽车尾气等,其主要致癌物包括脂肪族碳氢化合物和芳香族碳氢化合物(如苯并芘),此外尚有微量放射性元素、金属(镍、铅、铬等)和砷化合物。调查材料表明,大气中苯并芘浓度高的地区肺癌的发病率也增高;碳素微粒和二氧化硫容易引起慢性支气管炎,诱发支气管上皮细胞改变,使上皮细胞对其他侵袭物敏感,使肺癌发生更容易。

环境中的雾霾(PM$_{2.5}$)污染是否是肺癌的诱导因素目前还未知,但 IARC 曾发布消息称,已将细颗粒物(PM$_{2.5}$)等大气污染物质的致癌风险评估为 5 个阶段中危险程度最高的水平。PM$_{2.5}$是指直径 2.5 μm 以下的细颗粒物,主要由日常发电、燃煤、汽车尾气排放等过程中经过燃烧而排放的残留物组成。这种细颗粒物被人体吸入后,会直接进入支气管,干扰肺部的气体交换,引发哮喘、支气管炎、呼吸道传染病和心血管病方面的疾病。此外颗粒物有可能会吸附硫氧化物、氮氧化物等一系列有毒有害物质,并将毒害物质直接带入肺泡。美国癌症学会一项多达 50 万人的队列研究中发现,PM$_{2.5}$年均浓度每升高 10 μg/m^3,人群肺癌死亡率将上升 8%。但这种统计学上的关联是不是已经构成了因果关系,尚需要更多研究的证实。

(2)室内环境污染:氡暴露也是肺癌的主要诱因,这也是许多国家第二大肺癌发病原因。一项流行病学调查显示肺癌患者总数的 3%～14% 是由室内氡暴露引起的,氡浓度每升高 100 Bq/m^3,患肺癌风险就增加 16%。氡是一种无色无味的惰性气体,衰变产生的氡子体进一步衰变生成 α 粒子,这些粒子会附着于空气中的颗粒状物质上,进入呼吸道后积聚在细胞内破坏正常细胞的 DNA,导致癌变。氡导致的肺癌,约半数为未分化癌。低剂量的氡主要来自于土壤、建筑和装修材料、天然气的燃烧和生活用水,在地下室和混凝土结构构成的高层建筑或者木基结构中更加显著。

冬季时间长,燃煤量大,室内通风条件差的城镇肺癌发生率高。根据流行病学研究资料,我国云南省宣威县的肺癌死亡率居全国之首。当地长期燃烧煤烟造成室内以苯并芘为主的多环芳烃污染是宣威肺癌高发的主要原因。在我国东北地区沈阳和哈尔滨等地进行的病例对照研究证实,室内使用煤炉,用煤取暖的年限与肺癌的危险性相关。目前,国际癌症研究中心评价室内燃煤产生的煤烟是人类Ⅰ类致癌物。然而木材等生物材料燃烧产生的烟气与肺癌的关系目前研究尚不深入,鉴于此,国际癌症研究中心研究认为木材燃烧产生的烟气可能是人类ⅡA类致癌物。

(3)饮食和烹饪:对于水果、蔬菜和抗氧化剂营养物是否能降低肺癌危险度也有大量研究。目前研究结果提示增加蔬菜的摄取可减低患肺癌的危险。还没有高级别证据证实其他饮食因素可降低肺癌的发病率,包括β-胡萝卜素和维生素A与小细胞肺癌真正联系等。

3.职业因素

长期接触具有放射性物质或者衍生物的职业也会导致肺癌发生。已有充分的证据表明,导致肺癌的职业因素有石棉、砷的无机化合物、镍化合物、镉及其化合物、二氯甲醚、氯甲甲醚、芥子气、煤焦油沥青挥发物和硫酸烟雾等。铀和氟矿的副产品或铀衰变可产生致癌物氡。铸造工人、报纸工人、金矿工人、乙醚工人、油漆工人等均为肺癌高发者。由接触放射线到发生肺癌的潜伏期一般不少于10年,中位数为16~17年。

(二)个人因素

1.遗传因素

病例对照研究和队列研究结果表明,有肺癌家族史的个体,其肺癌发病风险也会提高。来自上海,北京和沈阳的家族聚集性研究结果表明,有肺癌家族史的、非吸烟女性患肺癌的风险OR值大于2.5。

2.肺部疾病史

某些患慢性肺部疾病如肺结核,矽肺、尘肺或肺支气管慢性炎症者,肺癌发病率高于正常人,这可能与肺上皮细胞化生或增生相关。

3.内分泌因素

有关内分泌因素和女性肺癌危险性的关系还有待进一步研究证明。

二、临床表现

小细胞肺癌的临床表现与肿瘤大小、发展阶段、所在部位、有无并发症或转移有密切关系。典型临床表现是肺门肿块以及纵隔淋巴结肿大引起的咳嗽及呼吸困难。病变广泛转移后会出现体重下降、衰弱、骨痛等相应表现。与小细胞肺癌有关的症状和体征,按部位可以分为原发肿瘤、胸内扩展、胸外转移、肺外及全身表现四类。

(一)由原发肿瘤引起的症状和体征

1.咳嗽

常见的早期症状,多为刺激性干咳,当肿瘤引起支气管狭窄,可出现持续性、高调金属音咳嗽。咳嗽多伴少量黏液痰,当继发感染时可合并脓痰。

2.咯血

多为痰中带血或间断血痰,少数因侵蚀大血管出现大咯血。

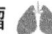

3.胸闷、气短

肿瘤引起支气管狭窄,或肿瘤转移至肺门或纵隔淋巴结,肿大的淋巴结压迫主支气管或气管隆嵴。

4.发热

肿瘤组织坏死可引起发热,多数发热的原因是由于肿瘤引起的阻塞性肺炎所致,早期用抗菌药物治疗,体温可恢复正常,但易反复。肿瘤体积较大者,炎性中心出现坏死,常因毒素的吸收引起较高的体温。有时每天弛张热,达数月之久,反复抗感染治疗无效,一旦瘤体切除,体温立刻恢复正常。肺癌患者检查体内无明显炎症,但却有明显发热,常是肿瘤本身引起,即所谓"癌性热",体温常在38 ℃以下。45 岁以上男性长期吸烟者如反复发热肺部固定部位炎症,治疗效果不佳者尤要警惕肺癌的可能性。

5.体重下降

消瘦为恶性肿瘤的常见症状之一。肿瘤发展到晚期,由于肿瘤毒素和消耗的原因,常导致患者体重下降,如合并有感染、食欲减退,则加重病情消瘦更明显或表现恶病质。

(二)肿瘤在胸腔内扩展所致的症状和体征

1.胸痛

肿瘤直接侵犯胸膜、肋骨或胸壁,引起不同程度的胸痛。如肿瘤侵犯胸膜,则产生不规则的钝痛或隐痛。肿瘤压迫肋间神经,胸痛可累及其分布区。

2.上腔静脉综合征

上腔静脉综合征是由于上腔静脉被附近肿大的转移性淋巴结压迫或右上肺的原发性肺癌侵犯,以及腔静脉内癌栓阻塞静脉回流引起。表现为头面部和上半身淤血水肿,颈部肿胀,颈静脉扩张,患者常诉领口进行性变紧,可在前胸壁见到扩张的静脉侧支循环。

3.咽下困难

肿瘤侵犯或压迫食管,引起吞咽困难。初期表现为进食干硬食物咽下困难,逐渐发展至吞咽流质食物困难。

4.呛咳

气管食管瘘或喉返神经麻痹引起饮水或进食流质食物时呛咳。

5.声音嘶哑

肿瘤直接压迫或转移肿大的淋巴结压迫喉返神经(多为左侧)时出现。

6.Horner 综合征

位于肺上尖部的肺癌称为肺上沟癌(Pancoast 癌),当压迫 C_8、T_1 交感神经干,出现典型的Horner 综合征,患侧眼睑下垂、瞳孔缩小、眼球内陷、同侧颜面部与胸壁无汗或少汗;侵犯臂丛是出现局部疼痛、肩关节活动受限,称为 Pancoast 综合征。

7.肺部感染

由于肿瘤阻塞气道引起的、在同一部位可以呈反复发生的炎症,亦称作阻塞性肺炎。

(三)肿瘤肺外转移引起的症状和体征

(1)肺癌转移至淋巴结:锁骨上淋巴结是肺癌好发转移的部位,转移的淋巴结常常固定,质地坚硬,逐渐增大、增多、融合,多无疼痛感。

(2)肺癌转移至胸膜:肺癌转移至胸膜常常引起胸痛、胸腔积液,胸腔积液多为血性。

(3)肺癌转移至骨:多呈隐匿经过,仅 1/3 有局部症状,如疼痛、病理性骨折。当转移至脊柱压迫脊髓神经根时,疼痛为持续性且夜间加重。脊髓内转移可于短时间内迅速出现不可逆的截瘫症候群。

(4)肺癌转移至脑:可由于颅内病灶水肿造成颅高压,出现头痛、恶心、呕吐的症状。也可由于占位效应导致复视、共济失调、脑神经麻痹、一侧肢体无力甚至偏瘫。

(5)肺癌转移至心包:可出现心包积液,甚至出现心脏压塞的表现,呼吸困难,平卧时明显,颈静脉怒张,血压降低,脉压缩小,体循环淤血,尿量减少等。

(6)肺癌转移至肾上腺、肝脏等部位,引起局部和/或周围脏器功能紊乱。

(四)肿瘤肺外表现及全身症状

肺癌所致的肺外表现包括非特异性全身症状,如乏力、厌食、体重下降。还包括神经系统和内分泌副肿瘤综合征。

1.神经系统综合征

(1)Lambert-Eaton 肌无力综合征(Lambert-Eaton myasthenic syndrome,LEMS):即肿瘤引起的神经肌肉综合征,包括小脑皮质变性、脊髓变性、周围神经病变、重症肌无力和肌病。致病的自身抗体直接抑制了神经末梢突触前的压力门控钙通道(voltage-gated calcium channels,VGCC)从而导致了 LEMS 肌无力症状。患者症状出现顺序通常为下肢无力、自主神经障碍、上肢无力、脑神经支配肌无力、肌痛及僵直等。

(2)副癌性脑脊髓炎(paraneoplastic encephalomyelitis,PEM):病变广泛,可侵及边缘叶、脑干、脊髓,甚至后根神经节。本病常可与副癌性感觉性神经病(paraneoplastic sensory neuropathy,PSN)同时存在。有些学者认为 PSN 是 PEM 的一部分,故常冠以 PEM/PSN 的名称。神经系统症状常出现在癌诊断之前,不同神经部位受累表现为不同的临床症状。

1)边缘叶脑炎:边缘叶脑炎(1imbic encephalitis)病变主要侵犯大脑边缘叶,包括胼胝体、扣带回、穹隆、海马、杏仁核、额叶眶面、颞叶内侧面和岛叶。多呈亚急性起病,进展达数周之久,也可隐袭起病。早期症状常为焦虑和抑郁,后出现严重的近记忆力减退。还可有烦躁、错乱、幻觉、癫痫和嗜睡。有的出现进行性痴呆,偶可自然缓解。

2)脑干脑炎:脑干脑炎(brain stem encephalitis)病变主要侵犯脑干,累及下橄榄核、脑神经核、脑桥基底核、被盖核,黑质也可受累。临床表现常为眩晕、呕吐、共济失调、眼震、眼球运动障碍、延髓麻痹和病理反射。少见症状为耳聋、肌阵挛、不自主运动、帕金森综合征。

3)脊髓炎:脊髓炎(myelitis)常为 PEM 表现的一部分,很少单独出现。病变可累及脊髓前角细胞、感觉神经元、后角和交感神经,临床表现为肌无力、肌萎缩、肌束颤动、感觉障碍、自主神经失调和脊髓空洞症的症状。

(3)副癌性感觉性神经病(PSN):可出现于小细胞肺癌的任何时期,有的见于小细胞肺癌诊断前数年。可亚急性或慢性发病,表现为对称性的四肢远端感觉丧失、乏力和腱反射低下,下肢较上肢重。重者可累及四肢近端和躯干,出现面部感觉丧失。一些急性起病者多合并淋巴瘤,表现酷似吉兰-巴雷综合征,可伴有呼吸肌瘫痪和延髓麻痹。

2.内分泌副肿瘤综合征

(1)库欣综合征(Cushing syndrome):小细胞肺癌分泌促肾上腺皮质激素样物质,引起脂肪重新分布等。

(2)类癌综合征:类癌综合征的典型特征是皮肤、心血管、胃肠道和呼吸道功能异常。主要表现为面、上肢躯干的潮红或水肿,胃肠蠕动增强,腹泻,心动过速,喘息,瘙痒和感觉异常。这些

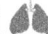

阵发性症状和体征与肿瘤释放不同的血管活性物质有关,除了 5-羟色胺外,还有缓激肽、血管舒缓素和儿茶酚胺。

（3）抗利尿激素分泌不当综合征:不适当的抗利尿激素分泌可引起厌食,恶心,呕吐等水中毒症状,还可伴有逐渐加重的神经并发症。其特征是低钠（血清钠<135 mmol/L）,低渗（血浆渗透压<280 mOsm/kg）。

三、诊断

小细胞肺癌的治疗效果与小细胞肺癌的早期诊断密切相关。因此,要大力提倡早期诊断,及早治疗以提高生存率甚至治愈率。这就需要临床医师具有高度警惕性,详细采取病史,对小细胞肺癌的症状、体征、影像学检查有一定认识,及时进行细胞学及支气管镜等检查,可使 80％～90％的小细胞肺癌患者得到确诊。

（一）诊断方法

1.痰细胞学检查

由于原发性肺癌源于气管、支气管上皮,因而肿瘤细胞会脱落于管腔,随痰液排出。痰液细胞学检查就是将怀疑肺癌患者排出的痰液进行涂片,然后在显微镜下观察,根据涂片中癌细胞形态特点,做出初步的细胞类型诊断。痰液细胞学检查简单、无创、经济,是诊断肺癌最常用方法,还可用于肺癌高危人群的普查,并能发现部分早期小细胞肺癌。痰检阳性率 60％～80％,痰液标本质量的好坏,直接影响细胞学诊断的准确性。符合标准的痰液应新鲜,咳去喉部积痰后,再用力深咳,从肺深部咳出痰液,灰白色、透明黏液痰,带血丝成分更好,并需立即送检（1 小时内）,每个患者至少送检 6 次。一般认为中心型肺癌痰检阳性率较周边型高,小细胞肺癌细胞学诊断与病理组织学诊断符合率最高。

2.血清肿瘤标志物检测

血清肿瘤标志物检测包括:①癌胚抗原（carcino-embryonic antigen,CEA）是一种酸性可溶性糖蛋白,当胃肠道、肺等发生恶性病变时,癌细胞能产生 CEA 释放到血中,使血清中 CEA 含量升高。②CA125（cancer antigen 125,CA125）是一种卵巢癌和肺癌细胞共同具有的肿瘤相关抗原,也是目前应用最广泛的肿瘤标志物之一。③CA153（cancer antigen 153,CA153）系分子量较大的糖蛋白,作为乳腺癌的特异性标志物,目前证实肺癌患者血清中也有明显升高。研究表明上述三项标志物联合检测可提高诊断小细胞肺癌的阳性率及准确度。④神经元特异性烯醇化酶（neuron-specific enolase,NSE）作为 SCLC 特异性肿瘤标志物,目前广泛用于肺癌的诊断和治疗后随访监测。SCLC 血清 NSE 明显增高,其诊断灵敏度达 80％,特异性达 80％～90％,而非小细胞肺癌（NSCLC）患者并无明显增高,故可作为 SCLC 与 NSCLC 的鉴别诊断。血清 NSE 水平与 SCLC 的临床分期呈正相关,因此,血清 NSE 检测对 SCLC 的监测病情、疗效评价及预测复发具有重要的临床价值。⑤胃泌素释放肽前体（pro-gastrin-releasing peptide,proGRP）存在于人胎儿肺的神经内分泌细胞内。胃泌素释放肽前体作为近年来新发现的一种 SCLC 肿瘤标志物。研究显示,proGRP 在 SCLC 中具有极高特异性,其在良性病变及其他恶性肿瘤中很少检测到,47％～80％SCLC 释放 proGRP。与 NSE 相比,proGRP 灵敏性更高,特异性更强。然而单一标志物检测始终存在特异性不强、阳性率较低等不足,临床上常与 NSE 联合检测。

3.驱动基因检测

SOX 基因家族成员不仅在 SCLC 中存在众多突变,而且存在基因扩增（27％）,SOX2 蛋白

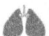

的过表达还与 SCLC 的临床分期相关,下调细胞中 SOX2 的表达可以抑制 SOX2 高表达型 SCLC 的生长,因此进一步证实了 SOX2 在 SCLC 种系生存中的重要作用。FGFR1 另外一项来自德国的 Martin Peifer 等则对 SCLC 的 SNP(63 例),外显子组(29 例),基因组(2 例)和转录组(15 例)进行了测序。整合了众多的结果后,发现 FGFR1 基因存在明显扩增现象,提示 FGFR 抑制剂可能会使具有该基因型的患者受益。TP53 及 RB1 突变仍然是 SCLC 中最重要的基因突变类型,SLIT₂ 和 EPHA7 等其他突变可能与 SCLC 的高度侵袭性特性相关,PTEN 的基因突变可能是未来治疗的靶点之一。CREBBP,EP300 和 MLL 这些参与组蛋白修饰的基因存在频发突变,通过进一步的功能性研究,研究者认为组蛋白修饰在 SCLC 中发挥了重要作用。日本学者在今年 ASCO 会议上公布了亚洲 SCLC 的全基因组分析结果显示:93.6% 的肿瘤中检测到 TP53、RB1 和 MYC 家族,突变频率分别为 76.6%,42.6% 和 12.8%。该研究也再次证明了近来报道的一些新的驱动基因:PTEN 4.3%、CREBBP4.3%、EP300 4.3%、SLIT₂ 4.3%、MLL 4.3%、CCNE1 8.5% 和 SOX2 2.1%。

4.X 线检查

小细胞肺癌以中央型占绝大多数。中央型小细胞肺癌 X 线表现为肺门单纯大肿块,或大肿块伴有阻塞性病变为主。肿块很醒目,圆形或卵圆形,边界清楚。如伴有小叶性肺炎或肺不张时,边界毛糙或有小斑片状阴影。周围型小细胞肺癌 X 线主要表现为分叶状肿块,边缘均有有长短不一的毛刺,密度多中等以上,均匀一致,一般无钙化、空洞或密度减低区。早期常伴有转移。

5.CT 检查

CT 是目前诊断小细胞肺癌常用的有效方法之一,具有较高的空间分辨率,其多平面重建(multiple plane rescontruction,MPR)技术从不同的角度观察肺部病变的形态、密度、边缘情况。并在计算机上进行支气管重建,进而了解病变与支气管、纵隔的关系,因此在研究肺部病变,特别是在研究多发于肺门区的中央型未分化小细胞肺癌方面有明显技术优势。小细胞肺癌 CT 上常表现为肺门肿块影和/或纵隔块影,受累支气管管腔狭窄,管壁增厚,远端可有阻塞性肺炎,坏死少见。肿瘤常有轻至中度强化。小细胞肺癌常常转移到纵隔淋巴结,上腔静脉后、主动脉弓下及隆突下的肿大淋巴结常见,并会形成上腔静脉受挤压征象。远处转移及肿瘤长轴与受累支气管走形相同有一定的提示作用。

6.PET/CT

小细胞肺癌细胞生长分数高,倍增时间短,侵袭力强,较早出现远处转移。PET/CT 提供功能和解剖相结合的图像,能精确区分肿瘤的边缘、大小、形态及与周围毗邻的关系,而且对区域淋巴结转移以及全身远处器官的转移(包括骨骼、脑、肾上腺、肝等)可以从不同的断面和角度进行观察,从而对小细胞肺癌早期诊断、临床分期、鉴别肿瘤的复发与坏死、指导制订治疗方案、疗效评价以及肿瘤放疗的精确定位等方面均有重要的临床应用价值。

7.普通电子支气管镜

支气管镜对诊断、确定病变范围、明确手术指征与方式有帮助。小细胞肺癌的镜下主要表现分为四型:①管内增生型(即支气管内有菜花样、结节样、息肉样新生物生长)。②管壁浸润型(即支气管黏膜充血、水肿、增厚、糜烂等,管腔狭窄)。③管腔外压型(即气管或支气管受压变形,黏膜表面正常)。④混合型(即同时有前面 3 种中 2 种以上表现)。普通电子支气管镜可见支气管内病变,刷检的诊断率达 92%,活检诊断率可达 93%。经支气管镜肺活检可提高周围型小细胞

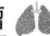

肺癌的诊断率。对于直径大于 4 cm 的病变,诊断率可达 50%～80%。但对于直径小于 2 cm 的病变,诊断率仅 20%左右。由于是盲检,可能需要多次活检才能获得诊断。同时检查过程中可出现喉痉挛,气胸,低氧血症和出血。

8.自发荧光支气管镜

自发荧光支气管镜(autofluorescence bronchoscopy,AFB)是利用细胞自发性荧光和电脑图像分析技术相结合的产物。原位癌和早期浸润癌等病变在蓝光照射下可发出轻微的红色荧光,而正常组织则发出绿光,从而达到区别早期癌变组织与正常组织的目的。选择红染最明显的部位进行取材,便于提高检测结果的准确性。国外报道 AFB 对于诊断早期小细胞肺癌或癌前病变的敏感性较普通白光支气管镜(white light bronchoscope,WLB)提高 25%～47%,而特异性则比 WLB 低 7%～18%。但是 AFB 检查也存在一定的局限性:同 WLB 一样,无法检查到细支气管分支,不适用周围型小细胞肺癌的早期诊断;特异性不强,在支气管黏膜炎症、炎性肉芽肿、瘢痕组织、黏膜损伤等情况下,局部也会表现为红色荧光,极易与癌前病变、原位癌、浸润癌相混淆等。然而,随着荧光支气管镜在小细胞肺癌诊断过程中的广泛应用及对小细胞肺癌发展过程中不同组织病理阶段荧光强度的量化,其在小细胞肺癌的早期诊断、明确病变范围、评估局部癌变的程度中将发挥更大的价值。

9.纵隔镜检查

纵隔镜检查是一种对纵隔淋巴结进行评价和取活检的创伤性检查手段。它有利于肿瘤的诊断及 TNM 分期。小细胞肺癌较早出现纵隔淋巴结转移,在传统的纵隔淋巴结定性检查方法中,纵隔镜是公认的"金标准"。但其诊断费用高及创伤较大,涉及淋巴结区域多局限于 N2/N3 各组,且重复检查极为困难。因此,这一技术在国内目前尚未得到大规模的开展和应用。

10.支气管超声引导针吸活检

支气管超声引导针吸活检(endobronchial ultrasoundguided transbronchial needle aspiration,EBUS-TBNA),以其操作简单、微创、涉及纵隔淋巴结区域广、可重复强的优势,在肺癌分期中逐渐得到广泛应用,已经在一定程度上有取代纵隔镜检查这一传统"金标准"分期方法的趋势。EBUS-TBNA 有助于更好地穿透支气管壁(由于存在活检管道,TBNA 穿刺针形成向前的成角),可以显示淋巴结内穿刺针的确切位置,并可见周围血管,特别是肺门和低位气管旁区域的血管,大大提高了活检的安全性及准确性。尤其适用于中央型小细胞肺癌及纵隔淋巴结转移者。

11.病理活检

病理活检是小细胞肺癌诊断金标准。根据 WTO 分类方案,可以把小细胞肺癌分为燕麦细胞癌和中间型小细胞肺癌。

(1)燕麦细胞癌:癌细胞体积比淋巴细胞稍大(2～3 倍),常以大小不等的群体形式出现,细胞间排列松散,核形不整,核内染色质非常丰富,呈细颗粒状,不透明,很少见到明确的核仁。另可见到核固缩。胞浆很少(或无)常呈嗜碱性,偶尔可见嗜酸性胞浆。在病灶刷片中,由于核的破碎常可见到核内物质形成的条纹。

(2)中间型小细胞肺癌:与上型相比,中间型小细胞肺癌的瘤细胞体积较大,部分病例中瘤细胞有清晰的胞浆,嗜酸性,瘤细胞单一,核不规则,染色质呈泡状、粗糙颗粒状,很少见到核固缩及核内物质形成的条纹。

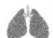

(二)临床诊断

根据临床症状、体征,且符合下列之一者可作为临床诊断(可疑诊断)。

(1)中央型 X 现表现为肺门或纵隔边界清楚肿块,密度均匀,多呈分叶状,少数表现为肺门结构不清;CT 表现为以肺门、纵隔肿块为主,单双侧肺门均可,难以分辨原发灶和肺门、纵隔淋巴结转移。周围型 X 线表现为病灶呈结节状或肿块状,可有分叶,边缘光滑或有毛刺,均有深分叶或短毛刺;CT 表现肺实质内肿块或结节状为主要表现,均有深分叶或切迹,伴或不伴肺门及纵隔淋巴结肿大。

(2)肺癌高危人群,有咳嗽或痰血,胸部 X 线检查发现局限性病变,经积极抗炎或抗结核治疗(2~4 周)无效或病变增大者。

(3)节段性肺炎在 2~3 个月内发展成为肺叶不张,或肺叶不张短期内发展成为全肺不张。

(4)短期内出现无其他原因的一侧增长性血性胸腔积液,或一侧多量血性胸腔积液同时伴肺不张者或胸膜结节状改变者。

(5)胸片发现肺部肿物,伴有肺门或纵隔淋巴结肿大,并出现上腔静脉阻塞、喉返神经麻痹等症状,或伴有远处转移表现者。

(6)单纯临床诊断肺癌病例不宜做放化疗,也不提倡进行试验性放化疗。

(三)确诊

以下任何一种情况均可确定诊断。

(1)经细胞学或组织病理学检查证实为小细胞肺癌。

(2)肺部病变可疑为小细胞肺癌,经过痰细胞学检查,支气管镜检查,淋巴结活检术、胸腔积液细胞学检查,胸腔镜、纵隔镜活检或开胸活检明确诊断者。

(3)痰细胞学检查阳性者建议除外鼻腔、口腔、鼻咽、喉、食管等处的恶性肿瘤。

(4)肺部病变可疑为小细胞肺癌,肺外病变经活检或细胞学检查明确为转移性小细胞肺癌者。

四、小细胞肺癌常用化疗药物介绍

(一)传统化疗药

环磷酰胺(cyclophosphamide,CTX)、多柔比星(doxorubicin)、长春新碱(vincristine,VCR)等细胞毒药物联合方案是治疗小细胞肺癌的主要方案。后依托泊苷(etoposide,VP-16)联合顺铂(cisplatin,DDP)或卡铂(carboplatin,CBP)被证实治疗各期小细胞肺癌均有显著疗效。

1.环磷酰胺

环磷酰胺(cyclophosphamide,CTX)是人工合成的一种烷化剂,是一种广谱抗肿瘤药物,为细胞周期非特性药物。化学结构上归属氮芥类。环磷酰胺是一种前体药物,在体外无活性,进入体内主要通过需要肝脏微粒体酶活化,变为活性型的磷酰胺氮芥而起作用。其作用机制与氮芥相似,与 DNA 发生交叉联结,抑制 DNA 的合成,也可干扰 RNA 的功能,对多种肿瘤有抑制作用。环磷酰胺口服易吸收,迅速分布全身,约 1 小时后达血浆峰浓度,在肝脏转化释出磷酰胺氮芥,其代谢产物约 50% 与蛋白结合。静脉注射后血浆半衰期 3~11 小时,48 小时内经肾脏排出50%~70%,其中 68% 为代谢产物,32% 为原形。其代谢产物丙烯醛对尿路有刺激性,大剂量应用时应水化、利尿,同时给予尿路保护剂美司钠。

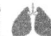

2.多柔比星

多柔比星(doxorubicin)又称阿霉素(adriamycin,ADM)是一种糖甙抗生素,其抗瘤谱广,对乏氧细胞也有效。主要作用机制是直接嵌入 DNA 碱基对之间,干扰转录过程,阻止 mRNA 的形成起到抗肿瘤作用。它既抑制 DNA 的合成又抑制 RNA 的合成,所以对细胞周期各阶段均有作用,为一种细胞周期非特异性药物。此外,多柔比星还可导致自由基的生成,能与金属离子结合,与细胞膜结合。自由基的形成与心脏毒性有关。进入体内的多柔比星,很快从血浆中清除,沉积于组织。本品可引起心脏毒性,轻的表现为心电图室上性心动过速、室性期前收缩及 ST-T 改变,重者可出现心肌炎而发生心力衰竭,与所用总剂量相关,大多发生于总量超过 550 mg/m² 的情况。

3.长春新碱

长春新碱(vincristine,VCR)是一种生物碱,从夹竹桃科植物提取。在细胞有丝分裂期通过与微管蛋白结合而影响纺锤体微管的形成,使有丝分裂在中期停止。另外长春新碱也干扰蛋白质代谢及抑制 RNA 多聚酶的活力,抑制细胞膜类脂质的合成和氨基酸在细胞膜上的转运。大剂量时对 S 期细胞也有杀伤作用;长春新碱对移植性肿瘤的抑制作用大于长春碱,且抗瘤谱广。长春新碱在神经组织分布较其他组织多,因此神经系统毒性较突出,多在用药 3~6 周出现,有的患者可有运动障碍;骨髓抑制和胃肠道反应较轻,亦有局部刺激作用如药液外漏可引起局部组织坏死。

4.依托泊苷

依托泊苷(etoposide,VP-16)为细胞周期特异性抗肿瘤药物,作用于 DNA 拓扑异构酶Ⅱ,形成药物-酶-DNA稳定的可逆性复合物,使得拓扑异构酶Ⅱ的复合物在 DNA 链断裂之后稳定化,并且阻碍 DNA 连接酶的工作,导致 DNA 的破坏。由于肿瘤细胞的细胞分裂比正常细胞更频繁,因此更依赖这种酶,且对 DNA 的破坏更敏感。因此,导致了 DNA 复制发生错误并引起癌细胞的凋亡。其剂量限制性毒性是骨髓抑制,此外还有低血压、胃肠道反应等不良反应。依托泊苷用于治疗小细胞肺癌患者,根据给药方法或患者特点的不同,单药有效率为 15%~82%,口服给药与静脉给药疗效稍有不同。与其他药物联合大大提高了其有效率,至今为止,与铂类联合仍然是治疗各期 SCLC 的标准一线方案。

5.铂类

主要是顺铂(cisplatin,DDP)及卡铂(carboplatin,CBP)。顺铂即顺氯氨铂,属于无机金属-铂的络合物,属细胞周期非特异性药物,具有细胞毒性。顺铂进入肿瘤细胞后,水解为双羟双氨铂,与 DNA 交叉联结,从而抑制癌细胞的 DNA 复制过程,并损伤癌细胞的细胞膜结构。主要不良反应是导致肾毒性及高频率听力障碍,尤其在大剂量或连续用药可致严重而持久的肾毒性。卡铂的抗瘤谱及抗瘤活性与顺铂相似,但水溶性较好,抗恶性肿瘤活性较强,能与 DNA 结合,形成交叉键,破坏了 DNA 的功能,使其不能复制,也是细胞周期非特异性药物;与顺铂相比,消化道毒性及肾毒性较低,但骨髓毒性较强。

6.异环磷酰胺

异环磷酰胺(ifosfamide,IFO)为氮芥类抗癌药,其活性代谢产物可通过与癌细胞 DNA 和RNA 交叉连接,干扰二者功能而产生细胞毒作用,同时还具有抑制蛋白质合成作用,属于细胞周期非特异性药物。异环磷酰胺是环磷酰胺的同分异构体,虽在化学结构上差异微小,但其药效学和药动学则有明显不同,环磷酰胺的抗癌作用是浓度依赖性,而异环磷酰胺则主要是时间依赖

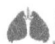

性,在一定浓度下维持的时间决定了它的抗癌效应。其抗癌作用具有累积性,而其毒副作用却因分次给药而降低。异环磷酰胺的血浆半衰期是 15.2 小时,大约是环磷酰胺的 2 倍。据此,分次给药的方案已成功地应用于临床,提高了抗肿瘤疗效以及患者的耐受性。其毒性反应主要是骨髓抑制和出血性膀胱炎。异环磷酰胺的代谢产物丙烯醛导致的出血性膀胱炎是剂量限制性毒性,通常在用药后数小时或数天内发生,表现为镜下或肉眼血尿,伴有尿路刺激征。因此使用异环磷酰胺时必须给予美司钠(mesna)保护膀胱及尿路。

(二)第三代化疗药

已被证实对 SCLC 有活性的第三代化疗药有紫杉类、吉西他滨、喜树碱等。这些细胞毒药物单药治疗小细胞肺癌的疗效在 15%～76%,其中紫杉醇、伊立替康、拓扑替康和氨柔比星的有效率均＞30%。

1.紫杉类

紫杉类(taxanes)这类药来自于太平洋紫杉的提取物,代表性的有 2 个药物:紫杉醇(taxol,TAX)和多西他赛(docetaxel,DOX)。它们的抗肿瘤作用机制是抗微管分裂。微管是细胞分裂中纺锤体组成部分,在细胞分裂中起了关键作用。它还具有其他功能,如维持细胞的形态、运动、细胞内物质的传递。紫杉类药除了有抗肿瘤作用外,在低浓度与放疗合用时,有放射增敏作用。其放射增敏作用与放射的时机有关,当紫杉类药导致细胞在 G_2/M 期阻滞最明显时,放射增敏作用最强。

(1)紫杉醇:从太平洋西北岸的短叶紫杉树及红豆杉植物的树皮中提取的有效成分,能特异地结合到细胞微小管的 β 位,导致微管聚合成团块和束状,使其稳定,从而使细胞不能分裂。紫杉醇的主要不良反应是骨髓抑制、过敏、神经毒性、心脏毒性及关节肌肉酸痛等。紫杉醇用于 SCLC 的临床研究已开展,美国北中部肿瘤协作组用其治疗 37 例广泛期 SCLC,有效率 41%。

(2)多西他赛:是由植物 Taxusbaccata 针叶中提取巴卡丁(baccatin)并经半合成改造而成,其基本结构和紫杉醇相似,但来源较容易,水溶性较好。多西他赛可与游离的微管蛋白结合,促进微管蛋白装配成稳定的微管,同时抑制其解聚,导致丧失了正常功能的微管束的产生和微管的固定,从而抑制细胞的有丝分裂。其与微管的结合不改变原丝的数目,这一点与目前临床应用的大多数纺锤体毒性药物不同。该药用于复治患者,单药客观有效率为 28%。它的主要不良反应是白细胞减少、变态反应和体液潴留。

2.拓扑异构酶 I 抑制剂

这些药物在美国国立癌症研究所(National Cancer Institute,NCI)天然药物筛选过程中发现。拓扑异构酶与 RNA 的转录,DNA 的复制、修复和基因的重组有关,因而这类药物干扰了细胞的分裂。主要的药物为伊立替康(irinotecan,CPT-11)和拓扑替康(topotecan)。

(1)伊立替康(irinotecan):是半合成水溶性喜树碱类衍生物,是 DNA 拓扑异构酶 I 的特异性抑制。伊立替康及其活性代谢产物 SN-38,可诱导单链 DNA 损伤,从而阻断 DNA 复制叉,同时也能抑制 RNA 合成,由此产生细胞毒作用,呈时间依赖性,并特异性作用于 S 期。伊立替康的药代动力学为二或三房室模型,中位半衰期为 12 小时,稳态时的分布容积为 168 L/m^2,总体清除率为 15 $L/(m^2 \cdot h)$,大约有 65% 的伊立替康与血浆蛋白结合,伊立替康与其代谢产物 SN-38 的 AUC 随剂量的增加而升高,SN-38 的细胞毒性是伊立替康的 100～1 000 倍,95% 的 SN-38 与血浆蛋白结合。伊立替康主要在肝脏代谢,经胆汁和尿液排泄。主要的剂量限制性毒性为延迟性腹泻和中性粒细胞减少。延迟性腹泻多发生在用药后五天,严重者可导致患者死亡。

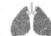

一旦发生,需要及时抗腹泻治疗。研究发现葡萄糖醛酸转移酶(UGT_1A1)参与伊立替康体内代谢,而UGT_1A1启动子区域的多态性能够预测伊立替康导致的腹泻,而UGT_1A1*28与中性粒细胞减少的发生有关,在UGT_1A1*28等位基因纯合子突变患者中,该酶活性下降,会导致毒性增加,导致中性粒细胞减少症的发生率增高。伊立替康治疗SCLC的临床研究主要在日本进行,用$100 mg/m^2$,90分钟内滴注,每周1次,方法治疗了16例既往化疗过的SCLC,有效率达到47%,中位有效时间2个月。

(2)拓扑替康:半合成水溶性喜树碱类似物,为拓扑异构酶Ⅰ抑制剂,与DNA/拓扑异构酶Ⅰ复合物通过共价键稳定结合,使两条DNA链分开,导致细胞凋亡或者死亡。拓扑替康属于S期特异性药物,是广谱的抗肿瘤药物。血浆半衰期大约为3小时,具有高组织摄取、分布,低蛋白结合的特点。其化学结构依赖于一个内酯环,通过可以能水解的作用,形成生物活性内酯,也能够通过血-脑屏障。主要经肾脏排泄,肾功能异常时,需要调整剂量,而在肝功能异常的患者其药代动力学没有改变。拓扑替康的主要不良反应是中性粒细胞和血小板减少,少见的有呕吐、皮疹、腹泻、脱发和贫血。欧洲肿瘤协作组进行的Ⅱ期临床试验,研究了拓扑替康单药对难治和敏感SCLC的二线治疗疗效,拓扑替康为每天$1.5\sim2.0 mg/m^2$,连续5天,每3周重复,难治组(n=47)有一人获得CR,2人PR,总的有效率为6.7%,中位生存时间4.7个月,而在化疗敏感组(n=45)中有6人CR,11人PR,总有效率为37.8%,中位生存时间6.7个月。拓扑替康单药与CAV方案治疗复发性SCLC的疗效,两者的缓解率和中位疾病进展时间无显著性差异,中位生存期亦相似;对血液系统和非血液系统的毒性相似。但肿瘤相关症状的改善率,包括声嘶、呼吸困难、乏力、食欲缺乏、日常活动障碍,拓扑替康单药显著优于CAV方案。一项Ⅲ期临床研究比较了口服与静脉应用拓扑替康治疗一线治疗失败的小细胞肺癌的疗效,入组309人,在意向性治疗人群中,其中口服拓扑替康组(n=153)有效率为18.3%,静脉应用拓扑替康组(n=151)的有效率为21.9%,中位生存时间分布是33.0周和35.0周,1年分别为32.6%和12.4%,2年生存率分别为29.2%和7.1%。

(3)贝洛替康:一种新的水溶性喜树碱类似物,是一种拓扑异构酶Ⅰ抑制剂。其抑制拓扑异构酶Ⅰ的活性是拓扑替康和喜树碱的3倍略强。最大耐受剂量是$0.7 mg/(m^2·d)$,连用5天,每3周一次,剂量限制毒性为中性粒细胞减少。临床前研究显示在体内及体外对6种人类肿瘤的抑瘤效率均强于伊立替康和拓扑替康。近期一项亚组Ⅱ期临床研究结果显示贝洛替康单药治疗广泛期SCLC(包括20%初治患者,80%复发耐药患者),有效率高达63.6%。贝洛替康联合顺铂一线治疗广泛期小细胞肺癌的一项Ⅱ研究,在意向治疗人群的有效率为73.8%,在可评价人群的有效率为83.9%,中位PFS为6.9个月,中位OS为11.2个月。最常见的3级以上毒性为中性粒细胞减少(90.2%)、血小板减少(63.4%)、贫血(34.1%)。

3.吉西他滨

吉西他滨是一种脱氧核苷酸类似物抗代谢物抗癌药,在细胞内磷酸化为双氟胞嘧啶核苷三磷酸,终止DNA的延伸以及竞争性抑制DNA聚合酶和核苷酸还原酶的活性。吉西他滨及其代谢产物主要经肾脏排泄。主要剂量限制毒性为骨髓抑制。单药剂量$1 000 mg/m^2$,每周1次,连续3周,每4周重复,用于治疗耐药SCLC,总体有效率为13%(6%~27%),中位生存时间是17周。

4.氨柔比星

氨柔比星是第三代蒽环类,拓扑异构酶Ⅱ抑制剂。氨柔比星和其主要代谢产物氨柔比星醇,

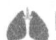

通过抑制 DNA 拓扑异构酶Ⅱ的活性而抑制肿瘤细胞增殖。与多柔比星相比,氨柔比星能够更广泛地诱导 DNA-蛋白质形成和双链 DNA 断裂。氨柔比星在体内主要通过肝脏的羧基还原酶、NADPH 依赖的 P540 还原酶和 NAD[P]H 依赖的醌氧化还原酶代谢,通过胆汁、尿急粪便排泄。最大耐受剂量为130 mg/m²,骨髓抑制是其剂量限制性毒性,心脏毒性是蒽环类药物的另一剂量限制毒性,而在动物实验中氨柔比星几乎没有出现延迟性心脏毒性,而且也并不加重心肌损伤,与多柔比星相比心脏毒性轻微。应用氨柔比星后主要表现为 QT 间期和 ST-T 的改变。早在临床前的研究工作中,氨柔比星就表现了比传统蒽环霉素类药物有更佳的抗癌活性。对小细胞肺癌的有效率高达 75.8%(其中完全缓解率为 9.1%)。日本的一项治疗复发难治 SCLC 的Ⅱ期临床试验中,氨柔比星在原发耐药及化疗敏感患者中的客观有效率分别为50%和52%,OS分别为 10.3 个月及 11.6 个月,1 年生存率分别为 43%和 46%。而与顺铂联合一线治疗 SCLC 的有效率达到 87.8%,其主要毒副作用骨髓抑制。

5.吡铂

吡铂是一种针对铂类耐药设计的顺铂类似物。最大耐受剂量是 150 mg/m²,中性粒细胞减少和血小板减少是其剂量限制毒性,在体内呈线性药代动力学特征。在一个纳入77 名受试者的铂类耐药 SCLC 患者的临床研究中,临床获益率达到 47%。一个全球性的Ⅲ期临床研究结果显示,吡铂联合最佳支持治疗(BSC)对于既往含铂方案化疗在 6 个月内进展的400 例SCLC 患者,与单纯 BSC 相比,MST 分别为 21 周及 20 周,客观有效率仅为 4%。

6.洛铂

洛铂是第三代铂类药物,是两种非对映异构体以 1∶1 组成的混合物,与 DNA 通过共价键结合,抑制 DNA 的复制和转录,从而发挥抗肿瘤活性。静脉注射后,两种异构体药物浓度-时间曲线相同,血浆蛋白结合率为 25%,与第一代、第二代铂类相比水溶性强,更稳定,没有明显的耳毒性、肾毒性、神经毒性,其剂量限制性毒性为血小板减少,最低点发生在用药后大约两周,白细胞减少通常较血小板减少轻。

7.苯达莫司汀

苯达莫司汀是具有双功能基团的烷化剂,比传统的烷化剂能使 DNA 链断裂持续时间更长,且修复机制也和传统的烷基鸟嘌呤转移酶系统不同。两项德国的临床研究报道,苯达莫司汀单药治疗复发时间超过 60 天的 SCLC 患者,有效率 29%,无进展生存期达到4 个月;而与卡铂联合治疗广泛期 SCLC 患者,有效率 72.7%,无进展生存期 5.2 个月。

五、小细胞肺癌一线化疗

化疗是 SCLC 主要的治疗手段,而且治疗敏感,近期疗效较高。对 SCLC 的治疗有效的化疗药物包括:顺铂(cisplatin,DDP)、依托泊苷(etoposide,VP-16)、环磷酰胺(cyclophosphamide,CTX)、多柔比星(daunorubicin)、长春新碱(vincristine,VCR)、伊立替康(irinotecan)、拓扑替康(topotecan)等,其单药有效率可达 80%~90%。既往大规模的随机临床研究结果表明,单药化疗患者的生存期明显短于联合化疗,联合化疗使小细胞肺癌的治疗取得革命性的转变。

(一)局限期 SCLC 的一线化疗

局限期小细胞肺癌之前多采用以环磷酰胺(CTX)为基础的联合化疗方案,尤其是与多柔比星、长春新碱联用的 CAV 方案是当时治疗小细胞肺癌最早、疗效较好的标准方案之一。Sundstrom 等开展了一项针对局限期小细胞肺癌患者(LD-SCLC)的Ⅲ期临床研究,比较了 CAV[环磷

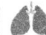

酰胺(CTX)＋阿霉素(ADM)＋长春新碱(VCR)]方案和 EP[VP-16＋ DDP]方案的疗效,其中
CAV 组中位生存期为 9.7 个月,而 EP 组为 14.5 个月,结果显示 EP 方案的有效率较高。而且应
用 EP 方案化疗的 LD-SCLC 患者组显示出明显的生存优势。后有研究证实了 EP 方案是治疗
SCLC 有效的标准化疗方案。两项荟萃分析证实了 EP 方案为标准的一线治疗方案,其中一项荟
萃分析表明含铂类药物的联合化疗方案较不含铂类药物的联合化疗方案具有明显的生存优势。
欧洲肺癌工作组(ELCWP)另一项荟萃分析同样也证实了采用 EP 联合化疗方案的生存获益。
一项Ⅲ期随机临床研究表明,卡铂(carbolatin,CBP)联合依托泊苷(CE)和 EP 两种方案在疾病
缓解率及生存率之间并未显示出明显的差异,而且 CE 方案恶心、呕吐、神经毒性及超敏反应等
发生率均明显低于 EP 方案。因此对于耐受性相对较差、一般状态欠佳的患者,可考虑 CBP 替
代 DDP,从而在生存率和有效率无明显差异的前提下减少化疗药物毒副作用的发生。美国国家
癌症综合网络(National Comprehensive Cancer Network,NCCN)的 SCLC 诊疗指南中推荐:4～
6 周期的 EP 方案为 LD-SCLC 一线标准化疗方案。目前《NCCN 小细胞肺癌临床实践指南》及
卫生部《原发性肺癌诊疗规范》中 EP 方案仍然是治疗小细胞肺癌的公认标准的一线方案。

　　Lee 等报道了一项临床研究:共纳入了 76 例应用 IP 方案治疗局限期 SCLC 的患者,应用
2 个周期伊立替康(irinotecan)联合顺铂(irinotecan 和 DDP,IP)方案化疗后,采用 2 周期的 EP
方案并同步放疗,其完全缓解率为 44.9%,总体有效率为 97.1%,MST 为 24.9 个月,1 年生存率
为 75.2%,2 年生存率为 51.4%,而且无疾病进展生存期(progression free survival,PFS)为 11 个
月。IP 和 EP 两种方案的主要毒副反应为骨髓造血功能抑制及腹泻,其中 IP 组患者骨髓造血功
能抑制低于 EP 组,但腹泻发生率高于 EP 组。Jeong 等开展了一项 IP 方案治疗局限期 SCLC 的
回顾性研究,该研究共 30 例患者入组,初始应用 IP 方案诱导化疗后,继续 IP 方案同步放疗,研
究结果显示 MST 为 34.2 个月,其有效率达 100%,PFS 为 11.6 个月,1 年生存率为 89.1%,2 年
生存率为 60.9%。综上研究结果,初始 IP 方案化疗后,IP 方案同步放化疗,治疗局限期 SCLC
有效率较高,但需进一步开展前瞻性大规模的临床研究证实。

(二)广泛期 SCLC 的一线化疗

　　大多数 SCLC 患者在初诊时失去了根治性治疗机会,但是联合化疗仍是广泛期 SCLC 的有
效治疗方法,可以改善症状,延长生存期。广泛期 SCLC 一线化疗缓解率为 40%～70%,中位生
存期为 7～11 个月,2 年生存率小于 5%。尽管初始化疗缓解率高,但多数完全缓解的患者在
3 个月内病情进展,远期疗效差。

　　一项欧洲肺癌工作组(European lung cancer working party,ELCWP)的荟萃分析显示了应
用 EP 方案化疗具有生存获益。该荟萃分析共纳入了 36 项临床研究(n＝7173),分析显示了不
含依托泊苷方案生存期低于含依托泊苷方案,而含铂类但不含依托泊苷方案在生存上无明显改
善。另一项荟萃分析结果显示:含铂方案与不含铂方案比较具有显著的生存获益。因此,EP 方
案仍然是治疗广泛期 SCLC 标准的一线治疗方案。在临床应用中,为了减轻胃肠道反应、肾毒性
和神经毒性,通常用 CBP 替代 DDP,但 CBP 的骨髓造血功能抑制风险较 DDP 大。因此,CBP 一
般仅用于具有应用 DDP 禁忌证或考虑不能耐受 DDP 的患者。有关学者开展了在该方案的基础
上的广泛期 SCLC 化疗的临床研究。Hermes 等开展了一项Ⅲ期临床研究:VP-16 联合 CBP
(etopiside and carboplatin,EC)与 IP 方案治疗广泛期 SCLC。此研究共入组了 210 例患者,其中
EP 组完全缓解例数为 17 例,IP 组完全缓解例数为 18 例。EP 组 MST 为 214 天,IP 组为
255 天,EP 组 1 年生存率为 28%,IP 组为 35%,两组在血液学毒性方面的差异无统计学意义,其

中 IP 组未出现不可耐受的腹泻。两组在生活质量改善方面无明显差异。国外学者 Hanna 等开展了一项Ⅲ期临床研究,比较 EP 方案与伊立替康联合顺铂的 IP 方案在 SCLC 一线治疗中的疗效,结果表明两组的中位生存期(median survival time,MST)分别为 10.2 个月和 9.3 个月,1 年生存率分别为 36% 和 35%,两组间差异均无统计学意义,在改善晚期 SCLC 生存方面,IP 方案与 EP 方案相近,但 IP 方案在Ⅲ~Ⅳ级血液学毒性反应方面明显减少,可作为一线治疗的选择。Sgos 等进行了一项治疗广泛期 SCLC 的Ⅱ期临床研究,采用依立替康联合依托泊苷及卡铂方案,共纳入了 46 例患者,其中总有效率为 52.2%,MST 为 16.3 个月,1 年生存率为 43.47%,结果显示使用该联合方案可改善广泛期 SCLC 的 MST 及 1 年生存率,其主要毒副反应是不同程度的腹泻。随后德国学者 Schmittel 等开展了一项Ⅲ期临床研究:EC 方案与伊立替康联合卡铂(irinotecan 和 carboplatin,IC)方案治疗初治的广泛期 SCLC,共纳入了 8 个中心 216 例患者,两组 PFS 为 6 个月,EC 组 MST 为 9 个月,IC 组为 10 个月。EC 组有效率为 63%,而 IC 组为62%,结果显示 EC 方案和 IC 方案在一线治疗广泛期 SCLC 有效率无明显差别,IC 方案主要毒副反应为腹泻,EC 方案的 3 级及以上的血小板下降和中性粒细胞下降较 IC 方案明显,因此《NCCN 小细胞肺癌临床实践指南》一线治疗方案中纳入了 IP 及 IC 方案。

Heigener 等开展了一项Ⅲ期临床研究,比较了拓扑替康(topotecan)联合顺铂(topotecan 和DDP,TP)与 ED 方案一线治疗广泛期小细胞肺癌的差别。共纳入了 703 例 ECOG 评分为 1~2 分的患者。随机分为 TP 组(拓扑替康 1 mg/m² 静脉滴注第 1~5 天,DDP 75 mg/m² 静脉滴注第 5 天)和 ED 组(VP-16 100 mg/m² 静脉滴注第 1~5 天,DDP 75 mg/m² 静脉滴注第 1 天),每 21 天为一周期,至少接受 6 周期化疗。TP 和 ED 组 3/4 级血液性毒性:粒细胞下降 35.7%、35.8%,贫血 11.6%、4.8%,粒细胞减少性发热 2.0%、2.7%,脓毒血症 1.7%、1.2%,毒性相关死亡 5.2%、2.7%,输注红细胞 420 例、153 例。非血液学毒性无明显差异。该研究结论:在 OS(over all survival,OS)、TTP(Time to progress,TTP)、ORR(overall response rate,ORR)方面TP 方案不劣于 ED 方案,因此拓扑替康联合顺铂方案是一线治疗广泛期 SCLC 的一种选择。

对于广泛期小细胞肺癌一线治疗,也进行了很多其它联合化疗方案的临床研究,但均未取代标准治疗方案。培美曲塞二钠已被批准用于肺腺癌的一线治疗,但一项评价培美曲塞二钠联合卡铂方案治疗小细胞肺癌有效性的Ⅲ期临床研究结果显示:培美曲塞二钠联合卡铂组客观缓解率低于标准的依托泊苷联合顺铂方案组,而且总生存期劣于 EP 组。Chee CE 等也开展了一项验证培美曲塞二钠联合卡铂治疗广泛 SCLC 患者的有效性的Ⅱ期临床研究,且同时评价了该方案的耐受性。结果显示,尽管培美曲塞二钠联合卡铂方案的耐受性良好,但培美曲塞二钠联合卡铂方案并未作为广泛期 SCLC 患者有效的标准治疗方案。

Lee 等设计了一项非劣性试验研究,目的观察吉西他滨联合卡铂方案(gemcitabine and car-boplatin,GC)与 EP 方案在生存期、药物毒副反应及生活质量方面是否相似。研究结果表明 GC方案与 EP 方案有相似的无疾病进展生存期和总生存期,且毒副反应可耐受。两种方案毒性反应差别在于:GC 方案 3 和 4 级的血液学毒性发生率较 EP 组明显高,而 EP 组 2 级和 3 级恶心及脱发的发生率较 GC 组高,而且尤其是对小细胞和非小细胞混合型患者来说,GC 方案具有良好的有效性。二药联合方案一线治疗小细胞肺癌具有较高的近期缓解率,三药联合是否会增加疗效? Charpidou A 等开展了一项Ⅱ期临床研究,目的是探索三药联合方案在增加治疗的有效率,改善生存率方面是否具有优势。该研究应用依托泊苷、伊立替康及卡铂三药联合方案,纳入广泛期小细胞肺癌一线治疗的患者,依托泊苷 75 mg/m² 第 1~3 天静脉滴注,伊立替康 150 mg/m²

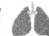

第2天静脉滴注,卡铂用量为按 AUC=5 计算第1天静脉滴注,每3周重复,共应用6周期。该联合方案的完全缓解率为18%,缓解率为75%,中位总生存期为12个月(95%CI=10.3~13.9),中位疾病进展期为8个月(95%CI=6.6~68.9),其中出现3~4级中性粒细胞下降的占16.7%,出现血小板下降的占1.9%,与毒性相关的死亡率为3.7%。结果认为,依托泊苷、伊立替康及卡铂三药联合方案有效性和耐受性良好,推荐用于预后差的广泛期 SCLC 患者。Hoosier 肿瘤协作组开展了一项对照临床研究:应用异环磷酰胺(ifosfamide)联合 EP 的 IEP(ifosfamide+etoposide+cisplatin)方案与标准 EP 治疗方案进行比较,IEP 方案:异环磷酰胺 1.2 g/m² +依托泊苷 75 mg/m² +顺铂 20 mg/m² 第1~4天静脉滴注,每3周为1个周期,共完成4周期;EP 方案:依托泊苷 100 mg/m² +顺铂 mg/m² 第1~4天静脉滴注,每3周为1周期,共4周期。IEP 组中位生存期9个月,而 EP 组中位生存期为7.3个月(P=0.045)。但该项研究结果尚未被重复性研究所确证,而且在有效性方面三药联合方案未显示出明显优势,并且增加了化疗药物所致的毒副作用。一项治疗 SCLC 的耐受性及有效性随机临床试验研究:紫杉醇(paclitaxel)联合 EP (TEP)三药联合方案与 EP 方案相比,TEP 三药联合组在生存方面未能显示出优势,而且三药联合方案的血液学和非血液学毒性明显增加,同时毒性相关的死亡率亦增加。

针对 SCLC 增殖快、倍增时间短特点而改变化疗药物的给药方式、化疗时间或剂量强度,能否改善患者的预后?一项文献纳入了20个 SCLC 随机临床研究,根据化疗药物的剂量强度或化疗时间、给药方式单个因素或联合分析其对治疗疗效的影响。结果表明,化疗周期数减至3~6周期,中位生存期缩短2个月,尤其对于初治后化疗缓解的患者更为明显。5个高剂量给药的研究中,两个生存期有所改善;四个剂量密集组研究生存时间可延长0.6~6.2个月;减少化疗周期数同时增加剂量强度和/或增加剂量未改善患者生存。20项临床研究中,强化组(增加周期数、高剂量和/或缩短周期间隔)的中位生存为11.5个月,而标准治疗组的中位生存期为8.7个月,2年生存率分别为31%、12%,强化组的生存率较标准组提高。但是基于患者治疗耐受性及毒副反应问题,该研究结果未被应用于临床,且未进一步进行大规模随机、对照研究。

(三)老年 SCLC 患者一线化疗

Quoix 等进行一项老年 SCLC 患者应用依托泊苷联合卡铂化疗的有效性及耐受性的临床研究。初治的Ⅲ_b~Ⅳ期70岁以上的 SCLC 患者,应用 VP-16 100 mg/m² 第1~3天静脉滴注+CBP(根据 Calvert 公式计算剂量)第1天静脉滴注。研究结果显示:中位生存期为237天,1年生存率为26%。最常见的毒副作用是3~4级中性粒细胞下降,出现于57%的评估周期中。但是未观察到肝脏、肾脏毒性以及黏膜炎。曾有应用单药依托泊苷口服的方案代替 EP 方案的临床研究,目的是提高老年患者化疗的耐受性。但针对这一特殊人群的两项随机研究的结果显示,在存活期方面应用联合化疗的患者较单药组更长,而且在毒副反应方面联合化疗并未较单药组增加。因此,依托泊苷联合铂类仍然为老年 SCLC 患者的标准化疗方案,但对于无法耐受顺铂所致的毒副作用的患者,可考虑应用卡铂所替代。

(四)小细胞肺癌一线化疗进展

1.化疗药物治疗进展

除了传统的化疗药物以外,新药的出现也给 SCLC 的内科治疗带来了新的希望和选择。氨柔比星(amrubicin)是其代表药之一,氨柔比星是第三代合成蒽环类类似物,是一种有效的拓扑异构酶Ⅱ抑制剂。日本批准氨柔比星用于 SCLC 的治疗后,西方人群临床研究结果也认为其在一线及二线治疗中未劣于目前标准的治疗方案。在日本开展了一项比较伊立替康联合顺铂(IP)

方案和氨柔比星联合顺铂(amrubicin and cisplatin,AP)一线治疗广泛期 SCLC 的疗效及不良的临床研究(JCOG0509 研究),但结果并未证明 AP 方案不劣于 IP 方案,因此 IP 方案仍然是广泛期小细胞肺癌的标准的一线化疗方案。在 ASCO 会议上,公布了一项Ⅲ期临床研究的结果,此研究比较了氨柔比星联合顺铂(AP)与依托泊苷+联合顺铂(EP)一线治疗 ED-SCLC 的疗效。共纳入了 299 例患者,被按 1:1 的比例随机分为两组,149 例为 AP 组,150 例为 EP 组,其研究的主要终点是总生存期,次要终点为无进展生存期(PFS)、总体反应率、一般的安全性。该研究的两组之间的基线特征相近。AP 组的中位 OS 为 11.79 个月,EP 组的中位 OS 为 10.28 个月;AP 组中位 PFS 为 7.13 个月,而 EP 组为 6.37 个月,AP 组 ORR 为 69.8%,EP 组 ORR 为 57.3%。最常见的不良反应为≥3 级骨髓造血功能抑制(AP 组为 23.5%,EP 组为 21.3%)、中性粒细胞下降(AP 组为 54.4%,EP 组为 44%)、白细胞下级(AP 组为 34.9%,EP 组为 19.3%)。研究结果认为对于 ED-SCLC 初治的患者,在总生存率(OS)、疾病控制率、毒性反应方面 AP 组并不亚于 EP 组。我们可以看出氨柔比星虽然是近年来最具有前景的新的化疗药物,但与传统化疗药物相比并未具有明显优势,因此需要寻找的氨柔比星获益人群,将会是我们未来的探讨方向。

洛铂是烷化剂类的第三代铂类细胞毒药物,与顺铂的抑瘤作用相似或较强,研究显示与顺铂没有交叉耐药,对顺铂有抗药性的细胞株,仍有一定的细胞毒作用,肾毒性较低,其毒副作用与卡铂相似。一项Ⅱ期洛铂联合依托泊苷方案治疗初治的广泛期 SCLC 的临床研究结果显示客观缓解率达到 92%,与 EP 方案比较的临床研究结果显示在 1 年生存率和中位 TTP 方面无明显差异。国内已经开展的一项比较洛铂联合依托泊苷方案与顺铂联合依托泊苷方案一线治疗广泛期 SCLC 的非劣效性、多中心临床研究已经入组结束,我们希望会有更多的临床数据指导 ED-SCLC 的一线治疗。

贝洛替康(belotecan)是近年来新研发的喜树碱类似物,Ⅱ期临床研究结果显示对治疗 SCLC 患者具有较好的活性。Lim 等人最新发表的一项Ⅱ期临床研究:贝洛替康联合顺铂方案一线治疗广泛期 SCLC,共纳入了 42 例患者,其中意向人群的 ORR 为 73.8%,可评价人群的 ORR 为 83.9%。中位 PFS 为 6.9 个月(95%CI 6.6~7.2 个月),中位 OS 为 11.2 个月(95%CI 9.9~12.5 个月),中位随访时间为 9.9 个月。其中 3 级以上血液学毒性包括中性粒细胞下降(90.2%),血小板下降(63.4%)和贫血(34.1%)。其中 16 例(39.0%)患者出现粒细胞减少性发热。4 例患者出现难治性肺炎,出现感染性休克死亡。该研究结果提示贝洛替康联合顺铂治疗广泛期 SCLC 有效,但是血液学毒性的发生率较高,我们在临床应用中应高度重视。因此应用贝洛替康联合顺铂治疗时我们需选择适合的患者,并注意不良反应的观察及处理。目前正在开展的贝洛替康联合顺铂方案对比 EP 方案的Ⅲ期临床研究(COMBAT 研究)结果可能会给我们带来更多有应用价值的启示,为 SCLC 患者治疗提供更多的选择。

沙戈匹隆(ZK219477,sagopilone)是目前新出现的第三代埃博霉素衍生物,已有研究证实沙戈匹隆对多种肿瘤具有较好的耐受性和疗效,而且具有可以通过血-脑屏障优势。德国学者开展了一项Ⅰ期临床研究:应用沙戈匹隆联合顺铂治疗初治的广泛期 SCLC 患者,而且进入Ⅱ期研究剂量的 7 例患者中有 6 例患者获得客观缓解,研究结果认为沙戈匹隆联合顺铂方案一线治疗广泛期 SCLC 安全性好,但需开展Ⅱ期研究进一步评价其有效性。大部分抗肿瘤药物不能透过血-脑屏障,而且 SCLC 脑转移也是导致 SCLC 患者死亡的常见原因之一。因此对于脑转移的患者选择化疗药物是我们一大难题,而沙戈匹隆具有通过血-脑屏障的特点,其在未来临床研究中若

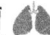

能得到进一步证实,将会给脑转移的 SCLC 患者带来较好的更多的选择。

2.化疗联合分子靶向治疗

回望 SCLC 治疗的 30 年历程,我们可以看到其进展比较缓慢,其总生存期几乎没有什么改善。因此这就迫切需要我们寻找新的治疗方法。化疗联合靶向治疗是近年来肿瘤治疗研究的热点,抗血管生成药物,如贝伐单抗(bevacizumab,avastin)、AZD2171(cediranib,西地尼布)、沙利度胺(thalidomide)、恩度(重组人血管内皮抑素),但均未提高疗效,改善患者 PFS 及 OS。

3.化疗联合免疫靶向治疗

免疫靶向治疗是近期研究的热点,免疫系统控制肿瘤形成的能力及免疫疗法为癌症患者提供临床受益的可能性目前已经十分明确。p53 修饰腺病毒介导的树突细胞疫苗(INGN-225)可诱导 SCLC 产生明显的免疫应答,伊匹木单抗(ipilimumab)可调动特异性抗肿瘤免疫反应。CC-4047(pomalidomide)是一种口服剂型的免疫调节剂,对促血管新生因子、VEGF 和碱性成纤维细胞生长因子(bFGF)起到一定的抑制作用。因此免疫靶向治疗可能为 SCLC 未来治疗的方向。

结语:回望全球研究现状及数据,除了以上针对靶点的转化性医学研究药物外,铂类药物(如 picoplatin)、烷化类药物(如 Bendamustine)和抗代谢类药物[如培美曲塞二钠(pemetrexed)]临床研究也在进行中。已经进行的Ⅱ、Ⅲ期 SCLC 转化性靶向、免疫靶向药物的临床研究将会给我们带来更多的有价值的结果。虽然针对 SCLC 的转化性研究的结果不尽如人意,但可以得到以下结论。

(1)在抗肿瘤血管生成理论和基础研究的指引下,相关临床研究会越来越多,贝伐单抗与化疗/放疗联合已取得了初步的进展。会研发出更多的多靶点、小分子的血管生成抑制剂。重组人血管内皮抑素(恩度)是我国研发的抗肿瘤血管生成的新药,甚至沙利度胺也有老药新用结论。

(2)mTOR 抑制剂、MMP 抑制剂、Bcl-2 抑制剂和 Kit 抑制剂,尽管在临床前结果具有较好的指导意义,但在临床应用中的疗效仍不满意,需进一步研究证实。

(3)新型拓扑异构酶Ⅱ抑制剂——氨柔比星和新型的喜树碱类似物——贝洛替康在亚洲已具有较好的临床应用前景,尤其是与铂类药物联合应用。

(4)目前 SCLC 免疫靶向治疗研究处于初始阶段,ipilimumab 将会是最具有临床应用前景的免疫靶向药物,随着肿瘤免疫治疗研究的不断开展,肿瘤抗原、免疫佐剂和递呈系统的研究将越来越明确,免疫治疗也必将成为 SCLC 的治疗的方法之一。对于 SCLC 来说,今后仍需加强多学科综合治疗的应用;加强确认 SCLC 关键靶点或者驱动靶点;增加 SCLC 的研究团队培养。同时鉴于 SCLC 具有复杂的异质性及可能存在种族差异,今后仍需不断地寻找更多突破点。

六、小细胞肺癌二线化疗

小细胞肺癌是一个放化疗敏感的肿瘤,尽管一线化疗有很高的缓解率,但 80% 的局限期患者和几乎全部的广泛期患者在 1 年内复发或进展。近二十余年来,小细胞肺癌的二线治疗并未取得明显的突破性进展,与这一现状相呼应的是,绝大多数小细胞肺癌二线化疗的临床研究为小样本、单臂临床试验,高级别的循证医学证据如多中心、随机、对照的Ⅱ/Ⅲ期临床试验很少见。

在早期,由于缺乏随机对照临床试验的研究结果,小细胞肺癌患者尤其是难治复发患者接受二线化疗是否优于最佳支持治疗,曾经有过争议。一项回顾性研究分析二线化疗与最佳支持治疗对小细胞肺癌患者总生存(overall survival,OS)的影响,共有 286 例患者纳入分析,其中 166 例患者接受二线化疗(EP 与 CEV 交替方案)、120 例患者接受最佳支持治疗,在临床基线特征方面,最佳支持治疗组包含更多的 PS 评分低以及难治性复发患者。研究结果显示二线化疗患者总生存要显著优于最佳支持治疗,中位总生存时间(median overall survival,mOS)5.5 个月 vs.2.2 个月,但在多因素分析中,只有复发时 PS 评分是独立的预后因素。O'Brien 等公布了口服拓扑替康与最佳支持治疗头对头比较的Ⅲ期临床试验结果,这是历史上第一次以安慰剂作对照比较化疗与最佳支持治疗在小细胞肺癌二线治疗的Ⅲ期随机临床试验,研究结果证实了化疗在小细胞肺癌二线治疗中能够提高患者的总生存,这一研究结果奠定了化疗在小细胞肺癌二线治疗地位。

以往大量的临床数据表明:患者对一线化疗的治疗反应以及缓解时间的长短是影响二线化疗有效率的要素之一。因此,根据上述两个因素,复发可分为以下两种类型:①敏感复发:一线化疗有效,化疗结束后 2~3 个月病情出现进展。②难治复发:一线化疗无缓解或一线化疗有效但在化疗结束后 2~3 个月以内出现病情进展(目前在大部分临床试验中,将上述时间界定为 3 个月)。不同复发类型的患者二线化疗的总有效率(overall response rate,ORR)及其预后明显不同,难治性复发患者接受二线化疗的总有效率往往不超过 15%,而敏感复发患者二线化疗的有效率可在 20%~30%。因此,在解读循证医学证据的时候,我们必须充分考虑到这个因素的影响。

本文在检索 Pubmed 数据库以及 ASCO、ESMO 会议数据的基础上,对目前小细胞肺癌二线化疗的现状及进展进行阐述。

(一)再次给予原治疗方案

早期一些小样本回顾性研究发现:敏感复发的患者再次给予原治疗方案,仍可取得很好的近期疗效,而且在一线化疗结束后进展时间>6 个月患者亚组中,优势更为明显,有效率达 50%~60%。Garassino 等回顾性分析 161 例二线治疗的 SCLC 患者,其中 121 例患者为敏感复发,根据二线治疗方案的区别,将敏感复发患者分为原方案治疗组与更改方案治疗组,原方案治疗组与更改方案治疗组相比 ORR、OS 有延长趋势,ORR 34.5% vs.17.5%,$P=0.06$;mOS 9.2 个月 vs.5.8 个月,$P=0.08$。但近期另外一项回顾性研究对这个治疗模式提出质疑,该研究共纳入 65 例敏感复发患者,其中 19 例患者二线给予初始化疗方案,与其他患者相比,两者总生存未见显著性差异,mOS 14.4 个月 vs.13.1 个月,而在一线化疗结束后进展时间>6 个月患者亚组中,更改化疗方案患者 mOS 达到 26.9 个月,高于初始方案治疗患者 15.7 个月,但差异无显著性。目前仍无法明确继续原治疗方案是否能够作为敏感复发患者的标准治疗,迄今为止没有一个随机对照临床试验对这一治疗模式进行评估。NCCN 指南推荐在一线化疗结束后进展时间>6 个月患者中,可以考虑给予原一线化疗方案,同样,在临床试验中,对这一部分患者应该采用何种对照治疗模式,值得进一步探讨。

(二)单药在 SCLC 二线化疗的疗效

1.拓扑替康

拓扑替康是一种半合成的喜树碱类药物,主要通过抑制拓扑异构酶Ⅰ产生抗瘤效应。以往多项的Ⅱ期临床试验结果显示拓扑替康单药在小细胞肺癌二线治疗中具有一定的抗瘤活性。拓扑替康作为小细胞肺癌二线化疗标准方案的选择,主要是基于三项Ⅲ期临床试验的结果。第一项Ⅲ期临床试验比较单药拓扑替康静脉给药和 CAV 在小细胞肺癌二线治疗的疗效及安全性,入选标准之一是敏感复发患者(疾病进展在一线化疗结束后 60 天以上),其中疾病进展在一线化疗结束后 6 个月以上的患者接近 50%,两组在主要研究终点 ORR、总疗效持续时间(duration of response)以及次要研究终点无进展生存时间(progress-free survival,PFS)、OS 均未见显著性差

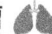

异,但拓扑替康对患者症状改善方面(呼吸困难、厌食、声音嘶哑、疲乏等)优于CAV方案。这一研究结果并不能奠定拓扑替康作为二线标准化疗方案的地位,也无法证实拓扑替康是否能给患者带来生存获益。O'Brien等公布了口服拓扑替康与最佳支持治疗头对头比较的Ⅲ期临床试验结果,这是历史上第一次以安慰剂作对照比较化疗与最佳支持治疗在小细胞肺癌二线治疗的Ⅲ期随机临床试验,研究结果证实了化疗在小细胞肺癌二线治疗中能够提高患者的总生存。入组患者包括敏感复发和耐药复发,两组难治性复发患者比例基本均衡(58% vs.50%),拓扑替康组的总生存显著优于安慰剂组,mOS 6.0个月 vs.3.2个月,$P=0.010\ 4$,这种生存优势在不同年龄、ECOG评分、复发类型、分期等各个亚组中均得到体现,而且拓扑替康组患者可以获得更好的生活质量;后公布了第三个Ⅲ期临床试验结果,比较拓扑替康口服给药与静脉药的疗效及安全性,研究结果提示两者疗效相当,在毒副反应方面,口服给药腹泻发生率略高于静脉给药,血液学毒性基本一致,口服更为方便、简单。

拓扑替康治疗的毒副反应也不容忽视,主要毒副反应包括血液学毒性、腹泻(特别是口服制剂)以及疲乏感等,其中3/4度中性粒细胞减少发生率为61%~88.5%、白细胞减少65.4%~86.5%、贫血22.6%~32.3%、血小板减少38%~57.6%。目前单药拓扑替康推荐的标准剂量为1.5 mg/m² 第1天~第5天,第21天重复,一些Ⅱ期临床试验研究表明提高拓扑替康的剂量强度并不能增强疗效,适当减轻剂量强度似乎也并不降低疗效,因此,在以老年患者为发病主体的小细胞肺癌二线治疗中,要充分考虑到拓扑替康的毒副反应,衡量利弊,必要时可以考虑适当降低剂量。

另外,从拓扑替康的Ⅱ/Ⅲ期临床试验结果中,我们可以看出在耐药复发患者中,拓扑替康的疗效并不令人满意,美国FDA也仅批准拓扑替康用于敏感复发患者的治疗用药。

2.氨柔比星

氨柔比星作为一种蒽环霉素类药物,但它与多柔比星有所区别。氨柔比星的作用机制和多柔比星略有不同,它是一种拓扑异构酶Ⅱ抑制剂,主要通过抑制拓扑异构酶Ⅱ的活性,最终导致DNA的断裂而抑制肿瘤细胞增殖。另外,氨柔比星的急性毒性与多柔比星相似,但氨柔比星却几乎没有延迟性心脏毒副反应。

在临床前研究工作中,氨柔比星就表现了比传统蒽环霉素类药物有更佳的抗癌活性。一些小样本的单臂Ⅱ期临床试验评估了氨柔比星在小细胞肺癌二线治疗中的疗效及安全性,研究结果显示氨柔比星表现出良好的抗肿瘤活性,尤其在难治性复发患者中,有效率超过了20%。以往的研究多为日本学者发起,入组患者主要为亚裔人群,Ettinger等对欧美患者二线接受氨柔比星治疗的疗效及安全性进行评价,入组患者均为耐药复发,75例患者中,ORR 21.3%、mPFS 3.2个月、mOS 6.0个月,进一步证实了氨柔比星在二线治疗中的疗效。

在看到良好的抗瘤活性的同时,氨柔比星的毒副反应也不可忽视,其常见的不良反应为血液学毒性和消化道反应。在早期的Ⅰ期临床试验研究中,氨柔比星的最大耐受剂量和推荐剂量分别为40、35 mg/m² 剂量强度,Lgawa等研究表明氨柔比星二线、三线治疗小细胞肺癌的推荐剂量分别为40、35 mg/m² 剂量强度。大多数小细胞肺癌患者为老年患者,但在临床试验中,往往将年龄大于75岁患者排除在外,因此,氨柔比星对这一部分患者的疗效及安全性仍缺乏足够的数据。一项回顾性研究分析氨柔比星单药二/三线治疗耐药复发的小细胞肺癌患者,其中年龄大于70岁的患者18例(中位年龄75岁,ECOG为0~1分),氨柔比星的剂量强度25 mg/m² 第1~3天(2例)、30 mg/m² 第1~3天(8例)、35 mg/m² 第1~3天(8例),近期疗效显示:ORR

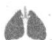

6/18、疾病控制率(disease control rate,DCR)12/18(年龄大于70岁亚组)、mPFS 2.9个月、mOS 5.1个月、1年生存率76.1%、2年生存率28.3%(总体)。在安全性方面,大于70岁的老年患者的毒副反应发生率与小于70岁的患者无显著性差别,主要毒性反应为血液学毒性,3/4度中性粒细胞减少30%、白细胞减少20%、贫血减少10%、血小板减少10%,无治疗相关性死亡。这提示在一般情况较好的老龄患者,适当降低氨柔比星剂量,可以获得良好的疗效,同时毒副反应可以耐受。

3.氨柔比星对比拓扑替康

Ⅱ期临床试验结果显示氨柔比星是一个很有临床应用前景的药物,不可避免的,比较氨柔比星与拓扑替康在小细胞肺癌二线治疗疗效及安全性的随机对照的前瞻性临床试验就应运而生。在上述研究的基础上,两项Ⅱ期临床试验进行了氨柔比星与拓扑替康在小细胞肺癌二线治疗的头对头比较,研究结果表明在敏感复发、难治性复发患者中氨柔比星有效率均明显高于拓扑替康(研究主要终点为ORR)。ASCO会议上报道了氨柔比星与拓扑替康头对头比较的Ⅲ期随机对照临床试验结果,共入组637例患者,以2:1随机分为氨柔比星(40 mg/m² 第1~3天,21天重复)、拓扑替康组(1.5 mg/m² 第1~5天,21天重复),主要研究终点为OS。研究结果显示,两组患者基本临床特征均衡可比,耐药复发的患者比例分别为47%与45%,氨柔比星组的ORR、mPFS均显著高于拓扑替康,ORR(31% vs.17%,$P=0.002$)、mPFS(4.1个月 vs.3.6个月,$P=0.041$),氨柔比星组OS有延长,但差异没有统计学意义,mOS 7.5个月 vs.7.8个月,HR 0.88(95%CI:0.73~1.06),$P=0.17$,进一步在多因素分析中,纳入分期、ECOG评分、年龄以及复发类型等,氨柔比星组的OS要显著优于拓扑替康组,HR 0.82,95%可信区间(confidence interval,CI):0.68~0.99,$P=0.036$。另外,在症状控制以及血液学毒性反应方面,氨柔比星组也显著优于拓扑替康组,3/4度中性粒细胞减少(41% vs.53%)、血小板减少(21% vs.54%)、贫血(16% vs.10%)、但氨柔比星组中性粒细胞缺乏性发热、感染发生率略高于拓扑替康组,粒缺性发热(10% vs.4%)、感染(16% vs.4%)。在亚组分析中,无论是耐药复发还是敏感复发患者,氨柔比星组ORR均显著优于拓扑替康组,在耐药复发的亚组分析中,氨柔比星组的OS显著优于拓扑替康组,mOS 6.2个月 vs.5.7个月,风险比(hazard ratio,HR)0.77(95%CI:0.59~1.0),$P=0.047$。因此,虽然这一Ⅲ期临床试验未达到其主要研究终点,但氨柔比星ORR、PFS、毒副反应、生活质量控制等方面均显著优于拓扑替康,值得作为二线标准治疗方案的推荐。

4.其他单药在SCLC二线化疗的疗效

以往一些小样本、单臂Ⅱ期临床试验研究结果显示:紫杉醇(paclitaxel)、多西紫杉醇(docetaxel)、异环磷酰胺(ifosfamide)、吉西他滨(gemcitabine)、伊立替康(irinotecan)等在SCLC二线治疗中具有一定的抗瘤活性,而尼莫司汀(ACNU)、依托泊苷(etoposide)、培美曲塞(pemetrexed)、S1等抗瘤活性较差。同一种药物的治疗疗效在不同临床试验中的离散程度较大,这可能与样本量小、难治性复发患者所占比例不同有关。近年来,一些新型化疗药物被尝试应用于SCLC二线治疗。

吡铂(picoplatin)是一种铂类似物,体外实验研究显示吡铂可克服铂类耐药,另外,与其他铂类相比,其肾毒性、神经毒性发生率低,以往小样本Ⅱ期临床试验显示吡铂在SCLC二线治疗中具有一定的抗瘤活性。随后一项多中心、随机、安慰剂对照的Ⅲ期临床试验比较吡铂+最佳支持治疗和最佳支持治疗在SCLC二线治疗疗效,主要研究终点为OS,值得强调和借鉴的是该研究的入选标准为一线化疗后6个月内进展,因为超过6个月以上进展患者给予原治疗方案可能是

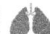

一种适宜的选择。该研究共有401例患者按2∶1比例随机入组，其中70％左右为难治性复发，两组 RR 4.2％vs.0.0％、mPFS 9周 vs.7周、mOS 21周 vs.20周，虽然吡铂在 ORR、PFS 略优于安慰剂组，但主要研究终点 OS 并未见显著性差异，$P=0.09$。虽然研究者认为 OS 受到后续治疗的影响，吡铂组与最佳支持治疗组分别有28％、41％患者接受后续治疗，而且在无后续治疗的患者以及难治性复发患者亚组中，吡铂组的 OS 均略优于最佳支持治疗组，但即使这样，吡铂在这一临床试验中体现的疗效实际上比较有限，这一临床试验结果并没有在Ⅱ期临床试验的基础上进一步明确吡铂二线治疗地位。

替莫唑胺(temozolomide)：一项单臂Ⅱ期临床试验评估替莫唑胺在 SCLC 二线治疗疗效，结果显示：替莫唑胺在48例敏感复发、16例难治性复发患者中，ORR23％、13％、mPFS 分别为1.6个月、1.0个月、mOS 6.0个月、5.6个月。在所有的有效治疗单药中，这种疗效并不是那么突出，但这一临床试验有另外的看点。在本研究中，学者还对 6-氧-甲基嘌呤-DNA 甲基转移酶(O6-methylguanine-DNAmethyltransferase,MGMT)作为替莫唑胺的疗效预测标志物进行了初步研究。MGMT 是一种 DNA 修复蛋白，通过移除 DNA 上鸟嘌呤 O6 位点的烷基化加合物，从而使损伤的鸟嘌呤恢复，保护细胞对抗烷化基团的损害，是肿瘤耐受烷化剂药物的主要原因之一。MGMT 基因启动子 GpG 岛的甲基化可沉默其基因表达，提高肿瘤对烷化剂的敏感性，以往研究表明 MGMT 启动子甲基化的脑胶质瘤患者可从替莫唑胺治疗中获益。研究结果发现在 MGMT 启动子甲基化患者中替莫唑胺有效率要高于 MGMT 启动子非甲基化患者，ORR 38％vs.7％，$P=0.08$，提示 MGMT 预测替莫唑胺二线治疗疗效具有潜在的应用前景。

苯达莫司汀(endamustine)是一个氮芥衍生物，结构上携带一个嘌呤样苯并咪唑环，兼具烷化剂和嘌呤类似物的双重作用机制，该药与卡铂联合在广泛期 SCLC 一线治疗中显示了良好的疗效。两项小样本、多中心、单臂Ⅱ期临床试验评估苯达莫司汀在 SCLC 二线治疗疗效及安全性，一项入组21例敏感复发患者(敏感复发定义为进展距末次化疗的时间≥2个月)，ORR 29％、DCR 58％、mPFS 4.0个月(95％CI:0～8.3)、mOS 7.0个月(95％CI:5.8～8.2)；另一项入组48例患者包括敏感复发、难治性复发，还有一部分为三线治疗，主要终点指标为到疾病进展时间(time to progression,TTP)，在33例可评价患者中，ORR 30.3％、mTTP 3.37个月(95％CI:2.3～4.47)、mOS 4.77个月(95％CI:3.67～6.07)、耐受性良好，该药物值得进一步评估。

拓扑异构酶抑制剂：伊立替康与顺铂的联合方案已经被确立为广泛期小细胞肺癌的标准一线化疗方案，在二线化疗方案的临床试验研究中，一项单中心Ⅱ期临床试验评估单药伊立替康在复发或难治性小细胞肺癌的抗瘤活性，在15例可评价的患者中，有效率高达47％。但在一项比较伊立替康联合吉西他滨与伊立替康单药二线治疗小细胞肺癌的随机对照临床研究中，上述治疗疗效并没有得到进一步证实，31例接受单药伊立替康治疗的患者无一例观察到客观缓解。Voreloxin 是一类拓扑异构酶Ⅱ抑制剂，在小细胞肺癌二线治疗的总体疗效不令人满意，一项Ⅱ期临床试验结果显示：voreloxin 在27例敏感复发患者中 ORR 11.0％，但在28例难治性复发患者中没有观察到有效病例。贝洛替康是一个拓扑异构酶Ⅰ抑制剂，一项25例小样本的Ⅱ期临床试验结果显示：贝洛替康 ORR 11.0％、mPFS 2.2个月、mOS 9.9个月。

小结：虽然上述一些单药在Ⅱ期临床试验中显示出一定的抗瘤活性，但由于缺乏Ⅲ期临床试验的研究结果，无法确定为二线标准治疗方案。另外，从单药治疗的临床试验数据结果来看，耐药复发患者的治疗疗效仍不理想。

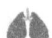

(三)联合化疗

在小细胞肺癌二线治疗中,部分单药虽然显示出一定的抗瘤活性,但对难治性复发患者的疗效并不理想,大多数药物有效率不超过15%。因此,许多临床试验开始评估有效单药的联合治疗是否能进一步提高小细胞肺癌的二线治疗疗效。

1.含氨柔比星或拓扑替康的联合化疗方案

随着氨柔比星与拓扑替康二线治疗地位的明确,一些小样本临床试验开始评价氨柔比星与其他有效单药的联合方案在 SCLC 二线治疗的疗效,如氨柔比星联合卡铂、氨柔比星联合拓扑替康等。其中,氨柔比星与卡铂联合方案二线治疗 30 例难治性复发患者,ORR 达到 34%、mPFS 3.5 个月、mOS 7.3 个月,但 3~4 度粒细胞减少发生率 79%,3~4 度血小板减少发生率为 24%,无化疗相关性死亡。Masaaki 等对氨柔比星与伊立替康联合治疗模式进行 I 期临床试验研究,伊立替康 50 mg/m² 第 1、8 天,21 天重复,氨柔比星以 80、90、100 mg/m² 第 1 天进行剂量爬升,共 18 个患者入组(其中 17 个患者两次化疗间隔时间>2 个月),研究结果显示主要的剂量限制性毒性为血液学毒性,氨柔比星最大耐受剂量为 100 mg/m²,8 例可评价疗效的患者中,4 例获得部分缓解(partial response,PR),值得进一步研究。

而以拓扑替康为基础的联合化疗疗效均不太满意,其中拓扑替康联合多西紫杉醇临床试验因有效率低、不良反应大从而终止临床试验。在氨柔比星与拓扑替康联合的 II 期临床试验中,其中有 11 例难治性复发患者,3 例获得 PR,mOS 达到 10.5 个月,值得进一步研究。

2.EP 方案

在 CAV 方案的时代,EP 方案(依托泊苷联合铂类)在二线治疗中被广泛研究。

Evans 等进行一项 II 期临床研究,34 例可评价患者中有效率高达 44%,进一步进行的临床试验中,共有 78 例患者入组,有效率高达 55%,其中包括 6 例患者获得完全缓解(complete response,CR)。同样,在其他研究中,也重复观察到 EP 方案在小细胞肺癌二线治疗中的有效率分别为 40%、50%。但上述这些临床试验存在一个问题:并没有区分敏感复发与难治性复发。在同时期,Batist 等的一项临床研究 EP 方案二线治疗小细胞肺癌的疗效,仅观察到 12% 有效率,在该项研究中,二线化疗距离末次化疗的中位时间仅为 3 周(时间分布范围:1~24 周),说明大部分患者为耐药复发。随后,在两项随机对照研究中,EP 方案在耐药复发的患者中有效率分别为 19%、15%。因此,从以上临床试验的数据中,我们可以看出 EP 方案在敏感复发的小细胞肺癌二线治疗中具有较好的疗效,但在耐药复发的患者疗效也比较局限。

3.含伊立替康的联合化疗方案

在 EP 方案一线治疗地位明确后,一些临床试验开始评价新的有效药物联合方案,其中伊立替康是较为广泛评价的一个药物,联合方案包括伊立替康联合吉西他滨、铂类卡铂、顺铂、紫杉烷类、异环磷酰胺、依托泊苷、脂质体多柔比星等。联合化疗方案治疗敏感复发、难治性复发患者的有效率普遍较单药要高,但血液学毒性要大于单药。但以往含伊立替康的联合化疗二线治疗的临床试验大多数为单臂 II 期临床试验,随机对照临床试验很少见。在上述临床试验研究中,其中有一项多中心随机对照 II 期临床试验比较伊立替康联合吉西他滨与单药伊立替康在 SCLC 二线治疗疗效及安全性,主要研究终点为 ORR。共入组 69 例患者,联合治疗组难治性复发比例要低于单药治疗组(47.4%vs.64.3%),结果表明:联合治疗组 ORR、TTP 显著优于单药治疗组,ORR 23.7%vs.0.0%,$P=0.004$、mTTP 3.9 个月(95%CI 1.4~6.6)vs.1.7 个月(95%CI 1.2~2.3),$P=0.01$,但两组总生存未见显著性差异,mOS 6.8 个月(95%CI:3.6~9.9)vs.4.6 个月(95%CI

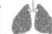

$2.3\sim6.9$),$P=0.439$。另外,在对敏感复发、难治性复发亚组分析中,两组 TTP、OS 均未见显著性差异。

其他两药联合方案还包括含紫杉烷类的联合化疗方案,如吉西他滨联合紫杉烷类以及紫杉醇联合卡铂。

4.三药联合化疗方案

在两药联合化疗的基础上,一些三药联合化疗方案也开始尝试应用于小细胞肺癌二线治疗。其中,伊立替康、异环磷酰胺、顺铂三药联合二线治疗小细胞肺癌的疗效及安全性,共有 18 个患者入组,其中 10 例患者为敏感复发、8 例为耐药复发,5 例患者 ECOG 评分为 2 分(其余为 0～1 分),近期疗效结果显示:1 例患者 CR、16 例患者 PR、1 例患者稳定,mOS 达到 11.3 个月。主要毒性反应为血液学毒性和消化道反应,3/4 度中性粒细胞减少 83%、白细胞减少 61%、贫血 44%、血小板减少 50%,恶心 28%、呕吐 33%,超过 80%患者需要调整剂量,无治疗相关性死亡。这一研究结果中显示出该联合方案具有很好的抗瘤活性且不良反应可控,有进一步研究的价值。

值得注意的是,一项随机对照的期临床试验比较依托泊苷、顺铂、卡铂三药联合方案和依托泊苷、顺铂两药联合方案在小细胞肺癌二线治疗疗效,主要研究终点为 ORR,该研究共有 65 例患者随机入组,其中 63%患者为难治性复发,三药联合方案的 ORR 显著优于两药联合方案。从上述联合化疗在 SCLC 二线治疗的临床试验中,我们可以看出大多数联合化疗方案二线治疗 SCLC 具有较高的有效率,特别是某些三药联合化疗方案,在二线治疗中可能仍有一定的存在空间。但同时我们知道,小细胞肺癌一个显著生物学特征就是虽然对化疗高度敏感,但往往短期内出现进展,因此临床试验不应再以缓解率作为研究终点,有效率的提高是否能转化为 PFS、OS 延长,仍需要进一步证实。另外,联合化疗在二线治疗时血液学毒性普遍比单药高,选择一般情况良好的患者作为研究对象可能是一个关键。

七、同步放化疗在局限期小细胞肺癌中的应用

(一)局限期小细胞肺癌的治疗总原则概述

1.一般人群

参照 NCCN 治疗指引,局限期小细胞肺癌(LS-SCLS)治疗概述为:一般情况好(PS 评分: 0～2)的 LS-SCLC,除非为很早期($T_{1\sim2}N_0M_0$)可以考虑手术作为局部治疗手段与化疗联合应用参与其综合治疗,因此绝大多数的 LS-SCLC 则以放疗与化疗联合应用。化放疗联合治疗模式有:诱导化疗＋化放疗同步治疗±巩固化疗或化放疗同步治疗＋巩固化疗。若初始治疗为手术切除,依据术后病理分期采取不同治疗策略,若术后病理无肺门和纵隔淋巴结转移则术后仅需要辅助化疗,反之则术后需要化放疗综合治疗。

2.特殊人群

老年 LS-SCLC:若 PS 评分在 0～2,老年 LS-SCLC 仍建议以铂类为基础的二药化疗与放疗联合的综合治疗,治疗过程中患者的骨髓抑制、乏力和器官残余功能的恢复等均较差,因此临床上需要仔细观察和处理治疗相关的不良反应。若铂类药物选择应用卡铂,化疗对患者消化系统和患者一般情况影响会降低,但需要密切注意患者骨髓功能耐受性。卡铂药物剂量选择倾向于 $AUC=5$ 即可满足这一特殊人群的治疗需要。在老年患者中通过降低化疗药物剂量方式的确能一定程度上降低治疗相关的不良反应,提高患者对治疗的耐受性,但化疗强度降低也降低了治疗的有效性和生存疗效。

总之老年 LS-SCLC 治疗原则与普通人群的治疗原则差异性并不是很大,只是临床铂类药物选择时,可能卡铂为主要考虑的药物。

一般情况差者:特别是临床认为此一般情况差的原因来自于肿瘤所引起情况下,仍建议化疗,并根据化疗后患者一般情况评分变化再考虑放疗是否能参与其综合治疗。

伴有肺间质病的 LS-SCLC 的治疗:伴有肺间质病的 SCLC 是否能耐受化放疗综合治疗,目前尚未见到此方面的临床研究数据报道。但临床上有为数不多的几项临床研究观察到 SCLC 伴有肺间质病的患者接受化疗(药物主要为 VP-16+铂类化疗)是安全、可行和有效的。有必要观察此组特殊人群中放疗参与的安全性、可行和有效性。

(二)LS-SCLC 治疗前的评估

1.肿瘤病灶的评估

放疗在 LS-SCLC 治疗中价值远高于在广泛期 SCLC 治疗中价值。因此,恰当临床分期检查筛选出 LS-SCLC 可以让这些患者从放疗参与其综合治疗中获益。放疗前肿瘤的评估指标包括:①完整病史。②体检。③X 线胸片。④血液常规(包括分类)。⑤肺、肝脏和肾脏功能。⑥外周血乳酸脱氢酶(LDH)和电解质水平。⑦胸部 CT 和上腹部 CT(包括肝脏和肾上腺)。⑧骨核素扫描。⑨脑增强 CT 或 MRI。PET/CT 也有一定参考价值。

2.患者对化放疗综合治疗耐受性的评估

放疗可以作为局部治疗手段几乎可以参与所有 LS-SCLC 综合治疗。然而,放疗对患者的身体状况要求远低于手术的要求,因此也增加了放疗临床应用的可行性。LS-SCLC 化放疗综合治疗耐受性除了需要观察患者肝肾和骨髓功能外,还要注意患者治疗前一般情况和有无体重明显下降来评价患者对治疗的耐受性。临床上同时还需要考虑到患者有无难治性糖尿病、严重心血管疾病、心脏支架和起搏器等植入情况。

(三)LS-SCLC 化放疗同步治疗的实施

1.LS-SCLC 化放疗同步治疗中化疗药物选择

(1)化疗药物和剂量:LS-SCLC 的标准治疗包含有化放疗同步综合治疗。然而与放疗同步应用时究竟选择何种化疗药物?药物剂量如何?

有两项 Meta 分析探讨了此问题,尽管其中包含了广泛期患者,但每个分析中均包括了数量可观的 LS-SCLC 患者,因此所得出结论还是为 LS-SCLC 综合治疗中化疗药物选择提供了一定临床参考价值。一项 Meta 分析综合了 19 项临床Ⅲ期研究,其中局限期患者近 1 800 例,结果显示以铂为基础化疗与不含铂的化疗比较,二组患者治疗不良反应无显著性差异,但含铂化疗组无论即期疗效,生存疗效均显著优于不含铂的化疗组。该组资料中在平衡了依托泊苷药物对疗效影响因素后的 9 项临床Ⅲ期研究仍显示含铂的化疗药物疗效优于不含铂的化疗疗效。另一项临床Ⅲ期研究收集了 1980—1998 年间发表的有关于 SCLC 一线化疗药物如何选择的前瞻性研究,共 36 项,该研究将所收集的临床Ⅲ期研究按照所研究的药物不同分为以下四组:不含依托泊苷的联合化疗,比较用与不用顺铂的研究 1 项;含依托泊苷组,比较用与不用顺铂的研究 9 项;不含顺铂组中,比较用与不用依托泊苷的研究 17 项;比较用与不用依托泊苷+顺铂的研究 9 项。结果显示:SCLC 通过化疗所取得疗效提高与应用依托泊苷和/或顺铂有关。综合该两项 Meta 分析显示与放疗同步应用的最佳化疗药物仍为依托泊苷(E)+铂类(P)。

近年来,有学者从广泛期 SCLC 治疗药物所得到经验来考虑在 LS-SCLC 同步化疗药物的选择。一项早期发表的临床Ⅲ期研究探讨了在广泛期 SCLC 中依利替康+顺铂治疗的疗效是否优

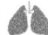

于 EP 方案化疗的疗效。该项研究计划入组 230 例,但在中期分析时发现二个不同化疗方案之间的疗效存在显著性差异,中位生存时间依利替康＋顺铂组为 12.8 个月显著优于 EP 方案组的 9.4 个月。从副反应看,依利替康与依托泊苷间存在明显的差异性,依利替康的骨髓毒性低,但腹泻等不良反应发生率则很高。因此,一些学者尝试应用依利替康＋顺铂与放疗同步应用治疗 LS-SCLC 是否较 EP 提高了临床治疗效果。现有的研究都是临床 Ⅰ/Ⅱ 期试验,结果显示有较好的近期疗效。但需要提起注意的是,此时与放疗同步应用的依利替康药物剂量是减量的,药物剂量的减少可能会影响到化疗药物对远处亚临床灶控制的可能性。考虑到即使在广泛期 SCLC 的依利替康＋顺铂化疗疗效,不同研究者的临床报道疗效差异较大,日本人应用此联合化疗所得到疗效不能被美国人临床研究所重复,再加上依利替康＋顺铂与放疗同步应用治疗 LS-SCLC 时,依利替康需要减量,因此依利替康＋顺铂与放疗同步应用于 LS-SCLC 的临床证据水平仍不足。

其他化疗药物与依托泊苷＋顺铂(EP)方案比较的临床研究多数是在广泛期 SCLC 中进行的。如一项小样本的临床Ⅲ期随机对照研究并未显示紫杉醇＋顺铂优于 EP 方案的疗效。来自于 CLAGB 的一项临床研究,578 例广泛期 SCLC 患者被随机分入 EP 组和 EP＋紫杉醇组,结果显示在 EP 方案基础上加上紫杉醇的联合化疗只是增加了治疗不良反应,并未增加患者无病生存和总生存时间。早期一些临床Ⅱ期试验或回顾性临床研究显示培美曲塞＋铂类化疗治疗 SCLC 取得较好的临床疗效,因此,临床上开展了一项临床Ⅲ期研究比较了培美曲塞＋卡铂与 VP-16＋卡铂治疗广泛期 SCLC 的临床疗效差异性。计划入组 1 820 例实际入组 908 例即提前结束了该临床试验。结果显示:培美曲塞＋卡铂的疗效无论是无瘤生存还是总生存均差于 VP-16＋卡铂,因此,培美曲塞＋卡铂或顺铂不再用于 SCLC 的临床治疗。

LS-SCLC 综合治疗中与放疗同步应用选择 EP 的理由还包括:①EP 方案有效率达 80％～100％,完全缓解率也有 50％～70％。②VP16 与 DDP 具有协同作用。③VP-16＋DDP 与放疗不良反应无叠加作用,特别是对肺损伤这一严重影响放疗临床应用的不良反应并未表现出与放疗有明显的叠加效应。④与放疗同步应用时 EP 药物剂量可以足量应用。

因此,目前 LS-SCLC 的化放疗同步治疗药物选择仍为 EP 方案为首选。

与放疗同步应用的 EP 方案剂量与其作为化疗单独应用时一致。国外所推荐的 EP 方案剂量为:VP-16 80～100 mg/(m^2・d),第 1 天～第 3 天;DDP(75 mg/(m^2・d),第 1 天或 25 mg/(m^2・d),第 1 天～第 3 天或卡铂 300 mg/(m^2・d),第 1 天,化疗方案每 3 周重复一次。复旦大学附属肿瘤医院对于 LS-SCLC 化放疗同步治疗时候化疗药物及剂量如下:Vp16 70 mg/(m^2・d),第 1 天～第 4 天;DDP 25 mg/(m^2・d),第 1 天～第 3 天或卡铂 AUC＝5,第 1 天,每 4 周重复一次。

(2)卡铂能否替代顺铂:临床上常用卡铂来代替顺铂用于 SCLC 的治疗目的是降低顺铂所引起的消化道、外周神经和肾脏等组织器官的治疗不良反应。但不可否认的是卡铂所造成的骨髓系统不良反应显著高于顺铂。一项集四项前瞻性随机对照研究比较了 VP-16＋顺铂与 VP-16＋卡铂的疗效差异性。663 例患者入组,但仅 32％患者属于局限期患者,结果显示两种不同化疗方案用于 SCLC 的一线治疗二种化疗方案间无论无瘤生存还是总生存,均无显著差异性。该结果提示在广泛期患者或以广泛期患者为主要研究人群的临床研究中,的确未发现卡铂和顺铂之间的疗效差异性,因此临床需要注意到二种药物治疗毒性的差异而进行药物选择。

在 LS-SCLC 治疗中,顺铂和卡铂是否存在差异性,目前并无充分证据显示。部分的临床研究数据显示,顺铂疗效绝对数值还是高于卡铂,但未达到统计学差异性。由于顺铂临床应用数据多,因此临床上患者若适合或有条件能用顺铂话,还是建议尽可能用顺铂与 VP-16 的联合应用。

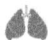

2.同步治疗中放疗

两项 Meta 分析奠定了放疗在 LS-SCLC 治疗中价值。一项收集了 13 项临床研究共 2 140 例患者,3 年生存率化放疗综合治疗组为 14.3% 显著优于单纯化疗组的 8.9%。另一项 Meta 分析收集了 11 项随机研究,结果显示:LS-SCLC 采用化放疗综合治疗的 2 年生存率较单纯化疗组提高 5.4%。这两项 Meta 分析奠定了放疗在 LS-SCLC 治疗中价值,目前主要问题在于放疗参与的具体技术参数,其中包括:如何参与？ 何时参与？ 肿瘤靶区如何勾画？ 放疗总剂量和时间剂量分割模式等。

(1)放疗参与的方式:LS-SCLC 治疗中,化疗和放疗可以为序贯、交替或同步等。一项来自于日本的临床Ⅲ期试验比较了 LS-SCLC 同步与序贯化放疗之间疗效差异。化疗方案均为 EP,同步化放疗为在第一周期化疗开始后的第二天即开始放疗,序贯化放疗为 4 周期 EP 方案化疗结束后,开始进行胸部放疗。两组放疗方法相同为 45 Gy/30 次,3 周。231 例进入本研究,符合条件的 228 例患者被随机分入到同步和序贯两组(各为 114 例)。结果显示同步组疗效显著优于序贯组,因此目前 LS-SCLC 综合治疗方法中包含胸部的化放疗同步治疗。

(2)放疗参与的时机:既然放疗需要参与而且要与化疗同步,到底放疗何时参与为最佳？ 从理论上分析放疗早期或晚期参与均各自有优点。放疗早期参与的优点:①降低癌细胞对化疗和/或放疗产生继发耐受的可能性。②放射治疗能杀灭化疗耐受细胞,降低远处转移。③降低肿瘤细胞加速再增殖可能性。

放疗晚期参与的优点:①化疗能造成肿瘤退缩,减少照射范围,降低治疗不良反应。②化疗使部分患者起初无法应用放疗者转变成可进行放射治疗。③能避免化疗程中出现肿瘤进展者行放疗。

共有三项 Meta 分析对世界范围内所发表的有关于放疗何时参与 LS-SCLC 综合治疗的随机对照研究进行分析。三项研究的总体结论:①放疗早期参与优于晚期参与,放疗具体参与时间建议在第 1 个疗程化疗开始后 9 周或 30 天以内,放疗需要与化疗同步应用。②放疗早期参与对疗效提高影响,在化疗方案为 EP 或放疗采用加速超分割治疗方法情况下更加明显。

考虑到即使为 LS-SCLC,待确诊时瘤体以及累及范围均较大和较广,若放疗在 LSSCLC 治疗之初就参与其综合治疗话,化放疗同步治疗的不良反应可能较大。SCLC 对化疗敏感,因此化疗一个或几个疗程后,肿瘤可能出现明显退缩从而为增加放疗参与机会同时也为放疗参与后正常组织器官损伤处于可控范围之内提供机会。从理论上讲此想法是有道理和可行的,但考虑到以往的临床研究多数支持放疗早期参与会给患者带来更好的生存疗效提高的机会,因此,我们需要了解 LS-SCLC 对化疗治疗后肿瘤退缩规律以及寻找一个合适时间点来完成放疗参与其治疗的过程,这就需要考虑到一方面是通过化疗使肿瘤退缩达到最大化,另一方面也不会一直单独应用化疗追求肿瘤退缩最大化而将放疗开始的时间被无意义后移错过了放疗参与的最佳时间。因此,复旦大学附属肿瘤医院的对此进行了 LSSCLC 肿瘤退缩规律及对剂量学影响的研究。结果显示:局限 SCLC 化疗 1 个疗程或 2 个疗程后肿瘤即明显缩小好转,按照化疗后肿瘤体积勾画靶区来设计的放疗计划较按照化疗前靶区设计的计划比较,在肿瘤均接受 60 Gy 的剂量情况下,肺、食管和心脏等正常组织器官辐射受量均有明显下降,但若按照化疗 1 个疗程后肿瘤体积来进行放疗计划设计与按照化疗 2 个疗程后肿瘤体积来进行放疗计划设计,肺、食管和心脏等正常组织器官辐射受量无明显差异。这提示 LS-SCLC 经过 1 个疗程化疗后,肿瘤体积退缩即达到较明显水平,后续疗程的化疗对促进肿瘤进一步缩小所发挥作用有限。因此,从此剂量学分析中,我

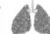

们认为 LSSCLC 若治疗之前肿瘤体积和范围较大和/或较广而不适合于在第一周期化疗开始时即采用化放疗同步治疗话,则建议在第二周期化疗开始时就放疗同步参与其化放疗综合治疗,这能兼顾到肿瘤退缩换来的正常组织器官保护的获益和肿瘤放疗开始时间不会被无意义的推迟。

但是,一项来自于韩国临床Ⅲ期研究观察了临床治疗 LS-SCLC,放疗在第一或第三周期化疗时参与对疗效的影响。LS-SCLC 治疗策略为 4 周期 EP＋胸部放疗,放疗参与时间随机进入第一或第三周期化疗参与。观察指标为即期疗效。结果:222 例患者入组,二组患者的即期疗效,中位 PFS 和 OS 均无显著差异,但中性粒细胞缺乏性发热以放疗在第 3 周期化疗开始时同步参与的发生率低。研究者认为:在第三周期化疗应用时放疗同步参与的疗效并不差于化疗第一周期就同步参与放疗的疗效,但中性粒细胞缺乏性发热较少见。

总之,放疗具体何时参与并未形成充分的共识,多数学者建议放疗应早期参与 LSSCLC 的综合治疗,但第 1 个疗程化疗即同步参与,治疗不良反应较大,患者耐受性较差。化疗第 1~3 个疗程参与则可能治疗的疗效无显著性差异,结合复旦肿瘤医院的研究资料,因此,我们建议在第二周期化疗开始时即同步参与,最迟不超过第三周期化疗开始时同步应用可能为放疗参与的最好时机。

(3)放疗总剂量:尽管 SCLC 属于对放疗敏感性肿瘤,然而较低剂量的胸部放疗常伴有高的局部复发可能。以往认为 SCLC 的常规分割放疗剂量应在 50 Gy 以上,但近年来一些临床资料显示,SCLC 的局部控制和生存疗效和放疗总剂量在一定的总剂量范围内呈线性相关。

一项来自于美国 Duke 大学医学中心回顾性材料显示放疗总剂量高低与 LS-SCLC 预后密切相关,并且建议若使用常规分割放疗,放疗总剂量应不低于 60 Gy。

复旦大学附属肿瘤医院回顾性分析了在该院接受化放疗综合治疗而且放疗总剂量大于 50 Gy 的 LS-SCLC 的临床疗效。将不同分割的放疗总剂量按照时间校正的生物等效剂量公式 $\{BED=[nd(1+d)/(a/b)+H_m \times d/(a/b)]-(0.693/a) \times T/T_{pot}\}$ 计算生物效应剂量。若以常规分割 60 Gy(5 天/周,1 次/天,每次 2 Gy)所对应的 BED 值为界点,符合条件所入组的 151 例患者,经过化放疗后,局部控制和生存率与胸部放疗生物效益剂量呈线性相关,总剂量高于 60 Gy 组的疗效显著好于总剂量低于 60 Gy 组的疗效。该研究同样显示:SCLC 放疗若采用常规分割方法,放疗总剂量应在 60 Gy 及以上。

尽管加速超分割(45 Gy/30 F/3 周)取得一定治疗成功,但综合治疗后局部复发率仍较高,为探索最佳放疗总剂量,CALGB 开展了大量的临床研究。近期,CALGB 总结了相关的 3 项前瞻性研究,观察将放疗剂量由常规分割方法提高到 70 Gy 的有效性。所涉及临床研究包括 CALGB(39808、30002 和 30206)三项,同步化放疗(每天放疗,总剂量 70 Gy)结果:200 例患者入组,中位随访时间:78 个月中位 OS:19.9 个月;5 年 OS 为 20％,2 年无瘤生存率为 26％,Ⅲ级及以上食管炎为 23％。结论:每天 2 Gy、总剂量为 70 Gy 疗效与每次 1.5 Gy、每天 2 次、总剂量 45 Gy 疗效相似,但耐受性会更好。此数据有助于临床医师判断哪些临床研究外患者适合于每天照射的高剂量。

目前在世界范围内仍在进行 2 项临床Ⅲ期研究探讨了 LS-SCLC 与化疗同步应用的最佳放疗总剂量问题。一项来自于美国的 CALGB 30610 研究比较了三个剂量组的疗效,一个剂量组为每次 1.5 Gy,每天 2 次,总剂量 45 Gy/30 次,3 周(根据 INT 0096 研究),另一个剂量为 70 Gy/35 次,每天 1 次(根据 CALGB 39808 研究),还有一个剂量为 61.2 Gy(采取同步加量)(根据 RTOG 97-12 研究)。另一项研究来自于欧洲和加拿大,所比较的是常规分割 66 Gy/33 次放疗与 45 Gy/30 次/3 周的疗效之间差异。

在以上 2 项临床Ⅲ期研究结果出来之前,LS-SCLC 的最佳总剂量尚不明确,可参考以下:①若使用非常规分割放疗方式:放疗总剂量有两种,第一种:45 Gy/30 次,3 周,5 天/周,2 次/天,每次 1.5 Gy(每天放疗间隔时间应大于 6 小时);第二种:总剂量为 55 Gy/22 次,4.5 周,5 天/周,1 次/天,每次 2.5 Gy。第一种放疗总剂量主要来自于 Turrisi 期 INT0096 临床研究的数据,后种来自于复旦大学附属肿瘤医院的临床研究数据。②若使用常规分割放疗方式,放疗总剂量应不低于 60 Gy,最高总剂量可参照 CALGB 39808 的临床研究可达 70 Gy。

(4)放疗的时间剂量分割:LS-SCLC 经过 45～50 Gy 常规放疗后局部控制疗效仍不理想,50%以上在治疗后不同时期仍会出现复发。此预示着若需要进一步提高 LS-SCLC 的疗效,临床上需要对放疗的时间剂量分割做些改进。

通常认为 SCLC 的增殖速度快,癌细胞的放疗存活曲线肩区窄,因此通过缩短总疗程可以减少放疗程中肿瘤细胞加速再增殖机会和程度,另外减少每次分割剂量,增加每天照射次数的超分割可以在不降低肿瘤杀灭效应下,可减少正常组织特别是肺组织的放射性损伤。因此,临床上可以将加速和超分割结合的加速超分割治疗可能是提高 LS-SCLC 的局部控制的一个途径。

在改变时间剂量分割的临床研究中最有代表性为 Turrisi 所组织的临床Ⅲ期试验。入组 LS-SCLC 均接受的是化放疗同步治疗,放疗在第一次化疗开始后就同步进行。化疗方案为 EP(VP-16 120 mg/m^2 第 1 天～第 3 天,DDP 60 mg/m^{2}d1)4 周期。胸部放疗两组不同,研究组为 45 Gy/30 次,3 周(2 次/天,每次 1.5 Gy);对照组为 45 Gy/25 次,5 周(1 次/天,每次 1.8 Gy)。化放疗综合性治疗后取得 CR 者予 PCI(25 Gy/10 次,2 周)。结果显示研究组(196 例)的 5 年生存率为 26%显著优于对照组(185 例)的 16%(P<0.01)。但研究组Ⅲ～Ⅳ级的急性食管放射性损伤也高于对照组,这也是主要放疗剂量限制性反应。

近年来一项在个体患者资料信息基础上所进行的 Meta 分析观察了加速超分割的临床价值。结果显示:加速超分割的确有一定程度提高了患者的生存疗效,但此方面临床获益受到治疗的急性不良反应所带来的负面影响。而且在这个 Meta 分析材料中所收治的患者年代放射治疗水平显著落后于现在,这也可以部分解释该组材料中急性反应高的原因。在新的放疗技术条件下,我们有非常大的必要开展新的时间剂量分割的临床研究。

复旦大学附属肿瘤医院在 Turrisi 研究基础上也开展了时间分割临床研究。所使用放疗方法有两种,一是加速超分割:总剂量为 56 Gy/40 次,4(2 次/天,每次 1.4 Gy,每天两次放疗间隔大于 6 小时);另一方法考虑到 SCLC 属于增殖较快,缩短总疗程时间可能减少放疗程中肿瘤细胞增殖比例和数量,同时也考虑到患者方便性和减少机器负荷,因此所采用的时间剂量分割为加速分割放疗模式:55 Gy/22 次,4.5 周(1 次/天,每次 2.5 Gy)。结果显示两种时间分割放疗的局部控制率和生存率相同而且疗效不差于 Turrisi 所报道的临床疗效。考虑到临床可操作性和患者的方便性,我们主要推荐的时间剂量分割模式为 55 Gy/22 次,4.5 周的放疗方案。

(5)放疗的范围:LS-SCLC 放疗范围涉及两个方面,一是淋巴引流区域是否需要进行预防性治疗;二是 SCLC 对化疗非常敏感,经过诱导化疗后肿瘤退缩常很明显,此时若进行放疗,放疗范围是按照化疗前还是化疗后确定。

迄今为止,尚无一项临床前瞻性研究比较了 SCLC 做和不做淋巴引流区域的预防性治疗的疗效的差异性。但从 INT 0096 临床研究放疗范围看,已经将对侧肺门,双侧锁骨上等处的预防性治疗去除了。在 CALGB 39808 的临床研究中,放疗总剂量提高到 70 Gy/35 次,放疗范围进

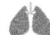

一步缩小到对纵隔淋巴引流区域按照左右肺不一进行选择性淋巴引流区域预防性治疗。最近一项将紫杉醇＋卡铂＋VP16与放疗同步应用治疗 LS-SCLC 的临床研究中,放疗范围仅包括临床可见肿瘤病灶,即可见原发病灶和短径大于 1 cm 肿大的淋巴结。同时需要强调的是该研究入组患者并未将 PET 作为分期检查的常规项目用于临床,结果显示:38 例患者中也仅 2 例为放射野外复发,绝大多数(9 例)仍在放射野内复发。这一研究间接提示,在 LS-SCLC 中累及野照射是可行的。尽管,临床上尚缺乏高证据水平数据来说明 LS-SCLC 的放疗范围到底多大为合适,但 LS-SCLC 化放疗同步治疗时放疗野缩小是一趋势。

复旦大学附属肿瘤医院曾开展了两项临床前瞻性Ⅱ期试验,探讨非常规分割放疗与化疗同步治疗 LS-SCLC 的疗效。二项临床研究放射治疗布野策略一致。放射治疗范围为累及野照射,即包括原发病灶和转移的淋巴结,且均按照化疗后肿瘤大小来勾画,不做淋巴引流区域的预防性放疗。108 例患者进入此回顾性临床研究,仅 5 例患者(4.6%)出现放射野外单纯淋巴结复发,且均发生在同侧锁骨上区域。依据本组资料支持 LS-SCLC 化放疗同步治疗时放疗范围为累及野照射是可行的。

放疗布野的第二问题是按照化疗前还是化疗后肿瘤大小来设定放疗范围?特别是一些化疗特别敏感人群经过若干疗程化疗后,LS-SCLC 疗效达到 CR,此时放疗是否需要?SWOG 曾报道了对此问题的随机对照临床研究结果。463 例 LS-SCLC 进入本研究,按照诱导化疗后不同疗效来给后续不同治疗。诱导化疗后疗效达到 CR 的 153 例患者被随机分入两种不同后续巩固治疗组,即胸部放疗＋化疗组和单纯化疗组。269 例经过诱导化疗后为部分缓解或稳定者被随机分入大野组(按照化疗前肿瘤大小确定放疗范围)和小野组(按照化疗后肿瘤大小确定放疗范围)。经过诱导化疗后出现进展者被退出研究。结果显示:经过诱导化疗后取得 CR 者,胸腔放疗显著降低肿瘤复发,但并未提高总生存;经过诱导化疗后达到 PR 或 SD,大野放疗组中位生存期为 51 周,而小野组为 46 周,两者之间无显著性差异(P=0.76)。考虑到适形放疗已经成为目前的放射治疗的标准治疗,适形放疗能减少正常组织器官损伤,参照淋巴瘤和精原细胞瘤等对化疗高度敏感肿瘤化疗后即使取得完全缓解仍需要放疗参与其综合治疗的经验,因此,LS-SCLC 即使经过化疗后取得完全缓解,仍建议需要补充局部的放疗。

有关于是按照化疗前的肿瘤体积还是按照化疗后的肿瘤体积来确定放疗靶区,中山大学附属肿瘤医院开展了一项前瞻性研究。所有入组患者均接受了 2 个疗程的诱导化疗之后随机分为二组,一组是按照化疗前的肿瘤大小来勾画靶区(对照组),另一组按照化疗后肿瘤大小来勾画靶区(研究组),2 组患者均不进行淋巴引流区域的选择性预防照射。放疗是在第 3 个疗程化疗开始时同步应用。胸部放疗剂量:45 Gy/30 次/19 天。整个治疗周期化疗疗程数为 6 个疗程。对照组 43 例,研究组为 42 例,结果显示:按照化疗后肿瘤大小来勾画靶区同时不做淋巴引流区域预防性治疗并不增加局部复发的风险,也并未影响生存疗效。因此本研究支持按照化疗后肿瘤大小来勾画靶区是安全的。

复旦大学附属肿瘤医院建议:①经过诱导化疗后,LS-SCLC 达到完全缓解,通常也需要进行胸部放疗。放疗范围为原发灶所在的肺门(因为绝大多数 SCLC 为中央型病灶)以及化疗前所显示的纵隔淋巴结转移所在的区域,但按照化疗后解剖结构来勾画纵隔放疗范围。②诱导化疗后为 PR 或 SD 者,按照化疗后肿块大小来设定放疗范围。

(6)放疗的技术:现代放射治疗技术条件下,LS-SCLC 化放疗同步治疗中放疗所采用技术的基本平台为三维适形放疗技术(3DCRT)。3DCRT 通过对肿瘤靶区采用多角度,多野共面和/或非共面的照射,而每个照射角度所对应肿瘤大小设计照射范围,从而达到几何形状与肿瘤靶区形状相接近,产生相对优越的物理剂量分布的优势。在 3DCRT 平台技术条件下比较明确的确定何谓肿瘤靶区和所需要保护的正常组织器官,肿瘤靶区及正常组织器官实际所受到辐射剂量。

IMRT 技术:即束流调强放射治疗,它可以在肿瘤靶区内产生 0～100％不同剂量强度独立区域,通过调整靶区内剂量强度的分布,可以产生几乎所有形状的剂量分布,能更好达到肿瘤靶区内高剂量而周边正常组织和器官为低剂量的优越剂量分布。在 LS-SCLC 治疗中,一项临床研究显示 IMRT 治疗 LS-SCLC 的疗效不差于常规的 3DCRT,但 IMRT 组治疗相关性食管损伤和鼻饲管的置入率显著少于 3DCRT 组。这些显示 IMRT 可能有较好的物理剂量分布水平,使正常组织器官得以保护。因此在LS-SCLC治疗中,特别是靶区较大,外形不规则,又希望通过较高的总剂量换来局部控制率提高的情况下,以及通过 3DCRT 难以满足肿瘤剂量和正常组织器官安全剂量要求情况下,IMRT 将可能发挥更大的临床应用价值。

IGRT 技术:即影像引导下的肿瘤放疗(image-guided radiotherapy,IGRT)是指借助于影像指导来不断提高肿瘤放疗精准性,以最大程度上达到肿瘤放射治疗最终目的的行为。广义 IGRT 涉及放射治疗整个流程包括放疗定位、计划设计和实施等环节,狭义的 IGRT 是图像引导下放疗计划实施的过程。

ART 技术:即自适应放疗(adaptive radiotherapy,ART)是图像引导放射治疗提高和发展后的新型放疗技术。治疗的实施可根据患者解剖和/或生理的变化进行修正,也可根据治疗过程中的反馈信息,如肿瘤的大小、形态及位置变化对治疗方案做相应的调整。这是一种理想的个体化动态治疗计划,其目的是不扩大照射野,提高放疗实施的准确性和精确型,并给特定患者实施特定放疗的临床行为。

4 维 CT 和图像引导下放射治疗(IGRT)为明确肿瘤活动度,个体化确定肿瘤照射范围,提高放疗投照精确性提供了先进技术平台,相信这些技术为提高 LS-SCLC 的治疗疗效提供了可能和机会。

(7)正常组织器官放射耐受剂量限制标准:常规分割条件下,即每周照射 5 天,每天 1 次,每次分割剂量 1.8～2.0 Gy,放疗总剂量在 60～70 Gy 时,正常组织器官安全耐受剂量可以参照 NCCN 所推荐的非小细胞肺癌的剂量限制标准,即:肺:V20≤35％,V5≤65％,平均剂量≤20 Gy;心脏:V40≤80％,V45≤60％,V60≤30％,平均剂量≤35 Gy;食管:平均剂量≤34 Gy;背丛神经:最大剂量≤66 Gy;脊髓:最大剂量≤50 Gy。若采取加速超分割 45 Gy/30 次/3 周,脊髓最大剂量应≤41 Gy。

复旦大学附属肿瘤医院所采取的放疗时间剂量分割为:55 Gy/22 次/4～5 周,正常组织器官剂量限制标准:肺:V20≤25％,V5≤60％,平均剂量≤15 Gy;心脏:平均剂量≤30 Gy;食管:平均剂量≤34 Gy背丛神经:最大剂量≤66 Gy;脊髓:最大剂量≤45 Gy。

(四)提高 LS-SCLC 治疗的展望

1.开展新的放疗技术临床应用的研究

新的放疗技术临床应用提高了放射线投照的适形水平,在使肿瘤获得一定物理剂量或提高肿瘤靶区剂量同时,肿瘤周边的正常组织器官剂量减少或不增加。从理论上估计这些新技术为提高 LS-SCLC 的局部控制率进而提高生存疗效提供可能。另外图像引导下自适应性放疗(ART)能根据治疗过程中,肿瘤以及正常组织器官的形态和空间位置改变不断调整放疗计划,从而进一步提高放射治疗的准确性。因此有必要开展新的技术临床应用价值的相关研究。

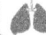

2.新的技术条件下最佳放疗总剂量及时间剂量分割因子的临床研究

新的放疗技术提高了正常组织器官保护水平,也为开展新的总剂量和时间剂量分割研究提供机会。应当看到 LS-SCLC 的 5 年生存率仅为 25%,疗效仍不能令人满意,远处转移和局部治疗失败仍是主要失败的原因。目前仍不明确何为 LS-SCLC 最佳总剂量和最佳的时间剂量分割,特别是在新的放疗技术条件下,这些信息仍不够明确。

3.PET/CT 的临床应用

PET/CT 的临床应用为了解病灶病变范围,确定其为局限期还是广泛期患者提供可靠的信息来源。另外 PET/CT 信息也为放疗靶区勾画提供参考。PET/CT 信息将有助于了解肿瘤的生物学行为、对治疗的反应性和用于指导个体化治疗均有重要参考价值。然而相关的问题尚待相关的临床研究进行探索。

4.新药开发和临床应用

有效的治疗 SCLC 的药物研发进展非常缓慢,这与 LS-SCLC 治疗失败以远处转移为最主要原因形成强烈对比,提示临床新药开发非常迫切。

新药开发除了传统意义上的化疗药物,还有一个主要方面是基于对 SCLC 分子生物学认识的深入,靶向药物研发是更大的热门。尽管迄今我们尚未发现能用于临床并有确切疗效的靶向药物,但有关于这方面研发所拥有的空间是非常巨大的。

5.个体化治疗的临床探索

目前肿瘤治疗正在向个体化方面发展,依据患者基本临床资料、肿瘤生物学特性、病理形态学依据、分子生物学基础和对治疗的反应性以及正常组织器官对治疗损伤反应性所综合制定的患者个体化治疗是未来研究重点方向。

(韩梅丽)

第二节　肺部良性肿瘤

肺部良性肿瘤是指生长在气管、支气管和肺实质内的良性肿瘤,包括支气管腺瘤、支气管错构瘤、乳头状瘤、支气管平滑肌瘤、支气管软骨瘤、脂肪瘤、肺纤维瘤、肺黏液瘤、肺化学感受器瘤等所谓的真性肿瘤,也包括一组临床和影像学上酷似肿瘤的肿瘤样病变,如肺炎性假瘤、支气管炎性息肉、淀粉样变性、子宫内膜易位症等。大多数肺部肿瘤为恶性,肺部良性肿瘤少见,美国报道的肺部良性肿瘤仅占所有肺部肿瘤的 2%~5%,国内一组 1953 例肺部原发肿瘤中,经手术证实的良性肿瘤占 12.6%(246 例)。良性肿瘤生长缓慢,生长过程中不侵犯周围组织,也不发生远处转移,虽然良性肿瘤本身对健康的危害不大,肿瘤阻塞气道可以导致肺不张、咯血、肺炎等多种并发症。

肺部良性肿瘤的症状与肿瘤的生长部位有密切关系。位于气管内的肿瘤,患者表现为刺激性干咳、胸闷、喘鸣,有时有咯血,部分患者因胸闷喘憋被长期误诊为哮喘;X 线胸片和胸部 CT 发现气管内阴影,气管镜检查可以明确诊断。支气管良性肿瘤常出现支气管阻塞导致的症状,如反复发作的同一部位的肺炎、肺不张,胸片和胸部 CT 往往难以发现支气管肿瘤,支气管镜检查可以明确诊断。位于肺实质的良性肿瘤多无症状,仅偶然被发现,大多数的肿瘤表现为肺内孤立

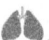

性结节影。胸部 X 线检查有时难以鉴别肿瘤的良恶性,功能显像的 FDG-PET 检查对肺内结节病变的诊断有较高的特异性。

一、支气管腺瘤

支气管腺瘤是起源于支气管黏液腺体、腺管上皮或黏膜下 Kulchitsky 细胞一组良性肿瘤,包括支气管类癌、腺样囊性癌和黏液表皮样癌。占肺部良性肿瘤的 50%,肿瘤生长缓慢,但有恶性倾向,目前认为在这一组肿瘤中多数实为低度恶性的肿瘤。

(一)临床特点

1.支气管类癌

支气管类癌来源于支气管黏膜上皮和黏膜下的神经内分泌细胞(Kulchitsky 细胞),占支气管腺瘤的 80%～90%,大体上类癌分为 3 种类型:中央型、周围型和微瘤型。中央型最常见,占支气管类癌的 60%～80%,肿瘤倾向在支气管内生长,多形成表面光滑、血管丰富的息肉样肿块。微瘤型极少见,其发生常与慢性肺病,特别是支气管扩张或纤维化有关,肿瘤直径不超过 4 mm,临床上常没有症状,仅在外科或尸检标本中被发现。

发病年龄较高,平均 56 岁。临床表现除了肿瘤阻塞气道导致的症状如发热、咳嗽、咯血、喘鸣或呼吸困难外,部分患者出现类癌综合征,表现为面部潮红、腹泻、哮喘样发作。迁延性病例,右心可发生瓣膜病,如肺动脉狭窄、三尖瓣狭窄或关闭不全。少数患者伴发库欣病、肢端肥大症等内分泌病。

2.腺样囊性癌

腺样囊性癌占支气管腺瘤 10%～15%。仅发生在气管及左右主支气管,尤以气管多见,肿瘤常突入气道,呈息肉样生长,或沿管壁浸润生长,呈弥漫浸润性结节。本病多见于中年人,发病没有性别差异。其恶性程度是腺瘤中最高的,可局部浸润,常见局部淋巴结和肺转移,甚至可以转移到肝、肾。

3.黏液表皮样瘤

黏液表皮样瘤源于大支气管的黏液腺,临床罕见,占支气管腺瘤的 2%～3%。多发生在大支气管内,一般为无蒂肿块。发病早,近半数患者发生在 30 岁以前,平均发病年龄 35 岁。根据肿瘤中黏液细胞、表皮样细胞及中间型细胞的比例不同和异型性差异,组织学上又分为低度恶性型和高度恶性型。低度恶性型生长局限,手术后预后良好,高度恶性型肿瘤罕见,呈浸润性生长,并可发生远处转移。儿童及年轻成人几乎均为低度恶性的黏液表皮样瘤。

(二)诊断

由于支气管腺瘤多发生在大气道,呼吸道症状出现较早,症状依肿瘤生长部位和支气管腔是否阻塞而异。肿瘤引起气道阻塞可以导致阻塞性肺气肿、肺不张、阻塞性肺炎、支气管扩张或肺脓疡。临床上容易误诊为哮喘、慢性支气管炎、支气管扩张。胸部 X 线检查是发现支气管腺瘤的常用手段,除常规的胸部 X 线摄影外,过去常借助体层摄影发现气道内病变,随着 CT 扫描及计算机重建技术的发展,传统的体层摄影技术已让位于胸部 CT 扫描。发生在气管支气管内的肿瘤较小时 X 线检查常难以发现原发肿瘤,但肿瘤导致的阻塞性改变为进一步检查提供依据。肿瘤较大时,X 线检查可以显示大气道内的肿块影,肺实质内的肿瘤则表现为周围型结节或肿块影。通过支气管镜获得肿瘤组织标本是确诊位于大气道的支气管腺瘤的主要方法,但表面覆盖有正常支气管黏膜的肿瘤,由于支气管镜活检深度的限制,有时难以取到真正的肿瘤组织。

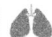

(三)治疗

瓣手术切除是治疗支气管腺瘤的主要方法。切除范围取决于肿瘤生长部位和受累及远端肺组织情况。对于恶性程度较低的类癌,在切除肿瘤时应尽可能保留正常肺组织,恶性程度较高的黏液表皮样癌可以行肺叶或全肺切除,并清扫可疑转移的区域淋巴结。术后可以辅助放疗。对于因禁忌证无法手术的中央型腺瘤,可以在气管镜介导下进行肿瘤切除,或植入支架缓解症状。

二、肺错构瘤

错构瘤是最常见的肺部良性肿瘤,生长在肺实质,国内报道约占肺内球形病灶的8%。过去认为肺错构瘤是肺正常组织的不正常组合所构成的瘤样畸形,现在认为是一种良性间叶性肿瘤。

(一)临床特点

肺错构瘤大多位于肺实质内,偶尔可以累及中央气道。位于肺实质的肿瘤多发生在胸膜下肺表浅部位,常为单发病灶,呈球形或椭圆形,边界清楚,有完整的包膜,直径1~7 cm,多小于4 cm。肿瘤由肺内组织成分异常组合而形成,含有多种间叶成分,如软骨、平滑肌、脂肪组织、结缔组织等。肿瘤可发生钙化,多位于中心,分布较均匀,此种钙化结构常见爆米花式或核桃肉样。

此瘤多见于成年人,平均发病年龄为40岁,男性多于女性,男、女之比为2:1。肺错构瘤大多位于肺的外周,由于生长缓慢,一般没有症状,多为偶然发现。少数位于中央气道的肿瘤引起刺激性干咳,喘鸣,呼吸困难,发生阻塞性肺炎时出现发热。

典型的X线表现为肺野外带的单个圆形或椭圆形结节或肿块,直径多小于4 cm,肿瘤边缘光滑,可有浅分叶,周围无浸润。肿瘤内可见钙化,多在中心而且分布均匀,典型者呈"爆米花"样,脂肪组织较多者,瘤体内见低密度区。

(二)诊断

肺错构瘤多为偶然经胸部X线检查发现,典型的"爆米花"样钙化虽然不是此瘤的特征性表现,但有助于和恶性肿瘤鉴别。支气管镜对大气道内错构瘤诊断有帮助,经胸针吸活检有助于良恶性病变鉴别,多数病例需要手术活检确诊。

(三)治疗

手术切除病灶是唯一的治疗方法。肺错构瘤极少恶变,但有些病灶难与周围型肺癌鉴别,因而对于有肺癌高危因素,疑为肺错构瘤的中、老年人患者应行剖胸手术探查,并切除病灶。大多数肺错构瘤病例可采用肿瘤摘除术,尽量保留正常的肺组织,减少术后并发症。

三、肺炎性假瘤

炎性假瘤是一种境界清楚的炎症增生性肿块,由炎症细胞和梭形间叶细胞以不同比例混合而成,并非真正的肿瘤,其发病机制不清楚。其发病率在肺部良性肿瘤中仅次于肺部错构瘤。

(一)临床特点

肺炎性假瘤的病理学特征是组织学的多形性,肿块内含有排列成条索的成纤维细胞、浆细胞、淋巴细胞、组织细胞、上皮细胞以及内含中性脂肪和胆固醇的泡沫细胞或假性黄瘤细胞,以往文献按假瘤中细胞成分将炎性假瘤分为假乳头状瘤型、纤维组织细胞瘤型、浆细胞瘤型、假淋巴瘤型等。目前新的分类中将假性淋巴瘤归为交界性淋巴增生性病变,其余部分分为纤维组织细胞型和浆细胞肉芽肿型两种类型。

本病可发生在任何年龄,多数患者的年龄在40岁以下。半数患者常没有任何症状,仅在胸

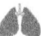

部 X 线检查时偶然发现。部分患者在此前有呼吸道感染病史,表现为咳嗽、咳痰及痰中带血等症状。

(二)诊断

胸部 X 线检查是发现炎性假瘤的主要方法,表现为密度较低而均匀、边缘清楚、轮廓完整的球形阴影,没有特征性表现,可以发生于任何肺叶,但多位于肺的外周,可累及胸膜。10% 的病例缓慢增大。肺炎性假瘤没有特异性诊断方法,纤维支气管镜检查无助于诊断,确定诊断靠开胸肺活检。

(三)治疗

影像学上炎性假瘤很难与恶性肿瘤鉴别,并且部分炎性假瘤可缓慢增大,药物治疗无效,因此,一旦发现应积极采取手术治疗,手术应采用肺楔形切除或肺段切除,尽量保留正常肺组织,手术切除后预后良好。

四、支气管乳头状瘤

支气管乳头状瘤是一种少见良性肿瘤,组织学分为鳞状上皮乳头状瘤、柱状细胞乳头状瘤和混合型。临床上支气管乳头状瘤分单发性和多发性,前者多见,多发性者又称为乳头状瘤病,与人乳头状瘤病毒感染有关。孤立性肿瘤在支气管腔内呈乳头状生长,基底部较宽,多发性肿瘤多见于喉,部分波及气管、支气管,呈疣状或菜花状赘生物。

常见症状与气道刺激和阻塞有关,表现为咳嗽、咯血、胸闷。哮喘样症状,胸部 X 线检查可能发现阻塞性肺炎、肺不张等气道阻塞的表现。支气管镜检查有助于诊断。

肿瘤位于大气道内可以通过气管镜摘除,无法经气管镜介入治疗时可以考虑手术。部分成人孤立性乳头状瘤可能恶性变,术后注意随访,以便及早发现复发或恶变。

五、肺部其他罕见良性肿瘤

间叶性肿瘤如黏液瘤、纤维瘤、脂肪瘤、软骨瘤以及其他良性肿瘤如肺硬化性血管瘤、透明细胞瘤、神经鞘瘤、畸胎瘤、副节瘤临床罕见,仅有少量的病例报道,此类肿瘤临床表现没有特异性,术前很难获得确定诊断。手术是此类肿瘤诊断和治疗的主要手段。

(韩梅丽)

第三节　肺　转　移　瘤

肿瘤远处转移是恶性肿瘤的主要特征之一。肺脏有着丰富的毛细血管网,承接来自右心的全部血流,并且由于肺循环的低压、低流速的特点,使得肺成为恶性肿瘤最常见的转移部位之一。此外肿瘤还可以通过淋巴道或直接侵犯等多种方式转移到肺,尸检发现 20%～54% 死于恶性肿瘤患者发生了肺转移,但仅有部分患者在生前被发现(表 11-1)。血供丰富的恶性肿瘤更容易发生肺部转移,如肾癌、骨肉瘤、绒毛膜癌、黑色素瘤、睾丸肿瘤、睾丸畸胎瘤、甲状腺癌等。大多数肺转移瘤来自常见的肿瘤,如乳腺癌、结直肠癌、前列腺癌、支气管癌、头颈部癌和肾癌。

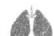

表 11-1　原发恶性肿瘤肺内转移情况

原发肿瘤	临床发现(%)	尸检发现(%)
黑色素瘤	5	66～80
睾丸生殖细胞瘤	12	70～80
骨肉瘤	15	75
甲状腺瘤	7	65
肾癌	20	50～75
头颈部肿瘤	5	15～40
乳腺癌	4	60
支气管肺癌	30	40
结肠直肠癌	<5	25～40
前列腺癌	5	15～50
膀胱癌	7	25～30
子宫癌	<1	30～40
子宫颈癌	<5	20～30
胰腺癌	<1	25～40
食管癌	<1	20～35
胃癌	<	20～35
卵巢癌	5	10～25
肝细胞瘤	<1	20～60

一、转移途径

恶性肿瘤肺部转移的途径有 4 种：血行转移、淋巴道转移、直接侵犯和气道转移。血行转移是恶性肿瘤肺部转移的主要方式。肺部有着丰富的毛细血管网，并且位于整个循环系统的中心环节，来自原发病灶的肿瘤栓子，经过静脉系统、肺动脉，很易被肺脏捕获，在适宜的微环境下肿瘤细胞发生增殖，形成转移肿瘤。经血行转移的肿瘤多位于肺野外带以及下肺野等毛细血管丰富的部位，以多发转移病灶多见，少数情况下为孤立病灶。

经淋巴道转移在肺转移瘤中相对少见，肿瘤栓子首先通过血流转移到肺毛细血管，继而侵犯肺外周的淋巴组织，并沿淋巴管播散，临床上表现为肺淋巴管癌病，常见于乳腺癌、肺癌、胃癌、胰腺癌或前列腺癌的转移。原发肿瘤也可以先转移到肺门或纵隔淋巴结，再沿淋巴道逆行播散到肺，这种转移方式少见。

发生在肺脏周围的肿瘤皆有可能通过直接侵犯的方式转移到肺，如起源于胸壁的软组织肉瘤、起源于纵隔的原发瘤、食管癌、乳腺癌、贲门癌、肝癌、后腹膜肉瘤等。恶性肿瘤经气道转移罕见，理论上头颈部肿瘤、上消化道肿瘤以及气管肿瘤有可能通过这种方式转移，但临床上很难证实。

二、临床表现

90%的肺转移瘤患者有已知的原发肿瘤或原发肿瘤的症状，但80%～95%肺部转移瘤本身

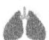

没有症状。当肿瘤巨大、阻塞气道或出现胸腔积液时会出现呼吸困难。突然出现的呼吸困难与胸腔积液突然增加、气胸或肿瘤内出血有关。气道转移瘤在肺部转移肿瘤中非常罕见，临床上表现为喘鸣、咯血、呼吸困难等症状，常见于乳腺癌、黑色素瘤等。肿瘤侵犯胸壁可以出现胸痛。个别患者在发现肺部转移瘤时没有原发肿瘤的症状，应积极寻找原发肿瘤，特别是胰腺癌、胆管癌等容易漏诊的肿瘤。淋巴管癌病的患者主要表现为进行性加重的呼吸困难和干咳、发绀，一般无杵状指，肺部体征轻微，常有细湿啰音。

三、影像学检查

常规的胸部 X 线摄影(chest X-ray,CXR)是发现肺部转移瘤的首选方法,胸部 CT 较 CXR 的敏感性高,其分辨率是 3 mm,而 CXR 仅能发现 7 mm 以上的病变,尤其是肺尖、近胸壁和纵隔的病变更容易漏诊。但 CT 扫描费用较高,特异性较 CXR 没有增加。如果 CXR 发现肺部有多发的转移灶,没有必要再进行 CT 检查,但以下情况应进行 CT 检查:CXR 正常、没有发生其他部位转移的畸胎瘤、骨肉瘤;CXR 发现肺内孤立性转移灶或打算进行手术切除的肺部转移瘤。对于高度危险的肿瘤,如骨和软组织肉瘤、睾丸畸胎瘤、绒毛膜癌等,应 3～6 个月复查胸部 CT,连续随访 2 年。

肺部转移瘤通常表现为多发结节影,由于发生转移的时间不同,结节常大小不等,直径 3～15 mm,或者更大,同样大小的结节,提示是同一时间发生,结节位于肺野外带,尤其是下肺野。小于 2 cm 的结节常常是圆形的,边界清楚。较大的病灶尤其是转移性腺癌,边缘不规则,有时呈分叶状。4％的转移瘤有空洞,常见于鳞癌,上肺的空洞性病变比下肺多见,但多发性空洞性病变可能是良性病变,如 Wegener 肉芽肿。出血性转移灶表现为肿瘤周围的晕征,常见于绒毛膜癌,有时也见于血管肿瘤,如血管肉瘤或肾细胞癌。

肺部转移瘤的单发结节影少见,占所有单发结节影的 2％～10％。容易形成单发结节的肿瘤包括结肠癌、骨肉瘤、肾癌、睾丸癌、乳腺癌、恶性黑色素瘤等。结肠癌尤其是来源直肠乙状结肠的结肠癌,占孤立性肺部转移瘤的 1/3。

肺淋巴管癌病主要表现为弥漫的网索状、颗粒状或结节状阴影,支气管壁增厚,动脉轮廓模糊,CXR 可见 KerleyB 线。20％～40％的患者有肺门及纵隔淋巴结肿大,30％～50％的患者有胸腔积液或心包积液。但 CXR 检查难以发现早期的肺淋巴管癌病,在早期诊断肺淋巴管癌病方面高分辨 CT 有更大优势。

FDG-PET 用于鉴别肺部良恶性病变的特异性较 CT 和 CXR 高,PET 检查能够提供更多的信息。但 PET 的分辨率不高,直径小于 1 cm 的病变显像不佳,一些肉芽肿和炎症病变也可能出现假阳性结果。近年来 CT 与 PET 联合应用的 CT-PET 技术已在临床广泛应用,明显提高了恶性肿瘤诊断和鉴别诊断的敏感性和特异性,但目前此项检查的费用较高。

四、组织学检查

由于转移瘤主要位于胸膜下,因此经胸针吸活检是组织学检查最常用的方法。其诊断肺部恶性病变的敏感性为 86.1％,特异性 98.8％,但对肺淋巴管癌病的诊断价值有限。气胸是最常见的并发症,发生率为 24.5％,但需要插管的仅 6.8％。其他并发症包括出血、空气栓塞、针道转移较少见。

气管镜检查可以采用多种手段获取组织标本,如经支气管镜肺活检、气管镜引导下针吸活

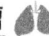

检、刷检、肺泡灌洗等。对于外周病变,支气管检查的阳性率不到 50%,但淋巴管癌病的诊断率较高。

电视胸腔镜可以取代开胸肺活检用于肺转移瘤的诊断,并可同时进行手术治疗,并发症少,诊断特异性高。

此外,经食管超声引导下的纵隔淋巴结针吸活检、纵隔镜下纵隔淋巴结活检对于诊断肺部转移瘤也有一定的参考价值。

五、治疗

手术是肺部转移瘤首选的治疗方法,和不能手术的患者相比,能够手术切除的肺部转移瘤患者的长期生存率明显改善,在满足手术条件的患者中(不论肿瘤类型),预计超过 1/3 的患者能获得长期生存(>5 年)。接受肺转移瘤切除术的患者应满足以下条件:没有肺外转移灶(如果有肺外转移灶,这些转移灶应能够接受手术或其他方法的治疗);患者的机体状态能够耐受手术;转移病灶能够完全切除,并能合理地保护残存的正常肺组织;原发肿瘤能被完全控制或切除。

手术方式主要包括胸骨正中切开术、胸廓切开术、横断胸骨双侧胸廓切开术和胸腔镜手术(VATS),各种手术方式的优劣见表 11-2。手术以剔除术为主,病灶切除时使肺膨胀,尽可能保留肺组织,应避免肺叶或全肺切除术。

表 11-2 转移瘤切除术比较

手术方式	优点	缺点
胸骨正中切开术	行双侧胸腔探查,疼痛轻	不利于肺门后病灶,左肺下叶病灶的切除。胸骨放疗是胸骨正中切开术的绝对禁忌证
胸廓切开术	标准手术方式,暴露好	只能暴露一侧胸腔,疼痛明显;双侧胸腔探查多需分期手术
横断胸骨双侧胸廓切开术	可以行双侧胸腔探查,改进下叶暴露,便于探查纵隔病变及胸腔的情况	切断了乳内动脉,痛苦增加
胸腔镜手术(VATS)	胸膜表面显示清楚,疼痛轻,住院时间短和恢复快,并发症很少	不能触诊肺脏,无法发现从肺表面不能看见的或 CT 未能查出的病变,可能增加住院费用

肺部转移瘤即使在完全切除后仍有一半的患者会复发,中位复发时间是 10 个月,再手术患者的预后明显好于未手术患者,5 年、10 年生存率分别为 44%、29% 及 34%、25%。目前再发肺转移瘤的手术适应证仍无明确的定论,一般认为对于年龄较轻、一般状况较好的患者,如果再发肺转移较为局限,原发肿瘤的恶性程度较低,原发肿瘤已被控制且无其他部位的远处转移,心肺功能能耐受手术的情况下可以考虑再次手术治疗。

肺转移瘤患者手术本身的并发症较低,手术死亡率为 0~4%。能够手术的肺转移瘤患者总的 5 年生存率可以达到 24%~68%,但不同组织类型的肿瘤预后有很大的差异,手术后预后较好的肿瘤为畸胎瘤、绒毛膜癌、睾丸癌,其次是肾癌、大肠癌和子宫癌等,预后较差的是肝癌和恶性黑色素瘤。转移灶切除是否完全对预后也有影响,完全切除患者的 5 年、10 年生存率分别为 36% 和 26%,而不完全切除者则分别为 22% 和 16%。无瘤间期(disease-free interval,DFI)是指原发肿瘤切除至肺转移出现的时间,DFI 越长,预后越好。肿瘤倍增时间(tumor-doubling time,TDT)反映的是转移瘤的发展速率,TDT 也是患者预后的重要预测指标,TDT 越长,预后越好,

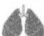

如果 TDT≤60 天则不应进行手术治疗。

　　除手术以外,对化疗敏感的肿瘤或不能手术的肺部转移瘤仍应进行全身化疗,如霍奇金和非霍奇金淋巴瘤、生殖细胞肿瘤对化疗非常敏感,乳腺癌、前列腺癌和卵巢癌对全身化疗也有较好的反应。软组织肉瘤对化疗不敏感,但联合转移瘤切除术仍能改善患者的预后。除全身化疗外,对于不能手术的患者可以考虑局部栓塞和化疗,由于肿瘤局部药物浓度较高,在减轻化疗引起的全身反应的同时,可以提高治疗局部肿瘤的疗效。

　　放疗对于肺转移瘤患者的长期生存没有益处,对于气道阻塞的患者,放疗可以作为姑息性治疗方法。

(韩梅丽)

第十二章

呼吸内科危重症

第一节 肺 栓 塞

肺栓塞(pulmonary embolism,PE)是以各种栓子阻塞肺动脉系统为其发病原因的一组疾病或临床综合征的总称,包括肺血栓栓塞症、脂肪栓塞综合征、羊水栓塞、空气栓塞等。肺血栓栓塞症(pulmonary thrombo embolism,PTE)是来自深静脉或右心的血栓堵塞了肺动脉及其分支所致疾病,以肺循环和呼吸功能障碍为其主要临床和病理生理特征。PTE 占肺栓塞的绝大部分,通常在临床上所说的肺栓塞即指 PTE。引起 PTE 的血栓主要来源于深静脉血栓形成(deep venous thrombosis,DVT),PTE 常为 DVT 的并发症。PTE 与 DVT 是静脉血栓栓塞症(venous thrombo embolism,VTE)的两种重要的临床表现形式。

PTE-DVT 一直是国内外医学界非常关注的医疗保健问题,在世界范围内发病率和病死率都很高,临床上漏诊与误诊情况严重。美国 DVT 的年发病率为 1.0%,而 PTE 的年发病率为0.5%,未经治疗的 PTE 病死率高达 26%~37%,而如果能够得到早期诊断和及时治疗,其病死率会明显下降。我国目前尚无 PTE 发病的准确的流行病学资料。但据国内部分医院的初步统计和依临床经验估计,在我国 PTE 绝非少见病,而且近年来其发病例数有增加趋势。

一、病因

PTE 的危险因素包括任何可以导致静脉血液淤滞、静脉内皮损伤和血液高凝状态的因素,即Virchow三要素。这些因素单独存在或者相互作用,对于 DVT 和 PTE 的发生具有非常重要的意义。易发生 VTE 的危险因素包括原发性和继发性两类。

(一)原发性危险因素

由遗传变异引起,包括凝血、抗凝、纤溶在内的各种遗传性缺陷(表 12-1)。如 40 岁以下的年轻患者无明显诱因出现或反复发生 VTE,或呈家族遗传倾向,应考虑到有无易栓症的可能性。

表 12-1　引起 PTE 的原发性危险因素

1.抗凝血酶缺乏

2.先天性异常纤维蛋白原血症

3.血栓调节因子异常

4.高同型半胱氨酸血症

5.抗心脂抗体综合征

6.纤溶酶原激活物抑制因子过量

7.凝血酶原 20210A 基因变异

8.Ⅻ因子缺乏

9.Ⅴ因子 Leiden 突变(活性蛋白 C 抵抗)

10.纤溶酶原缺乏

11.纤溶酶原不良血症

12.蛋白 S 缺乏

13.蛋白 C 缺乏

(二)继发性危险因素

由后天获得的多种病理生理异常所引起,包括骨折、创伤、手术、妊娠、产褥期、口服避孕药、激素替代治疗、恶性肿瘤和抗磷脂综合征等,其他重要的危险因素还包括神经系统病变或卒中后的肢体瘫痪、长期卧床、制动等。在临床上,可将上述危险因素按照强度分为高危、中危和低危因素(表 12-2)。

表 12-2　引起静脉血栓的危险因素

高危因素(OR 值＞10)

1.骨折(髋部或大腿)

2.髋或膝关节置换

3.大型普外科手术

4.大的创伤

5.脊髓损伤

中危因素(OR 值 2～9)

1.关节镜膝部手术

2.中心静脉置管

3.化疗

4.慢性心力衰竭或呼吸衰竭

5.雌激素替代治疗

6.恶性肿瘤

7.口服避孕药

8.瘫痪

9.妊娠/产后

10.既往 VTE 病史

11.易栓倾向
低危因素(OR 值<2)
1.卧床>3 天
2.长时间旅行静坐不动(如长时间乘坐汽车或飞机旅行)
3.年龄
4.腔镜手术(如胆囊切除术)
5.肥胖
6.静脉曲张

即使积极地应用较完备的技术手段寻找危险因素,临床上仍有部分病例发病原因不明,称为特发性 VTE。这些患者可能存在某些潜在的异常病变(如恶性肿瘤)促进血栓的形成,应注意仔细筛查。

二、病理生理

PTE 发生后,一方面通过栓子的机械阻塞作用直接影响肺循环、体循环血流动力学状态和呼吸功能;另一方面,通过心脏和肺的反射效应以及神经体液因素(包括栓塞后的炎症反应)等导致多种功能和代谢变化。以上机制的综合和相互作用加上栓子的大小和数量、多个栓子的递次栓塞间隔时间、是否同时存在其他心肺疾病等对 PTE 的发病过程和病情的严重程度均有重要影响。

(一)急性 PTE 后肺循环血流动力学变化

1.肺动脉高压

肺动脉的机械堵塞和神经-体液因素引起的肺血管痉挛是栓塞后形成肺动脉高压的基础。当肺血管床被堵塞 20%～30%时,开始出现一定程度的肺动脉高压;随着肺血管床堵塞程度的加重,肺动脉压力会相应增加,当肺血管床堵塞达 75%以上时,由于严重的肺动脉高压,可出现右心室衰竭,甚至休克、猝死。同时,PTE 时受损的肺血管内皮细胞、血栓中活化的血小板及中性粒细胞等可以释放血栓素 A_2(TXA$_2$)、5-羟色胺、内皮素、血管紧张素 Ⅱ 等血管活性物质,这些物质可引起肺血管痉挛,加重肺动脉高压。

2.右心功能障碍

随着肺动脉高压的进展,右心室后负荷增加,导致右心室每搏做功增加,收缩末期压力升高。在栓塞早期,由于心肌收缩力和心率的代偿作用,并不导致心室舒张末期压力升高,不出现右心室扩张,维持血流动力学相对稳定。随着右心室后负荷的进一步增加,心率和心肌收缩力的代偿作用不足以维持有效的心排血量时,心室舒张末期压力开始显著升高,心排血量明显下降,右心室压升高,心房扩大,导致左心回心血量减少,体循环淤血,出现急性肺源性心脏病。

3.左心功能障碍

肺动脉堵塞后,经肺静脉回流至左心房的血液减少,左心室舒张末期充盈压下降,体循环压力趋于下降,通过兴奋交感神经使心率和心肌收缩力增加,以维持心排血量的相对稳定。当通过心率和心肌收缩力的改变不能代偿回心血量的继续下降时,心排血量明显减少,造成血压下降,

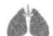

内脏血管收缩,外周循环阻力增加,严重时出现休克症状。

上述病理生理改变的严重程度和发展速度受到以下因素影响:肺血管阻力升高的幅度、速度和患者基础心肺功能状态。如果肺血管阻力突然升高,且幅度越大时,右心功能损害就越严重,病情发展就越快;如果肺血管阻力极度升高,心脏射血功能接近丧失,会出现电-机械分离现象,即心脏可以产生接近正常的电活动,但是心肌细胞的运动状态接近等长收缩,心室内压力虽可随心动周期而变化,却不能产生有效的肺循环血流,甚至可发生猝死。

(二)急性 PTE 后呼吸功能的变化

栓塞部位肺血流减少或阻断,肺泡无效腔量增大;肺梗死、肺水肿、肺出血、肺萎陷和肺不张等因素均可导致通气/血流(V/Q)比例失调;支气管痉挛及过度通气等因素综合存在可产生气体交换障碍,从而发生低氧血症和代偿性过度通气(低碳酸血症)。

(三)急性 PTE 的临床分型

按照 PTE 后病理生理变化,可以将 PTE 分为急性大面积 PTE 和急性非大面积 PTE。

急性大面积 PTE:临床上以休克和低血压为主要表现,即体循环动脉收缩压<12.0 kPa(90 mmHg),或较基础值下降幅度不低于 5.3 kPa(40 mmHg),持续 15 分钟以上。须除外新发生的心律失常、低血容量或感染中毒症所致血压下降。

急性非大面积 PTE(non-massive PTE):不符合以上大面积 PTE 标准的 PTE。此型患者中,一部分人的超声心动图表现有右心功能障碍(right ventricular dysfunction,RVD)或临床上出现右心功能不全表现,归为次大面积 PTE(submassive PTE)亚型。

三、临床表现

PTE 的临床症状多不典型,表现谱广,从完全无症状到猝死,因而极易造成漏诊与误诊。国家"十五"科技攻关课题——肺栓塞规范化诊治方法的研究中,对 516 例 PTE 患者的临床表现进行了分析,其各种临床症状及发生率见表 12-3。

表 12-3　中国人 516 例急性 PET 患者的临床表现

症状	发生率(%)
呼吸困难	88.6
胸痛	59.9
心绞痛样胸痛	30.0
胸膜炎性胸痛	45.2
咳嗽	56.2
咯血	26.0
心悸	32.9
发热	24.0
晕厥	13.0
惊恐、濒死感	15.3

PTE 的体征也无特异性,最常见的体征是呼吸急促,占 51.7%,可部分反映患者病情的严重程度;心动过速的发生率为 28.1%,主要是缺氧、肺循环阻力增高和右心功能不全等因素引起交感神经兴奋所致;由于严重的低氧血症和体循环淤血可出现周围型发绀。

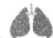

呼吸系统的体征较少出现,25.4%的患者存在细湿啰音,可能与炎症渗出或肺泡表面活性物质减少导致肺泡内液体量增加有关。另有8.5%的患者存在哮鸣音,程度一般较轻,有的局限于受累部位,也有的波及全肺。如合并胸腔积液,可出现胸膜炎的相应体征,如局部叩诊实音、胸膜摩擦感和摩擦音等。

41.9%的患者在肺动脉瓣听诊区可闻及第二心音亢进。当存在右心室扩大时,可使三尖瓣瓣环扩张,造成三尖瓣相对关闭不全,出现收缩期反流。在胸骨左缘第四肋间可闻及三尖瓣收缩期反流性杂音,吸气时增强,发生率7.8%。另有20.2%的患者可出现颈静脉充盈或怒张,为右心压力增高在体表的反映。如果患者病情危重,出现急性右心力衰竭时,可出现肝大、肝颈反流征阳性、下肢水肿等表现。

四、诊断

(一)诊断策略

中华医学会呼吸病学分会在《肺血栓栓塞症的诊断与治疗指南(草案)》中提出的诊断步骤分为临床疑似诊断、确定诊断和危险因素的诊断3个步骤。

1.临床疑似诊断(疑诊)

对存在危险因素的病例,如果出现不明原因的呼吸困难、胸痛、晕厥和休克,或伴有单侧或双侧不对称性下肢肿胀、疼痛等对诊断具有重要的提示意义。心电图、胸部X线、动脉血气分析等基本检查,有助于初步诊断,结合D-二聚体检测(ELISA法),可以建立疑似病例诊断。超声检查对于提示PTE诊断和排除其他疾病具有重要价值,若同时发现下肢深静脉血栓的证据则更增加诊断的可能性。

2.PTE的确定诊断(确诊)

对于临床疑诊的患者应尽快合理安排进一步检查以明确PTE诊断。如果没有影像学的客观证据,就不能诊断PTE。PTE的确定诊断主要依靠核素肺通气/灌注扫描、CTPA、MRPA和肺动脉造影等临床影像学技术。如心脏超声发现右心或肺动脉内存在血栓征象,也可确定PTE的诊断。

3.PTE成因和易患因素的诊断(求因)

对于临床疑诊和已经确诊PTE的患者,应注意寻找PTE的成因和易患因素,并据以采取相应的治疗和预防措施。

(二)辅助检查及PTE时的变化

1.动脉血气分析

常表现为低氧血症,低碳酸血症,肺泡-动脉血氧分压差$[P_{(A-a)}O_2]$增大,部分患者的血气结果可以正常。

2.心电图检查

心电图的改变取决于PTE栓子的大小、堵塞后血流动力学变化以及患者的基础心肺储备状况。当栓塞面积较小时,心电图表现可以正常或仅有窦性心动过速。而当出现急性右心室扩大时,在Ⅰ导联可出现S波,Ⅲ导联出现Q波,Ⅲ导联的T波倒置,即所谓的$S_I Q_{II} T_{II}$征。右心室扩大可以导致右心传导延迟,从而产生完全或不完全右束支传导阻滞。右心房扩大时,可出现肺型P波,在PTE患者心电图演变过程中,出现肺型P波,时间仅为6小时。当出现肺动脉及右心压力升高时可出现$V_1 \sim V_4$的T波倒置和ST段异常,电轴右偏及顺钟向转位等。由于肺栓塞心电图的变化有时是非常短暂的,所需及时、动态观察心电图改变。

3.胸部 X 线

可显示肺动脉阻塞征(如区域性肺纹理变细、稀疏或消失),肺野透亮度增加;另可表现为右下肺动脉干增宽或伴截断征,肺动脉段膨隆以及右心室扩大等肺动脉高压症及右心扩大征象;部分患者胸部 X 线可见肺野局部片状阴影,尖端指向肺门的楔形阴影,肺不张或膨胀不全等肺组织继发改变。有肺不张侧可见横膈抬高,有时合并少至中量胸腔积液。胸部 X 线对鉴别其他胸部疾病有重要帮助。

4.超声心动图检查

在提示诊断和除外其他心血管疾病方面有重要价值。对于严重的 PTE 病例,可以发现右室壁局部运动幅度降低;右心室和/或右心房扩大;室间隔左移和运动异常;近端肺动脉扩张;三尖瓣反流速度增快;下腔静脉扩张,吸气时不萎陷。若在右心房或右心室发现血栓,同时患者临床表现符合 PTE,可以作出诊断。超声检查偶可因发现肺动脉近端的血栓而直接确定诊断。

5.血浆 D-二聚体(D-dimer)检查

酶联免疫吸附法(ELISA)是较为可靠的检测方法。急性 PTE 时血浆 D-二聚体升高,但 D-二聚体升高对 PTE 并无确诊的价值,因为在外伤、肿瘤、炎症、手术、心肌梗死、穿刺损伤甚至心理应激时血浆 D-二聚体均可增高。

(三)确诊检查方法及影像学特点

1.核素肺灌注扫描

PTE 典型征象呈肺段或肺叶分布的肺灌注缺损。当肺核素显像正常时,可以可靠地排除PTE。根据前瞻性诊断学研究(prospective investigation of pulmonary embolism diagnosis, PI-OPED),将肺灌注显像的结果分为四类,正常或接近正常、低度可能性、中间可能性和高度可能性。高度可能时约 90%患者有 PTE,对 PTE 诊断的特异性为 96%;低度和中间可能性诊断不能确诊 PTE,需做进一步检查;正常或接近正常时,如果临床征象不支持 PTE,则可以除外 PTE诊断。

2.CT 肺动脉造影(CTPA)

PIOPED Ⅱ 的结果显示,CTPA 对 PTE 诊断的敏感性为 83%,特异性为 96%,如果联合 CT静脉造影(CTV)检查,则对 PTE 诊断的敏感性可提高到 90%。由于 CTPA 是无创性检查方法,且可以安排急诊检查,已在临床上广泛应用。PTE 的 CT 直接征象是各种形态的充盈缺损,间接征象包括病变部位肺组织有"马赛克"征、肺出血、肺梗死继发的肺炎改变等。

3.磁共振肺动脉造影(MRPA)

在大血管的 PTE,MRPA 可以显示栓塞血管的近端扩张,血栓栓子表现为异常信号,但对外周的 PTE 诊断价值有限。由于扫描速度较慢,故限制其临床应用。

4.肺动脉造影

敏感性和特异性达 95%,是诊断 PTE 的"金标准"。表现为栓塞血管腔内充盈缺损或完全阻塞,外周血管截断或枯枝现象。肺动脉造影为有创性检查,可并发血管损伤、出血、心律失常、咯血、心力衰竭等。致命性或严重并发症的发生率分别为 0.1%和 1.5%,应严格掌握其适应证。

(四)鉴别诊断

1.肺炎

有部分 PTE 患者表现为咳嗽、咳少量白痰、低中度发热,同时有活动后气短,伴或不伴胸痛

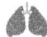

症状,化验血周围白细胞增多,胸部 X 线有肺部浸润阴影,往往被误诊为上呼吸道感染或肺炎,但经抗感染治疗效果不好,症状迁延甚至加重。肺炎多有明显的受寒病史,急性起病,表现为寒战高热,之后发生胸痛、咳嗽、咳痰、痰量较多,可伴口唇疱疹;查体肺部呼吸音减弱,有湿性啰音及肺实变体征,痰涂片及培养可发现致病菌及抗感染治疗有效有别于 PTE。

2.心绞痛

急性 PTE 患者的主要症状为活动性呼吸困难,心电图可出现Ⅱ、Ⅲ、aVF 导联 ST 段及 T 波改变,甚至广泛性 T 波倒置或胸前导联呈"冠状 T",同时存在胸痛、气短,疼痛可以向肩背部放射,容易被误诊为冠心病、心绞痛。需要注意询问患者有无高血压、冠心病病史,并注意检查有无下肢静脉血栓的征象。

3.支气管哮喘

急性 PTE 发作时可表现为呼吸困难、发绀、两肺可闻及哮鸣音。支气管哮喘多有过敏史或慢性哮喘发作史,用支气管扩张药或糖皮质激素症状可缓解,病史和对治疗的反应有助于与 PTE 鉴别。

4.血管神经性晕厥

部分 PTE 患者以晕厥为首发症状,容易被误诊为血管神经性晕厥或其他原因所致晕厥而延误治疗,最常见的要与迷走反射性晕厥及心源性晕厥(如严重心律失常、肥厚型心肌病)相鉴别。

5.胸膜炎

PTE 患者尤其是周围型 PTE,病变可累及胸膜而产生胸腔积液,易被误诊为其他原因性胸膜炎,如结核性、感染性及肿瘤性胸膜炎。PTE 患者胸腔积液多为少量、1～2 周内自然吸收,常同时存在下肢深静脉血栓形成,呼吸困难,胸部 X 线有吸收较快的肺部浸润阴影,超声心动图呈一过性右心负荷增重表现,同时血气分析呈低氧血症、低碳酸血症等均可与其他原因性胸膜炎鉴别。

五、治疗

(一)一般治疗

胸痛严重者可以适当使用镇痛药物,但如果存在循环障碍,应避免应用具有血管扩张作用的阿片类制剂,如吗啡等;对于有焦虑和惊恐症状者应予安慰并可以适当使用镇静药;为预防肺内感染和治疗静脉炎可使用抗生素。存在发热、咳嗽等症状时可给予相应的对症治疗。

(二)呼吸循环支持治疗

1.呼吸支持治疗

对有低氧血症患者,可经鼻导管或面罩吸氧。吸氧后多数患者的血氧分压可以达到 10.7 kPa(80 mmHg)以上,因而很少需要进行机械通气。当合并严重呼吸衰竭时可使用经鼻(面)罩无创性机械通气或经气管插管机械通气。但注意应避免气管切开,以免在抗凝或溶栓过程中发生局部不易控制的大出血。

2.循环支持治疗

针对急性循环衰竭的治疗方法主要有扩容、应用正性肌力药物和血管活性药物。急性 PTE 时应用正性肌力药物可以使心排血量增加或体循环血压升高,同时也可增加右心室做功。临床上可以使用多巴胺、多巴酚丁胺和去甲肾上腺素治疗,三者通过不同的作用机制,可以达到升高血压、提高心排血量等作用。

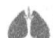

(三)抗凝治疗

抗凝治疗能预防再次形成新的血栓,并通过内源性纤维蛋白溶解作用使已经存在的血栓缩小甚至溶解,但不能直接溶解已经存在的血栓。

抗凝治疗的适应证是不伴血流动力学障碍的急性 PTE 和非近端肢体 DVT;进行溶栓治疗的 PTE,溶栓治疗后仍需序贯抗凝治疗以巩固加强溶栓效果避免栓塞复发;对于临床高度疑诊 PTE 者,如无抗凝治疗禁忌证,均应立即开始抗凝治疗,同时进行 PTE 确诊检查。

抗凝治疗的主要禁忌证:活动性出血(肺梗死引起的咯血不在此范畴)、凝血机制障碍、严重的未控制的高血压、严重肝肾功能不全、近期手术史、妊娠头 3 个月以及产前 6 周、亚急性细菌性心内膜炎、心包渗出、动脉瘤等。当确诊有急性 PTE 时,上述情况大多属于相对禁忌证。

目前抗凝治疗的药物主要有普通肝素、低分子肝素和华法林。

1.普通肝素

用药原则应快速、足量和个体化。推荐采用持续静脉泵入法,首剂负荷量 80 U/kg(或 2 000~5 000 U 静脉推注),继之以 18 U/(kg·h)速度泵入,然后根据 APTT 调整肝素剂量(表12-4)。也可使用皮下注射的方法,一般先予静脉注射负荷量 2 000~5 000 U,然后按 250 U/kg剂量每 12 小时 皮下注射1次。调节注射剂量使注射后 6~8 小时的 APTT 达到治疗水平。

表 12-4　根据 APTT 监测结果调整静脉肝素用量的方法

APTT	初始剂量及调整剂量	下次 APTT 测定的间隔时间(h)
治疗前测基础 APTT	初始剂量:80 U/kg 静脉推注,然后按 18 U/(kg·h)静脉滴注	4~6
低于 35 秒(>1.2 倍正常值)	予 80 U/kg 静脉推注,然后增加静脉滴注剂量 4 U/(kg·h)	6
35~45 秒(1.2~1.5 倍正常值)	予 40 U/kg 静脉推注,然后增加静脉滴注剂量 4 U/(kg·h)	6
46~70 秒(1.5~2.3 倍正常值)	无须调整剂量	6
71~90 秒(2.3~3.0 倍正常值)	减少静脉滴注剂量 2 U/(kg·h)	6
超过 90 秒(>3 倍正常值)	停药 1 小时,然后减少剂量 3 U/(kg·h)后恢复静脉滴注	6

肝素抗凝治疗在 APTT 达到正常对照值的 1.5 倍时称为肝素的起效阈值。达到正常对照值1.5~2.5 倍时是肝素抗凝治疗的适当范围,若以减少出血危险为目的,将 APTT 维持在正常对照值 1.5 倍的低限治疗范围,将使复发性 VET 的危险性增加。因此,调整肝素剂量应尽量在正常对照值的 2.0 倍而不是1.5 倍,特别是在治疗的初期尤应注意。

溶栓治疗后,当 APTT 降至正常对照值的 2 倍时开始应用肝素抗凝,不需使用负荷剂量肝素。

肝素可能会引起血小板减少症(heparin-induced thrombocytopenia,HIT),在使用肝素的第 3~5 天必须复查血小板计数。若较长时间使用肝素,尚应在第 7~10 天和第 14 天复查。HIT 很少于肝素治疗的2周后出现。若出现血小板迅速或持续降低达 30% 以上。或血小板计数 $<100\times10^9$/L,应停用肝素。一般在停用肝素后 10 天内血小板开始逐渐恢复。

2.低分子肝素(LMWH)

LMWH 应根据体重给药,每天 1~2 次,皮下注射。对于大多数病例,按体重给药是有效的,不需监测 APTT 和调整剂量,但对过度肥胖者或孕妇宜监测血浆抗 X a 因子活性并据以调

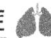

整剂量。

3.华法林

在肝素治疗的第 1 天应口服维生素 K 拮抗药华法林作为抗凝维持阶段的治疗。因华法林对已活化的凝血因子无效、起效慢,因此不适用于静脉血栓形成的急性期。初始剂量为 3.0～5.0 mg/d。由于华法林需要数天才能发挥全部作用,因此与肝素需至少重叠应用 4 天,当连续两天测定的国际标准化比率(INR)达到 2.5(2.0～3.0)时,即可停止使用肝素/低分子肝素,单独口服华法林治疗。应根据 INR 或 PT 调节华法林的剂量。在达到治疗水平前,应每天测定 INR,其后 2 周每周监测 2～3 次,以后根据 INR 的稳定情况每周监测 1 次或更少。若行长期治疗,约每 4 周测定 INR 并调整华法林剂量 1 次。

口服抗凝药的疗程应根据 PTE 的危险因素决定:低危人群指危险因素属一过性的(如手术创伤),在危险因素去除后继续抗凝 3 个月;中危人群指存在手术以外的危险因素或初次发病找不到明确的危险因素者,至少治疗 6 个月;高危人群指反复发生静脉血栓形成者或持续存在危险因素的患者,包括恶性肿瘤、易栓症、抗磷脂抗体综合征、慢性血栓栓塞性肺动脉高压者,应该长期甚至终身抗凝治疗,对放置下腔静脉滤器者终身抗凝。

(四)溶栓治疗

溶栓治疗主要适用于大面积 PTE 病例。对于次大面积 PTE,若无禁忌证可以进行溶栓。

溶栓治疗的绝对禁忌证包括活动性内出血和近 2 个月内自发性颅内出血、颅内或脊柱创伤、手术。

相对禁忌证:10～14 天内的大手术、分娩、器官活检或不能压迫部位的血管穿刺;2 个月之内的缺血性卒中;10 天内的胃肠道出血;15 天内的严重创伤;1 个月内的神经外科或眼科手术;难以控制的重度高血压[收缩压＞24.0 kPa(180 mmHg),舒张压＞14.7 kPa(110 mmHg)];近期曾进行心肺复苏;血小板计数＜100×10⁹/L;妊娠;细菌性心内膜炎;严重的肝肾功能不全;糖尿病出血性视网膜病变;出血性疾病等。

对于大面积 PTE,因其对生命的威胁极大,上述绝对禁忌证也应视为相对禁忌证。

溶栓治疗的时间窗为 14 天以内。临床研究表明,症状发生 14 天之内溶栓,其治疗效果好于 14 天以上者,而且溶栓开始时间越早治疗效果越好。

目前临床上用于 PTE 溶栓治疗的药物主要有链激酶(SK)、尿激酶(UK)和重组组织型纤溶酶原激活剂(rt-PA)。

目前推荐短疗程治疗,我国的 PTE 溶栓方案如下。

(1)UK:负荷量 4 400 U/kg 静脉注射 10 分钟,继之以 2 200 U/(kg·h)持续静脉滴注 12 小时。另可考虑2 小时溶栓方案,即 20 000 U/kg 持续静脉滴注 2 小时。

(2)SK:负荷量 250 000 U 静脉注射 30 分钟,继之以 1 000 000 U/h 持续静脉滴注 24 小时。SK 具有抗原性,故用药前需肌内注射苯海拉明或地塞米松,以防止发生变态反应。也可使用 1 500 000 U 静脉滴注 2 小时。

(3)rt-PA:50 mg 持续静脉滴注 2 小时。

出血是溶栓治疗的主要并发症,可以发生在溶栓治疗过程中,也可以发生在溶栓治疗结束之后。因此,治疗期间要严密观察患者神志改变、生命体征变化以及脉搏血氧饱和度变化等,注意检查全身各部位包括皮下、消化道、牙龈、鼻腔等是否有出血征象,尤其需要注意曾经进行深部血管穿刺的部位是否有血肿形成。注意复查血常规、血小板计数,出现不明原因血红蛋白、红细胞

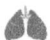

下降时,要注意是否有出血并发症。溶栓药物治疗结束后每2～4小时测1次活化的部分凝血激酶时间(APTT),待其将至正常值的2倍以下时,开始使用肝素或LWMH抗凝治疗。

(五)介入治疗

介入治疗主要包括经导管吸栓碎栓术和下腔静脉滤器置入术。导管吸栓碎栓术的适应证为肺动脉主干或主要分支大面积PTE并存在以下情况者:溶栓和抗凝治疗禁忌证;经溶栓或积极的内科治疗无效。

为防止下肢深静脉大块血栓再次脱落阻塞肺动脉,可于下腔静脉安装滤器。适用于下肢近端静脉血栓,而抗凝治疗禁忌或有出血并发症;经充分抗凝而仍反复发生PTE;伴血流动力学变化的大面积PTE;近端大块血栓溶栓治疗前;伴有肺动脉高压的慢性反复性PTE;行肺动脉血栓切除术或肺动脉血栓内膜剥脱术的病例。

(六)手术治疗

适用于经积极的非手术治疗无效的紧急情况。适应证包括大面积PTE,肺动脉主干或主要分支次全堵塞,不合并固定性肺动脉高压者(尽可能通过血管造影确诊);有溶栓禁忌证者;经溶栓和其他积极的内科治疗无效者。

六、预防

主要的预防措施包括机械性预防和药物预防。机械性预防方法包括逐步加压弹力袜和间歇充气压缩泵,药物预防可以使用LWMH、低剂量的普通肝素等。机械性预防方法主要用于有高出血风险的患者,也可用于与药物预防共同使用加强预防效果。不推荐单独使用阿司匹林作为静脉血栓的预防方法。

(杜慧丽)

第二节 重 症 肺 炎

重症肺炎是近年来提出的概念,是为了区别于普通肺炎,强调了患者病情的严重性及积极治疗的迫切性。重症肺炎目前仍没有明确的定义,目前认为因病情严重而需要进入重症医学科监护、治疗的肺炎为重症肺炎。重症肺炎分为重症社区获得性肺炎和重症医院获得性肺炎。

一、病因

正常的呼吸道防御机制使气管隆凸以下的呼吸道无菌。免疫功能受损或进入下呼吸道的病原体毒力较强或数量较多时,则易发生肺炎。细菌入侵方式主要为口咽部定植菌吸入和带菌气溶胶吸入,前者是肺炎最重要的发病机制。细菌直接种植、邻近部位感染扩散或其他部位感染经血道弥散者少见。

(一)社区获得性肺炎

院外获得性肺炎简称社区肺炎。社区肺炎系相对于医院肺炎而言,故需除外在医院内感染而出院后发病的肺炎,但包括在医院外受到感染,尚在潜伏期,因其他原因住院后始发病者;也包括敬老院、疗养院等一些特殊场所所发生的肺炎。常见病原体为肺炎链球菌、流感嗜血杆菌、化

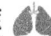

脓性链球菌、军团菌、厌氧菌及病毒、支原体和衣原体等。

(二)医院获得性肺炎

患者入院时不存在,也不处于潜伏期,而于入院 48 小时后发生的肺炎。常见病原体以铜绿假单胞菌与其他假单胞菌、肺炎杆菌、大肠埃希菌、阴沟与产气肠杆菌、变形杆菌、不动杆菌以及葡萄球菌和真菌等。

(三)重症肺炎的易患因素

(1)年龄>65 岁。

(2)长期服用糖皮质激素。

(3)恶性肿瘤、白血病患者及其放、化疗后。

(4)久住重症监护病房的患者。

(5)接受气管插管、气管切开及机械通气者。

(6)胸腹部手术者。

(7)慢性病如脑血管病、糖尿病、肝及肾功能不全患者。

(8)脓毒症患者。

(9)长期使用广谱抗生素者。

(10)烧伤。

二、发病机制

(一)微循环功能障碍

休克型肺炎基本的病理、生理改变为微循环功能障碍。细菌的毒素及细菌的代谢产物除直接损害机体组织细胞外,还激活人体某些潜在体液和细胞介导反应系统(包括补体系统、交感-肾上腺髓质系统、激肽系统、血凝与纤溶系统等),造成广泛细胞损害,影响器官功能;周围血液分布显著失常,广泛的微血管容积改变,且有血浆成分渗漏,使循环血量减少;微血管动静脉分流增加,动脉-静脉血氧含量差缩小,组织细胞供氧减少,影响细胞正常代谢;血浆外渗血液浓缩、黏稠及血凝系统被激活,血液常呈高凝状态,容易发生弥散性血管内凝血,更加重循环功能障碍。临床分"暖休克"与"冷休克"两种类型,早期表现为暖休克,进展阶段出现冷休克,是一连续过程的两个阶段。暖休克又称高排低阻型休克,高排是为了适应感染、发热、心率加快等高耗氧的需要,也与 α 受体兴奋有关;周围血管阻力降低则是某些血管活性物质(激肽、色胺、组胺等)大量释放的效应。冷休克又称低排高阻型休克,低排的原因为循环血量降低,回心血量不足,低血压使冠状血管灌流不足,毒素、心肌抑制因子及严重酸中毒等,影响心肌功能;周围血管阻力增高则是α 受体兴奋、儿茶酚胺大量释放的效应。最后呈低排低阻(临终失代偿)。

(二)细胞损伤的脏器功能损害

细菌毒素直接作用、微循环灌流不足、组织缺血缺氧、弥散性血管内凝血,是导致细胞损害及多系统、器官功能损害最终致衰竭的根本原因。休克时重要脏器改变如下。

1.肾

肾皮质血管痉挛,肾小管因缺血、缺氧发生坏死、间质水肿,肾小球滤过率降低。晚期毛细血管内广泛微血栓形成及持续肾血管痉挛,引起急性肾小管坏死、肾功能障碍,最后导致急性肾衰竭。

2.肺

除肺部本身炎症改变外,休克致肺微血管收缩、阻力增加,动-静脉短路开放肺分流量增加;毛细血管灌流不足,组织细胞缺血、缺氧,肺泡表面活性物质分泌减少,肺顺应性降低,肺泡萎陷、不张,肺泡上皮和毛细血管内皮细胞肿胀,加大了空气-血液屏障,造成通气/血流比例失调和氧弥散功能障碍,动脉血氧压下降,全身缺氧;肺泡毛细血管渗透性增加,血浆外渗,致间质水肿和透明膜形成;肺泡毛细血管广泛微血栓形成,更加重了肺实质损害,最终导致急性呼吸窘迫综合征。

3.心

当舒张压降至5.3 kPa(40 mmHg)以下时,出现冠状动脉血流减少,心肌内微循环灌流不足,心肌缺血与缺氧、代谢紊乱、酸中毒、高血钾,致心肌细胞变性、坏死和断裂、间质水肿,小血管微血栓形成,在心肌抑制因子参与作用下,心肌功能明显受损以至心力衰竭。

4.肝

肝内血管收缩,血流减少,肝血管窦和中心静脉内血液瘀滞及微血栓阻塞,致肝细胞损害,肝小叶中心坏死,导致肝功能障碍乃至衰竭。

5.脑

(1)脑细胞是贮糖量最低、需氧量最高的器官,完全有赖于血流灌注。休克早期,由于儿茶酚胺影响,脑供血不受或少受影响。当血压下降至8.0 kPa(60 mmHg)以下时,脑灌流量即受到影响,血流量减少,组织缺氧,脑细胞受损,出现弥散性血管内凝血,则影响更为明显。

(2)毛细血管通透性增加,血浆外渗,引起脑水肿,颅内压增高,最后造成不可逆性脑损害。

6.胃肠道

胃肠道小血管痉挛,血流量减少,引起胃肠道缺血,继而发生瘀血,黏膜局灶性或弥散性水肿、出血、梗死、上皮剥脱及浅表性胃、肠黏膜溃疡或糜烂,有弥散性血管内凝血时,可发生大出血。

三、病理

(一)肺炎链球菌肺炎

常呈大叶或肺段、亚段的肺炎。早期主要为水肿液和浆液析出;中期为红细胞渗出;后期有大量白细胞和吞噬细胞集积,肺组织突变;最后为肺炎吸收消散。整个病变过程中没有肺泡壁和其他肺结构的破坏或坏死,肺炎消散后肺组织可完全恢复正常而不遗留纤维化或肺气肿。

(二)其他细菌性肺炎

有上述类似病理过程,似多数伴有不同程度的肺泡囊破坏。如金黄色葡萄球菌肺炎病变消散时可形成肺气肿。革兰阳性分枝杆菌肺炎多为双侧小叶性肺炎,常有多发坏死性空洞或脓肿。

(三)肺炎支原体肺炎

肺部病变呈片状或融合性支气管肺炎或间质性肺炎,肺泡内可含少量渗出液。支气管黏膜细胞可有坏死和脱落,并有中性粒细胞浸润。胸膜可有纤维蛋由渗出和少量渗液。

(四)病毒性肺炎

常呈细支气管及其周围炎和肺间质炎症,肺泡腔可有渗出、肺泡间隔大量单核细胞浸润、肺泡水肿、透明膜形成。肺炎病灶可为局灶性或弥散性,病变吸收后可遗留肺纤维化。

四、临床表现

(一)重症社区获得性肺炎的临床表现

1.全身表现

肺炎患者大多出现发热,一般为急性发热,热型可为稽留热或弛张热,伴或不伴畏寒、寒战;

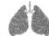

部分身体衰弱患者可仅表现为低热或不发热。其他的表现有全身不适感、头痛、肌肉酸痛、食欲缺乏、恶心、呕吐等,病情严重者可出现意识障碍或精神异常。

2.呼吸系统表现

肺炎所致的典型临床表现以咳嗽、咳痰为主要症状,常咳黄脓痰或白黏痰,部分患者咳铁锈色痰或血痰;胸痛也是肺炎的常见表现之一,一般在深吸气或剧烈咳嗽时出现;病情严重时可有气促、呼吸困难表现,伴有唇、甲发绀等缺氧体征。重症社区获得性肺炎者由于双肺出现弥散性损害,导致进行性低氧血症,出现进行性呼吸困难、窘迫等急性呼吸窘迫综合征的临床表现。

咳嗽、咳痰、咯血、胸痛、呼吸困难被认为是典型肺炎患者的五大症状。某些病原体感染所致肺炎的临床表现可不典型,仅表现为干咳、少痰、气促等,但重症者也出现进行性呼吸困难及严重缺氧的急性呼吸窘迫综合征表现。

早期肺部体征表现为局部的异常体征,如局部叩诊呈浊至实音、触觉语颤增强、听诊可闻及肺泡呼吸音减弱、局部湿啰音等。随着病情发展至病变弥散的重症社区获得性肺炎时,表现为呼吸急促、窘迫,可有鼻翼翕动,而且出现发绀等明显缺氧表现,肺部体征为广泛的肺实变征,肺泡呼吸音明显减弱,而湿啰音改变多不明显。

3.肺外表现

重症社区获得性肺炎患者病情进展迅速,除呼吸系统损害外,常引起身体其他脏器损害。严重肺炎时,可出现机体炎症反应异常,从而引起重症全身炎症反应综合征、败血症、多器官功能障碍综合征等的一系列病理生理过程。除了肺是最常受累的器官外,随着病情的进展,其他脏器可相继出现不同程度的功能损害。

循环系统功能的损害较为常见,表现为顽固性休克、低血压、组织低灌注表现,一般液体复苏治疗难以纠正,须应用血管活性药物才能改善。临床研究表明,肺炎患者需进入重症监护室的原因主要是需机械辅助通气和因严重休克而需循环支持治疗。循环功能的损害可影响其他器官的血流灌注,促进其功能损害的发生。

肾也是较常受损的器官,表现为少尿、无尿,血尿素(BUN)、肌酐(Cr)呈进行性升高。肾功能损害的发生可导致病情进一步加重,并可影响治疗方案的实施,致使预后更差。

其他脏器可序贯地出现不同程度的损害,如消化道、肝、血液系统、神经系统、内分泌系统等,出现相应的功能不全表现。

(二)重症医院获得性肺炎的临床表现

医院获得性肺炎起病隐匿,临床表现初期可不典型,病情进展至重症医院获得性肺炎时,肺炎症状可较明显,包括咳嗽、咳痰、呼吸困难等。患者若有基础病则一般有不同程度加重,如合并慢性阻塞性肺疾病者出现严重呼吸衰竭等。随着病情的进展,炎症反应也进行性加重,可导致其他器官功能的损害,包括感染性休克、急性肾衰竭等。感染性休克是重症医院获得性肺炎患者较常出现的临床征象,也是患者需进入重症监护室监护的常见原因之一;同时因为循环功能的不稳定,致使其他器官的灌注受影响,出现不同程度的功能损害,导致多器官功能障碍综合征的发生。

五、辅助检查

(一)实验室检查

应常规检测血常规、C反应蛋白、降钙素原、血气分析、生化全项、脑钠素、凝血功能等检查。血常规检查白细胞计数可升高,尤其是中性粒细胞比例升高,也可正常或降低。动脉血分气析可出现动脉血氧分压下降、二氧化碳分压下降,甚至代谢性酸中毒,高乳酸血症(>3 mmoL/L),乳酸增高常反应组织灌注不足,低血压休克。合并慢性或急性肺疾病患者可出现二氧化碳分压升高。部分患可出现肝、肾功能异常、低钾、低钠血症、心肌酶增高等、凝血功能异常、心功能不全等肺外表现。

(二)胸部 X 线片

直接了解肺部的变化,是诊断肺炎的重要手段,胸部 CT 对肺内及胸膜病变及不典型的胸部 X 线片具诊断和评估价值。

(1)典型的细菌性肺炎表现为边缘模糊的片状或斑片状明影,可有支气管充气征,可分布大叶或段、亚段;可单侧或双肺。

(2)革兰阴性分枝杆菌常呈下叶支气管肺炎改变。

(3)老年人的吸入性肺炎易出现在上叶后段或下叶背段,右肺多见。

(4)病毒性肺炎多表现为两肺多发、多肺段的肺实质和间质病变,表现为网格样或磨玻璃样改变,严重时为两肺弥散性磨玻璃样改变。

(三)病原学检查

1.诊断方法

包括血培养、痰革兰染色和培养、血清学检查、胸腔积液培养、支气管吸出物培养或肺炎链球菌和军团菌抗原的快速诊断技术。此外,可以考虑侵入性检查,包括经皮肺穿刺活检、经过防污染毛刷经过支气管镜检查或支气管肺泡灌洗。

(1)血培养:重症肺炎患者均应行血培养,对指导抗生素的应用有很高的价值。一般在发热初期采集,如已用抗菌药物治疗,则在下次用药前采集。采样以无菌法静脉穿刺,以防止污染;成人每次 $10\sim20$ mL,婴儿和儿童 $0.5\sim5$ mL。血液置于无菌培养瓶中送检。24 小时内采血标本 3 次,并在不同部位采集可提高血培养的阳性率。

(2)痰液细菌培养:嘱患者先行漱口,并指导或辅助患者深咳嗽,留取脓性痰送检。约 40% 患者无痰,可经气管吸引术或支气管镜吸引获得标本。标本收集在无菌容器中。痰量的要求为普通细菌>1 mL、真菌和寄生虫 $3\sim5$ mL、分枝杆菌 $5\sim10$ mL。标本要尽快送检,不得超过两小时,延迟将减少葡萄球菌、肺炎链球菌及革兰阴性分枝杆菌的检出率。在培养前必须先挑出脓性部分涂片作革兰染色,低倍镜下观察,判断标本是否合格,镜检鳞状上皮>10 个/低倍视野就判断为不合格痰,即标本很可能来自口咽部而非下呼吸道。多核细胞数量对判断痰液标本是否合格意义不大,但是纤毛柱状上皮和肺泡巨噬细胞的出现提示来自下呼吸道的可能性大。

在气管插管后立即采取的标本不考虑细菌定植痰液培养结果阴性也并不意味着无意义,合格的痰标本分离不出金黄色葡萄球菌或革兰阴性分枝杆菌就是排除这些病原菌感染的强有力的证据革兰染色阴性和培养阴性应停止针对金黄色葡萄球菌感染的治疗。

(3)痰涂片染色:可根据痰液涂片革兰染色的结果选用针对革兰阳性或阴性细菌的抗生素;涂片细菌阳性时常常预示着痰培养阳性;涂片细菌与培养出的细菌一致时,可证实随后的痰培养出的细菌为致病菌。结核感染时抗酸染色阳性。真菌感染时痰涂片可多次查到霉菌或菌丝。痰液涂片在油镜检查时见到典型的肺炎链球菌或流感嗜血杆菌有诊断价值。

(4)其他:在军团菌病的流行地区或有近期两周旅行的患者,除常规的培养外,需要用缓冲碳酵母浸膏作军团菌的培养尿抗原检查可用于肺炎链球菌和军团菌的检测,不受抗生素使用的影响。对军团菌的检测,在发病的第 1 天就可阳性,并持续数周,但血清型 1 以外的血清型引起的

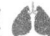

感染常被漏诊。快速流感病毒抗原检测阳性可考虑抗病毒治疗。肺活检组织细菌培养、病理及特殊染色是诊断肺炎的金标准。

2.细菌学检查结果诊断意义的判定

(1)确定:①血或胸液培养出病原菌。②经纤维支气管镜或人工气道吸引的标本培养到病原菌浓度≥10^5 cfu/mL(半定量培养＋＋),支气管肺泡灌洗液标本≥10^4 cfu/mL(半定量培养＋～＋＋),光合细菌或防污染支气管肺泡灌洗标本 10^3 cfu/mL(半定量培养＋)。③呼吸道标本培养到肺炎支原体或血清抗体滴度呈 4 倍以上升高。④血清肺炎衣原体抗体滴度呈 4 倍或 4 倍以上升高。⑤血清中军团菌直接荧光抗体阳性且抗体滴度 4 倍升高,或尿中抗原检测为阳性可诊断军团菌感染。⑥从诱生痰液或支气管肺泡灌洗液中发现肺孢子虫。⑦血清或尿的肺炎链球菌抗原测定阳性。⑧痰中分离出结核分枝杆菌。

(2)有意义:①合格痰标本培养优势菌中度以上生长(＞＋＋＋)。②合格痰标本少量生长,但与涂片镜检结果一致。③入院 3 天内多次培养到相同细菌。④血清肺炎衣原体抗体滴度≥1：32。⑤血清中嗜肺军团菌试管凝聚试验抗体滴度一次高达 1：320 或间接荧光试验多 1：320 或 4 倍增高达 1：128。

(3)无意义:①痰培养有上呼吸道正常菌群的细菌(如草绿色链球菌、表皮葡萄球菌、非致病奈瑟菌、类白喉杆菌等)。②痰培养为多种病原菌少量生长

(四)感染的生物标志物

C 反应蛋白和降钙素原是近年来临床上常用的判断感染的生物学指标。

六、诊断

首先需明确肺炎的诊断。社区获得性肺炎是指在医院外罹患的感染性肺实质(含肺泡壁即广义上的肺间质)炎症,包括具有明确潜伏期的病原体感染而在入院后平均潜伏期内发病的肺炎。简单地讲,是住院 48 小时以内及住院前出现的肺部炎症。社区获得性肺炎临床诊断依据包括:①新近出现的咳嗽、咳痰,或原有呼吸道疾病症状加重,并出现脓性痰,伴或不伴胸痛;②发热;③肺实变体征和/或湿啰音;④白细胞计数＞$10×10^9$/L 或＜$4×10^9$/L,伴或不伴核左移;⑤胸部 X 线检查示片状、斑片状浸润性阴影或间质性改变,伴或不伴胸腔积液。以上①～④项中任何一项加⑤,并除外肺结核、肺部肿瘤、非感染性肺间质性疾病、肺水肿、肺不张、肺栓塞、肺嗜酸性粒细胞浸润症、肺血管炎等,即可建立临床诊断。

关于重症肺炎尚未有公认的定义。在中华医学会呼吸病学分会公布的《社区获得性肺炎诊断和治疗指南》中,将肺炎患者出现下列情况列为重症肺炎的表现:①意识障碍;②呼吸频率＞30 次/分;③PaO_2＜8.0 kPa(60 mmHg),氧合指数(PaO_2/FiO_2)＜300,需行机械通气治疗;④血压＜12.0/8.0 kPa(90/60 mmHg);⑤胸部 X 线片显示双侧或多肺叶受累,或入院 48 小时内病变扩大＞50%;⑥少尿,尿量＜20 m/h,或＜80 mL/4 h,或急性肾衰竭需要透析治疗。医院获得性肺炎中晚发性发病(入院＞5 天、机械通气＞4 天)和存在高危因素者,即使不完全符合重症肺炎规定标准,亦视为重症。

美国胸科学会和美国感染病学会修正的《社区获得性肺炎治疗指南》中对重症社区获得性肺炎的诊断标准:①需要创伤性机械通气;②需要应用升压药物的脓毒性血症休克。次要标准包括:①呼吸频率＞30 次/分;②氧合指数(PaO_2/FiO_2)＜250;③多肺叶受累;④意识障碍;⑤尿毒症[BUN＞7.1 mmoL(20 mg/dL)];⑥白细胞减少症(WBC＜$4×10^9$/L);⑦血小板减少症(血小

板＜100×10⁹/L);⑧体温降低(中心体温＜36℃);⑨低血压需要液体复苏。符合1条主要标准,或至少3项次要标准可诊断。

重症医院获得性肺炎定义与重症社区获得性肺炎相近。美国胸科协会和美国感染病学会制定的《成人医院获得性肺炎、呼吸机相关性肺炎、医源性肺炎处理指南》(以下简称《指南》)中界定了医源性肺炎的范围:在90天内因急性感染曾住院多两天;居住在医疗护理机构;最近接受过静脉抗生素治疗、化疗或者30天内有感染伤口治疗;住过一家医院或进行过透析治疗。因为医源性肺炎患者往往需要应用针对多重耐药病原菌的抗菌药物治疗,故将其列入医院获得性肺炎和呼吸机相关性肺炎的范畴内。

七、鉴别诊断

重症肺炎可以表现不典型,而许多非肺炎疾病的表现可类似典型肺炎,鉴别诊断具有重要意义。

(一)表现不典型的重症肺炎的鉴别

1.脑炎或脑膜炎等

老年人的重症肺炎可无典型的肺炎表现,可无咳嗽,甚至无发热,仅表现为意识障碍,如谵妄、淡漠或昏迷,易被误诊为脑炎或脑膜脑炎。胸部X线片应作为常规检查,以明确是否肺炎、是否有肺部并发症。早期的粟粒性肺结核、部分肺孢子虫肺炎胸部X线片可正常,应提高警惕,仔细除外。脑CT、脑脊液检查也是必须的,出现异常支持脑炎、脑膜炎的诊断,但结核性脑膜炎常有肺结核存在,脑隐球菌感染常有肺部隐球菌感染,应引起注意。患者有头痛、呕吐时也可误诊为脑血管病,脑CT检查可助鉴别。

2.急腹症

肺炎累及膈胸膜可引起上腹痛,易被误诊为急性胆囊炎、急性胰腺炎、消化性溃疡等。病情重时才就诊检查可出现淀粉酶升高、肝功损害、黄疸、麻痹性肠梗阻等,使鉴别更困难。对于多系统损害患者应警惕重症肺炎,胸部X线片检查必不可少。

(二)与肺炎表现相似疾病的鉴别

1.肺栓塞

有发热的肺栓塞因有胸痛、多发肺部阴影、呼吸困难、低氧血症、白细胞增高等很容易误诊为重症肺炎。诊断要点关键在于对有肺栓塞高危因素的患者提高警惕,对有下肢深静脉血栓形成、卧床、手术后患者应行心脏超声肺动脉压估测、CT肺动脉造影肺通气,灌注扫描等明确诊断。

2.风湿性疾病引起的肺病变

如皮肌炎、系统性红斑狼疮、类风湿关节炎、血管炎等,有时全身表现不明显,影像表现同肺炎不能区别。有关抗体检测或活组织病理检查有助于鉴别。

3.肿瘤

肺肿瘤、淋巴瘤、白血病肺浸润等都可表现为发热、肺浸润影,必要时行病理、骨髓细胞学等检查。

4.过敏性肺炎

急性患者在吸入大量抗原4~12小时后出现胸闷、呼吸困难和干咳,并伴有发热、寒战、乏力、头痛和躯体痛等全身症状。双肺可闻及湿啰音,部分可有哮鸣音和发绀。X线检查双肺可见小结节影或者斑片状浸润影。血气分析可有低氧血症。吸入激发试验有助诊断。抗原接触史对

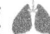

诊断具有重要意义。

八、治疗

(一)重症社区获得性肺炎

β-内酰胺类(头孢噻肟、头孢曲松或氨苄西林/舒巴坦)联合阿奇霉素或喹诺酮类。铜绿假单胞菌感染选用具有抗假单胞菌活性的 β-内酰胺炎(哌拉西林/他唑巴坦、头孢吡肟、亚胺培南或美罗培南)联合以下 3 项之一:①环丙沙星或左氧氟沙星(750 mg)。②一种氨基苷类药加阿奇霉素。③一种氨基苷类药加一种抗肺炎链球喹诺酮类药。耐甲氧西林金黄色葡萄球菌感染,加万古霉素、替考拉宁或利奈唑胺。一旦病原微生物明确即应直接针对其进行治疗。

(二)重症医院获得性肺炎的抗菌治疗

1.经验性治疗

(1)轻、中症医院获得性肺炎。常见病原体:肠杆菌科细菌、流感嗜血杆菌、肺炎链球菌、甲氧西林敏感金黄色葡萄球菌等。抗菌药物选择:第二、三代头孢菌素(不必包括具有抗假单胞菌活性者)、β-内酰胺类/β-内酰胺酶抑制剂;青霉素过敏者选用氟喹诺酮类或克林霉素联合大环内酯类。

(2)重症医院获得性肺炎。常见病原体:铜绿假单胞菌、耐甲氧西林金黄色葡萄球菌、不动杆菌、肠杆菌属细菌、厌氧菌。抗菌药物选择:为喹诺酮类或氨基糖苷类联合下列药物之一。①抗假单胞菌 β-内酰胺类如头孢他啶、头孢哌酮、哌拉西林、替卡西林、美洛西林等。②广谱 β-内酰胺类/β-内酰胺酶抑制剂(替卡西林/克拉维酸、头孢哌酮/舒巴坦钠、哌拉西林/他佐巴坦)。③碳青霉烯类(如亚胺培南)。④必要时联合万古霉素(针对耐甲氧西林金黄色葡萄球菌)。⑤当估计真菌感染可能性大时应选用有效抗真菌药物。

2.抗病原微生物治疗

(1)金黄色葡萄球菌:首选药为苯唑西林或氯唑西林单用或联合利福平、庆大霉素;替代药物为头孢唑啉或头孢呋辛、克林霉素、复方磺胺甲噁唑、氟喹诺酮类。耐甲氧西林金黄色葡萄球菌首选药物为(去甲)万古霉素单用或联合利福平或奈替米星;替代药为(须经体外药敏试验)氟喹诺酮类、碳青霉烯类或壁霉素。

(2)肠杆菌科(大肠埃希菌、克雷伯杆菌、变形杆菌、肠杆菌属等):首选药为第二、三代头孢菌素联合氨基糖苷类(参考药敏试验可以单用);替代药为氟喹诺酮类、氨曲南、亚胺培南、β-内酰胺类/β-内酰胺酶抑制剂。

(3)流感嗜血杆菌:首选物为第二、三代头孢菌素、新大环内酯类、复方磺胺甲噁唑、氟喹诺酮类;替代药为 β-内酰胺类/β-内酰胺酶抑制剂(氨苄西林/舒巴坦钠、阿莫西林/克拉维酸)。

(4)铜绿假单胞菌:首选药为氨基糖苷类、抗假单胞菌 β-内酰胺类(如哌拉西林/他佐巴坦、替卡西林/克拉维酸、美洛西林、头孢他啶、头孢哌酮/舒巴坦钠等)及氟喹诺酮类;替代药为氨基糖苷类联合氨曲南、亚胺培南。

(5)不动杆菌:首选药为亚胺培南或氟喹诺酮类联合阿米卡星或头孢他啶、头孢哌酮/舒巴坦钠。

(6)军团杆菌:首选药为红霉素或联合利福平、环丙沙星、左氧氟沙星;替代药为新大环内酯类联合利福平、多西环素联合利福平、氧氟沙星。

(7)厌氧菌:首选药为青霉素联合甲硝唑、克林霉素、β-内酰胺类/β-内酰胺酶抑制剂。替代药为替硝唑、氨苄西林、阿莫西林、头孢西丁。

(8)真菌:首选药为氟康唑,酵母菌(新型隐球菌)、酵母样菌(假丝酵母属)和组织胞浆菌大多对氟康唑敏感。两性霉素 B 抗菌谱最广,活性最强,但不良反应重,当感染严重或上述药物无效时可选用。替代药为 5-氟胞嘧啶(假丝酵母、隐球菌)、咪康唑(芽生菌属组织胞浆菌属、隐球菌属、部分假丝酵母)伊曲康唑(曲菌、假丝酵母、隐球菌等)。

(9)巨细胞病毒:首选药为更昔洛韦单用或联合静脉用免疫球蛋白,或巨细胞病毒高免疫球蛋白。替代药为膦甲酸钠。

3.疗程

个体化治疗:其长短取决于感染的病原体、严重程度、基础疾病及临床治疗反应等。以下是一般的建议疗程。

流感嗜血杆菌 10～14 天,肠杆菌科细菌、不动杆菌 14～21 天,铜绿假单胞菌 21～28 天,金黄色葡萄球菌 21～28 天,其中耐甲氧西林金黄色葡萄球菌可适当延长疗程。卡氏肺孢子虫14～21 天,军团菌、支原体及衣原体 14～21 天。

(三)重症肺炎的支持治疗

1.机械通气

重症肺炎累及各脏器功能,在治疗上除了营养、液体等一般意义上的支持外,各脏器的功能支持十分重要,重症肺炎患者不同器官功能损害机制各不相同,治疗各异,但核心问题是呼吸功能的支持。通过呼吸支持,有效纠正缺氧和酸中毒,则是防止和治疗心、肾功能损害的基础。重症肺炎需要机械通气支持者从 58%～88%,在有基础疾病、免疫抑制、营养不良、老年人和伴有败血症者,需要机械通气的比例明显升高。导致呼吸衰竭或急性呼吸窘迫综合征的病原体包括肺炎链球菌、军团菌、肠道革兰阴性杆菌、金黄色葡萄球菌、卡氏肺孢子虫、结核分枝杆菌、流感病毒、呼吸道合胞病毒等。

肺炎并发呼吸衰竭的病理、生理特征是肺实变导致通气/血流比例失调,并伴有肺泡毛细血管膜损伤和肺水肿。不同病原体引起的损害可以不同,如病毒多为间质性肺炎,肺泡毛细血管的损伤重于肺实质,而卡氏肺孢子虫肺炎主要是肺泡内大量泡沫状分泌物渗出;但到了后期,肺间质损害反而可能并不突出。无论肺实质与肺间质损害何者为重,肺炎并发呼吸衰竭的生理学改变与急性呼吸窘迫综合征相似,包括顽固性低氧血症、肺内分流、肺顺应性降低等。需要指出,肺炎并发呼吸衰竭或急性呼吸窘迫综合征尽管病变可以是弥散性的,但实际上并不均匀,故有两室(病变肺区和功能正常肺区)或三室(病变肺区、功能正常肺区和功能接近正常肺区)模型之说。机械通气的目标应是使病变肺区萎陷的肺泡重新充氧,而避免功能正常或接近正常的肺泡过度充气和膨胀,既改善气体交换,又能使用于肺泡充盈的压力消耗和气压伤并发症降至最低程度。为实现这一目标,呼吸机应用参数应是低吸气压(低潮气量),适当延长吸气时间和适当使用呼气末正压,呼气末正压调节的原则为在确保 $FiO_2 < 0.5$,$PaO_2 > 8.0$ kPa(60 mmHg)的情况下,使用最低的呼气末正压。在广泛单侧肺炎导致呼吸衰竭患者,有人建议单侧通气,以避免既未能充分改善患侧通气反使健侧通气大量增加而恶化通气/血流比例失调。但单侧通气需要双腔气管插管,实践上颇有困难。有学者采用健侧卧位机械通气的方法,颇为有效。原有慢阻肺并出现二氧化碳潴留,机械呼吸应注意改善通气,纠正呼吸性酸中毒,但也并不要求 PCO_2 降至正常,重在纠正低氧血症和减轻呼吸肌劳累。

机械通气的衔接可凭借面罩和人工气道(气管插管与切开)两种方式。有学者认为衔接方式

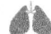

的选择重点应参考患者意识状态、呼吸道分泌物多少及呼吸肌劳累程度等,对意识欠清、不能自主排痰和呼吸肌疲劳的患者应当采用气管插管。在已经接受抗生素治疗无效,而病原学诊断不明者尤应尽早气管插管,一方面行呼吸支持为抢救患者争取时间,另一方面以便直接从下呼吸道采样,进一步作病原学检查。

2.营养等支持治疗

重症肺炎因炎症、发热、低氧血症、呼吸功增加及交感神经系统兴奋等因素可使患者处于高代谢状态,故治疗初即应予以营养支持。

(1)营养支持的方案:①采用高蛋白、高脂肪、低糖类的胃肠外营养液。②蛋白质、脂肪、糖类的热量比分别为 20%、20%～30% 和 50%。③每天的蛋白质摄入量为 1.5～2 g/kg,卡氮比为 628～753 kJ(150～180)kcal:1 g,危重患者可高达 837～1 255.2 kJ(200～300)kcal:1 g。④每天适量补充各种维生素及微量元素。依据临床情况调整电解质用量,尤其注意补充影响呼吸功能的钾、镁、磷等元素。

(2)营养支持的途径和方法:①肠道内营养又可分部分肠内营养和全肠道内营养。重症肺炎一般采用全肠道内营养,通过鼻胃插管、胃肠道造瘘的方法予以支持治疗,通常选择对患者较易接受的鼻胃插管。肠道内营养为营养支持的最佳途径,因为它符合肠道生理过程;降低呼吸衰竭患者的上消化道出血的发生率;避免营养液对患者肝实质的影响(肝脂肪变性)操作技术、护理要求相对简便;可避免肠道外营养过程中易出现的可怕的并发症。②部分肠道内和肠道外营养。③肠道外营养又可分部分肠外营养和全肠外营养。通过外周静脉营养和深静脉营养予以治疗,具体选择取决于营养液的剂型、成分、渗透浓度及外周静脉条件。

(四)重症肺炎的具体治疗方案

1.氧气吸入

休克时组织普遍缺氧,故即使无明显发绀,给氧仍属必要。可经鼻导管输入。输入氧浓度以40%为宜,氧流量为 5～8 L/min。

2.抢救休克

(1)补充血容量:如患者无心功能不全,快速输入有效血容量是首要的措施。首次输入 1 000 mL,于 1 小时内输完最理想。开始补液时宜同时建立两条静脉通道:一条快速扩容,补充胶体液;另一条静脉滴注晶体液。输液的程序原则为"晶胶结合、先胶后晶、胶一晶三、胶不过千"输液速度为"先快后慢、先多后少"力争在数小时内逆转休克,尤其是最初 1～2 小时内措施是否有力乃成功的关键。抗休克扩容中没有一种液体是完善的,需要各种液体合理组合,才能保持细胞内、外环境的相对稳定。

1)胶体液:常用药物为低分子右旋糖苷,其作用为提高血浆胶体渗透压,每克低分子右旋糖苷可吸入细胞外液 20～50 mL,静脉注射后 2～3 小时作用达高峰,4 小时后消失,故需快速滴入。同时,它还有降低血液黏稠度,疏通微循环的作用。用法及用量为 500～1 000 mL/d,静脉滴注。或输入血定安、聚明胶肽(菲克雪浓)、万纹及新鲜血浆。

2)晶体液:常用的平衡盐溶液有乳酸钠林格液或 2:1 溶液,平衡盐溶液的组成成分与细胞外液近似,应用后可按比例分布于血管内的细胞外液中,故具有提高功能性细胞外液容量的作用。代谢后又可供给部分碳酸氢钠,对纠正酸中毒有一定功效。

3)各种浓度葡萄糖液:5%、10% 葡萄糖液主要供给水分和能量,减少消耗,不能维持血容量;25%～50% 葡萄糖则可提高血管内渗透压,具有短暂扩容及渗透性利尿作用,故临床上也可作为非首选的扩容药应用。

(2)纠正酸中毒:休克时都有酸中毒。组织的低灌流状态是酸中毒的基本原因,及时纠正酸中毒,可提高心肌收缩力,降低毛细血管通透性,提高血管对血管活性药物的效应,改善微循环并防止弥散性血管内凝血的发生。5%碳酸氢钠最为安全有效,宜首选。它具有以下优点:解离度大,作用快,能迅速中和酸根;为高渗透性液体,兼有扩容作用,可使2~3倍的组织液进入血管内。

(3)血管活性药物:血管活性药物必须在扩容、纠酸的基础上应用。

1)血管收缩药物:此类药物可使灌注适当增高,从而改善休克。但是如果使用不当,则使血管强烈收缩,外周阻力增加,心排血量下降,反而减少组织灌注,使休克向不可逆方向发展,加重病情。血管收缩药适用于休克早期,在血容量未补足之前、尿量>25 mL/h,短暂使用可以增加静脉回流和心搏血量,保证重要器官的血液流量,有利于代偿功能的发挥。常用的缩血管药有去甲肾上腺素和间羟胺(阿拉明)。①去甲肾上腺素2~6 mg加入500 mL液体中以每分钟30滴的速度静脉滴注,使收缩压维持在12~133 kPa,随时调整滴速及药物浓度,血压稳定30分钟后逐渐减量,可与苄胺唑啉合用,后者浓度为2~4 mg/mL,每分钟滴速为20~40滴。②间羟胺10~20 mg加入5%~10%葡萄糖液中静脉滴注。该药不良反应小,血压上升比去甲肾上腺素平稳。

2)血管扩张剂:近年来认识到休克的关键不在血压而在血流。由于微循环障碍的病理基础是小血管痉挛,故目前多认为应用血管扩张药物较应用缩血管药物更为合理和重要。但应在补充血容量的基础上给予。①多巴胺:小剂量对周围血管有轻度收缩作用,但对内脏血管则有扩张作用,用后可使心肌收缩力增强,心排血量增加,肾血流量和尿量增加,动脉压轻度增高,并有抗心律失常作用。大剂量则主要起兴奋α受体作用,而产生不良后果。用法和用量:10~20 mg加入葡萄糖溶液中500 mL中,以每分钟20~40滴速度静脉滴注。②异丙肾上腺素:能扩张血管,增强心肌收缩力和加快心率,降低外周总阻力和中心静脉压。1 mg中加入葡萄糖500 mL中,每分钟40~60滴。③酚妥拉明:为α-受体阻滞剂,药理作用以扩张小动脉为主,也能轻度扩张小静脉。近年来,研究认为此药对β受体也有轻度兴奋作用,可增强心肌收缩力,加强扩张血管作用,明显降低心脏不良反应,而不增加心肌氧耗,并具有一定的抗心律失常作用但缺点是增加心率。此药排泄迅速,给药后两分钟起效,维持时间短暂。停药30分钟后消失,由肾脏排出。用法:抗感染性休克时酚妥拉明通常采用静脉滴注给药。以10 mg酚妥拉明稀释于5%葡萄糖液100 mL,开始时用0.1 mg/min的速度静脉滴注,逐渐增加剂量,最高可达2 mg/min,同时严密监测血压、心率,调整静脉滴注速度,务求取得满意疗效。其不良反应主要有鼻塞、眩晕、虚弱、恶心、呕吐、腹泻、血压下降、心动过速。肾功能减退者慎用。

3)山莨菪碱:山莨菪碱是胆碱能受体阻滞剂,能直接松弛痉挛血管,兴奋呼吸中枢,抑制腺体分泌,且其散瞳作用较阿托品弱,无蓄积作用,半衰期为40分钟,毒性低,故为相当适用的血管扩张剂。山莨菪碱的一般用量,因休克程度不同、并发症不同、病程早晚、个体情况而有差异。早期休克用量小,中、晚期休克用量大。一般由10~20 mg静脉注射开始,每隔5~30分钟逐渐加量,可达每次40 mg左右,直至血压回升、面色潮红、四肢转暖。可减量维持。山莨菪碱治疗的禁忌证为过高热(39 ℃以上),但降温后仍可应用;烦躁不安或抽搐者,用镇静剂控制后仍可应用;血容量不足,须在补足有效血容量的基础上使用;青光眼、前列腺肥大。

3.抗生素的应用

在获得痰、尿及其他体液培养结果以前,开始治疗时只能凭经验估计病原菌。选用强有力的

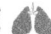

广谱杀菌剂,待致病菌明确后再行调整。剂量宜大,最好选用2～3种联合应用。抗生素应用的原则是"足量、联合、静脉、集中"最好选用对肾脏无毒或毒性较低的抗生素。

低肺炎链球菌耐药发生率时(<5%),首选头孢或青霉素/β-内酰胺酶抑制剂加红霉素;高肺炎链球菌耐药发生率时(>5%)或居住养老院的老年患者应首选第三代头孢加大环内酯类。替代药为第四代头孢加大环内酯类,亚胺培南/西司他丁(泰能)加大环内酯类,环丙沙星或新喹诺酮类。

如伴有慢性阻塞性肺疾病或支气管扩张而疑有铜绿假单胞菌感染时,首选头孢他啶加氨基糖苷类,也可加用大环内酯类或环丙沙星。

对有厌氧菌感染可能的卧床患者或伴有系统疾病者,首选氨基青霉素/β-内酰胺酶抑制剂加克林霉素或亚胺培南/西司他丁。

目前常用的抗生素有如下几类。

(1)青霉素类。①青霉素对大多数革兰阳性球菌、分枝杆菌,革兰阴性球菌,均有强大的杀菌作用,但对革兰阴性分枝杆菌作用弱。目前,青霉素主要大剂量用于敏感的革兰阳性球菌感染,在感染性休克时超大剂量静脉滴注。金黄色葡萄球菌感染时应做药敏监测。大剂量青霉素静脉滴注由于它是钾盐或钠盐,疗程中需随时监测血清钾、钠。感染性休克时用量至少用至 800×10^4 U/d,分次静脉滴注。②半合成青霉素。苯唑西林(苯唑青霉素,新青霉素Ⅱ):本品对耐药金黄色葡萄球菌疗效好,4～6 g/d,分次静脉滴注。氨苄西林:主要用于伤寒、副伤寒、革兰阴性杆菌败血症等。成人用量为3～6 g/d,分次静脉滴注或肌内注射。羧苄西林:治疗铜绿假单胞菌败血症,成人10～20 g/d,分次静脉滴注或肌内注射。③青霉素与β-内酰胺类抑制剂的复合制剂。阿莫西林-克拉维酸钾:用于耐药菌引起的上呼吸道、下呼吸道感染,皮肤软组织感染,术后感染和尿道感染等。成人每次1片,每天3次,口服;严重感染时每次两片,每天3次。氨苄西林-舒巴坦钠:对大部分革兰阳性菌、革兰阴性菌及厌氧菌有抗菌作用。成人每天1.5～12 g,分3次静脉注射,或每天2～4次,口服。

(2)头孢菌素类:本类抗生素具有抗菌谱广、杀菌力强,对胃酸及β-内酰胺酶稳定,变态反应少等优点。现已应用到第四代产品,各有优点。

第一代头孢菌素:本组抗生素有以下特点。对革兰阳性菌的抗菌力较第二、三代强故主要用于耐药金黄色葡萄球菌感染,对革兰阴性菌作用差;对肾脏有一定毒性,且较第二、三代严重。①头孢唑啉:成人2～4 g/d,肌内注射或静脉滴注。②头孢拉定:成人2～4 g/d,静脉滴注,每天用量不超过8 g。

第二代头孢菌素:本组抗生素有以下特点。对革兰阳性菌作用与第一代相仿或略差;对多数革兰阴性菌作用增强,常用于大肠埃希菌属感染;部分对厌氧菌高效;肾脏毒性小。①头孢孟多:治疗重症感染,成人用至8～12 g/d,静脉注射或静脉滴注。②头孢呋辛:治疗重症感染,成人用至4.5～8 g/d,分次静脉注射或肌内注射。

第三代头孢菌素:本组抗生素有以下特点。对革兰阳性菌有相当的抗菌作用,但不及第一、二代;对革兰阴性菌包括肠杆菌、铜绿假单胞菌及厌氧菌如脆弱类分枝杆菌有较强的作用;其血浆半衰期长,有一定量渗入脑脊液;对肾脏基本无毒性。①头孢他啶:临床上用于单种的敏感细菌感染,及两种或两种以上混合细菌感染。成人用量1.5～6 g/d,分次肌内注射或静脉滴注。②头孢曲松(罗氏芬):成人1 g/d,分次肌内注射或静脉滴注。③头孢哌酮:成人6～8 g/d,分次肌内注射或静脉滴注。

（3）氨基糖苷类抗生素：本类抗生素对革兰阴性菌有强大的抗菌作用，且在碱性环境中增强。其中卡那霉素、庆大霉素、妥布霉素、阿米卡星等对各种需氧革兰阴性杆菌具有高度的抗菌作用。厌氧菌对本类抗生素不敏感。本类抗生素应用时须注意老年人应慎用；休克时肾血流减少，用量不要过大，还要注意复查肾功能；尿路感染时应碱化尿液；与呋塞米、依他尼酸、甘露醇等药联用时增强其耳毒性。①庆大霉素：成人 $(16\sim24)\times10^4$ U/d，分次肌内注射或静脉滴注。忌与青霉素混合静脉滴注。②硫酸卡那霉素：成人 $1\sim1.5$ g/d，分 $2\sim3$ 次肌内注射或静脉滴注，疗程不超过 $10\sim14$ 天。③硫酸妥布霉素：成人每天 1.5 mg/kg，每 8 小时 1 次，分 3 次肌内注射或静脉滴注。

（4）大环内酯类抗生素：大环内酯类抗生素作用于细菌细胞核糖体 50S 亚单位，阻碍细菌蛋白质的合成，属于生长期抑菌药。本品主要用于治疗耐青霉素的金黄色葡萄球菌感染和青霉素过敏的金黄色葡萄球菌感染。近年来常用阿奇霉素。

阿奇霉素：成人 500 mg，每天 1 次口服，或 $0.25\sim0.5$ g 加入糖或盐水中静脉滴注。

（5）喹诺酮类抗生素：喹诺酮类抗生素以细菌的脱氧核糖核酸为靶，阻碍 DNA 回旋酶合成，使细菌细胞不再分裂。喹诺酮按发明的先后及抗菌性能不同，为第一、二、三代。①第一代喹诺酮只对大肠埃希菌、痢疾杆菌、克雷伯杆菌及少部分变形杆菌有抗菌作用。具体品种有萘啶酸和吡咯酸，因疗效不佳现已少用。②第二代喹诺酮在抗菌谱方面有所扩大，对肠杆菌属、枸橼酸杆菌属、铜绿假单胞菌、沙雷杆菌也有一定抗菌作用。主要有吡哌酸。③第三代喹诺酮的抗菌谱进一步扩大，对葡萄球菌等革兰阳性菌也有抗菌作用。目前临床主要应用第三代喹诺酮。其主要不良反应有胃肠道反应，中枢反应如头痛、头晕、睡眠不良等；可致癫痫发作；可影响软骨发育，孕妇及儿童慎用。

（6）万古霉素：用于耐甲氧西林的葡萄球菌。成人每天 $1\sim2$ g，分 $2\sim3$ 次静脉滴注。

4.非抗微生物治疗

非抗微生物治疗领域，有 3 种方法最有希望：急性呼吸衰竭时的无创通气，低氧血症的治疗和免疫调节。

（1）无创通气：持续气道正压用于卡氏肺孢子虫肺炎的辅助治疗。在重症社区获得性肺炎，用无创通气后似乎吸收及康复更快。将来的研究应弄清无创通气能在多大程度上避免气管插管，对疾病结果到底有无影响。

（2）治疗低氧血症：需机械通气治疗的重症肺炎患者低氧血症的病理生理机制是肺内分流和低通气区肺组织的通气-血流比例失调

（3）免疫调节治疗。①粒细胞集落刺激因子：延长中性粒细胞体外存活时间，扩大中性粒细胞的吞噬活力，增强呼吸爆发。促进 PMN 的成熟和肺内流。重组粒细胞集落刺激因子在非粒细胞减少的肺炎球菌和假单胞菌肺炎动物使用显示可增加外周血支气管肺泡灌洗液中白细胞数量，增强细菌的清除和动物成活率。754 例社区获得性肺炎住院患者皮下注射 300 μg/d×10，外周白细胞增加 3 倍，但临床结果无改变。②IFN-γ：促进巨噬效应细胞的功能，包括刺激呼吸爆发，抗原递呈，启动巨噬细胞起源的肿瘤坏死因子释放，增强巨噬细胞体外吞噬和抗微生物活力。对 PMN 有类似作用。在体内，IFN-γ 缺乏可造成肺对细胞内病原体的清除障碍。③CD40L：促进 T 细胞和 B 细胞、树突状细胞的有效作用，直接刺激 B 细胞。在清除细胞内细菌的细胞免疫反应和清除细胞外细菌的体液免疫反应中起作用。动物试验显示有增强肺清除呼吸道合胞病毒和防止卡氏肺孢子虫肺炎发展的作用。④CpG 二核苷酸：选择性增强自然杀伤细胞活力，激活

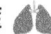

抗原递呈细胞,上调 CD40,启动Ⅰ型细胞因子反应,对外来抗原产生细胞毒性 T 细胞。

5.激素的使用

皮质激素有广泛的抗感染作用:预防补体活化、减少一氧化氮的合成、抑制白细胞的黏附和聚集、减少血小板活化因子、肿瘤坏死因子-α、IL-1 和前列腺素对不同刺激时的产生。大样本的、随机的研究和荟萃分析显示大剂量、短疗程的激素治疗不能降低感染性患者的病死率。一项 8 个患者的随机对照、双盲研究,使用氢化可的松(50 mg 静脉滴注 6 小时 1 次)或氟氢可的松(50 mg,口服,每天 1 次)7 天。肾上腺功能不全者,28 天存活率要显著高于安慰剂对照组。在肾上腺功能无法测试或出结果前,对升压药依赖、有败血性休克的机械通气和有其他器官功能障碍者,使用激素可能合理。

(杜慧丽)

第三节　呼吸衰竭

一、急性呼吸衰竭

(一)病因和发病机制

急性呼吸衰竭(acute respiratory failure,ARF)简称急性呼衰,是指患者既往无呼吸系统疾病,由于突发因素,在数秒或数小时内迅速发生呼吸抑制或呼吸功能突然衰竭,在海平面大气压、静息状态下呼吸空气时,由于通气和/或换气功能障碍,导致缺氧伴或不伴二氧化碳潴留,产生一系列病理生理改变的紧急综合征。

病情危重时,因机体难以得到代偿,如不及时诊断,尽早抢救,会发生多器官功能损害,乃至危及生命。必须注意在实际临床工作中,经常会遇到在慢性呼吸衰竭的基础上,由于某些诱发因素而发生急性呼吸衰竭。

1.急性呼吸衰竭分类

一般呼吸衰竭分为通气和换气功能衰竭两大类,也有人分为 3 类,即再加上一个混合型呼吸衰竭。其标准如下。

换气功能衰竭(Ⅰ型呼吸衰竭)以低氧血症为主,$PaO_2 < 8.0$ kPa(60 mmHg),$PaCO_2 < 6.7$ kPa(50 mmHg),$P(A-a)O_2 > 3.3$ kPa(25 mmHg),$PaO_2/PaO_2 < 0.6$。

通气功能衰竭(Ⅱ型呼吸衰竭)以高碳酸血症为主,$PaCO_2 > 6.7$ kPa(50 mmHg),PaO_2 正常,$P(A-a)O_2 < 3.3$ kPa(25 mmHg),$PaO_2/PaO_2 > 0.6$。

混合性呼吸衰竭(Ⅲ型呼吸衰竭):$PaCO_2 < 8.0$ kPa(60 mmHg),$PaCO_2 > 6.7$ kPa(50 mmHg),$P(A-a)O_2 > 3.3$ kPa(25 mmHg)。

急性肺损伤和急性呼吸窘迫综合征属于Ⅰ型呼吸衰竭。

2.急性呼吸衰竭的病因

可以引起急性呼吸衰竭的疾病很多,多数是呼吸系统的疾病。

(1)各种导致气道阻塞的疾病:急性病毒或细菌性感染,或烧伤等物理化学性因子所引起的黏膜充血、水肿,造成上气道(指隆突以上至鼻的呼吸道)急性梗阻。异物阻塞也可以引起急性呼吸衰竭。

(2)引起肺实质病变的疾病:感染性因子引起的肺炎为此类常见疾病,误吸胃内容物、淹溺或化学毒性物质以及某些药物、高浓度长时间吸氧也可引起吸入性肺损伤而发生急性呼吸衰竭。

(3)肺水肿:①各种严重心脏病、心力衰竭引起的心源性肺水肿。②非心源性肺水肿,有人称之为通透性肺水肿(permeability pulmonary edema),如急性高山病、复张性肺水肿。急性呼吸窘迫综合征(ARDS)为此种肺水肿的代表。此类疾病可造成严重低氧血症。

(4)肺血管疾病:肺血栓栓塞是可引起急性呼吸衰竭的一种重要病因,还包括脂肪栓塞、气体栓塞等。

(5)胸部疾病:如胸壁外伤、连枷胸、自发性气胸或创伤性气胸、大量胸腔积液等影响胸廓运动,从而导致通气减少或吸入气体分布不均,均有可能引起急性呼吸衰竭。

(6)脑损伤:镇静药和对脑有毒性的药物、电解质平衡紊乱及酸、碱中毒、脑和脑膜感染、脑肿瘤、脑外伤等均可导致急性呼吸衰竭。

(7)神经肌肉系统疾病:即便是气体交换的肺本身并无病变,因神经或肌肉系统疾病造成肺泡通气不足也可发生呼吸衰竭。如安眠药物或一氧化碳、有机磷等中毒,颈椎骨折损伤脊髓等直接或间接抑制呼吸中枢。也可因多发性神经炎、脊髓灰质炎等周围神经性病变,多发性肌炎、重症肌无力等肌肉系统疾病,造成肺泡通气不足而呼吸衰竭。

(8)睡眠呼吸障碍:睡眠呼吸障碍表现为睡眠中呼吸暂停,频繁发生并且暂停时间显著延长,可引起肺泡通气量降低,导致乏氧和二氧化碳潴留。

(二)病理生理

1.肺泡通气不足

正常成人在静息时有效通气量约为 4 L/min,若单位时间内到达肺泡的新鲜空气量减少到正常值以下,则为肺泡通气不足。

由于每分钟肺泡通气量(VA)的下降,引起缺氧和二氧化碳潴留,PaO_2 下降,$PaCO_2$ 升高。同时,根据肺泡气公式:$PaO_2 = (PB - PH_2O) \cdot FiO_2 - PaCO_2/R$($PaO_2$,PB 和 PH_2O 分别表示肺泡气氧分压、大气压和水蒸气压力,FiO_2 代表吸入气氧浓度,R 代表呼吸商),由已测得的 $PaCO_2$ 值,就可推算出理论的肺泡气氧分压理论值。如 $PaCO_2$ 为 9.3 kPa(70 mmHg),PB 为 101.1 kPa(760 mmHg),37 ℃时 PH_2O 为6.3 kPa(47 mmHg),R 一般为 0.8,则 PaO_2 理论值为 7.2 kPa(54 mmHg)。假若 $PaCO_2$ 的升高单纯因 VA 下降引起,不存在影响气体交换肺实质病变的因素,则说明肺泡气与动脉血的氧分压差($P(A-a)O_2$)应该在正常范围,一般为 0.4~0.7 kPa(3~5 mmHg),均在 1.3 kPa(10 mmHg)以内。所以,当 $PaCO_2$ 为 9.3 kPa(70 mmHg)时,PaO_2 为 7.2 kPa(54 mmHg),动脉血氧分压应当在 6.7 kPa(50 mmHg)左右,则为高碳酸血症型的呼吸衰竭。

通气功能障碍分为阻塞性和限制性功能障碍。阻塞性通气功能障碍多由气道炎症、黏膜充血水肿等因素引起的气道狭窄导致。由于气道阻力与管径大小呈负相关,故管径越小,阻力越大,肺泡通气量越小,此为阻塞性通气功能障碍缺氧和二氧化碳潴留的主要机制。而限制性通气功能障碍主要机制则是胸廓或肺的顺应性降低导致的肺泡通气量不足,进而导致缺氧或合并二氧化碳潴留。

2.通气/血流灌流(V/Q)失调

肺泡的通气与其灌注周围的毛细血管血流的比例必须协调,才能保证有效的气体交换。正

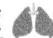

常肺泡每分通气量为 4 L,肺毛细血管血流量是 5 L,两者之比是 0.8。如肺泡通气量与血流量的比率>0.8,示肺泡灌注不足,形成无效腔,此种无效腔效应多见于肺泡通气功能正常或增加,而肺血流减少的疾病(如换气功能障碍或肺血管疾病等),临床以缺氧为主。肺泡通气量与血流量的比率<0.8,使肺动脉的混合静脉血未经充分氧合进入肺静脉,则形成肺内静脉样分流,多见于通气功能障碍,肺泡通气不足,临床以缺氧或伴二氧化碳潴留为主。通气/血流比例失调,是引起低氧血症最常见的病理生理学改变。

3.肺内分流量增加(右到左的肺内分流)

在肺部疾病如肺水肿、急性呼吸窘迫综合征(ARDS)中,肺泡无气所致肺毛细血管混合静脉血未经气体交换,流入肺静脉引起右至左的分流增加。动-静脉分流使静脉血失去在肺泡内进行气体交换的机会,故 PaO_2 可明显降低,但不伴有 $PaCO_2$ 的升高,甚至因过度通气反而降低,至病程晚期才出现二氧化碳蓄积。另外用提高吸入氧气浓度的办法(氧疗)不能有效地纠正此种低氧血症。

4.弥散功能障碍

肺在肺泡-毛细血管膜完成气体交换。它由六层组织构成,由内向外依次为:肺泡表面活性物质、肺泡上皮细胞、肺泡上皮细胞基膜、肺间质、毛细血管内皮细胞基膜和毛细血管内皮细胞。弥散面积减少(肺气肿、肺实变、肺不张)和弥散膜增厚(肺间质纤维化、肺水肿)是引起弥散量降低的最常见原因。因 O_2 的弥散能力仅为 CO_2 的 1/20,故弥散功能障碍只产生单纯缺氧。由于正常人肺泡毛细血管膜的面积大约为 70 m^2,相当于人体表面积的 40 倍,故人体弥散功能的储备巨大,虽是发生呼吸衰竭病理生理改变的原因之一,但常需与其他 3 种主要的病理生理学变化同时发生、参与作用使低氧血症出现。吸氧可使 PaO_2 升高,提高肺泡膜两侧的氧分压时,弥散量随之增加,可以改善低氧血症。

5.氧耗量增加

氧耗量增加是加重缺氧的原因之一,发热、寒战、呼吸困难和抽搐均将增加氧耗量。寒战耗氧量可达 500 mL,健康者耗氧量为 250 mL/min。氧耗量增加,肺泡氧分压下降,健康者借助增加肺泡通气量代偿缺氧。氧耗量增加的通气功能障碍患者,肺泡氧分压得不到提高,故缺氧也难以缓解。

总之,不同的疾病发生呼吸衰竭的途径不全相同,经常是一种以上的病理生理学改变的综合作用。

6.缺氧、二氧化碳潴留对机体的影响

(1)对中枢神经的影响:脑组织耗氧量占全身耗量的 1/5~1/4。中枢皮质神经元细胞对缺氧最为敏感,缺氧程度和发生的急缓对中枢神经的影响也不同。如突然中断供 O_2,改吸纯氮 20 秒可出现深昏迷和全身抽搐。逐渐降低吸 O_2 的浓度,症状出现缓慢,轻度缺氧可引起注意力不集中、智力减退、定向障碍;随缺氧加重,PaO_2 低于 6.7 kPa(50 mmHg)可致烦躁不安、意识恍惚、谵妄;低于 4.0 kPa(30 mmHg)时,会使意识消失、昏迷;低于 2.7 kPa(20 mmHg)则会发生不可逆转的脑细胞损伤。

二氧化碳潴留使脑脊液氢离子浓度增加,影响脑细胞代谢,降低脑细胞兴奋性,抑制皮质活动;随着 CO_2 的增加,对皮质下层刺激加强,引起皮质兴奋;若 CO_2 继续升高,皮质下层受抑制,使中枢神经处于麻醉状态。在出现麻醉前的患者,往往有失眠、精神兴奋、烦躁不安的先兆兴奋症状。

缺氧和二氧化碳潴留均会使脑血管扩张,血流阻力减小,血流量增加以代偿之。严重缺氧会发生脑细胞内水肿,血管通透性增加,引起脑间质水肿,导致颅内压增高,挤压脑组织,压迫血管,进而加重脑组织缺氧,形成恶性循环。

(2)对心脏、循环的影响:缺氧可刺激心脏,使心率加快和心搏量增加,血压上升。冠状动脉血流量在缺氧时明显增加,心脏的血流量远超过脑和其他脏器。心肌对缺氧非常敏感,早期轻度缺氧即在心电图上有变化,急性严重缺氧可导致心室颤动或心搏骤停。缺氧和二氧化碳潴留均能引起肺动脉小血管收缩而增加肺循环阻力,导致肺动脉高压和增加右心负荷。

吸入气中 CO_2 浓度增加,可使心率加快,心搏量增加,使脑、冠状血管舒张,皮下浅表毛细血管和静脉扩张,而使脾和肌肉的血管收缩,再加心搏量增加,故血压仍升高。

(3)对呼吸影响:缺氧对呼吸的影响远较二氧化碳潴留的影响为小。缺氧主要通过颈动脉窦和主动脉体化学感受器的反射作用刺激通气,如缺氧程度逐渐加重,这种反射迟钝。

CO_2 是强有力的呼吸中枢兴奋剂,吸入 CO_2 浓度增加,通气量成倍增加,急性二氧化碳潴留出现深大快速的呼吸;但当吸入 CO_2 浓度超过 12% 时,通气量不再增加,呼吸中枢处于被抑制状态。而慢性高碳酸血症,并无通气量相应增加,反而有所下降,这与呼吸中枢反应性迟钝;通过肾脏对碳酸氢盐再吸收和 H^+ 排出,使血 pH 无明显下降;还与患者气道阻力增加、肺组织损害严重、胸廓运动的通气功能减退有关。

(4)对肝、肾和造血系统的影响:缺氧可直接或间接损害肝功能使谷丙转氨酶上升,但随着缺氧的纠正,肝功能逐渐恢复正常。动脉血氧降低时,肾血流量、肾小球滤过量、尿排出量和钠的排出量均有增加;但当 $PaO_2 < 5.3$ kPa(40 mmHg)时,肾血流量减少,肾功能受到抑制。

组织低氧分压可增加红细胞生成素促使红细胞增生。肾脏和肝脏产生一种酶,将血液中非活性红细胞生成素的前身物质激活成生成素,刺激骨髓引起继发性红细胞增多。有利于增加血液携氧量,但也增加血液黏稠度,加重肺循环和右心负担。

轻度二氧化碳潴留会扩张肾血管,增加肾血流量,尿量增加;当 $PaCO_2$ 超过 8.7 kPa(65 mmHg),血 pH 明显下降,则肾血管痉挛,血流减少,HCO_3^- 和 Na^+ 再吸收增加,尿量减少。

(5)对酸碱平衡和电解质的影响:严重缺氧可抑制细胞能量代谢的中间过程,如三羧酸循环、氧化磷酸化作用和有关酶的活动。这不但降低产生能量效率,还因产生乳酸和无机磷引起代谢性酸中毒。由于能量不足,体内离子转运的钠泵遭损害,使细胞内钾离子转移至血液,而 Na^+ 和 H^+ 进入细胞内,造成细胞内酸中毒和高钾血症。代谢性酸中毒产生的固定酸与缓冲系统中碳酸氢盐起作用,产生碳酸,使组织二氧化碳分压增高。

pH 取决于碳酸氢盐与碳酸的比值,前者靠肾脏调节(1~3 天),而碳酸调节靠肺(数小时)。健康人每天由肺排出碳酸达 15 000 mmol 之多,故急性呼吸衰竭二氧化碳潴留对 pH 影响十分迅速,往往与代谢性酸中毒同时存在时,因严重酸中毒引起血压下降,心律失常,乃至心脏停搏。而慢性呼吸衰竭因二氧化碳潴留发展缓慢,肾碳酸氢根排出减少,不致使 pH 明显降低。因血中主要阴离子 HCO_3^- 和 Cl^- 之和为一常数,当 HCO_3^- 增加,则 Cl^- 相应降低,产生低氯血症。

(三)临床表现

因低氧血症和高碳酸血症所引起的症状和体征是急性呼吸衰竭时最主要的临床表现。由于造成呼吸衰竭的基础病因不同,各种基础疾病的临床表现自然十分重要,需要注意。

1.呼吸困难

呼吸困难是呼吸衰竭最早出现的症状。可表现为频率、节律和幅度的改变。早期表现为呼

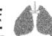

吸困难,呼吸频率可增加,深大呼吸、鼻翼翕动,进而辅助呼吸肌肉运动增强(三凹征),呼吸节律紊乱,失去正常规则的节律。呼吸频率增加(30～40 次/分)。中枢性呼吸衰竭,可使呼吸频率改变,如陈-施呼吸、比奥呼吸等。

2.低氧血症

当动脉血氧饱和度低于 90％,PaO₂ 低于 6.7 kPa(50 mmHg)时,可在口唇或指甲出现发绀,这是缺氧的典型表现。但患者的发绀程度与体内血红蛋白含量、皮肤色素和心脏功能相关,所以发绀是一项可靠但不特异的诊断体征。因神经与心肌组织对缺氧均十分敏感,在机体出现低氧血症时常出现中枢神经系统和心血管系统功能异常的临床征象。如判断力障碍、运动功能失常、烦躁不安等中枢神经系统症状。缺氧严重时,可表现为谵妄、癫痫样抽搐、意志丧失以致昏迷、死亡。肺泡缺氧时,肺血管收缩,肺动脉压升高,使肺循环阻力增加,右心负荷增加,乃是低氧血症时血流动力学的一项重要变化。在心血管方面常表现为心率增快、血压升高。缺氧严重时则可出现各种类型的心律失常,进而心率减慢,周围循环衰竭,甚至心搏停止。

3.高碳酸血症

由于急性呼吸衰竭时,二氧化碳蓄积进展很快,因此产生严重的中枢神经系统和心血管功能障碍。高碳酸血症出现中枢抑制之前的兴奋状态,如失眠,躁动,但禁忌给予镇静或安眠药。严重者可出现肺性脑病("CO₂ 麻醉"),临床表现为头痛、反应迟钝、嗜睡以至神志不清、昏迷。急性高碳酸血症主要通过降低脑脊液 pH 而抑制中枢神经系统的活动。扑翼样震颤也是二氧化碳蓄积的一项体征。二氧化碳蓄积引起的心血管系统的临床表现因血管扩张或收缩程度而异。如多汗,球结膜充血水肿,颈静脉充盈,周围血压下降等。

4.其他重要脏器的功能障碍

严重的缺氧和二氧化碳蓄积损伤肝、肾功能,出现血清转氨酶增高,碳酸酐酶活性增加,胃壁细胞分泌增多,出现消化道溃疡、出血。当 PaO₂＜5.3(40 mmHg)时,肾血流减少,肾功能抑制,尿中可出现蛋白、血细胞或管型,血液中尿素氮、肌酐含量增高。

5.水、电解质和酸碱平衡的失调

严重低氧血症和高碳酸血症常有酸碱平衡的失调,如缺氧而通气过度可发生急性呼吸性碱中毒;急性二氧化碳潴留可表现为呼吸性酸中毒。严重缺氧时无氧代谢引起乳酸堆积,肾脏功能障碍使酸性物质不能排出体外,两者均可导致代谢性酸中毒。代谢性和呼吸性酸碱失衡又可同时存在,表现为混合性酸碱失衡。

酸碱平衡失调的同时,将会发生体液和电解质的代谢障碍。酸中毒时钾从细胞内逸出,导致高血钾,pH 每降低 0.1 血清钾大约升高 0.7 mmol/L。酸中毒时发生高血钾,如同时伴有肾衰竭(代谢性酸中毒),易发生致命性高血钾症。在诊断和处理急性呼吸衰竭时均应予以足够的重视。

又如当测得的 PaO₂ 的下降明显超过理论上因肺泡通气不足所引起的结果时,则应考虑存着除肺泡通气不足以外的其他病理生理学变化,因在实际临床工作中,单纯因肺泡通气不足引起呼吸衰竭并不多见。

(四)诊断

一般说来,根据急慢性呼吸衰竭基础病史,如胸部外伤或手术后、严重肺部感染或重症革兰阴性杆菌败血症等,结合其呼吸、循环和中枢神经系统的有关体征,及时做出呼吸衰竭的诊断是可能的。但对某些急性呼吸衰竭早期的患者或缺氧、二氧化碳蓄积程度不十分严重时,单依据上述临床表现做出诊断有一定困难。动脉血气分析的结果直接提供动脉血氧和二氧化碳分压水平,可作为诊断呼吸衰竭的直接依据。而且,它还有助于我们了解呼吸衰竭的性质和程度,指导氧疗,呼吸兴奋剂和机械通气的参数调节,以及纠正电解质、酸碱平衡失调有重要价值故血气分析在呼吸衰竭诊断和治疗上具有重要地位。

急性呼吸衰竭患者,只要动脉血气证实 $PaO_2 < 8.0$ kPa(60 mmHg),常伴 $PaCO_2$ 正常或 < 4.7 kPa(35 mmHg),则诊断为Ⅰ型呼吸衰竭,若伴 $PaCO_2 > 6.7$ kPa(50 mmHg),即可诊断为Ⅱ型呼吸衰竭。若缺氧程度超过肺泡通气不足所致的高碳酸血症,则诊断为混合型或Ⅲ型呼吸衰竭。

应当强调的是不但要诊断呼吸衰竭的存在与否,尚需要判断呼吸衰竭的性质,是急性呼吸衰竭还是慢性呼吸衰竭基础上的急性加重,更应当判别产生呼吸衰竭的病理生理学过程,明确为Ⅰ型或Ⅱ型呼吸衰竭,以利采取恰当的抢救措施。

此外还应注意在诊治过程中,应当尽快去除产生呼吸衰竭的基础病因,否则患者经氧疗或机械通气后因得到足够的通气量维持氧和二氧化碳分压在相对正常的水平后可再次发生呼吸衰竭。

(五)治疗

急性呼吸衰竭是需要抢救的急症。对它的处理要求迅速、果断。数小时或更短时间的犹豫、观望或拖延,可以造成脑、肾、心、肝等重要脏器因严重缺氧发生不可逆性的损害。同时及时、合宜的抢救和处置才有可能为去除或治疗诱发呼吸衰竭的基础病因争取到必要的时间。治疗措施集中于立即纠正低氧血症,急诊插管或辅助通气、足够的循环支持。

1.氧疗

通过鼻导管或面罩吸氧,提高肺泡氧分压,增加肺泡膜两侧氧分压差,增加氧弥散能力,以提高动脉氧分压和血氧饱和度,是纠正低氧血症的一种有效措施。氧疗作为一种治疗手段使用时,要选择适宜的吸入氧流量,应以脉搏血氧饱和度>90%为标准,并了解机体对氧的摄取与代谢以及它在体内的分布,注意可能产生的氧毒性作用。

由于高浓度($FiO_2 > 21\%$)氧的吸入可以使肺泡气氧分压提高。若因 PaO_2 降低造成低氧血症或主因通气/血流失调引起的 PaO_2 下降,氧疗可以改善。氧疗可以治疗低氧血症,降低呼吸功和减少心血管系统低氧血症。

根据肺泡通气和 PaO_2 的关系曲线,在低肺泡通气量时,吸入低浓度的氧气,即可显著提高 PaO_2,纠正缺氧。所以通气与血流比例失调的患者吸低浓度氧气就能纠正缺氧。

弥散功能障碍患者,因二氧化碳的弥散能力为氧的弥散能力 20 倍,需要更大的肺泡膜分压差才足以增强氧的弥散能力,所以应吸入更高浓度的氧(>35%)才能改善缺氧。

由肺内静脉分流增加的疾病导致的缺氧,因肺泡内充满水肿液,肺萎陷,尤在肺炎症血流增多的患者,肺内分流更多,所以需要增加外源性呼气末正压(PEEP),才可使萎陷肺泡复张,增加功能残气量和气体交换面积,提高 PaO_2、SaO_2,改善低氧血症。

2.保持呼吸道通畅

进行各种呼吸支持治疗的首要条件是通畅呼吸道。呼吸道黏膜水肿、充血,以及胃内容物误吸或异物吸入都可使呼吸道梗阻。保证呼吸道的畅通才能保证正常通气,所以是急性呼吸衰竭处理的第一步。

(1)开放呼吸道:首先要注意清除口咽部分泌物或胃内反流物,预防呕吐物反流至气管,使呼吸衰竭加重。口咽部护理和鼓励患者咳痰很重要,可用多孔导管经鼻孔或经口腔负压吸引法,清

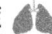

除口咽部潴留物。吸引前短时间给患者吸高浓度氧,吸引后立即重新通气。无论是直接吸引或是经人工气道吸引均需注意操作技术,管径应适当选择,尽量避免损伤气管黏膜,在气道内一次负压吸引时间不宜超过 10 秒,以免引起低氧血症、心律失常或肺不张等因负压吸引造成的并发症。此法也能刺激咳嗽,有利于气道内痰液的咳出。对于痰多、黏稠难咳出者,要经常鼓励患者咳痰。多翻身拍背,协助痰液排出;给予祛痰药使痰液稀释。对于有严重排痰障碍者可考虑用纤支镜吸痰。同时应重视无菌操作,使用一次性吸引管,或更换灭菌后的吸引管。吸痰时可同时作深部痰培养以分离病原菌。

(2)建立人工气道:当以上措施仍不能使呼吸道通畅时,则需建立人工气道。所谓人工气道就是进行气管插管,于是吸入气体就可通过导管直接抵达下呼吸道,进入肺泡。其目的是为了解除上呼吸道梗阻,保护无正常咽喉反射患者不致误吸,和进行充分有效的气管内吸引,以及为了提供机械通气时必要的通道。临床上常用的人工气道为气管插管和气管造口术后置入气管导管两种。

气管插管有经口和经鼻插管两种。前者借喉镜直视下经声门插入气管,容易成功,较为安全。后者分盲插或借喉镜、纤维支气管镜等的帮助,经鼻沿后鼻道插入气管。与经口插管比较需要一定的技巧,但经鼻插管容易固定,负压吸引较为满意,与机械通气等装置衔接比较可靠,给患者带来的不适也较经口者轻,神志清醒患者常也能耐受。唯需注意勿压伤鼻翼组织或堵塞咽鼓管、鼻窦开口等,造成急性中耳炎或鼻旁窦炎等并发症。

近年来,已有许多组织相容性较理想的高分子材料制成的导管与插管,为密封气道用的气囊也有低压、大容量的气囊问世,鼻插管可保留的时间也在延长。具体对人工气道方法的选择,各单位常有不同意见,应当根据病情的需要,手术医师和护理条件的可能,以及人工气道的材料性能来考虑。肯定在 3 天(72 小时)以内可以拔管时,应选用鼻或口插管,需要超过 3 周时当行气管造口置入气管导管,3~21 天之间的情况则当酌情灵活掌握。

使用人工气道后,气道的正常防御机制被破坏,细菌可直接进入下呼吸道;声门由于插管或因气流根本不通过声门而影响咳嗽动作的完成,不能正常排痰,必须依赖气管负压吸引来清除气道内的分泌物;由于不能发音,失去语言交流的功能,影响患者的心理精神状态;再加上人工气道本身存在着可能发生的并发症。因此人工气道的建立常是抢救急性呼吸衰竭所不可少的,但必须充分认识其弊端,慎重选择,尽力避免可能的并发症,及时撤管。

(3)气道湿化:无论是经过患者自身气道或通过人工气道进行氧化治疗或机械通气,均必须充分注意到呼吸道黏膜的湿化。因为过分干燥的气体长期吸入将损伤呼吸道上皮细胞和支气管表面的黏液层,使黏膜纤毛清除能力下降,痰液不易咳出,肺不张,容易发生呼吸道或肺部感染。

保证患者足够液体摄入是保持呼吸道湿化最有效的措施。目前已有多种提供气道湿化用的温化器或雾化器装置,可以直接使用或与机械通气机连接应用。

湿化是否充分最好的标志,就是观察痰液是否容易咳出或吸出。应用湿化装置后应当记录每天通过湿化器消耗的液体量,以免湿化过量。

3.改善二氧化碳潴留

高碳酸血症主要是由于肺泡通气不足引起,只有增加通气量才能更好地排出二氧化碳,改善高碳酸血症。现多采用呼吸兴奋剂和机械通气支持,以改善通气功能。

(1)呼吸兴奋剂的合理应用:呼吸兴奋剂能刺激呼吸中枢或周围化学感受器,增强呼吸驱动、呼吸频率,潮气量,改善通气,同时氧耗量和二氧化碳的产出也随之增加。故临床上应用呼吸兴

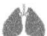

奋剂时要严格掌握适应证。

常用的药物有尼可刹米(可拉明)和洛贝林,用量过大可引起不良反应,近年来在西方国家几乎被淘汰。取而代之的有多沙普仑(doxapram),对末梢化学感受器和延脑呼吸中枢均有作用,增加呼吸驱动和通气,对原发性肺泡低通气、肥胖低通气综合征有良好疗效,可防止 COPD 呼吸衰竭氧疗不当所致的 CO_2 麻醉。其治疗量和中毒量有较大差距故安全性大,一般用 0.5～2 mg/kg 静脉滴注,开始滴速 1.5 mg/min,以后酌情加快,其可致心律失常,长期用有肝毒性及并发消化性溃疡。阿米三嗪(almitrine)通过刺激颈动脉体和主动脉体的化学感受器兴奋呼吸,无中枢兴奋作用,对肺泡通气不良部位的血流重新分配而改善 PaO_2,阿米三嗪不用于哺乳、孕妇和严重肝病,也不主张长期应用以防止发生外周神经病变。

COPD 并意识障碍的呼吸衰竭患者 临床常见大多数 COPD 患者的呼吸衰竭与意识障碍程度呈正相关,患者意识障碍后自主翻身、咳痰动作、对呼吸兴奋剂的反应均迟钝,并易于吸入感染,对此种病情,可明显改善通气外,并有改善中枢神经兴奋和神志作用,因而患者的防御功能增强,呼吸衰竭的病情也随之好转。

间质性肺疾病、肺水肿、ARDS 等疾病 无气道阻塞但有呼吸中枢驱动增强,这种患者 PaO_2、$PaCO_2$ 常均降低,由于患者呼吸功能已增强,故无应用呼吸兴奋剂的指征,且呼吸兴奋剂可加重呼吸性碱中毒的程度而影响组织获氧,故主要应给予氧疗。

COPD 并膈肌疲劳、无心功能不全、无心律失常、心率≤100 次/分的呼吸衰竭 可选用氨茶碱,其有舒张支气管、改善小气道通气、减少闭合气量,抑制炎性介质和增强膈肌、提高潮气量作用,已观察到血药浓度达 13 mg/L 时对膈神经刺激则膈肌力量明显增强,且可加速膈肌疲劳的恢复。以上的茶碱综合作用使呼吸功减少、呼吸困难程度减轻,同时由于呼吸肌能力的提高对咳嗽、排痰等气道清除功能加强,还有助于药物吸入治疗,以及对呼吸机撤离的辅助作用;剂量以 5 mg/kg 于 30 分钟静脉滴注使达有效血浓度,继以 0.5～0.6 mg/(kg·h)静脉滴注维持有效剂量,在应用中注意对心率、心律的影响,及时酌情减量和停用。

COPD、肺源性心脏病呼吸衰竭合并左心功能不全、肺水肿的患者,应先用强心利尿剂使肺水肿消退以改善肺顺应性,用抗生素控制感染以改善气道阻力,再使用呼吸兴奋剂才可取得改善呼吸功能的较好疗效。否则,呼吸兴奋剂虽可兴奋呼吸,但增加 PaO_2 有限,且呼吸功耗氧和生成 CO_2 量增多,反使呼吸衰竭加重。此种患者也不用增加心率和影响心律的茶碱类和较大剂量的阿米三嗪,小剂量阿米三嗪(<1.5 mg/kg)静脉滴注后即可达血药峰值,增强通气不好部位的缺氧性肺血管收缩,和增加通气好的部位肺血流,从而改善换气使 PaO_2 增高,且此种剂量很少发生不良反应,但剂量>1.5 mg/kg 可致全部肺血管收缩,且使肺动脉压增高、右心负荷增大。

不宜使用呼吸兴奋剂的情况:①使用肌肉松弛剂维持机械通气者,如破伤风肌强直时、有意识打掉自主呼吸者。②周围性呼吸肌麻痹者,多发性神经根神经炎、严重重症肌无力、高颈髓损伤所致呼吸肌无力、全脊髓麻痹等。③自主呼吸频率>20 次/分,而潮气量不足者,呼吸频率能够增快,说明呼吸中枢对缺氧或二氧化碳潴留的反应性较强,若使用呼吸兴奋剂不但效果不佳,而且加速呼吸肌疲劳。④中枢性呼吸衰竭的早期:如安眠药中毒早期。⑤患者精神兴奋、癫痫频发者。⑥呼吸兴奋剂慎用于缺血性心脏病、哮喘状态、严重高血压及甲亢患者。

(2)机械通气。符合下述条件应实施机械通气:①经积极治疗后病情仍继续恶化;②意识障碍;③呼吸形式严重异常,如呼吸频率>35 次/分或<8 次/分,或呼吸节律异常,或自主呼吸微弱或消失;④血气分析提示严重通气和/或氧合障碍,PaO_2<6.7 kPa(50 mmHg),尤其是充分氧疗

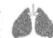

后仍<6.7 kPa(50 mmHg);⑤$PaCO_2$进行性升高,pH 动态下降。

机械通气初始阶段,可给高 FiO_2(100%)以迅速纠正严重缺氧,然后依据目标 PaO_2、PEEP 水平、平均动脉压水平和血流动力学状态,酌情降低 FiO_2 至 50%以下。设法维持 SaO_2>90%,若不能达到上述目标,即可加用 PEEP、增加平均气道压,应用镇静剂或肌松剂。若适当 PEEP 和平均动脉压可以使SaO_2>90%,应保持最低的 FiO_2。

正压通气相关的并发症包括呼吸机相关肺损伤、呼吸机相关肺炎、氧中毒和呼吸机相关的膈肌功能不全。

4.抗感染治疗

呼吸道感染是呼吸衰竭最常见的诱因。建立人工气道机械通气和免疫功能低下的患者易反复发生感染。如呼吸道分泌物引流通畅,可根据痰细菌培养和药物敏感试验结果,选择有效的抗生素进行治疗。

5.营养支持

呼吸衰竭患者因摄入能量不足、呼吸做功增加、发热等因素,机体处于负代谢,出现低蛋白血症,降低机体的免疫功能,使感染不宜控制,呼吸肌易疲劳不易恢复。可常规给予高蛋白、高脂肪和低糖类,以及多种维生素和微量元素,必要时静脉内高营养治疗。

二、慢性呼吸衰竭

(一)病因

慢性呼吸衰竭最常见的病因是支气管、肺疾病,如 COPD、重症肺结核、肺间质纤维化等,此外还有胸廓、神经肌肉病变及肺血管疾病,如胸廓、脊椎畸形,广泛胸膜肥大粘连、肺血管炎等。

(二)发病机制和病理生理

1.缺氧和二氧化碳潴留的发生机制

(1)肺通气不足:在 COPD 时,细支气管慢性炎症所致管腔狭窄的基础上,感染使气道炎性分泌物增多,阻塞呼吸道造成阻塞性通气不足,肺泡通气量减少,肺泡氧分压下降,二氧化碳排出障碍,最终导致 PaO_2 下降,$PaCO_2$ 升高。

(2)通气/血流比例失调:正常情况下肺泡通气量为 4 L/min,肺血流量 5 L/min,通气/血流比值为0.8。病理状态下,如慢性阻塞性肺气肿,由于肺内病变分布不均,有些区域有通气,但无血流或血流量不足,使通气/血流>0.8,吸入的气体不能与血液进行有效的交换,形成无效腔效应。在另一部分区域,虽有血流灌注,但因气道阻塞,肺泡通气不足,使通气/血流<0.8,静脉血不能充分氧合,形成动脉-静脉样分流。通气/血流比例失调的结果主要是缺氧,而不伴二氧化碳潴留。

(3)弥散障碍:由于氧和二氧化碳通透肺泡膜的能力相差很大,氧的弥散力仅为二氧化碳的1/20。病理状态下,弥散障碍主要影响氧交换产生以缺氧为主的呼吸衰竭。

(4)氧耗量增加:发热、寒战、呼吸困难和抽搐等均增加氧耗,正常人此时借助增加通气量以防止缺氧的发生。而 COPD 患者在通气功能障碍基础上,如出现氧耗量增加的因素时,则可出现严重的缺氧。

2.缺氧对机体的影响

(1)对中枢神经系统的影响:缺氧对中枢神经系统影响的程度随缺氧的程度和急缓而不同。轻度缺氧仅有注意力不集中、智力减退、定向力障碍等。随着缺氧的加重可出现烦躁不安、神志恍惚、谵妄,甚至昏迷。各部分脑组织对缺氧的敏感性不一样,以皮质神经元最为敏感,因此临床上缺氧的最早期表现是精神症状。严重缺氧可使血管通透性增加,引起脑间质和脑细胞水肿,颅内压急剧升高,进而加重脑组织缺氧,形成恶性循环。

(2)对心脏、循环的影响:缺氧可使心率增加,血压升高,冠状动脉血流量增加以维持心肌活动所必需的氧。心肌对缺氧十分敏感,早期轻度缺氧心电图即有变化,急性严重缺氧可导致心室颤动或心搏骤停。长期慢性缺氧可使心肌纤维化、硬化。肺小动脉可因缺氧收缩而增加肺循环阻力,引起肺动脉高压、右心肥大,最终导致肺源性心脏病,右心衰竭。

(3)对呼吸的影响:轻度缺氧可通过颈动脉窦和主动脉体化学感受器的反射作用刺激通气。但缺氧程度缓慢加重时,这种反射变得迟钝。

(4)缺氧对肝、肾功能和造血系统的影响:缺氧直接或间接损害肝细胞,使丙氨酸氨基转移酶升高,缺氧纠正后肝功能可恢复正常。缺氧可使肾血流量减少,肾功能受到抑制。慢性缺氧可引起继发性红细胞增多,在有利于增加血液携氧量的同时,也增加了血液黏稠度,甚至可加重肺循环阻力和右心负荷。

(5)对细胞代谢、酸碱平衡和电解质的影响:严重缺氧使细胞能量代谢的中间过程受到抑制,同时产生大量乳酸和无机磷的积蓄引起代谢性酸中毒。因能量的不足,体内离子转运钠泵受到损害,使钾离子由细胞内转移到血液和组织间液,钠和氢离子进入细胞内,造成细胞内酸中毒及高钾血症。

3.二氧化碳潴留对人体的影响

(1)对中枢神经的影响:轻度二氧化碳潴留,可间接兴奋皮质,引起失眠、精神兴奋、烦躁不安等兴奋症状;随着二氧化碳潴留的加重,皮质下层受到抑制,使中枢神经处于麻醉状态,表现为嗜睡、昏睡,甚至昏迷。二氧化碳潴留可扩张脑血管,严重时引起脑水肿。

(2)对心脏和循环的影响:二氧化碳潴留可使心率加快,心排血量增加,脑血管、冠状动脉、皮下浅表毛细血管及静脉扩张,而部分内脏血管收缩,早期引起血压升高,严重时导致血压下降。

(3)对呼吸的影响:二氧化碳是强有力的呼吸中枢兴奋剂,随着吸入二氧化碳浓度的增加,通气量逐渐增加。但当其浓度持续升高至12%时通气量不再增加,呼吸中枢处于抑制状态。临床上Ⅱ型呼吸衰竭患者并无通气量的增加原因在于存在气道阻力增高、肺组织严重损害和胸廓运动受限等多种因素。

(4)对肾脏的影响:轻度二氧化碳潴留可使肾血管扩张,肾血流量增加,尿量增加。严重二氧化碳潴留时,由于pH的下降,使肾血管痉挛,血流量减少,尿量随之减少。

(5)对酸碱平衡的影响:二氧化碳潴留可导致呼吸性酸中毒,血pH取决于碳酸氢盐和碳酸的比值,碳酸排出量的调节靠呼吸,故呼吸在维持酸碱平衡中起着十分重要的作用。慢性呼吸衰竭二氧化碳潴留发展较慢,由于肾脏的调节使血pH维持正常称为代偿性呼吸性酸中毒。急性呼吸衰竭或慢性呼吸衰竭的失代偿期,肾脏尚未发生代偿或代偿不完全,使pH下降称为失代偿性呼吸性酸中毒。若同时有缺氧、摄入不足、感染性休克和肾功能不全等因素使酸性代谢产物增加,pH下降,则与代谢性酸中毒同时存在,即呼吸性酸中毒合并代谢性酸中毒。如在呼吸性酸中毒的基础上大量应用利尿剂,而氯化钾补充不足,则导致低钾低氯性碱中毒,即呼吸性酸中毒合并代谢性碱中毒,此型在呼吸衰竭中很常见。

(三)临床表现

除引起慢性呼吸衰竭原发病的症状体征外,主要是缺氧和二氧化碳潴留引起的呼吸衰竭和多脏器功能紊乱的表现。

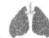

1.呼吸困难

呼吸困难是临床最早出现的症状,主要表现在呼吸节律、频率和幅度的改变。COPD所致的呼吸衰竭,开始只表现为呼吸费力伴呼气延长,严重时则为浅快呼吸,因辅助呼吸肌的参与可表现为点头或提肩样呼吸。并发肺性脑病、二氧化碳麻醉时,则出现呼吸浅表、缓慢甚至呼吸停止。

2.发绀

发绀是缺氧的典型症状。由于缺氧使血红蛋白不能充分氧合,当动脉血氧饱和度<90%时,可在口唇、指端、耳垂、口腔黏膜等血流量较大的部位出现发绀。但因发绀主要取决于血液中还原血红蛋白的含量,故贫血患者即使血氧饱和度明显降低,也可无发绀表现,而COPD患者由于继发红细胞增多,即使血氧饱和度轻度减低也会有发绀出现。此外发绀还受皮肤色素及心功能的影响。

3.神经精神症状

缺氧和二氧化碳潴留均可引起精神症状。但因缺氧及二氧化碳潴留的程度、发生急缓及机体代偿能力的不同而表现不同。慢性缺氧多表现为记忆力减退,智力或定向力的障碍。急性严重缺氧可出现精神错乱、躁狂、昏迷、抽搐等症状。轻度二氧化碳潴留可表现为兴奋症状,如失眠、烦躁、夜间失眠而白天嗜睡,即昼睡夜醒;严重二氧化碳潴留可导致肺性脑病的发生,表现为神志淡漠、肌肉震颤、抽搐、昏睡甚至昏迷。肺性脑病是典型二氧化碳潴留的表现,在肺性脑病前期,即发生二氧化碳麻醉状态之前,切忌使用镇静、催眠药,以免加重二氧化碳潴留,诱发肺性脑病。

4.血液循环系统

严重缺氧、酸中毒可引起心律失常、心肌损害、周围循环衰竭、血压下降。二氧化碳潴留可使外周浅表静脉充盈、皮肤红润、潮湿、多汗、血压升高,因脑血管扩张可产生搏动性头痛。COPD因长期缺氧、二氧化碳潴留,可导致肺动脉高压,右心衰竭。严重缺氧可导致循环淤滞,诱发弥散性血管内凝血(DIC)。

5.消化和泌尿系统

由于缺氧使胃肠道黏膜充血水肿、糜烂渗血,严重者可发生应激性溃疡引起上消化道出血。严重呼吸衰竭可引起肝、肾功能异常,出现丙氨酸氨基转移酶、血尿素氮升高。

(四)诊断

根据患者有慢性肺部疾病史或其他导致呼吸功能障碍的疾病,如COPD、严重肺结核等,新近呼吸道感染史以及缺氧、二氧化碳潴留的临床表现,结合动脉血气分析,不难做出诊断。

血气分析在呼吸衰竭的诊断及治疗中是必不可少的检查项目,不仅可以明确呼吸衰竭的诊断,并有助于了解呼吸衰竭的性质、程度,判断治疗效果,对指导氧疗、机械通气各种参数的调节,纠正酸碱失衡和电解质紊乱均有重要意义。常用血气分析指标如下。

1.动脉血氧分压(PaO_2)

动脉血氧分压(PaO_2)是物理溶解于血液中的氧分子所产生的分压力,是决定血氧饱和度的重要因素,反映机体氧合状态的重要指标。正常值12.7～13.3 kPa(95～100 mmHg)。随着年龄增长PaO_2逐渐降低。当PaO_2<7.98 kPa(60 mmHg)可诊断为呼吸衰竭。

2.动脉血氧饱和度(SaO_2)

动脉血氧饱和度(SaO_2)是动脉血中血红蛋白实际结合的氧量与所能结合的最大氧量之比,即血红蛋白含氧的百分数,正常值为96%±3%。SaO_2作为缺氧指标不如PaO_2灵敏。

3.pH

pH是反映体液氢离子浓度的指标。动脉血pH是酸碱平衡中最重要的指标,它可反映血液

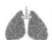

的酸碱度,正常值 7.35～7.45。pH 低于 7.35 为失代偿性酸中毒,＞7.45 为失代偿性碱中毒。但 pH 的异常并不能说明酸碱失衡的性质,即是代谢性还是呼吸性;pH 在正常范围,不能说明没有酸碱失衡。

4.动脉血二氧化碳分压($PaCO_2$)

动脉血二氧化碳分压是物理溶解于血液中的二氧化碳气体的分压力。它是判断呼吸性酸碱失衡的重要指标,也是衡量肺泡通气的可靠指标。正常值为 4.7～6.0 kPa(35～45 mmHg),平均 5.3 kPa(40 mmHg)。$PaCO_2$＞6.0 kPa(45 mmHg),提示通气不足。如是原发性的,为呼吸性酸中毒;如是继发性的,可以是由于代偿代谢性碱中毒而引起的改变。如 $PaCO_2$＜4.7 kPa(35 mmHg),提示通气过度,可以是原发性呼吸性碱中毒,也可以是为了代偿代谢性酸中毒而引起的继发性改变。当 $PaCO_2$＞6.7 kPa(50 mmHg)时,可结合 PaO_2＜8.0 kPa(60 mmHg)诊断为呼吸衰竭(Ⅱ型呼吸衰竭)。

5.碳酸氢离子(HCO_3^-)

HCO_3^- 是反映代谢方面的指标,但也受呼吸因素的影响,$PaCO_2$ 增加时 HCO_3^- 也略有增加。正常值 22～27 mmol/L,平均值 24 mmol/L。

6.剩余碱(BE)

只反映代谢的改变,不受呼吸因素影响。正常值为 -3～+3 mmol/L。血液偏碱时为正值,偏酸时为负值,BE＞+3 mmol/L 为代谢性碱中毒,BE＜-3 mmol/L 为代谢性酸中毒。

7.缓冲碱(BB)

指 1 L 全血(以 BBb 表示)或 1 L 血浆(以 BBp 表示)中所有具缓冲作用的阴离子总和,正常值:42(40～44) mmol/L。

(五)治疗

1.保持气道通畅

保持气道通畅是纠正呼吸衰竭的重要措施。

(1)清除气道分泌物:鼓励患者咳嗽,对于无力咳痰或意识障碍者应加强呼吸道护理,帮助翻身拍背。

(2)稀释痰液、化痰祛痰:痰液黏稠不易咳出者给予口服化痰祛痰药(如强利痰灵片 1.0 g,每天三次或盐酸氨溴索15 mg,必要时用)或雾化吸入药物治疗。

(3)解痉平喘:对有气道痉挛者,可雾化吸入 β_2 受体激动剂或溴化异丙托品,口服氨茶碱(或静脉滴注)、舒喘灵、特布他林等。

(4)建立人工气道:经以上处理无效或病情危重者,应采用气管插管或气管切开,并给予机械通气辅助呼吸。机械通气的适应证:①意识障碍,呼吸不规则。②气道分泌物多而黏稠,不易排出。③严重低氧血症和/或二氧化碳潴留,危及生命[如 PaO_2≤6.0 kPa(45 mmHg),$PaCO_2$≥9.3 kPa(70 mmHg)]。④合并多器官功能障碍。在机械通气治疗过程中应密切观察病情,监测血压、心率,加强护理,随时吸痰,根据血气分析结果随时调整呼吸机治疗参数,预防并发症的发生。

2.氧疗

吸氧是治疗呼吸衰竭必需的措施。

(1)吸氧浓度:对于Ⅰ型呼吸衰竭,以缺氧为主,不伴有二氧化碳潴留,应吸入较高浓度(＞35％)的氧,使 PaO_2 提高到8.0 kPa(60 mmHg)或 SaO_2 在90％以上。对于既有缺氧又有二氧化碳潴留的Ⅱ型呼吸衰竭,则应持续低浓度吸氧(＜35％)。因慢性呼吸衰竭失代偿者缺氧伴

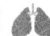

二氧化碳潴留是由通气不足所造成，由于二氧化碳潴留，其呼吸中枢化学感受器对二氧化碳反应性差，呼吸的维持主要靠低氧血症对颈动脉窦、主动脉体化学感受器的驱动作用。若吸入高浓度氧，首先 PaO_2 迅速上升，使外周化学感受器丧失低氧血症的刺激，解除了低氧性呼吸驱动从而抑制呼吸中枢。患者的呼吸变浅变慢，$PaCO_2$ 随之上升，严重时可陷入二氧化碳麻醉状态。

(2)吸氧的装置：一般使用双腔鼻管、鼻导管或鼻塞吸氧，吸氧浓度％＝21＋4×吸入氧流量(L/min)。对于慢性Ⅱ型呼吸衰竭患者，长期家庭氧疗(1～2 L/min，每天 16 小时以上)，有利于降低肺动脉压，改善呼吸困难和睡眠，增强活动能力和耐力，提高生活质量，延长患者的寿命。

3.增加通气量、减少二氧化碳潴留

除治疗原发病、积极控制感染、通畅气道等治疗外，增加肺泡通气量是有效排出 CO_2 的关键。根据患者的具体情况，若有明显嗜睡，可给予呼吸兴奋剂，常用药物有尼可刹米与洛贝林[如5％或 10％葡萄糖液 300 mL＋尼可刹米 0.375×(3～5)支，静脉滴注，每天 1～2 次]。通过刺激呼吸中枢和外周化学感受器，增加呼吸频率和潮气量以改善通气。需注意必须在气道通畅的基础上应用，且患者的呼吸肌功能基本正常，否则治疗无效且增加氧耗量和呼吸功，对脑缺氧、脑水肿、有频繁抽搐者慎用。主要适用于以中枢抑制为主、通气量不足引起的呼吸衰竭，对以肺炎、弥散性肺病变等以肺换气障碍为主的呼吸衰竭患者不宜应用。近年来尼可刹米与洛贝林这两种药物在西方国家几乎被多沙普仑取代，此药对镇静催眠药过量引起的呼吸抑制和 COPD 并发急性呼吸衰竭有显著的呼吸兴奋作用，对于慢性呼吸衰竭患者可口服呼吸兴奋剂，阿米三嗪 50～100 mg，一天 2 次，该药通过刺激颈动脉体和主动脉体的化学感受器而兴奋呼吸中枢，从而增加通气量。

4.水电解质紊乱和酸碱失衡的处理

多种因素均可导致慢性呼吸衰竭患者发生水、电解质紊乱和酸碱失衡。

(1)应根据患者心功能状态酌情补液。

(2)未经治疗的慢性呼吸衰竭失代偿的患者，常表现为单纯性呼酸或呼酸合并代谢性酸中毒，此时治疗的关键是改善通气，增加通气量，促进 CO_2 的排出，同时积极治疗代酸的病因，补碱不必太积极。如 pH 过低，可适当补碱，先一次给予 5％碳酸氢钠 100～150 mL 静脉滴注，使 pH 升至 7.25 左右即可。因补碱过量有可能加重二氧化碳潴留。

(3)如经利尿剂、糖皮质激素等药物治疗，又未及时补钾、补氯，则易发生呼酸合并代谢性碱中毒，此时除积极改善通气外，应注意补氯化钾，必要时(血 pH 明显增高)可补盐酸精氨酸(10％葡萄糖液 500 mL＋盐酸精氨酸 10～20 g)，并根据血气分析结果决定是否重复应用。

5.治疗原发病

呼吸道感染是呼吸衰竭最常见的诱因，故病因治疗首先是根据敏感致病菌选用有效抗生素，积极控制感染。

(六)预防

首先应加强慢性胸肺疾病的防治，防止肺功能逐渐恶化和呼吸衰竭的发生。已有慢性呼吸衰竭的患者应注意预防呼吸道感染。

(七)预后

取决于慢性呼吸衰竭患者原发病的严重程度及肺功能状态。

(杜慧丽)

第十三章

呼吸内科常见病的护理

第一节　急性呼吸道感染的护理

急性呼吸道感染通常包括急性上呼吸道感染和急性气管-支气管炎。急性上呼吸道感染是鼻腔、咽或喉部急性炎症的总称。常见病原体为病毒,仅有少数由细菌引起。本病全年皆可发病,但冬春季节多发,具有一定的传染性,有时引起严重的并发症,应积极防治。急性气管-支气管炎是指感染、物理、化学、过敏等因素引起的气管-支气管黏膜的急性炎症,可由急性上呼吸道感染蔓延而来。多见于寒冷季节或气候多变时,气候突变时多发。

一、护理评估

(一)病因及发病机制

1.急性上呼吸道感染

急性上呼吸道感染患者有 70%～80% 是由病毒引起的。其中主要包括流感病毒、副流感病毒、呼吸道合胞病毒、腺病毒、鼻病毒等。由于感染病毒类型较多,又无交叉免疫,人体产生的免疫力较弱且短暂,同时在健康人群中有病毒携带者,故一个人可有多次发病。细菌感染占20%～30%,可直接或继病毒感染之后发生,以溶血性链球菌最为多见,其次为流感嗜血杆菌、肺炎球菌和葡萄球菌等。偶见革兰阴性杆菌。当全身或呼吸道局部防御功能降低时,尤其是年老体弱或有慢性呼吸道疾病者更易患病,原先存在于上呼吸道或外界侵入的病毒和细菌迅速繁殖,引起本病。通过含有病毒的飞沫或被污染的用具传播,引起发病。

2.急性气管-支气管炎

(1)感染:由病毒、细菌直接感染,或急性上呼吸道病毒(如腺病毒、流感病毒)、细菌(如流感嗜血杆菌、肺炎链球菌)感染迁延而来,也可在病毒感染后继发细菌感染。亦可为衣原体和支原体感染。

(2)物理、化学性因素:过冷空气、粉尘、刺激性气体或烟雾的吸入使气管-支气管黏膜受到急性刺激和损伤,引起本病。

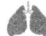

（3）变态反应：花粉、有机粉尘、真菌孢子等的吸入以及对细菌蛋白质过敏等，均可引起气管-支气管的变态反应。寄生虫（如钩虫、蛔虫的幼虫）移行至肺，也可致病。

（二）健康史

有无受凉、淋雨、过度疲劳等使机体抵抗力降低等情况，应注意询问本次起病情况，既往健康情况，有无呼吸道疾病史等。

（三）身体状况

1.急性上呼吸道感染

急性上呼吸道感染主要症状和体征个体差异大，根据病因不同可有不同类型，各型症状、体征之间无明显界定，也可互相转化。

（1）普通感冒：又称急性鼻炎或上呼吸道卡他，以鼻咽部卡他症状为主要表现，俗称"伤风"。成人多为鼻病毒所致，起病较急，初期有咽干、咽痒或咽痛，同时或数小时后有打喷嚏、鼻塞、流清水样鼻涕，2～3天后分泌物变稠，伴咽鼓管炎可引起听力减退，伴流泪、味觉迟钝、声嘶、少量咳嗽、低热不适、轻度畏寒和头痛。检查可见鼻腔黏膜充血、水肿、有分泌物，咽部轻度充血。如无并发症，一般经5～7天痊愈。

流行性感冒（简称流感）则由流感病毒引起，起病急，鼻咽部症状较轻，但全身症状较重，伴高热、全身酸痛和眼结膜炎症状。而且常有较大或大范围的流行。

流行性感冒应及早应用抗流感病毒药物：起病1～2天应用抗流感病毒药物治疗，才能取得最佳疗效。目前抗流感病毒药物包括离子通道 M_2 阻滞剂和神经氨酸酶抑制剂两类。离子通道 M_2 阻滞剂：包括金刚烷胺和金刚乙胺，主要对甲型流感病毒有效。金刚烷胺类药物是治疗甲型流感的首选药物，有效率达70%～90%。金刚烷胺的不良反应有神经质、焦虑、注意力不集中和轻微头痛等中枢神经系统不良反应，一般在用药后几小时出现，金刚乙胺的毒副作用较小。胃肠道反应主要为恶心和呕吐，停药后可迅速消失。肾功能不全的患者需要调整金刚烷胺的剂量，对于老年人或肾功能不全者需要密切监测不良反应。神经氨酸酶抑制剂：奥司他韦（商品名达菲），作用机制是通过干扰病毒神经氨酸酶保守的唾液酸结合位点，从而抑制病毒的复制，对 A（包括H5N1）和 B 不同亚型流感病毒均有效。奥司他韦成人每次口服75 mg，每天 2 次，连服5天，但须在症状出现 2 天内开始用药。奥司他韦不良反应少，一般为恶心、呕吐等消化道症状，也有腹痛、头痛、头晕、失眠、咳嗽、乏力等不良反应的报道。

（2）病毒性咽炎和喉炎：临床特征为咽部发痒、不适和灼热感、声嘶、讲话困难、咳嗽、咳嗽时咽喉疼痛，无痰或痰呈黏液性，有发热和乏力，伴有咽下疼痛时，常提示有链球菌感染，体检发现咽部明显充血和水肿、局部淋巴结肿大且触痛，提示流感病毒和腺病毒感染，腺病毒咽炎可伴有眼结膜炎。

（3）疱疹性咽峡炎：主要由柯萨奇病毒 A 引起，夏季好发。有明显咽痛、常伴有发热，病程约一周。体检可见咽充血，软腭、腭垂、咽和扁桃体表面有灰白色疱疹及浅表溃疡，周围有红晕。多见于儿童，偶见于成人。

（4）咽结膜热：常为柯萨奇病毒、腺病毒等引起。夏季好发，游泳传播为主，儿童多见。表现为发热、咽痛、畏光、流泪、咽及结膜明显充血。病程 4～6 天。

（5）细菌性咽-扁桃体炎多由溶血性链球菌感染所致，其次为流感嗜血杆菌、肺炎球菌、葡萄球菌等引起。起病急，咽痛明显，伴畏寒、发热，体温超过39 ℃。检查可见咽部明显充血，扁桃体充血肿大，其表面有黄色点状渗出物，颌下淋巴结肿大伴压痛，肺部无异常体征。

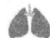

本病如不及时治疗可并发急性鼻窦炎、中耳炎、急性气管-支气管炎。部分患者可继发病毒性心肌炎、肾炎、风湿热等。

2.急性气管-支气管炎

急性气管-支气管炎起病较急,常先有急性上呼吸道感染的症状,继之出现干咳或少量黏液性痰,随后可转为黏液脓性或脓性痰液,痰量增多,咳嗽加剧,偶可痰中带血。全身症状一般较轻,可有发热,38 ℃左右,多于3~5 天后消退。咳嗽、咳痰为最常见的症状,常为阵发性咳嗽,咳嗽、咳痰可延续 2~3 周才消失,如迁延不愈,则可演变为慢性支气管炎。呼吸音常正常或增粗,两肺可听到散在干、湿性啰音。

(四)实验室及其他检查

1.血常规

病毒感染者白细胞正常或偏低,淋巴细胞比例升高;细菌感染者白细胞计数和中性粒细胞增高,可有核左移现象。

2.病原学检查

可做病毒分离和病毒抗原的血清学检查,确定病毒类型,以区别病毒和细菌感染。细菌培养及药物敏感试验,可判断细菌类型,并可指导临床用药。

3.X 线检查

胸部 X 线摄片多无异常改变。

二、主要护理诊断及医护合作性问题

(一)舒适的改变

鼻塞、流涕、咽痛、头痛与病毒和/或细菌感染有关。

(二)潜在并发症

鼻窦炎、中耳炎、心肌炎、肾炎、风湿性关节炎。

三、护理目标

患者躯体不适缓解,日常生活不受影响;体温恢复正常;呼吸道通畅;睡眠改善;无并发症发生或并发症被及时控制。

四、护理措施

(一)一般护理

注意隔离患者,减少探视,避免交叉感染。患者咳嗽或打喷嚏时应避免对着他人。患者使用的餐具、痰盂等用具应按规定消毒,或用一次性器具,回收后焚烧弃去。多饮水,补充足够的热量,给予清淡易消化、高热量、丰富维生素、富含营养的食物。避免刺激性食物,戒烟、酒。患者以休息为主,特别是在发热期间。部分患者往往因剧烈咳嗽而影响正常的睡眠,可给患者提供容易入睡的休息环境,保持病室适宜温度、湿度和空气流通。保证周围环境安静,关闭门窗。指导患者运用促进睡眠的方式,如睡前泡脚、听音乐等。必要时可遵医嘱给予镇咳、祛痰或镇静药物。

(二)病情观察

关注疾病流行情况、鼻咽部发生的症状、体征及血常规和 X 线胸片改变。注意并发症,如耳痛、耳鸣、听力减退、外耳道流脓等提示中耳炎;如头痛剧烈、发热、伴脓涕、鼻窦有压痛等提示鼻

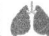

窦炎;如在恢复期出现胸闷、心悸、眼睑水肿、腰酸和关节痛等提示心肌炎、肾炎或风湿性关节炎,
应及时就诊。

(三)对症护理

1.高热护理

体温超过 37.5 ℃,应每 4 小时测体温 1 次,观察体温过高的早期症状和体征,体温突然升高
或骤降时,应随时测量和记录,并及时报告医师。体温＞39 ℃时,要采取物理降温。降温效果不
好可遵照医嘱选用适当的解热剂进行降温。患者出汗后应及时处理,保持皮肤的清洁和干燥,并
注意保暖。鼓励多饮水。

2.保持呼吸道通畅

清除气管、支气管内分泌物,减少痰液在气管、支气管内的聚积。指导患者采取舒适的体位
进行有效咳嗽。观察咳痰情况,如痰液较多且黏稠,可嘱患者多饮水,或遵照医嘱给予雾化吸入
治疗,以湿润气道、利于痰液排出。

(四)用药护理

1.对症治疗

选用抗感冒复合剂或中成药减轻发热、头痛,减少鼻、咽充血和分泌物,如对乙酰氨基酚(扑
热息痛)、银翘解毒片等。干咳者可选用右美沙芬、喷托维林(咳必清)等;咳嗽有痰可选用复方氯
化铵合剂、溴己新(必嗽平),或雾化祛痰。咽痛者可含服喉片或草珊瑚片等。气喘者可用平喘
药,如特布他林、氨茶碱等。

2.抗病毒药物

早期应用抗病毒药有一定疗效,可选用利巴韦林、奥司他韦、金刚烷胺、吗啉胍和抗病毒中成
药等。

3.抗菌药物

如有细菌感染,最好根据药物敏感试验选择有效抗菌药物治疗,常可选用大环内酯类、青霉
素类、氟喹诺酮类及头孢菌素类。

根据医嘱选用药物,告知患者药物的作用、可能发生的不良反应和服药的注意事项,如按时
服药;应用抗生素者,注意观察有无迟发性变态反应发生;应用解热镇痛药者,注意避免大量出汗
引起虚脱等。发现异常及时就诊。

(五)心理护理

急性呼吸道感染预后良好,多数患者于一周内康复,仅少数患者可因咳嗽迁延不愈而发展为慢
性支气管炎,患者一般无明显心理负担。但如果咳嗽较剧烈,加之伴有发热,可能会影响患者的休
息、睡眠,进而影响工作和学习,个别患者产生急于缓解咳嗽等症状的焦虑情绪。护理人员应与患
者进行耐心、细致的沟通,通过对病情的客观评价,解除患者的顾虑,建立治疗疾病的信心。

(六)健康指导

1.疾病知识指导

帮助患者和家属掌握急性呼吸道感染的诱发因素及本病的相关知识,避免受凉、过度疲劳,
注意保暖;外出时可戴口罩,避免寒冷空气对气管、支气管的刺激。积极预防和治疗上呼吸道感
染,症状改变或加重时应及时就诊。

2.生活指导

平时应加强耐寒锻炼,增强体质,提高机体免疫力。规律生活,避免过度劳累。保持室内空

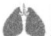

气新鲜、阳光充足。少去人群密集的公共场所。戒烟、酒。

五、护理评价

患者舒适度改善;睡眠质量提高;未发生并发症或发生后被及时控制。

(苑淑平)

第二节　慢性支气管炎的护理

慢性支气管炎是由于感染或非感染因素引起气管、支气管黏膜及其周围组织的慢性非特异性炎症。临床以咳嗽、咳痰或伴有喘息反复发作为特征,每年持续 3 个月以上,且连续 2 年以上。

一、病因和发病机制

慢性支气管炎的病因极为复杂,迄今尚有许多因素还不够明确,往往是多种因素长期相互作用的综合结果。

(一)感染

病毒、支原体和细菌感染是本病急性发作的主要原因。病毒感染以流感病毒、鼻病毒、腺病毒和呼吸道合胞病毒常见;细菌感染以肺炎链球菌、流感嗜血杆菌和卡他莫拉菌及葡萄球菌常见。

(二)大气污染

化学气体如氯气、二氧化氮、二氧化硫等刺激性烟雾,空气中的粉尘等均可刺激支气管黏膜,使呼吸道清除功能受损,为细菌入侵创造条件。

(三)吸烟

吸烟为本病发病的主要因素。吸烟时间的长短与吸烟量决定发病率的高低,吸烟者的患病率较不吸烟者高 2~8 倍。

(四)过敏因素

喘息型支气管患者,多有过敏史。患者痰中嗜酸性粒细胞和组胺的含量及血中免疫球蛋白E(IgE)明显高于正常。此类患者实际上应属慢性支气管炎合并哮喘。

(五)其他因素

气候变化,特别是寒冷空气对慢支的病情加重有密切关系。自主神经功能失调,副交感神经功能亢进,老年人肾上腺皮质功能减退,慢性支气管炎的发病率增加。维生素 C 缺乏,维生素 A 缺乏,易患慢性支气管炎。

二、临床表现

(一)症状

患者常在寒冷季节发病,出现咳嗽、咳痰,尤以晨起显著,白天多于夜间。病毒感染痰液为白色黏液泡沫状,继发细菌感染,痰液转为黄色或黄绿色黏液脓性,偶可带血。慢性支气管炎反复发作后,支气管黏膜的迷走神经感受器反应性增高,副交感神经功能亢进,可出现变态反应而发生喘息。

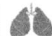

(二)体征

早期多无体征。急性发作期可有肺底部闻及干、湿性啰音。喘息型支气管炎在咳嗽或深吸气后可闻及哮鸣音,发作时有广泛哮鸣音。

(三)并发症

(1)阻塞性肺气肿:为慢性支气管炎最常见的并发症。

(2)支气管肺炎:慢性支气管炎蔓延至支气管周围肺组织中,患者表现寒战、发热、咳嗽加剧、痰量增多且呈脓性;白细胞总数及中性粒细胞增多;X线胸片显示双下肺野有斑点状或小片阴影。

(3)支气管扩张症。

三、诊断

(一)辅助检查

1.血常规

白细胞总数及中性粒细胞数可升高。

2.胸部X线

单纯型慢性支气管炎,X线片检查阴性或仅见双下肺纹理增多、增粗、模糊、呈条索状或网状。继发感染时为支气管周围炎症改变,表现为不规则斑点状阴影,重叠于肺纹理之上。

3.肺功能检查

早期病变多在小气道,常规肺功能检查多无异常。

(二)诊断要点

凡咳嗽、咳痰或伴有喘息,每年发作持续3个月,连续2年或2年以上者,并排除其他心、肺疾病(如肺结核、肺尘埃沉着病、支气管哮喘、支气管扩张症、肺癌、肺脓肿、心脏病、心功能不全等)、慢性鼻咽疾病后,即可诊断。如每年发病不足3个月,但有明确的客观检查依据(如X线胸片、肺功能等)亦可诊断。

(三)鉴别诊断

1.支气管扩张

多于儿童或青年期发病,常继发于麻疹、肺炎或百日咳后,并有咳嗽、咳痰反复发作的病史,合并感染时痰量增多,并呈脓性或伴有发热,病程中常反复咯血。在肺下部周围可闻及不易消散的湿性啰音。晚期重症患者可出现杵状指(趾)。X线胸片上可见双肺下野纹理粗乱或呈卷发状。薄层高分辨CT(HRCT)检查有助于确诊。

2.肺结核

活动性肺结核患者多有午后低热、消瘦、乏力、盗汗等中毒症状。咳嗽痰量不多,常有咯血。老年肺结核的中毒症状多不明显,常被慢性支气管炎的症状所掩盖而误诊。胸部X线上可发现结核病灶,部分患者痰结核菌检查可获阳性。

3.支气管哮喘

支气管哮喘常为特质性患者或有过敏性疾病家族史,多于幼年发病。一般无慢性咳嗽、咳痰史。哮喘多突然发作,且有季节性,血和痰中嗜酸性粒细胞常增多,治疗后可迅速缓解。发作时双肺布满哮鸣音,呼气延长,缓解后可消失,且无症状,但气道反应性仍增高。慢性支气管炎合并哮喘的患者,病史中咳嗽、咳痰多发生在喘息之前,迁延不愈较长时间后伴有喘息,且咳嗽、咳痰的症状多较喘息更为突出,平喘药物疗效不如哮喘等可资鉴别。

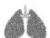

4.肺癌

肺癌多发生于 40 岁以上男性,并有多年吸烟史的患者,刺激性咳嗽常伴痰中带血和胸痛。X 线胸片检查肺部常有块状影或反复发作的阻塞性肺炎。痰脱落细胞及支气管镜等检查,可明确诊断。

5.慢性肺间质纤维化

慢性咳嗽,咳少量黏液性非脓性痰,进行性呼吸困难,双肺底可闻及爆裂音,严重者发绀并有杵状指。X 线胸片见中下肺野及肺周边部纹理增多紊乱呈网状结构,其间见弥漫性细小斑点阴影。肺功能检查呈限制性通气功能障碍,弥散功能减低,动脉血氧分压(PaO_2)下降。肺活检是确诊的手段。

四、治疗

(一)急性发作期及慢性迁延期的治疗

以控制感染、祛痰、镇咳为主,同时解痉平喘。

1.抗感染药物

及时、有效、足量用药,感染控制后及时停用,以免产生细菌耐药或二重感染。一般患者可按常见致病菌用药。可选用青霉素 G 80 万单位肌内注射;复方磺胺甲噁唑(SMZ),每次 2 片,2 次/天;阿莫西林 2~4 g/d,3~4 次口服;氨苄西林 2~4 g/d,分 4 次口服;头孢氨苄 2~4 g/d 或头孢拉定1~2 g/d,分 4 次口服;头孢呋辛 2 g/d 或头孢克洛 0.5~1.0 g/d,分 2~3 次口服。亦可选择新一代大环内酯类抗生素,如罗红霉素,0.3 g/d,2 次口服。抗菌治疗疗程一般 7~10 天,反复感染病例可适当延长。严重感染时,可选用氨苄西林、环丙沙星、氧氟沙星、阿米卡星、奈替米星或头孢菌素类联合静脉滴注给药。

2.祛痰镇咳药

刺激性干咳者不宜单用镇咳药物,否则痰液不易咳出。可给盐酸溴环己胺醇 30 mg 或羧甲基半胱氨酸 500 mg,3 次/天口服。乙酰半胱氨酸(富露施)及氯化铵甘草合剂均有一定的疗效。α-糜蛋白酶雾化吸入亦有消炎祛痰的作用。

3.解痉平喘

解痉平喘主要为解除支气管痉挛,利于痰液排出。常用药物为氨茶碱 0.1~0.2 g,每小时8 次口服;丙卡特罗50 mg,2 次/天;特布他林 2.5 mg,2~3 次/天。慢性支气管炎有可逆性气道阻塞者,应常规应用支气管舒张剂,如异丙托溴铵(异丙阿托品)气雾剂、特布他林等吸入治疗。阵发性咳嗽常伴不同程度的支气管痉挛,应用支气管扩张药后可改善症状,并有利于痰液的排出。

(二)缓解期的治疗

应以增强体质、提高机体抗病能力和预防发作为主。

(三)中药治疗

采取扶正固本原则,按肺、脾、肾的虚实辨证施治。

五、护理措施

(一)常规护理

1.环境

保持室内空气新鲜、流通,环境安静、舒适、温湿度适宜。

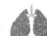

2.休息

急性发作期应卧床休息,取半卧位。

3.给氧

持续低流量吸氧。

4.饮食

给予高热量、高蛋白、高维生素、易消化饮食。

(二)专科护理

(1)解除气道阻塞,改善肺泡通气。及时清除痰液,神志清醒患者应鼓励咳嗽,痰稠不易咳出时,给予雾化吸入或雾化泵药物喷入,减少局部淤血水肿,以利痰液排出。危重体弱患者,定时更换体位,叩击背部,使痰易于咳出,餐前应给予胸部叩击或胸壁震荡。方法:患者取侧卧位,护士两手手指并拢,手背隆起,指关节微屈,自肺底由下向上,由外向内叩拍胸壁,震动气管,边拍边鼓励患者咳嗽,以促进痰液的排出,每侧肺叶叩击 3～5 分钟。对神志不清者,可进行机械吸痰,需注意无菌操作,抽吸压力要适当,动作轻柔,每次抽吸时间不超过 15 秒,以免加重缺氧。

(2)合理用氧,减轻呼吸困难。根据缺氧和二氧化碳潴留的程度不同,合理用氧,一般给予低流量、低浓度、持续吸氧,如病情需要提高氧浓度,应辅以呼吸兴奋剂刺激通气或使用呼吸机改善通气,吸氧后如呼吸困难缓解、呼吸频率减慢、节律正常、血压上升、心率减慢、心律正常、发绀减轻、皮肤转暖、神志转清、尿量增加等,表示氧疗有效。若呼吸过缓,意识障碍加深,需考虑二氧化碳潴留加重,必要时采取增加通气量措施。

(苑淑平)

第三节 支气管哮喘的护理

支气管哮喘是一种慢性气管炎症性疾病,其支气管壁存在以肥大细胞、嗜酸性粒细胞和 T 淋巴细胞为主的炎性细胞浸润,可经治疗缓解或自然缓解。本病多发于青少年,儿童多于成人,城市多于农村。近年的流行病学显示,哮喘的发病率或病死率均有所增加,我国哮喘发病率为 1%～2%。支气管哮喘的病因较为复杂,大多在遗传因素的基础上,受到体内外多种因素激发而发病,并反复发作。

一、临床表现

(一)症状和体征

典型的支气管哮喘,发作前多有鼻痒、打喷嚏、流涕、咳嗽、胸闷等先兆症状,进而出现呼气性的呼吸困难伴喘鸣,患者被迫呈端坐呼吸,咳嗽、咳痰。发作持续几十分钟至数小时后自行或经治疗缓解。此为速发性哮喘反应。迟发性哮喘反应时,患者气管呈持续高反应性状态,上述表现更为明显,较难控制。

少数患者可出现哮喘重度或危重度发作,表现为重度呼气性呼吸困难、焦虑,烦躁端坐呼吸、大汗淋漓、嗜睡或意识模糊,经应用一般支气管扩张药物不能缓解。此类患者不及时救治,可危及生命。

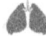

(二)辅助检查

1.血液检查

嗜酸性粒细胞、血清总免疫球蛋白 E(IgE)及特异性免疫球蛋白 E 均可增高。

2.胸部 X 线检查

哮喘发作期由于肺脏充气过度,肺部透亮度增高,合并感染时可见肺纹理增多及炎症阴影。

3.肺功能检查

哮喘发作期有关呼气流速的各项指标,如第一秒用力呼气容积(FEV)、最大呼气流速峰值(PEF)等均降低。

二、治疗原则

本病的防治原则是去除病因,控制发作和预防发作。控制发作应根据患者发作的轻重程度,抓住解痉、抗炎两个主要环节,迅速控制症状。

(一)解痉

哮喘轻、中度发作时,常用氨茶碱稀释后静脉注射或加入液体中静脉滴注。根据病情吸入或口服β₂受体激动剂。常用的β₂受体激动剂气雾吸入剂有特布他林、喘乐宁、沙丁胺醇等。

哮喘重度发作时,应及早静脉给予足量氨茶碱及琥珀酸氢化可的松或甲基泼尼松龙琥珀酸钠,待病情得到控制后再逐渐减量,改为口服泼尼松龙,或根据病情吸入糖皮质激素,应注意不宜骤然停药,以免复发。

(二)抗感染

肺部感染的患者,应根据细菌培养及药敏结果选择应用有效抗生素。

(三)稳定内环境

及时纠正水、电解质及酸碱失衡。

(四)保证气管通畅

痰多而黏稠不易咳出或有严重缺氧及二氧化碳潴留者,应及时行气管插管吸出痰液,必要时行机械通气。

三、护理

(一)一般护理

(1)将患者安置在清洁、安静、空气新鲜、阳光充足的房间,避免接触变应原,如花粉、皮毛、油烟等。护理操作时防止灰尘飞扬。喷洒灭蚊蝇剂或某些消毒剂时要转移患者。

(2)患者哮喘发作呼吸困难时应给予适宜的靠背架或过床桌,让患者伏桌而坐,以帮助呼吸,减少疲劳。

(3)给予营养丰富的易消化的饮食,多食蔬菜、水果,多饮水。同时注意保持大便通畅,减少因用力排便所致的疲劳。严禁食用与患者发病有关的食物,如鱼、虾、蟹等,并协助患者寻找变应原。

(4)危重期患者应保持皮肤清洁干燥,定时翻身,防止压疮发生。因大剂量使用糖皮质激素,应做好口腔护理,防止发生口腔炎。

(5)哮喘重度发作时,由于大汗淋漓,呼吸困难甚至有窒息感,所以患者极度紧张、烦躁、疲倦。要耐心安慰患者,及时满足患者需求,缓解紧张情绪。

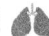

(二)观察要点

1.观察哮喘发作先兆

如患者主诉有鼻、咽、眼部发痒及咳嗽、流鼻涕等黏膜过敏症状时,应及时报告医师采取措施,减轻发作症状,尽快控制病情。

2.观察药物毒副作用

氨茶碱 0.25 g 加入 25%～50% 葡萄糖注射液 20 mL 中静脉推注,时间至少要在 5 分钟以上,因浓度过高或推注过快可使心肌过度兴奋而产生心悸、惊厥、血压骤降等严重反应。使用时要现配现用,静脉滴注时,不宜和维生素 C、糖皮质激素、去甲肾上腺素、四环素类等配伍。糖皮质激素类药物久用可引起钠潴留、血钾降低、消化道溃疡病、高血压、糖尿病、骨质疏松、停药反跳等,须加强观察。

3.根据患者缺氧情况调整氧流量

一般为 3～5 L/min。保持气体充分湿化,氧气湿化瓶每天更换、消毒,防止医源性感染。

4.观察痰液黏稠度

哮喘发作患者由于过度通气,出汗过多,因而身体丢失水分增多,致使痰液黏稠形成痰栓,阻塞小支气管,导致呼吸不畅,感染难以控制。应通过静脉补液和饮水补足水分和电解质。

5.严密观察有无并发症

如自发性气胸、肺不张、脱水、酸碱失衡、电解质紊乱、呼吸衰竭、肺性脑病等并发症。监测动脉血气、生化指标,如发现异常需及时对症处理。

6.注意呼吸频率、深浅幅度和节律

重度发作患者喘鸣音减弱乃至消失,呼吸变浅,神志改变,常提示病情危急,应及时处理。

(三)家庭护理

1.增强体质,积极防治感染

平时注意增加营养,根据病情做适量体力活动,如散步、做简易操、打太极拳等,以提高机体免疫力。当感染发生时应及时就诊。

2.注意防寒避暑

寒冷可引起支气管痉挛,分泌物增加,同时感冒易致支气管及肺部感染。因此,冬季应适当提高居室温度,秋季进行耐寒锻炼防治感冒,夏季避免大汗,防止痰液过稠不易咳出。

3.尽量避免接触变应原

患者应戒烟,尽量避免到人员众多、空气污浊的公共场所。保持居室空气清新,室内可安装空气净化器。

4.防止呼吸肌疲劳

坚持进行呼吸锻炼。

5.稳定情绪

一旦哮喘发作,应控制情绪,保持镇静,及时吸入支气管扩张气雾剂。

6.家庭氧疗

又称缓解期氧疗,对于患者的病情控制,存活期的延长和生活质量的提高有着重要意义。家庭氧疗时应注意氧流量的调节,严禁烟火,防止火灾。

7.缓解期处理

哮喘缓解期的防治非常重要,对于防止哮喘发作及恶化,维持正常肺功能,提高生活质量,保持正常活动量等均具有重要意义。哮喘缓解期患者,应坚持吸入糖皮质激素,可有效控制哮喘发作,吸入色甘酸钠和口服酮替酚亦有一定的预防哮喘发作的作用。

(苑淑平)

第四节　支气管扩张症的护理

支气管扩张症是指直径大于 2 mm 的支气管由于管壁的肌肉和弹性组织破坏引起的慢性异常扩张。临床特点为慢性咳嗽、咳大量脓性痰和/或反复咯血。患者常有童年麻疹、百日咳或支气管肺炎等病史。随着人民生活条件的改善,麻疹、百日咳疫苗的预防接种,以及抗生素的应用,本病发病率已明显降低。

一、病因及发病机制

(一)支气管-肺组织感染和支气管阻塞

它是支气管扩张症的主要病因。感染和阻塞症状相互影响,促使支气管扩张症的发生和发展。其中婴幼儿期支气管—肺组织感染是最常见的病因,如婴幼儿麻疹、百日咳、支气管肺炎等。

由于儿童支气管较细,易阻塞,且管壁薄弱,反复感染破坏支气管壁各层结构,尤其是平滑肌和弹性纤维的破坏削弱了对管壁的支撑作用。支气管炎使支气管黏膜充血、水肿、分泌物阻塞管腔,导致引流不畅而加重感染。支气管内膜结核、肿瘤、异物引起管腔狭窄、阻塞,也是导致支气管扩张症的原因之一。由于左下叶支气管细长,且受心脏血管压迫引流不畅,容易发生感染,故支气管扩张左下叶比右下叶多见。肺结核引起的支气管扩张症多发生在上叶。

(二)支气管先天性发育缺陷和遗传因素

此类支气管扩张症较少见,如巨大气管-支气管症、支气管扩张-鼻窦炎-内脏转位综合征(Kartagener综合征)、肺囊性纤维化、先天性丙种球蛋白缺乏症等。

(三)全身性疾病

目前已发现类风湿关节炎、克罗恩病、溃疡性结肠炎、系统性红斑狼疮、支气管哮喘等疾病可同时伴有支气管扩张症;有些不明原因的支气管扩张症患者,其体液免疫和/或细胞免疫功能有不同程度的异常,提示支气管扩张症可能与机体免疫功能失调有关。

二、临床表现

(一)症状

1.慢性咳嗽、大量脓痰

痰量与体位变化有关。晨起或夜间卧床改变体位时,咳嗽加剧、痰量增多。痰量多少可估计病情严重程度。感染急性发作时,痰量明显增多,每天可达数百毫升,外观呈黄绿色脓性痰,痰液静置后出现分层的特征:上层为泡沫;中层为脓性黏液;下层为坏死组织沉淀物。合并厌氧菌感染时痰有臭味。

2.反复咯血

50%～70%的患者有程度不等的反复咯血,咯血量与病情严重程度和病变范围不完全一致。

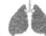

大量咯血最主要的危险是窒息，应紧急处理。部分发生于上叶的支气管扩张，引流较好，痰量不多或无痰，以反复咯血为唯一症状，称为"干性支气管扩张"。

3.反复肺部感染

其特点是同一肺段反复发生肺炎并迁延不愈。

4.慢性感染中毒症状

反复感染者可出现发热、乏力、食欲减退、消瘦、贫血等，儿童可影响发育。

(二)体征

早期或干性支气管扩张多无明显体征，病变重或继发感染时在下胸部、背部常可闻及局限性、固定性湿啰音，有时可闻及哮鸣音；部分慢性患者伴有杵状指(趾)。

三、辅助检查

(一)胸部 X 线检查

早期无异常或仅见患侧肺纹理增多、增粗现象。典型表现是轨道征和卷发样阴影，感染时阴影内出现液平面。

(二)胸部 CT 检查

管壁增厚的柱状扩张或成串成簇的囊状改变。

(三)纤维支气管镜检查

有助于发现患者出血的部位，鉴别腔内异物、肿瘤或其他支气管阻塞原因。

四、诊断要点

根据患者有慢性咳嗽、大量脓痰、反复咯血的典型临床特征，以及肺部闻及固定而局限性的湿啰音，结合儿童时期有诱发支气管扩张的呼吸道病史，一般可作出初步临床诊断。胸部影像学检查和纤维支气管镜检查可进一步明确诊断。

五、治疗要点

治疗原则是保持呼吸道引流通畅，控制感染，处理咯血，必要时手术治疗。

(一)保持呼吸道通畅

1.药物治疗

祛痰药及支气管舒张药具有稀释痰液、促进排痰作用。

2.体位引流

对痰多且黏稠者作用尤其重要。

3.经纤维支气管镜吸痰

若体位引流排痰效果不理想，可经纤维支气管镜吸痰及生理盐水冲洗痰液，也可局部注入抗生素。

(二)控制感染

它是支气管扩张急性感染期的主要治疗措施。应根据症状、体征、痰液性状，必要时参考细菌培养及药物敏感试验结果选用抗菌药物。

(三)手术治疗

对反复呼吸道急性感染或大咯血，病变局限在一叶或一侧肺组织，经药物治疗无效，全身状况良好的患者,可考虑手术切除病变肺段或肺叶。

六、常用护理诊断

(一)清理呼吸道无效
咳嗽、大量脓痰、肺部湿啰音与痰液黏稠和无效咳嗽有关。

(二)有窒息的危险
与痰多、痰液黏稠或大咯血造成气道阻塞有关。

(三)营养失调
乏力、消瘦、贫血、发育迟缓与反复感染导致机体消耗增加以及患者食欲缺乏、营养物质摄入不足有关。

(四)恐惧
精神紧张、面色苍白、出冷汗与突然或反复大咯血有关。

七、护理措施

(一)一般护理
1.休息与环境

急性感染或咯血时应卧床休息,大咯血患者需绝对卧床,取患侧卧位。病室内保持空气流通,维持适宜的温、湿度,注意保暖。

2.饮食护理

提供高热量、高蛋白、高维生素饮食,发热患者给予高热量流质或半流质饮食,避免冰冷、油腻、辛辣食物诱发咳嗽。鼓励患者多饮水,每天 1 500 mL 以上,以稀释痰液。指导患者在咳痰后及进食前后用清水或漱口液漱口,保持口腔清洁,促进食欲。

(二)病情观察

观察痰液量、颜色、性质、气味和与体位的关系,记录 24 小时痰液排出量;定期测量生命体征,记录咯血量,观察咯血的颜色、性质及量;病情严重者需观察有无窒息前症状,发现窒息先兆,立即向医师汇报并配合处理。

(三)对症护理
1.促进排痰

(1)指导有效咳嗽和正确的排痰方法。

(2)采取体位引流者需依据病变部位选择引流体位,使病肺居上,引流支气管开口向下,利于痰液流出。一般于饭前 1 小时进行。引流时可配合胸部叩击,提高引流效果。

(3)必要时遵医嘱选用祛痰剂或 β_2 受体激动剂喷雾吸入,扩张支气管、促进排痰。

2.预防窒息

(1)痰液排除困难者,鼓励多饮水或雾化吸入,协助患者翻身、拍背或体位引流,以促进痰液排除,减少窒息发生的危险。

(2)密切观察患者的表情、神志、生命体征,观察并记录痰液的颜色、量与性质,及时发现和判断患者有无发生窒息的可能。如患者突然出现烦躁不安、神志不清,面色苍白或发绀、出冷汗、呼吸急促、咽喉部明显的痰鸣音,应警惕窒息的发生,并及时通知医师。

(3)对意识障碍、年老体弱、咳嗽咳痰无力、咽喉部明显的痰鸣音、神志不清者、突然大量呕吐

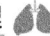

物涌出等高危患者,立即做好抢救准备,如迅速备好吸引器、气管插管或气管切开等用物,积极配合抢救工作。

（四）心理护理

病程较长,咳嗽、咳痰、咯血反复发作或逐渐加重时,患者易产生焦虑、沮丧情绪。护士应多与其交谈,讲明支气管扩张反复发作的原因及治疗进展,帮助患者树立战胜疾病的信心,缓解焦虑不安情绪。咯血时医护人员应陪伴、安慰患者,帮助情绪稳定,避免因情绪波动加重出血。

（五）健康教育

1.疾病知识指导

帮助患者及家属了解疾病发生、发展与治疗、护理过程。与其共同制订长期防治计划。宣传防治百日咳、麻疹、支气管肺炎、肺结核等呼吸道感染的重要性;及时治疗上呼吸道慢性病灶;避免受凉,预防感冒;戒烟、减少刺激性气体吸入,防止病情恶化。

2.生活指导

讲明加强营养对机体康复的作用,使患者能主动摄取必需的营养素,以增强机体抗病能力。鼓励患者参加体育锻炼,建立良好的生活习惯,劳逸结合,以维护心、肺功能状态。

3.用药指导

向患者介绍常用药物的用法和注意事项,观察疗效及不良反应。指导患者及家属学习和掌握有效咳嗽、胸部叩击、雾化吸入和体位引流的方法,以利于长期坚持,控制病情的发展;了解抗生素的作用、用法和不良反应。

4.自我监测指导

定期复查。嘱患者按医嘱服药,教患者学会观察药物的不良反应。教会患者识别病情变化的征象,观察痰液量、颜色、性质、气味和与体位的关系,并记录 24 小时痰液排出量。如有咯血,窒息先兆,立即前往医院就诊。

（苑淑平）

第五节　肺炎的护理

一、概述

肺炎是指终末气道、肺泡和肺间质的炎症,可由病原微生物、理化因素、免疫损伤、过敏及药物所致。细菌性肺炎是最常见的肺炎。也是最常见的感染性疾病之一。尽管新的强效抗生素不断投入应用,但其发病率和病死率仍很高,其原因可能有社会人口老龄化、吸烟人群的低龄化、伴有基础疾病、免疫功能低下,加之病原体变迁、医院获得性肺炎发病率增加、病原学诊断困难、抗生素的不合理使用导致细菌耐药性增加和部分人群贫困化加剧等因素有关。

（一）分类

肺炎可按解剖、病因或患病环境加以分类。

1.解剖分类

(1)大叶性(肺泡性)肺炎:为肺实质炎症,通常并不累及支气管。病原体先在肺泡引起炎症,经肺泡间孔(Cohn)向其他肺泡扩散,导致部分或整个肺段、肺叶发生炎症改变。致病菌多为肺炎链球菌。

(2)小叶性(支气管)肺炎:指病原体经支气管入侵,引起细支气管、终末细支气管和肺泡的炎症。病原体有肺炎链球菌、葡萄球菌、病毒、肺炎支原体以及军团菌等。常继发于其他疾病,如支气管炎、支气管扩张、上呼吸道病毒感染以及长期卧床的危重患者。

(3)间质性肺炎:以肺间质炎症为主,病变累及支气管壁及其周围组织,有肺泡壁增生及间质水肿。可由细菌、支原体、衣原体、病毒或肺孢子菌等引起。

2.病因分类

(1)细菌性肺炎:如肺炎链球菌、金黄色葡萄球菌、甲型溶血性链球菌、肺炎克雷伯杆菌、流感嗜血杆菌、铜绿假单胞菌、棒状杆菌、梭形杆菌等引起的肺炎。

(2)非典型病原体所致肺炎:如支原体、军团菌和衣原体等。

(3)病毒性肺炎:如冠状病毒、腺病毒、呼吸道合胞病毒、流感病毒、麻疹病毒、巨细胞病毒、单纯疱疹病毒等。

(4)真菌性肺炎:如白念珠菌、曲霉、放射菌等。

(5)其他病原体所致的肺炎:如立克次体、弓形虫(如鼠弓形虫)、寄生虫(如肺包虫、肺吸虫、肺血吸虫)等。

(6)理化因素所致的肺炎:如放射性损伤引起的放射性肺炎、胃酸吸入、药物等引起的化学性肺炎等。

3.患病环境分类

由于病原学检查阳性率低,培养结果滞后,病因分类在临床上应用较为困难,目前多按肺炎的获得环境分成两类,有利于指导经验治疗。

(1)社区获得性肺炎(community acquired pneumonia,CAP)是指在医院外罹患的感染性肺实质炎症,也称院外肺炎,包括具有明确潜伏期的病原体感染而在入院后平均潜伏期内发病的肺炎。常见致病菌为肺炎链球菌、流感嗜血杆菌、卡他莫拉菌和非典型病原体。

(2)医院获得性肺炎(hospital acquired pneumonia,HAP)简称医院内肺炎,是指患者入院时既不存在、也不处于潜伏期,而于入院48小时后在医院(包括老年护理院、康复院等)内发生的肺炎,也包括出院后48小时内发生的肺炎。无感染高危因素患者的常见病原体依次为肺炎链球菌、流感嗜血杆菌、金黄色葡萄球菌、铜绿假单胞菌、大肠埃希菌、肺炎克雷伯杆菌等;有感染高危因素患者的常见病原体依次为金黄色葡萄球菌、铜绿假单胞菌、埃希菌属、肺炎克雷伯杆菌等。

(二)病因及发病机制

正常的呼吸道免疫防御机制(支气管内黏液-纤毛运载系统、肺泡巨噬细胞防御的完整性等)使气管隆凸以下的呼吸道保持无菌。肺炎的发生主要由病原体和宿主两个因素决定。如果病原体数量多、毒力强和/或宿主呼吸道局部和全身免疫防御系统损害,即可发生肺炎。病原体可通过空气吸入、血行播散、邻近感染部位蔓延、上呼吸道定植菌的误吸引起社区获得性肺炎。医院获得性肺炎还可通过误吸胃肠道的定植菌(胃食管反流)和通过人工气道吸入环境中的致病菌引起。

二、肺炎链球菌肺炎

肺炎链球菌肺炎或称肺炎球菌肺炎,是由肺炎链球菌或称肺炎球菌所引起的肺炎,约占社区

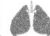

获得性肺炎的半数以上。通常急骤起病,以高热、寒战、咳嗽、血痰及胸痛为特征。X线胸片呈肺段或肺叶急性炎性实变,近年来因抗菌药物的广泛使用,致使本病的起病方式、症状及X线改变均不典型。

肺炎链球菌为革兰染色阳性球菌,多成双排列或短链排列。有荚膜,其毒力大小与荚膜中的多糖结构及含量有关。根据荚膜多糖的抗原特性,肺炎链球菌可分为86个血清型。成人致病菌多属1～9及12型,以第3型毒力最强,儿童则多为6、14、19及23型。肺炎链球菌在干燥痰中能存活数月,但在阳光直射1小时,或加热至52℃10分钟即可杀灭,对石炭酸等消毒剂亦甚敏感。机体免疫功能正常时,肺炎链球菌是寄居在口腔及鼻咽部的一种正常菌群,其带菌率常随年龄、季节及免疫状态的变化而有差异。机体免疫功能受损时,有毒力的肺炎链球菌入侵人体而致病。肺炎链球菌除引起肺炎外,少数可发生菌血症或感染性休克,老年人及婴幼儿的病情尤为严重。

本病以冬季与初春多见,常与呼吸道病毒感染相伴行。患者常为原先健康的青壮年或老年与婴幼儿,男性较多见。吸烟者、痴呆者、慢性支气管炎、支气管扩张、充血性心力衰竭、慢性病患者以及免疫抑制宿主易受肺炎链球菌侵袭。肺炎链球菌不产生毒素,不引起原发性组织坏死或形成空洞。其致病力是由于有高分子多糖体的荚膜对组织的侵袭作用,首先引起肺泡壁水肿,出现白细胞与红细胞渗出,含菌的渗出液经肺泡间孔向肺的中央部分扩展,甚至累及几个肺段或整个肺叶,因病变开始于肺的外周,故叶间分界清楚,易累及胸膜,引起渗出性胸膜炎。

病理改变有充血期、红肝变期、灰肝变期及消散期。表现为肺组织充血水肿,肺泡内浆液渗出及红、白细胞浸润,白细胞吞噬细菌,继而纤维蛋白渗出物溶解、吸收、肺泡重新充气。在肝变期病理阶段实际上并无确切分界,经早期应用抗菌药物治疗,此种典型的病理分期已很少见。病变消散后肺组织结构多无损坏,不留纤维瘢痕。极个别患者肺泡内纤维蛋白吸收不完全,甚至有成纤维细胞形成,形成机化性肺炎。老年人及婴幼儿感染可沿支气管分布(支气管肺炎)。若未及时使用抗菌药物,5%～10%的患者可并发脓胸,10%～20%的患者因细菌经淋巴管、胸导管进入血循环,可引起脑膜炎、心包炎、心内膜炎、关节炎和中耳炎等肺外感染。

(一)护理评估

1.健康史

肺炎的发生与细菌的侵入和机体防御能力的下降有关。吸入口咽部的分泌物或空气中的细菌、周围组织感染的直接蔓延、菌血症等均可成为细菌入侵的途径;吸烟、酗酒、年老体弱、长期卧床、意识不清、吞咽和咳嗽反射障碍、慢性或重症患者、长期使用糖皮质激素或免疫抑制剂、接受机械通气及大手术者均可因机体防御机制降低而继发肺炎。注意询问患者起病前是否存在机体抵抗力下降、呼吸道防御功能受损的因素,了解患者既往的健康状况。

2.身体状况

发病前常有受凉、淋雨、疲劳、醉酒、病毒感染史,多有上呼吸道感染的前驱症状。

(1)主要症状:起病多急骤,高热、寒战,全身肌肉酸痛,体温通常在数小时内升至39～40℃,高峰在下午或傍晚,或呈稽留热,脉率随之增速。可有患侧胸部疼痛,放射到肩部或腹部,咳嗽或深呼吸时加剧。痰少,可带血或呈铁锈色,食欲锐减,偶有恶心、呕吐、腹痛或腹泻,易被误诊为急腹症。

(2)护理体检:患者呈急性病容,面颊绯红,鼻翼翕动,皮肤灼热、干燥,口角及鼻周有单纯疱疹;病变广泛时可出现发绀。有败血症者,可出现皮肤、黏膜出血点,巩膜黄染。早期肺部体征无明显异常,仅有胸廓呼吸运动幅度减小,叩诊稍浊,听诊可有呼吸音减低及胸膜摩擦音。肺实变时叩诊浊音、触觉语颤增强并可闻及支气管呼吸音。消散期可闻及湿啰音。心率增快,有时心律不齐。重症患者有肠胀气,上腹部压痛多与炎症累及膈胸膜有关。重症感染时可伴休克、急性呼吸窘迫综合征及神经精神症状,表现为神志模糊、烦躁、呼吸困难、嗜睡、谵妄、昏迷等。累及脑膜时有颈抵抗及出现病理性反射。

本病自然病程大致 1～2 周。发病 5～10 天,体温可自行骤降或逐渐消退;使用有效的抗菌药物后可使体温在 1～3 天内恢复正常。患者的其他症状与体征亦随之逐渐消失。

(3)并发症:肺炎链球菌肺炎的并发症近年来已很少见。严重败血症或毒血症患者易发生感染性休克,尤其是老年人。表现为血压降低、四肢厥冷、多汗、发绀、心动过速、心律失常等,而高热、胸痛、咳嗽等症状并不突出。其他并发症有胸膜炎、脓胸、心包炎、脑膜炎和关节炎等。

3.实验室及其他检查

(1)血常规检查:血白细胞计数为(10～20)×10^9/L,中性粒细胞多在 80% 以上,并有核左移,细胞内可见中毒颗粒。年老体弱、酗酒、免疫功能低下者的白细胞计数可不增高,但中性粒细胞的百分比仍增高。

(2)痰直接涂片做革兰染色及荚膜染色镜检:发现典型的革兰染色阳性、带荚膜的双球菌或链球菌,即可初步做出病原诊断。

(3)痰培养:24～48 小时可以确定病原体。痰标本送检应注意器皿洁净无菌,在抗菌药物应用之前漱口后采集,取深部咳出的脓性或铁锈色痰。

(4)聚合酶链反应(PCR)检测及荧光标记抗体检测:可提高病原学诊断率。

(5)血培养:10%～20% 的患者合并菌血症,故重症肺炎应做血培养。

(6)细菌培养:如合并胸腔积液,应积极抽取积液进行细菌培养。

(7)X 线检查:早期仅见肺纹理增粗,或受累的肺段、肺叶稍模糊。随着病情进展,肺泡内充满炎性渗出物,表现为大片炎症浸润阴影或实变影,在实变阴影中可见支气管充气征,肋膈角可有少量胸腔积液。在消散期,X 线显示炎性浸润逐渐吸收,可有片状区域吸收较快,呈现"假空洞"征,多数病例在起病3～4 周才完全消散。老年患者肺炎病灶消散较慢,容易出现吸收不完全而成为机化性肺炎。

4.心理-社会评估

肺炎起病多急骤,短期内病情严重,加之高热和全身中毒症状明显,患者及家属常深感不安。当出现严重并发症时,患者会表现出忧虑和恐惧。

(二)主要护理诊断及医护合作性问题

1.体温过高

与肺部感染有关。

2.气体交换受损

与肺部炎症、痰液黏稠等引起呼吸面积减少有关。

3.清理呼吸道无效

与胸痛、气管、支气管分泌物增多、黏稠及疲乏有关。

4.疼痛

胸痛与肺部炎症累及胸膜有关。

5.潜在并发症

感染性休克。

(三)护理目标

体温恢复正常范围;患者呼吸平稳,发绀消失;症状减轻呼吸道通畅;疼痛减轻,感染控制未发生休克。

(四)护理措施

1.一般护理

(1)休息与环境:保持室内空气清新,病室保持适宜的温、湿度,环境安静、清洁、舒适。限制患者活动,限制探视,避免因谈话过多影响体力。要集中安排治疗和护理活动,保证足够的休息,减少氧耗量,缓解头痛、肌肉酸痛、胸痛等症状。

(2)体位:协助或指导患者采取合适的体位。对有意识障碍患者,如病情允许可取半卧位,增加肺通气量;或侧卧位,以预防或减少分泌物吸入肺内。为促进肺扩张,每2小时变换体位1次,减少分泌物淤积在肺部而引起并发症。

(3)饮食与补充水分:给予高热量、高蛋白质、高维生素、易消化的流质或半流质饮食,以补充高热引起的营养物质消耗。宜少食多餐,避免压迫膈肌。若有明显麻痹性肠梗阻或胃扩张,应暂时禁食,遵医嘱给予胃肠减压,直至肠蠕动恢复。鼓励患者多饮水(1~2 L/d),来补充发热、出汗和呼吸急促所丢失的水分,并利于痰液排出。轻症者无须静脉补液,脱水严重者可遵医嘱补液,补液有利于加快毒素排泄和热量散发,尤其是食欲差或不能进食者。心脏病或老年人应注意补液速度,过快过多易导致急性肺水肿。

2.病情观察

监测患者神志、体温、呼吸、脉搏、血压和尿量,并做好记录。尤其应注意密切观察体温的变化。观察有无呼吸困难及发绀,及时适宜给氧。重点观察儿童、老年人、久病体弱者的病情变化,注意是否伴有感染性休克的表现。观察痰液颜色、性状和量,如肺炎球菌肺炎呈铁锈色,葡萄球菌肺炎呈粉红色乳状,厌氧菌感染者痰液多有恶臭等。

3.对症护理

(1)高热的护理。

(2)咳嗽、咳痰的护理:协助和鼓励患者有效咳嗽、排痰,及时清除口腔和呼吸道内痰液、呕吐物。痰液黏稠不易咳出时,在病情允许情况下可扶患者坐起,给予拍背,协助咳痰,遵医嘱应用祛痰药以及超声雾化吸入,稀释痰液,促进痰的排出。必要时吸痰,预防窒息。吸痰前,注意告知病情。

(3)气急发绀的护理:监测动脉血气分析值,给予吸氧,提高血氧饱和度,改善发绀,增加患者的舒适度。氧流量一般为每分钟4~6 L,若为COPD患者,应给予低流量低浓度持续吸氧。注意观察患者呼吸频率、节律、深度等变化,皮肤色泽和意识状态有无改变,如果病情恶化,准备气管插管和呼吸机辅助通气。

(4)胸痛的护理:维持患者舒适的体位。患者胸痛时,常随呼吸、咳嗽加重,可采取患侧卧位,在咳嗽时可用枕头等物夹紧胸部,必要时用宽胶布固定胸廓,以降低胸廓活动度,减轻疼痛。疼痛剧烈者,遵医嘱应用镇痛、止咳药,缓解疼痛和改善肺通气,如口服可待因。此外可用物理止痛和中药止痛擦剂。物理止痛,如按摩、针灸、经皮肤电刺激止痛穴位或局部冷敷等,可降低疼痛的敏感性。中药经皮肤吸收,无创伤,且发挥药效快,对轻度疼痛效果好。中药止痛擦剂具有操作简便、安全,毒副作用小,无药物依赖现象等优点。

(5)其他:鼓励患者经常漱口,做好口腔护理。口唇疱疹者局部涂液体石蜡或抗病毒软膏,防止继发感染。烦躁不安、谵妄、失眠者酌情使用地西泮或水合氯醛,禁用抑制呼吸的镇静药。

4.感染性休克的护理

(1)观察休克的征象:密切观察生命体征、实验室检查和病情的变化。发现患者神志模糊、烦躁、发绀、四肢湿冷、脉搏细数、脉压变小、呼吸浅快、面色苍白、尿量减少(每小时少于 30 mL)等休克早期症状时,及时报告医师,采取救治措施。

(2)环境与体位:应将感染性休克的患者安置在重症监护室,注意保暖和安全。取仰卧中凹位,抬高头胸部 20°,抬高下肢约 30°,有利于呼吸和静脉回流,增加心排血量。尽量减少搬动。

(3)吸氧:应给高流量吸氧,维持动脉氧分压在 8.0 kPa(60 mmHg)以上,改善缺氧状况。

(4)补充血容量:快速建立两条静脉通路,遵医嘱给予右旋糖酐或平衡液以维持有效血容量,降低血液的黏稠度,防止弥散性血管内凝血。随时监测患者一般情况、血压、尿量、尿比重、血细胞比容等;监测中心静脉压,作为调整补液速度的指标,中心静脉压<0.5 kPa(5 cmH_2O)可放心输液,达到 1.0 kPa(10 cmH_2O)应慎重。以中心静脉压不超过 1.0 kPa(10 cmH_2O)、尿量每小时在 30 mL 以上为宜。补液不宜过多过快,以免引起心力衰竭和肺水肿。若血容量已补足而 24 小时尿量仍<400 mL、尿比重<1.018 时,应及时报告医师,注意是否合并急性肾衰竭。

(5)纠正酸中毒:有明显酸中毒可静脉滴注 5% 的碳酸氢钠,因其配伍禁忌较多,宜单独输入。随时监测和纠正电解质和酸碱失衡等。

(6)应用血管活性药物的护理:遵医嘱在应用血管活性药物,如多巴胺、间羟胺(阿拉明)时,滴注过程中应注意防止液体溢出血管外,引起局部组织坏死和影响疗效。可应用输液泵单独静脉输入血管活性药物,根据血压随时调整滴速,维持收缩压在 12.0～13.3 kPa(90～100 mmHg),保证重要器官的血液供应,改善微循环。

(7)对因治疗:应联合、足量应用强有力的广谱抗生素控制感染。

(8)病情转归观察:随时监测和评估患者意识、血压、脉搏、呼吸、体温、皮肤、黏膜、尿量的变化,判断病情转归。如患者神志逐渐清醒、皮肤及肢体变暖、脉搏有力、呼吸平稳规则、血压回升、尿量增多,预示病情已好转。

5.用药护理

遵医嘱及时使用有效抗感染药物,注意观察药物疗效及不良反应。

(1)抗菌药物治疗:一经诊断即应给予抗菌药物治疗,不必等待细菌培养结果。首选青霉素 G,用药途径及剂量视病情轻重及有无并发症而定:对于成年轻症患者,可用 240 万 U/d,分 3 次肌内注射,或用普鲁卡因青霉素每 12 小时肌内注射 60 万 U。病情稍重者,宜用青霉素 G 240 万～480 万 U/d,分次静脉滴注,每 6～8 小时 1 次;重症及并发脑膜炎者,可增至 1 000 万～3 000 万 U/d,分 4 次静脉滴注。对青霉素过敏者或耐青霉素或多重耐药菌株感染者,可用呼吸氟喹诺酮类、头孢噻肟或头孢曲松等药物,多重耐药菌株感染者可用万古霉素、替考拉宁等。药物治疗 48～72 小时后应对病情进行评价,治疗有效表现为体温下降、症状改善、白细胞逐渐降低或恢复正常等。如用药 72 小时后病情仍无改善,需及时报告医师并作相应处理。

(2)支持疗法:患者应卧床休息,注意补充足够蛋白质、热量及维生素。密切监测病情变化,注意防止休克。剧烈胸痛者,可酌情用少量镇痛药,如可卡因 15 mg。不用阿司匹林或其他解热药,以免过度出汗、脱水及干扰真实热型,导致临床判断错误。鼓励饮水每天 1～2 L,轻症患者

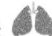

不需常规静脉输液,确有失水者可输液,保持尿比重在 1.020 以下,血清钠保持在 145 mmol/L 以下。中等或重症患者[PaO$_2$<8.0 kPa(60 mmHg)或有发绀]应给氧。若有明显麻痹性肠梗阻或胃扩张,应暂时禁食、禁饮和胃肠减压,直至肠蠕动恢复。烦躁不安、谵妄、失眠者酌情使用地西泮 5 mg 或水合氯醛 1～1.5 g,禁用抑制呼吸的镇静药。

(3)并发症的处理:经抗菌药物治疗后,高热常在 24 小时内消退,或数天内逐渐下降。若体温降而复升或 3 天后仍不降者,应考虑肺炎链球菌的肺外感染,如脓胸、心包炎或关节炎等。持续发热的其他原因尚有耐青霉素的肺炎链球菌(PRSP)或混合细菌感染、药物热或并存其他疾病。肿瘤或异物阻塞支气管时,经治疗后肺炎虽可消散,但阻塞因素未除,肺炎可再次出现。10%～20%肺炎链球菌肺炎伴发胸腔积液者,应酌情取胸液检查及培养以确定其性质。若治疗不当,约 5%并发脓胸,应积极排脓引流。

6.心理护理

患病前健康状态良好的患者会因突然患病而焦虑不安;病情严重或患有慢性基础疾病的患者则可能出现消极、悲观和恐慌的心理反应。要耐心给患者讲解疾病的有关知识,解释各种症状和不适的原因,讲解各项诊疗、护理操作目的、操作程序和配合要点,使患者清楚大部分肺炎治疗、预后良好。询问和关心患者的需要,鼓励患者说出内心感受,与患者进行有效的沟通。帮助患者祛除不良心理反应,树立治愈疾病的信心。

7.健康指导

(1)疾病知识指导:让患者及家属了解肺炎的病因和诱因,有皮肤疖、痈、伤口感染、毛囊炎、蜂窝织炎时应及时治疗。避免受凉、淋雨、酗酒和过度疲劳,特别是年老体弱和免疫功能低下者,如糖尿病、慢性肺病、慢性肝病、血液病、营养不良、艾滋病等。天气变化时随时增减衣服,预防上呼吸道感染。可注射流感或肺炎免疫疫苗,使之产生免疫力。

(2)生活指导:劝导患者要注意休息,劳逸结合,生活有规律。保证摄取足够的营养物质,适当参加体育锻炼,增强机体抗病能力。对有意识障碍、慢性病、长期卧床者,应教会家属注意帮助患者经常改变体位、翻身、拍背,协助并鼓励患者咳出痰液,有感染征象时及时就诊。

(3)出院指导:出院后需继续用药者,应指导患者遵医嘱按时服药,向患者介绍所服药物的疗效、用法、疗程、不良反应,不能自行停药或减量。教会患者观察疾病复发症状,如出现发热、咳嗽、呼吸困难等不适表现时,应及时就诊。告知患者随诊的时间及需要准备的有关资料,如 X 线胸片等。

(五)护理评价

患者体温恢复正常;能进行有效咳嗽,痰容易咳出,显示咳嗽次数减少或消失,痰量减少;休克发生时及时发现并给予及时的处理。

三、其他类型肺炎

(一)葡萄球菌肺炎评估

葡萄球菌肺炎是由葡萄球菌引起的急性肺部化脓性炎症。葡萄球菌的致病物质主要是毒素与酶,具有溶血、坏死、杀白细胞和致血管痉挛等作用。其致病力可用血浆凝固酶来测定,阳性者致病力较强,是化脓性感染的主要原因。但其他凝固酶阴性的葡萄球菌亦可引起感染。随着医院内感染的增多,由凝固酶阴性葡萄球菌引起的肺炎也不断增多。

医院获得性肺炎中,葡萄球菌感染占 11%～25%。常发生于有糖尿病、血液病、艾滋病、肝

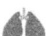

病或慢性阻塞性肺疾病等原有基础疾病者。若治疗不及时或不当,病死率甚高。

1.临床表现

起病多急骤,寒战、高热,体温达 39~40 ℃,胸痛,咳大量脓性痰,带血丝或呈脓血状。全身肌肉和关节酸痛,精神萎靡,病情严重者可出现周围循环衰竭。院内感染者常起病隐袭,体温逐渐上升,咳少量脓痰。老年人症状可不明显。

早期可无体征,晚期可有双肺散在湿啰音。病变较大或融合时可出现肺实变体征。但体征与严重的中毒症状和呼吸道症状不平行。

2.实验室及其他检查

(1)血常规:白细胞计数及中性粒细胞显著增加,核左移,有中毒颗粒。

(2)细菌学检查:痰涂片可见大量葡萄球菌和脓细胞,血、痰培养多为阳性。

(3)X 线检查:胸部 X 线显示短期内迅速多变的特征,肺段或肺叶实变,可形成空洞,或呈小叶状浸润,可有单个或多个液气囊腔,2~4 周后完全消失,偶可遗留少许条索状阴影或肺纹理增多等。

3.治疗要点

为早期清除原发病灶,强有力的抗感染治疗,加强支持疗法,预防并发症。通常首选耐青霉素酶的半合成青霉素或头孢菌素,如苯唑西林、头孢呋辛等。对甲氧西林耐药株(MRSA)可用万古霉素、替考拉宁等治疗。疗程 2~3 周,有并发症者需 4~6 周。

(二)肺炎支原体肺炎评估

肺炎支原体肺炎是由肺炎支原体引起的呼吸道和肺部的急性炎症。常同时有咽炎、支气管炎和肺炎。肺炎支原体是介于细菌和病毒之间,兼性厌氧、能独立生活的最小微生物。健康人吸入患者咳嗽、打喷嚏时喷出的口鼻分泌物可感染,即通过呼吸道传播。病原体通常吸附宿主呼吸道纤毛上皮细胞表面,不侵入肺实质,抑制纤毛活动和破坏上皮细胞。其致病性可能与患者对病原体及其代谢产物的变态反应有关。

支原体肺炎约占非细菌性肺炎的 1/3 以上,或各种原因引起的肺炎的 10%。以秋冬季发病较多,可散发或小流行,患者以儿童和青年人居多,婴儿间质性肺炎亦应考虑本病的可能。

1.临床表现

通常起病缓慢,潜伏期 2~3 周,症状主要为乏力、咽痛、头痛、咳嗽、发热、食欲缺乏、肌肉酸痛等。多为刺激性咳嗽,咳少量黏液痰,发热可持续 2~3 周,体温恢复正常后可仍有咳嗽。偶伴有胸骨后疼痛。

可见咽部充血、颈部淋巴结肿大等体征。肺部可无明显体征,与肺部病变的严重程度不相称。

2.实验室及其他检查

(2)血常规:血白细胞计数正常或略增高,以中性粒细胞为主。

(2)免疫学检查:起病 2 周后,约 2/3 的患者冷凝集试验阳性,滴度效价大于 1∶32,尤以滴度逐渐升高更有价值。约半数患者对链球菌 MG 凝集试验阳性。还可评估肺炎支原体直接检测、支原体 IgM 抗体、免疫印迹法和聚合酶链反应(PCR)等检查结果。

(3)X 线检查:肺部可呈多种形态的浸润影,呈节段性分布,以肺下野为多见,有的从肺门附近向外伸展。3~4 周后病变可自行消失。

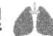

3.治疗要点

肺炎支原体肺炎首选大环内酯类抗生素,如红霉素,疗程一般为2～3周。

(三)病毒性肺炎评估

病毒性肺炎评估是由上呼吸道病毒感染,向下蔓延所致的肺部炎症。常见病毒为甲、乙型流感病毒、腺病毒、副流感病毒、呼吸道合胞病毒和冠状病毒等。患者可同时受一种以上病毒感染,气道防御功能降低,常继发细菌感染。病毒性肺炎为吸入性感染,常有气管-支气管炎。呼吸道病毒通过飞沫与直接接触而迅速传播,可暴发或散发流行。

病毒性肺炎约占需住院的社区获得性肺炎的8%,大多发生于冬春季节。密切接触的人群或有心肺疾病者、老年人等易受感染。

1.临床表现

一般临床症状较轻,与支原体肺炎症状相似。起病较急,发热、头痛、全身酸痛、乏力等较突出。有咳嗽、少痰或白色黏液痰、咽痛等症状。老年人或免疫功能受损的重症患者,可表现为呼吸困难、发绀、嗜睡、精神萎靡,甚至并发休克、心力衰竭和呼吸衰竭,严重者可发生急性呼吸窘迫综合征。

本病常无显著的胸部体征,病情严重者有呼吸浅速、心率增快、发绀、肺部干湿性啰音。

2.实验室及其他检查

(1)血常规:白细胞计数正常、略增高或偏低。

(2)病原体检查:呼吸道分泌物中细胞核内的包涵体可提示病毒感染,但并非一定来自肺部。需进一步评估下呼吸道分泌物或肺活检标本培养是否分离出病毒。

(3)X线检查:可见肺纹理增多,小片状或广泛浸润。病情严重者,显示双肺呈弥漫性结节浸润,而大叶实变及胸腔积液者不多见。

3.治疗要点

病毒性肺炎以对症治疗为主,板蓝根、黄芪、金银花、连翘等中药有一定的抗病毒作用。对某些重症病毒性肺炎应采用抗病毒药物,如选用利巴韦林(病毒唑)、阿昔洛韦(无环鸟苷)等。

(四)真菌性肺炎评估

肺部真菌感染是最常见的深部真菌病。真菌感染的发生是机体与真菌相互作用的结果,最终取决于真菌的致病性、机体的免疫状态及环境条件对机体与真菌之间关系的影响。广谱抗生素、糖皮质激素、细胞毒药物及免疫抑制剂的广泛使用,人类免疫缺陷病毒(HIV)感染和艾滋病增多使肺部真菌感染的机会增加。

真菌多在土壤中生长,孢子飞扬于空气中,极易被人体吸入而引起肺真菌感染(外源性);或使机体致敏。引起表现为支气管哮喘的过敏性肺泡炎。有些真菌为寄生菌,如念珠菌和放线菌,当机体免疫力降低时可引起感染。静脉营养疗法的中心静脉插管如留置时间过长。白念珠菌能在高浓度葡萄糖中生长,引起念珠菌感染中毒症。空气中到处有曲霉属孢子,在秋冬及阴雨季节。储藏的谷草发热霉变时更多。若大量吸入可能引起急性气管-支气管炎或肺炎。

1.临床表现

真菌性肺炎多继发于长期应用抗生素、糖皮质激素、免疫抑制剂、细胞毒性药物或因长期留置导管、插管等诱发,其症状和体征无特征性变化。

2.实验室及其他检查

(1)真菌培养:其形态学辨认有助于早期诊断。

（2）X线检查：可表现为支气管肺炎、大叶性肺炎、弥漫性小结节及肿块状阴影和空洞。

3.治疗要点

真菌性肺炎目前尚无理想的药物，两性霉素 B 对多数肺部真菌仍为有效药物，但由于其不良反应较多，使其应用受到限制。其他药物尚有氟胞嘧啶、米康唑、酮康唑、制霉菌素等也可选用。

（五）重症肺炎评估

目前重症肺炎还没有普遍认同的标准，各国诊断标准不一，但都注重肺部病变的范围、器官灌注和氧合状态。我国制定的重症肺炎标准：①意识障碍；②呼吸频率＞30 次/分；③PaO$_2$＜8.0 kPa（60 mmHg），PO$_2$/FiO$_2$＜300，需行机械通气治疗；④血压＜12.0/8.0 kPa（90/60 mmHg）；⑤胸片显示双侧或多肺叶受累，或入院 48 小时内病变扩大≥50%；⑥少尿：尿量每小时＜20 mL，或每 4 小时＜80 mL，或急性肾衰竭需要透析治疗。

（苑淑平）

第六节　慢性阻塞性肺疾病的护理

慢性阻塞性肺疾病（chronic obstructive pulmonary disease，COPD）是一种以不完全可逆性气流受限为特征，呈进行性发展的肺部疾病。COPD 是呼吸系统疾病中的常见病和多发病，由于其患病人数多，死亡率高，社会经济负担重，已成为一个重要的公共卫生问题。在世界范围内，COPD 的死亡率居所有死因的第四位。

COPD 与慢性支气管炎及肺气肿密切相关。慢性支气管炎（简称慢支）是指气管、支气管黏膜及其周围组织的慢性、非特异性炎症。如患者每年咳嗽、咳痰达 3 个月以上，连续两年或以上，并排除其他已知原因的慢性咳嗽，即可诊断为慢性支气管炎。阻塞性肺气肿（简称肺气肿）是指肺部终末细支气管远端气腔出现异常持久的扩张，并伴有肺泡壁和细支气管的破坏而无明显肺纤维化。当慢性支气管炎和/或肺气肿患者肺功能检查出现气流受限并且不能完全可逆时，可视为 COPD。如患者只有慢性支气管炎和/或肺气肿，而无气流受限，则不能视为 COPD，而视为 COPD 的高危期。支气管哮喘也具有气流受限，但支气管哮喘是一种特殊的气道炎症性疾病，其气流受限具有可逆性，它不属于 COPD。

一、护理评估

（一）病因及发病机制

确切的病因不清，可能与下列因素有关。

1.吸烟

吸烟是最危险的因素。国内外的研究均证明吸烟与慢支的发生有密切关系，吸烟者慢性支气管炎的患病率比不吸烟者高 2～8 倍，吸烟时间越长、量越大，COPD 患病率越高。烟草中的多种有害化学成分，可损伤气道上皮细胞，使巨噬细胞吞噬功能降低和纤毛运动减退；黏液分泌增加，使气道净化能力减弱；支气管黏膜充血水肿、黏液积聚，而易引起感染。慢性炎症及吸烟刺激

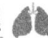

黏膜下感受器,引起支气管平滑肌收缩,气流受限。烟草、烟雾还可使氧自由基增多,诱导中性粒细胞释放蛋白酶,抑制抗蛋白酶系统,使肺弹力纤维受到破坏,诱发肺气肿形成。

2.职业性粉尘和化学物质

职业性粉尘及化学物质,如烟雾、变应原、工业废气及室内污染空气等,浓度过大或接触时间过长,均可导致与吸烟无关的 COPD。

3.空气污染

大气污染中的有害气体(如二氧化硫、二氧化氮、氯气等)可损伤气道黏膜,并有细胞毒作用,使纤毛清除功能下降,黏液分泌增多,为细菌感染创造条件。

4.感染

感染是 COPD 发生发展的重要因素之一。长期、反复感染可破坏气道正常的防御功能,损伤细支气管和肺泡。主要病毒为流感病毒、鼻病毒和呼吸道合胞病毒等;细菌感染以肺炎链球菌、流感嗜血杆菌、卡他莫拉菌及葡萄球菌为多见,支原体感染也是重要因素之一。

5.蛋白酶-抗蛋白酶失衡

蛋白酶对组织有损伤和破坏作用;抗蛋白酶对弹性蛋白酶等多种蛋白酶有抑制功能。在正常情况下,弹性蛋白酶与其抑制因子处于平衡状态。其中 α_1-抗胰蛋白酶(α_1-AT)是活性最强的一种。蛋白酶增多和抗蛋白酶不足均可导致组织结构破坏引发肺气肿。

6.其他

机体内在因素如呼吸道防御功能及免疫功能降低、自主神经功能失调、营养、气温的突变等都可能参与 COPD 的发生、发展。

(二)病理生理

COPD 的病理改变主要为慢性支气管炎和肺气肿的病理改变。COPD 对呼吸功能的影响,早期病变仅局限于细小气道,表现为闭合容积增大。病变侵入大气道时,肺通气功能明显障碍;随肺气肿的日益加重,大量肺泡周围的毛细血管受膨胀的肺泡挤压而退化,使毛细血管大量减少,肺泡间的血流量减少,导致通气与血流比例失调,使换气功能障碍。由通气和换气功能障碍引起缺氧和二氧化碳潴留,进而发展为呼吸衰竭。

(三)健康史

询问患者是否存在引起慢支的各种因素,如感染、吸烟、大气污染、职业性粉尘和有害气体的长期吸入、过敏等;是否有呼吸道防御功能及免疫功能降低、自主神经功能失调等。

(四)身体状况

1.主要症状

(1)慢性咳嗽:晨间起床时咳嗽明显,白天较轻,睡眠时有阵咳或排痰。随病程发展可终生不愈。

(2)咳痰:一般为白色黏液或浆液性泡沫痰,偶可带血丝,清晨排痰较多。急性发作伴有细菌感染时,痰量增多,可有脓性痰。

(3)气短或呼吸困难:早期仅在体力劳动或上楼等活动时出现,随着病情发展逐渐加重,日常活动甚至休息时也感到气短。是 COPD 的标志性症状。

(4)喘息和胸闷:重度患者或急性加重时出现喘息,甚至静息状态下也感气促。

(5)其他:晚期患者有体重下降,食欲减退等全身症状。

2.护理体检

早期可无异常,随疾病进展慢性支气管炎病例可闻及干啰音或少量湿啰音。有喘息症状者可在小范围内出现轻度哮鸣音。肺气肿早期体征不明显,随疾病进展出现桶状胸,呼吸活动减弱,触觉语颤减弱或消失;叩诊呈过清音,心浊音界缩小或不易叩出,肺下界和肝浊音界下移,听诊心音遥远,两肺呼吸音普遍减弱,呼气延长,并发感染时,可闻及湿啰音。

3.COPD严重程度分级

根据第一秒用力呼气容积占用力肺活量的百分比($FEV_1/FVC\%$)、第一秒用力呼气容积占预计值百分比($FEV_1\%$预计值)和症状对COPD的严重程度做出分级。

Ⅰ级:轻度,$FEV_1/FVC<70\%$、$FEV_1\geqslant80\%$预计值,有或无慢性咳嗽、咳痰症状。

Ⅱ级:中度,$FEV_1/FVC<70\%$、50%预计值$\leqslant FEV_1<80\%$预计值,有或无慢性咳嗽、咳痰症状。

Ⅲ级:重度,$FEV_1/FVC<70\%$、30%预计值$\leqslant FEV_1<50\%$预计值,有或无慢性咳嗽、咳痰症状。

Ⅳ级:极重度,$FEV_1/FVC<70\%$、$FEV_1<30\%$预计值或$FEV_1<50\%$预计值,伴慢性呼吸衰竭。

4.COPD病程分期

COPD按病程可分为急性加重期和稳定期,前者指在短期内咳嗽、咳痰、气短和/或喘息加重、脓痰量增多,可伴发热等症状;稳定期指咳嗽、咳痰、气短症状稳定或轻微。

5.并发症

COPD可并发慢性呼吸衰竭、自发性气胸、慢性肺源性心脏病。

(五)实验室及其他检查

1.肺功能检查

肺功能检查是判断气流受限的主要客观指标,对COPD诊断、严重程度评价、疾病进展、预后及治疗反应等有重要意义。第一秒用力呼气容积(FEV_1)占用力肺活量(FVC)的百分比($FEV_1/FVC\%$)是评价气流受限的敏感指标。第一秒用力呼气容积(FEV_1)占预计值百分比($FEV_1\%$预计值),是评估COPD严重程度的良好指标。当$FEV_1/FVC<70\%$及$FEV_1<80\%$预计值者,可确定为不能完全可逆的气流受限。FEV_1的逐渐减少,大致提示肺部疾病的严重程度和疾病进展的阶段。

肺气肿呼吸功能检查示残气量增加,残气量占肺总量的百分比增大,最大通气量低于预计值的80%;第一秒时间肺活量常低于60%;残气量占肺总量的百分比增大,往往超过40%;对阻塞性肺气肿的诊断有重要意义。

2.胸部X线检查

早期胸片可无变化,可逐渐出现肺纹理增粗、紊乱等非特异性改变,肺气肿的典型X线表现为胸廓前后径增大,肋间隙增宽,肋骨平行,膈低平。两肺透亮度增加,肺血管纹理减少或有肺大疱征象。X线检查对COPD诊断特异性不高。

3.动脉血气分析

早期无异常,随病情进展可出现低氧血症、高碳酸血症、酸碱平衡失调等,用于判断呼吸衰竭的类型。

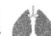

4.其他

COPD 合并细菌感染时,血白细胞增高,核左移。痰培养可能检出病原菌。

（六）心理、社会评估

COPD 由于病程长、反复发作,每况愈下,给患者带来较重的精神和经济负担,表现为焦虑、悲观、沮丧等心理反应,甚至对治疗丧失信心。病情一旦发展到影响工作,会导致患者心理压力增加,生活方式发生改变,甚至因无法工作孤独。

二、主要护理诊断及医护合作性问题

（一）气体交换受损

与气道阻塞、通气不足、呼吸肌疲劳、分泌物过多和肺泡呼吸有关。

（二）清理呼吸道无效

与分泌物增多而黏稠、气道湿度减低和无效咳嗽有关。

（三）低效性呼吸形态

与气道阻塞、膈肌变平以及能量不足有关。

（四）活动无耐力

与疲劳、呼吸困难、氧供与氧耗失衡有关。

（五）营养失调,低于机体需要量

与食欲降低、摄入减少、腹胀、呼吸困难、痰液增多有关。

（六）焦虑

与健康状况的改变、病情危重、经济状况有关。

三、护理目标

患者痰能咳出,喘息缓解;活动耐力增强;营养得到改善;焦虑减轻。

四、护理措施

（一）一般护理

1.休息和活动

患者采取舒适的体位,晚期患者宜采取身体前倾位,使辅助呼吸肌参与呼吸。发热、咳喘时应卧床休息,视病情安排适当的活动量,活动以不感到疲劳、不加重症状为宜。室内保持合适的温湿度,冬季注意保暖,避免直接吸入冷空气。

2.饮食护理

呼吸功的增加可使热量和蛋白质消耗增多,导致营养不良。应制订出高热量、高蛋白、高维生素的饮食计划。正餐进食量不足时,应安排少量多餐,避免餐前和进餐时过多饮水。餐后避免平卧,有利于消化。为减少呼吸困难,保存能量,患者饭前至少休息 30 分钟。每天正餐应安排在患者最饥饿、休息最好的时间。指导患者采用缩唇呼吸和腹式呼吸减轻呼吸困难。为促进食欲,提供给患者舒适的就餐环境和喜爱的食物,餐前及咳痰后漱口,保持口腔清洁;腹胀的患者应进软食,细嚼慢咽。避免进食产气的食物,如汽水、啤酒、豆类、马铃薯和胡萝卜等;避免易引起便秘的食物,如油煎食物、干果、坚果等。如果患者通过进食不能吸收足够的营养,可应用鼻饲饮食或

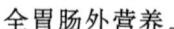

全胃肠外营养。

(二)病情观察

观察咳嗽、咳痰的情况,痰液的颜色、量及性状,咳痰是否顺畅;呼吸困难的程度,能否平卧,与活动的关系,有无进行性加重;患者的营养状况、肺部体征及有无慢性呼吸衰竭、自发性气胸、慢性肺源性心脏病等并发症产生。监测动脉血气分析和水、电解质、酸碱平衡情况。

(三)氧疗的护理

呼吸困难伴低氧血症者,遵医嘱给予氧疗。一般采用鼻导管持续低流量吸氧,氧流量 $1\sim 2$ L/min。对 COPD 慢性呼吸衰竭者提倡进行长期家庭氧疗(LTOT)。LTOT 为持续低流量吸氧它能改变疾病的自然病程,改善生活质量。LTOT 是指一昼夜吸入低浓度氧 15 小时以上,并持续较长时间,使 $PaO_2 \geqslant 8.0$ kPa(60 mmHg),或 SaO_2 升至 90% 的一种氧疗方法。LTOT 指征如下。①$PaO_2 \leqslant 7.3$ kPa(55 mmHg)或 $SaO_2 \leqslant 88\%$,有或没有高碳酸血症;②PaO_2 8.0~7.3 kPa(55~60 mmHg)或 $SaO_2 < 88\%$,并有肺动脉高压、心力衰竭所致的水肿或红细胞增多症(血细胞比容>0.55)。LTOT 对血流动力学、运动耐力、肺生理和精神状态均会产生有益的影响,从而提高 COPD 患者的生活质量和生存率。

COPD 患者因长期二氧化碳潴留,主要靠缺氧刺激呼吸中枢,如果吸入高浓度的氧,反而会导致呼吸频率和幅度降低,引起二氧化碳潴留。而持续低流量吸氧维持 $PaO_2 \geqslant 8.0$ kPa(60 mmHg),既能改善组织缺氧,也可防止因缺氧状态解除而抑制呼吸中枢。护理人员应密切注意患者吸氧后的变化,如观察患者的意识状态、呼吸的频率及幅度、有无窒息或呼吸停止和动脉血气复查结果。氧疗有效指标:患者呼吸困难减轻、呼吸频率减慢、发绀减轻、心率减慢、活动耐力增加。

(四)用药护理

1.稳定期治疗用药

(1)支气管舒张药:短期应用以缓解症状,长期规律应用预防和减轻症状。常选用 β_2 肾上腺素受体激动剂、抗胆碱药、氨茶碱或其缓(控)释片。

(2)祛痰药:对痰不易咳出者可选用盐酸氨溴索或羧甲司坦。

2.急性加重期的治疗用药

使用支气管舒张药及对低氧血症者进行吸氧外,应根据病原菌类型及药物敏感情况合理选用抗生素治疗。如给予 β 内酰胺类/β 内酰胺酶抑制剂;第二代头孢菌素、大环内酯类或喹诺酮类。如出现持续气道阻塞,可使用糖皮质激素。

3.遵医嘱用药

遵医嘱应用抗生素,支气管舒张药,祛痰药物,注意观察疗效及不良反应。

(五)呼吸功能锻炼

COPD 患者需要增加呼吸频率来代偿呼吸困难,这种代偿多数是依赖于辅助呼吸肌参与呼吸,即胸式呼吸,而非腹式呼吸。然而胸式呼吸的有效性要低于腹式呼吸,患者容易疲劳。因此,护理人员应指导患者进行缩唇呼气、腹式呼吸、膈肌起搏(体外膈神经电刺激)、吸气阻力器等呼吸锻炼,以加强胸、膈呼吸肌肌力和耐力,改善呼吸功能。

1.缩唇呼吸

缩唇呼吸的技巧是通过缩唇形成的微弱阻力来延长呼气时间,增加气道压力,延缓气道塌

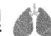

陷。患者闭嘴经鼻吸气,然后通过缩唇(吹口哨样)缓慢呼气,同时收缩腹部。吸气与呼气时间比为 1:2 或 1:3。缩唇大小程度与呼气流量,以能使距口唇 15~20 cm 处,与口唇等高点水平的蜡烛火焰随气流倾斜又不至于熄灭为宜。

2.膈式或腹式呼吸

患者可取立位、平卧位或半卧位,两手分别放于前胸部和上腹部。用鼻缓慢吸气时,膈肌最大程度下降,腹肌松弛,腹部凸出,手感到腹部向上抬起。呼气时用口呼出,腹肌收缩,膈肌松弛,膈肌随腹腔内压增加而上抬,推动肺部气体排出,手感到腹部下降。

另外,可以在腹部放置小枕头、杂志或书锻炼腹式呼吸。如果吸气时,物体上升,证明是腹式呼吸。缩唇呼吸和腹式呼吸每天训练 3~4 次,每次重复 8~10 次。腹式呼吸需要增加能量消耗,因此指导患者只能在疾病恢复期如出院前进行训练。

(六)心理护理

COPD 患者因长期患病,社会活动减少、经济收入降低等方面发生的变化,容易形成焦虑和压抑的心理状态,失去自信,躲避生活。也可由于经济原因,患者可能无法按医嘱常规使用某些药物,只能在病情加重时应用。医护人员应详细了解患者及其家庭对疾病的态度,关心体贴患者,了解患者心理、性格、生活方式等方面发生的变化,与患者和家属共同制订和实施康复计划,定期进行呼吸肌功能锻炼、合理用药等,减轻症状,增强患者战胜疾病的信心;对表现焦虑的患者,教会患者缓解焦虑的方法,如听轻音乐、下棋、做游戏等娱乐活动,以分散注意力,减轻焦虑。

(七)健康指导

1.疾病知识指导

使患者了解 COPD 的相关知识,识别和消除使疾病恶化的因素,戒烟是预防 COPD 的重要且简单易行的措施,应劝导患者戒烟;避免粉尘和刺激性气体的吸入;避免和呼吸道感染患者接触,在呼吸道传染病流行期间,尽量避免去人群密集的公共场所。指导患者要根据气候变化,及时增减衣物,避免受凉感冒。学会识别感染或病情加重的早期症状,尽早就医。

2.康复锻炼

使患者理解康复锻炼的意义,充分发挥患者进行康复的主观能动性,制订个体化的锻炼计划,选择空气新鲜、安静的环境,进行步行、慢跑、气功等体育锻炼。在潮湿、大风、严寒气候时,避免室外活动。教会患者和家属依据呼吸困难与活动之间的关系,判断呼吸困难的严重程度,以便合理的安排工作和生活。

3.家庭氧疗

对实施家庭氧疗的患者,护理人员应指导患者和家属做到以下几点。

(1)了解氧疗的目的、必要性及注意事项;注意安全,供氧装置周围严禁烟火,防止氧气燃烧爆炸;吸氧鼻导管需每天更换,以防堵塞,防止感染;氧疗装置定期更换、清洁、消毒。

(2)告诉患者和家属宜采取低流量(氧流量 1~2 L/min 或氧浓度 25%~29%)吸氧,且每天吸氧的时间不宜少于 10 小时,因夜间睡眠时,部分患者低氧血症更为明显,故夜间吸氧不宜间断;监测氧流量,防止随意调高氧流量。

4.心理指导

引导患者适应慢性病并以积极的心态对待疾病,培养生活乐趣,如听音乐、培养养花种草等

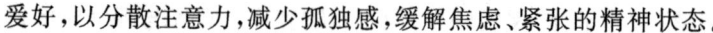

爱好,以分散注意力,减少孤独感,缓解焦虑、紧张的精神状态。

五、护理评价

氧分压和二氧化碳分压维持在正常范围内;能坚持药物治疗;能演示缩唇呼吸和腹式呼吸技术;呼吸困难发作时能采取正确体位,使用节能法;清除过多痰液,保持呼吸道通畅;使用控制咳嗽方法;增加体液摄入;减少症状恶化;根据身高和年龄维持正常体重;减少急诊就诊和入院的次数。

(苑淑平)

参 考 文 献

[1] 马文文.现代呼吸系统疾病诊疗[M].上海:上海交通大学出版社,2023.

[2] 王先芳.呼吸系统重症急救与监护技术[M].北京:科学出版社,2021.

[3] 刘琳.呼吸系统疾病诊疗实践[M].北京:科学技术文献出版社,2020.

[4] 刘敬才.呼吸内科疾病诊断与治疗[M].北京:科学技术文献出版社,2020.

[5] 孙京喜.内科疾病诊断与防治[M].北京:中国纺织出版社,2020.

[6] 王辰,赵红梅.呼吸疾病康复指南[M].北京:人民卫生出版社,2021.

[7] 龙云铸,谭英征,李丹.新发呼吸感染病学[M].长沙:中南大学出版社,2022.

[8] 叶京英,李庆云,卢晓峰.睡眠呼吸障碍治疗学[M].北京:人民卫生出版社,2022.

[9] 李圣青.呼吸危重症临床实践手册[M].上海:复旦大学出版社,2021.

[10] 杨晓东.现代临床呼吸病诊治[M].北京:中国纺织出版社,2021.

[11] 何朝文.新编呼吸内科常见病诊治与内镜应用[M].开封:河南大学出版社,2020.

[12] 林卫涵.呼吸系统疾病诊治与重症监护[M].北京:科学技术文献出版社,2020.

[13] 赵庆厚.现代呼吸病的诊断治疗进展[M].北京:中国纺织出版社,2020.

[14] 王为光.现代内科疾病临床诊疗[M].北京:中国纺织出版社,2021.

[15] 张晓菊.呼吸系统疾病诊治技术与临床实践[M].北京:科学技术文献出版社,2021.

[16] 陈颖丰.现代临床呼吸病诊治[M].天津:天津科学技术出版社,2021.

[17] 赵娜.现代呼吸科疾病诊断与治疗[M].长春:吉林科学技术出版社,2020.

[18] 荣磊.呼吸科常见病诊断与防治[M].南昌:江西科学技术出版社,2020.

[19] 宋安全.呼吸系统疾病诊断及临床治疗[M].长春:吉林科学技术出版社,2022.

[20] 王勇,张晓光,马清艳,等.呼吸内科基础与临床[M].北京:科学技术文献出版社,2021.

[21] 杨晓东.临床呼吸内科疾病诊疗新进展[M].开封:河南大学出版社,2020.

[22] 邱菊.现代呼吸系统疾病与职业防护[M].北京:科学技术文献出版社,2020.

[23] 王洪武,徐凯峰.呼吸系统少见病病例解析[M].北京:人民卫生出版社,2023.

[24] 何权瀛.呼吸内科诊疗常规[M].北京:中国医药科技出版社,2020.

[25] 张波.现代临床呼吸系统疾病诊断治疗学[M].天津:天津科学技术出版社,2021.

[26] 马雨霞.临床呼吸系统疾病诊疗规范[M].北京:中国纺织出版社,2021.

［27］王一兵.呼吸道病毒感染防控科普知识［M］.济南:山东大学出版社,2021.

［28］欧阳新平,何平平,王刚.急性呼吸道传染病防治手册［M］.北京:科学出版社,2021.

［29］罗荧荃.呼吸内科疾病临床诊疗思维及新进展［M］.天津:天津科学技术出版社,2022.

［30］顾红艳.呼吸系统与传染性疾病临床诊疗思维［M］.天津:天津科学技术出版社,2021.

［31］黄种杰.实用呼吸内科疾病临床诊治策略［M］.天津:天津科学技术出版社,2021.

［32］常静侠.呼吸内科常见疾病新规范［M］.开封:河南大学出版社,2021.

［33］董荣.实用呼吸疾病与危重症诊治对策［M］.北京:科学技术文献出版社,2021.

［34］薛真真.实用呼吸内科学［M］.长春:吉林科学技术出版社,2022.

［35］魏理.呼吸系统疾病［M］.北京:人民卫生出版社,2023.

［36］王乐,陈杏,梁茂丽,等.阻塞性睡眠呼吸暂停合并肥胖相关睡眠低通气的影响因素和预测指标分析［J］.天津医药,2022,50(9):953-958.

［37］邓莉萍,杨莹,温有利,等.噻托溴铵联合阻力呼吸训练器对COPD稳定期患者的治疗效果［J］.中国急救复苏与灾害医学杂志,2022,17(9):1242-1246,1260.

［38］刘传文,高阳辉,白宗达.纤维支气管镜辅助治疗重症呼吸机相关性肺炎的临床效果评价［J］.航空航天医学杂志,2023,34(3):299-301.

［39］杜长春,黄丙森,王寒秋,等.血氧指数、血脂在主动脉夹层伴阻塞性睡眠呼吸暂停低通气综合征患者中的表达水平［J］.河南医学研究,2023,32(16):2932-2935.

［40］陈淑芳,何亮.呼吸衰竭行机械通气患者并发呼吸机相关性肺炎的危险因素［J］.医疗装备,2023,36(9):140-142.